污没处理实用新技术

主 编　陈国强　谢 捷
副主编　宁寻安　厉子龙　朱海燕
主审助理　程 骝

人民卫生出版社

图书在版编目(CIP)数据

鱼浴桂害与兽用药/陈桂国,徐锋主编.—北京:
人民卫生出版社,2016
ISBN 978-7-117-22702-5

Ⅰ.①鱼… Ⅱ.①陈…②徐… Ⅲ.①鱼类养殖-
用药学 Ⅳ.①R459.7

中国版本图书馆 CIP 数据核字(2016)第 191863 号

人卫智网 www.ipmph.com	医学教育、学术、考试、快捷、权威的医学知识服务平台
人卫官网 www.pmph.com	人卫官方资讯发布平台

版权所有,侵权必究!

鱼浴桂害与兽用药

主　　编:陈桂国　徐　锋
出版发行:人民卫生出版社(中继线 010-59780011)
地　　址:北京市朝阳区潘家园南里 19 号
邮　　编:100021
E - mail:pmph @ pmph.com
购书热线:010-59787592　010-59787584　010-65264830
印　　刷:北京铭成印刷有限公司
经　　销:新华书店
开　　本:787×1092　1/32　印张:32.5
字　　数:633 千字
版　　次:2016 年 10 月第 1 版　2016 年 10 月第 1 版第 1 次印刷
标准书号:ISBN 978-7-117-22702-5/R · 22703
定　　价:98.00 元

打击盗版举报电话:010-59787491　E-mail:WQ @ pmph.com
(凡属印装质量问题请与本社市场营销中心联系退换)

编者（按姓氏汉语拼音排序）

白郑海（西安交通大学第二附属医院）
曹娜娜（山东大学齐鲁医院）
陈　敏（福建省立医院）
陈玉国（山东大学齐鲁医院）
崇　巍（中国医科大学附属第一医院）
范开亮（山东中医药大学附属医院）
高恒波（河北医科大学第二医院）
金桂云（海南医学院附属医院）
兰　超（郑州大学第一附属医院）
凌　兰（中日友好医院）
刘东兴（山东省立医院）
李　萍（西安交通大学第二附属医院）
李　燕（山西医科大学第二医院）
吕菁君（武汉大学人民医院）
吕　园（山东大学齐鲁医院）
马青变（北京大学第三医院）
穆　琼（贵阳医学院附属医院）
聂　海（重庆医科大学附属大学城医院）
牛军义（内蒙古医科大学附属医院）
裴红红（西安交通大学医学院第二附属医院）
乔雁翔（广东医学院附属西乡人民医院）
邱占军（山东中医药大学附属医院）

编　者

曲　芸（烟台毓璜顶医院）
尚云波（大理学院附属昆明医院）
单　亮（青岛大学附属医院）
宋振举（复旦大学附属中山医院）
宋偲婷（湖南省人民医院）
孙　斌（滨州医学院附属医院）
孙　思（复旦大学附属中山医院）
唐梦熊（山东大学齐鲁医院）
唐子人（北京朝阳医院）
王海嵘（上海交通大学医学院附属新华医院）
王甲莉（山东大学齐鲁医院）
王锦权（安徽省立医院）
王映珍（兰州大学第二附属医院）
万　智（四川大学华西医院）
魏述建（山东大学齐鲁医院）
项和平（安徽医科大学第二附属医院）
薛　丽（山东大学齐鲁医院）
徐　峰（山东大学齐鲁医院）
于丹玉（山东大学齐鲁医院）
颜　凤（山东大学齐鲁医院）
杨建中（新疆医科大学第一附属医院）
燕宪亮（徐州医学院附属医院）
张　斌（青海省人民医院）
张剑锋（广西医科大学第一附属医院）
张　娟（中南大学湘雅医院）
张义雄（湖南省人民医院）
张正良（西安交通大学第二附属医院）

编　者

郑　雯（山东大学齐鲁医院）
郑晓文（广西医科大学第一附属医院）
郑悦亮（浙江省人民医院）
朱海燕（中国人民解放军总医院）

出版说明

"临床常见病用药丛书"是我社推出的一系列临床用药手册,由临床一线专家执笔,为满足内科、外科、妇产科、儿科、急诊科、感染科、精神科等各科临床实际工作的需要而编撰完成,以帮助临床医师快速选择相关疾病的合理有效治疗方案。

本系列丛书自2004年陆续推出第一版以来,受到了广大医务工作者的欢迎。为适应临床用药知识和指南的不断更新和发展,我们开始了第二轮的修订。

本系列丛书针对各科常见病、多发病在诊治中常用的治疗药物及选择原则、药物不良反应与注意事项做了充分、简洁的论述,内容丰富,文字精练;兼顾各科疾病治疗学的前沿发展,内容新颖、适用性强,是一线临床医师查房及门诊工作中不可多得的参考手册。

本次修订在保持权威、实用、前沿的特点外,采用小开本、牛皮封面、双色印刷,更便于临床医师随身携带、长期翻阅和快速浏览。不久的将来我们将以纸质书为蓝本,进行延伸开发,制作各专科"临床常见病用药"APP数字产品,力争为临床医师打造一个常见病用药指导的综合服务平台。

出版说明

临床常见病用药丛书

急诊科常见病用药	陈玉国	徐　峰	
神经内科常见病用药	肖　波	崔丽英	
呼吸内科常见病用药	刘春涛	梁宗安	易　群
消化内科常见病用药	杨长青	许树长	陈锡美
精神科常见病用药	赵靖平		
妇产科常见病用药	徐丛剑		
感染科常见病用药	李兰娟		
儿科常见病用药	李廷玉		
心内科常见病用药	张　健	杨跃进	

前　言

随着现代社会和医学科学的发展,急诊医学已成为当今医学领域的一门极具特色的医学专业学科,集独立性、交叉性和协作性于一体,为涵盖院前急救、院内急诊救治和急诊重症监护室为一体的完整急诊急救医疗服务体系。

急危重症的诊治是临床医学最重要的组成部分。对急危重症的诊治水平,不仅直接关系到患者的安危和预后,而且也反映了一个国家、一个地区的医疗水平和医疗综合实力。尽管近年来非药物治疗(介入、微创、手术治疗等)显著提升了各类急危重症的治疗效果和预后,但是一切非药物治疗手段都必须和药物治疗结合才能相得益彰,药物治疗是重要的基础,尤其是在一些不具备非药物治疗条件的医疗单位,药物治疗更显得尤为重要。而如何快速、准确、合理选用药物是每一位急诊临床医师在诊治过程中需要面对的问题。

急诊医学内容浩繁,治疗药物种类繁多。近年来我国医药卫生事业取得了很大进展,各种新药源源不断被开发出来,而原有的一些药物则被赋予了新的评价和治疗用途,因此一线临床医师需要不断学习和提高对这些药物应用的认识。

正是从以上观点出发,我们组织工作在医疗

前 言

第一线、具有多年急诊临床经验的医师编写这本《急诊科常见病用药》。该书为《常见病用药丛书》系列之一,以"急诊常见症状—各系统急症—综合重症"的用药为主线,对急救重点药物的作用机制、剂型与规格、用法用量、指南推荐、禁忌证、不良反应、注意事项等做了详细的解读和介绍。本书各个章节以及章节内模块的编排,充分考虑了急诊医师在临床诊治工作中的思维流程,坚持"结合实践、紧贴临床、紧扣实用、与时俱进、条理清晰、易学易记、学以致用"的编写思路,以便于临床医师快速熟练地掌握和应用。

全书共分为十五章,首先介绍了急诊科常见病用药的绪论、特殊人群的急诊用药、急诊常见症状用药、心肺脑复苏用药等综合内容;然后纵向阐述了各系统急症、休克、急性脏器损伤及衰竭等常见急症的用药;同时介绍了急性内环境紊乱、急性中毒、理化因素损伤的常见用药。尽量以精简的篇幅涵盖急诊科常见病用药的全部基本内容。本书适用于临床医生、临床医学研究生、本科生及各级从事急诊医学及其相关专业医务人员的临床工作参考用书,指导性强、便于查阅。

本书的编写得到了人民卫生出版社以及山东大学齐鲁医院有关领导的支持和指导。感谢所有编者在本书编写过程中秉承严谨求实的精神和高度负责的态度,衷心感谢中华医学会急诊医学分会第八届委员会青年委员会各位专家、教授的辛勤付出,特别感谢首都医科大学附属北京朝阳医

前　言

院唐子人副教授、北京大学第三医院马青变副教授和中国人民解放军总医院朱海燕副教授在本书交叉审稿过程中给予的全力支持和帮助。同时感谢山东大学齐鲁医院急诊科全体同仁及在读研究生为本书整理、校对所做的大量工作。

急诊医学涉及面广，内容繁多，但限于编写水平和时间有限，本书难免有不妥和疏漏之处，恳请广大同道和读者惠于赐教，以便再版时完善。

陈玉国
2016 年 2 月于山东大学齐鲁医院

目 录

第一章 绪论 ························· 1
  第一节 概述 ························· 1
  第二节 急诊用药原则 ················ 2
  第三节 急诊抗生素的应用原则 ········ 4
第二章 特殊人群的急诊用药 ········· 8
  第一节 老年患者的急诊用药特点 ····· 8
  第二节 妊娠及哺乳期患者的急诊用药
        特点 ························ 19
  第三节 儿科患者的急诊用药特点 ···· 35
  第四节 肝肾功能不全患者的急诊用药
        特点 ························ 46
第三章 急诊常见症状对症用药 ····· 63
  第一节 急诊对症用药原则 ··········· 63
  第二节 疼痛 ························ 64
  第三节 发热 ························ 80
  第四节 躁狂 ························ 91
第四章 心肺脑复苏 ················ 103
第五章 心血管系统急症 ············ 139
  第一节 急性冠状动脉综合征 ········ 139
  第二节 窄 QRS 波心动过速 ········· 186
  第三节 宽 QRS 波心动过速 ········· 201
  第四节 心动过缓 ··················· 216

目　录

第五节	急诊高血压	227
第六节	急性主动脉综合征	247
第七节	急性心肌炎	255
第八节	急性心包炎	262
第九节	感染性心内膜炎	272

第六章　呼吸系统急症 ……………………… 292
- 第一节　重症肺炎 ……………………… 292
- 第二节　重症哮喘 ……………………… 320
- 第三节　急性肺栓塞 …………………… 342

第七章　消化系统急症 ……………………… 353
- 第一节　急性消化道出血 ……………… 353
- 第二节　急性胰腺炎 …………………… 373
- 第三节　急性胃肠炎 …………………… 397
- 第四节　消化性溃疡病 ………………… 426
- 第五节　胆石症 ………………………… 437

第八章　神经系统急症 ……………………… 454
- 第一节　急性缺血性脑血管病 ………… 454
- 第二节　急性出血性脑血管病 ………… 485
- 第三节　癫痫持续状态 ………………… 544
- 第四节　颅内感染 ……………………… 557
- 第五节　三叉神经痛 …………………… 576
- 第六节　重症肌无力 …………………… 582
- 第七节　药物性急性肌张力障碍 ……… 595

第九章　代谢性与内分泌系统急症 ………… 603
- 第一节　糖尿病酮症酸中毒 …………… 603
- 第二节　高渗性高血糖非酮症综合征 … 612
- 第三节　甲状腺功能亢进危象 ………… 614

目 录

- 第四节 甲状腺功能减退危象 ………… 621
- 第五节 甲状旁腺功能亢进危象 ………… 625
- 第六节 肾上腺危象 ………………………… 636
- 第七节 腺垂体功能减退危象 …………… 647

第十章 血液系统急症 ……………………… 656
- 第一节 弥散性血管内凝血 ……………… 656
- 第二节 贫血 ………………………………… 663
- 第三节 过敏性紫癜 ………………………… 680

第十一章 休克 ……………………………… 694

第十二章 急性脏器损伤及衰竭 …………… 717
- 第一节 急性心力衰竭 …………………… 717
- 第二节 急性肺损伤及衰竭 ……………… 753
- 第三节 急性肝损伤及衰竭 ……………… 789
- 第四节 急性肾损伤及衰竭 ……………… 813
- 第五节 急性肠损伤及衰竭 ……………… 830
- 第六节 全身炎症反应综合征与多器官功能障碍综合征 …………………… 847

第十三章 急性内环境紊乱 ………………… 869
- 第一节 电解质代谢紊乱 ………………… 869
- 第二节 酸碱平衡紊乱 …………………… 885

第十四章 急性中毒 ………………………… 890
- 第一节 杀虫剂中毒 ……………………… 890
- 第二节 急性镇静催眠药及抗精神病药中毒 …………………………………… 903
- 第三节 急性灭鼠药中毒 ………………… 922
- 第四节 急性酒精中毒 …………………… 933
- 第五节 急性毒品中毒 …………………… 944

13

第六节	急性除草剂中毒	951
第七节	急性有毒动植物中毒	960
第八节	急性亚硝酸盐中毒	978
第九节	急性重金属中毒	983
第十节	急性阿托品中毒	993
第十一节	氰化物中毒	995
第十五章	**理化因素损伤**	1002
第一节	中暑	1002
第二节	高原病	1007
第三节	晕动病	1010
索引		1013

第一章 绪 论

第一节 概 述

急诊医学是医学领域中一门独立的学科,内容几乎涉及了各个医学专科,随着急诊医学专业的不断发展,其重要性越来越多地被医学界同行和社会承认和理解。急诊科是医院医疗服务的重要窗口,是应对社会公众健康突发事件的前线,急诊科的工作水平往往代表了其所在医院的水平。对急诊患者的诊疗抢救工作,直接关系到患者的生命,因此,急诊科的建设对一个地区乃至整个国家的医疗卫生事业的发展有着重大的意义。近年来,急诊科发展迅速,其内涵不断丰富,形成了院前急救、急诊内科、急诊外科、中毒科等亚专科,尤其是胸痛中心、心衰单元、卒中单元、创伤救治单元等急诊特色救治单元的成立,显著提高了急诊科对急危重症患者的救治能力,更加有效地挽救了患者的生命,反映了急诊科蓬勃的生命力和强大的发展潜力。

急诊工作任务繁重、责任重大。急诊面临的患者多,病情紧急、危重、复杂。一方面,随着社会经济的不断发展,突发事件发生率呈增加趋势,因车祸、机械伤、化学灼伤等类型的急诊患者越来越多;另一方面,由于人民生活水平的提高,急性心脑血管疾病等类型的患者不断增加,而且公众对健康的诉求不断提高,导致急诊就诊的老年患者或慢性病急性加重患者越来越多。这些因素均使得急诊就诊的患者病情愈加复杂多变,往往涉及多个学科,对急诊工作客观上提出了更高的要求。对急诊患者病情能否及时做出正确的诊断和给予合理的治疗,直接关系到患者的生命。因此,提高急诊医师的急诊救治工作水平具有十分重要的意义。

正确合理地使用药物是提高急诊救治工作水平的主要手段之一。急诊患者的救治大体可分为手术治疗和非手术治疗两种治疗策略,其中非手术治疗的关键在于药物的使用。正确合理的药物治疗方案能够迅速缓解患者的病情,及时挽救患者的生命。为了正确选择合理的治疗药物,首先应了解患者的病情、病史,仔细询问患者用药经过,既往有无药物过敏史,其次应充分了解急诊常用药物的药效、作用机制、用法用量、禁忌证以及药物之间的相互作用等。本书按照不同急症疾病分类对急诊常用药物的特点作了简明扼要的介绍,并根据不同病症介绍了各种指南对药物使用的推荐情况。

第二节　急诊用药原则

急诊药物的使用包括药物的选择、药物的剂

量、给药的途径、联合用药等多个方面。鉴于急诊病情的复杂性,急诊用药首先是尽量不用药或少用药,其次应选择作用单一、药效明确、副作用少的药物,再就是最好选择半衰期短、代谢快的药物。通过正确合理的用药能够使患者获得尽量大的收益,同时尽量避免药物的不良反应,最终达到缓解患者病痛、挽救患者生命的目的。急诊药物的使用一般应遵循以下几个原则:

一、先救命,后治病

急诊患者病情复杂、紧急,多危重患者,急诊救治必须围绕着挽救生命展开。急诊用药作为急诊治疗的重要组成部分,应遵循"先救命、后治病"的原则,首先要维持患者生命体征平稳。

二、先缓解症状,再针对病因治疗

不同于其他专科,急诊患者往往不能留给医生充足的时间完善相关检查,明确病因。在不掩盖病情、干扰诊断的前提下或患者难以忍受情况下,可以先缓解患者痛苦的症状,如高热、剧痛等。

三、避免使用可能加重病情的药物

不同的疾病可表现为相似,甚至相同的症状,在难以作出明确的诊断时,应避免使用可能加重病情的药物,如急性心肌梗死和主动脉夹层不能分辨时,应避免抗栓药物的使用。

四、注重个体化用药,及时调整用药

个体之间存在年龄、体重、病史、体质及对药物的敏感性等多方面的差异,用药时应注意个体的特点,合理选择药物,避免用药过量或不足。急诊病情变化瞬息万变,对任何药物都要在观察中使用,及时调整药物治疗方案。

五、注意药物的禁忌证及副作用

药物即毒物,大凡具有治疗效果的药物,也往往具有与治疗无关的不良作用。使用药物时应仔细询问患者的病史,避免使用禁忌药物。很多药物均通过肝肾代谢,对患者的肝肾功能有一定的要求,需注意患者的肝肾功能是否异常。对可能引起过敏的药物,如青霉素、头孢类药物,必须在使用前做皮试。

六、避免"过度"用药

明确病因前,为缓解患者痛苦,可进行必要的对症支持治疗,但应避免针对可能存在的几个疾病,同时给予药物治疗,除非现有的病情可能危及患者的生命。

第三节 急诊抗生素的应用原则

抗生素是由细菌、真菌、放线菌属等微生物或

第一章 绪 论

高等动植物所产生的具有抗病原体或其他活性的一类次级代谢物,目前已知的抗生素有上万种,但临床常用的抗生素有百余种,主要分为青霉素类、头孢菌素类、氨基糖苷类、四环素类、酰胺醇类、大环内酯类等。正确合理的应用抗生素能够提高疗效、降低不良反应发生率、减少或减缓细菌耐药的发生。抗生素的合理应用主要基于:①有无指征应用抗生素;②药物品种及给药方案是否正确、合理。急诊科应用抗生素时必须遵循以下几个基本原则:

一、诊断为细菌性感染者,方有指征应用抗生素

根据患者的症状、体征及血、尿常规、前降钙素等实验室检查结果,判断为细菌性感染者可使用抗生素。如患者病情危重,可在病原检查明确病原菌前经验性使用抗生素。

二、尽早查明感染病原,根据病原菌及细菌药物敏感试验结果选用抗生素

应尽早对患者进行血、尿、痰、分泌物等标本的细菌培养及药敏试验,根据病原菌的种类及对抗生素的敏感程度,选择合理的抗生素。

三、不明原因发热或病毒性感染者不宜应用抗生素

除非病情危重,不明原因发热不宜使用抗生

素。抗生素对各种病毒性感染治疗无效。因此,病毒性感染者不应使用抗生素,但病毒感染合并细菌感染时,可应用抗生素。

四、抗生素的联合应用要有明确指征

单一抗生素可有效治疗的感染,不需要联合用药。联合应用抗生素可用于病原菌未明的严重感染、单一抗生素不能控制的需氧菌及厌氧菌混合感染、单一抗生素不能控制的感染性心内膜炎或败血症等重症感染等情况下。

五、合理选择抗生素的给药途径及剂量

急诊患者首先选择静脉给药,以确保药效,感染较轻或病情好转时,应选用口服吸收完全的抗生素。局部应用抗生素易发生过敏反应并导致耐药菌的产生,除特殊情况下,如眼病、皮肤烧伤等,应尽量避免局部应用抗生素。根据患者的感染轻重、部位,在抗生素的治疗剂量范围内选择合适的药物用量。如患者存在肝、肾功能减退时,需根据肝、肾功能选择合适的抗生素及使用剂量。

六、特殊人群使用抗生素应慎重

老年人组织器官功能减退,细菌感染时,应注意肾功能,避免抗生素在体内的积蓄,导致不良反应的发生。新生儿及儿童由于器官功能发育不完善,应用抗生素容易产生严重的不良反应,需尽量

第一章 绪 论

选择不良反应少的药物如青霉素、头孢类抗生素。妊娠期及哺乳期患者抗生素的应用需考虑对胎儿及婴儿的影响,避免使用有致畸或明显毒性的药物。哺乳期患者应用抗生素,可自乳汁分泌,无论乳汁中药物浓度高低,均对婴儿有潜在的影响,并可能出现不良反应。哺乳期患者应用任何抗菌药物,均宜暂停哺乳。

第二章 特殊人群的急诊用药

第一节 老年患者的急诊用药特点

人口老龄化已成为当今社会面对的严峻问题,老龄人口(≥60岁)比例的增加将给急诊医学带来一系列挑战。老年人由于组织器官的老化和生理功能的减退,药物在体内吸收、分布、代谢、排泄的过程发生改变,从而影响药物疗效或增加不良反应,并且,老年患者往往患有多种基础疾病需要多种药物联合治疗。因此,为确保老年患者的用药安全,减少老年人药物不良反应的发生,应熟知老年人的药代动力学特点,正确掌握老年人的用药原则。

一、老年患者的特点

(一)老年患者的生理特点

1. 神经系统的变化 老年人绝大部分都有不同程度的脑萎缩,脑室系统扩大,蛛网膜轻度增厚。脑血管出现不同程度的动脉硬化,致脑血流量及脑供氧量降低。其功能改变主要表现为精细

第二章 特殊人群的急诊用药

动作变慢,肌力对称性减退,步态不稳及手指颤抖等,对机体各器官、系统的调节能力减弱,对外界刺激反应如痛觉,触觉,冷、热感觉等迟钝,记忆力减退。自主神经功能减退,对环境改变的调节功能减弱。

2. **心血管系统的变化** 老年人心脏实质细胞减少,心肌萎缩;发生心肌纤维化,结缔组织增生;心瓣膜退行性变和钙化,以二尖瓣、主动脉瓣及主动脉根部为著;冠状动脉出现粥样硬化;心功能下降,心排量降低;心肌收缩期延长,收缩力与顺应性减退,致各器官血流分布减少;主动脉和其他大动脉管壁硬化,弹性减弱,脆性增加,对血压的调节作用下降;血管外周阻力增加,动脉血压升高。此外,老年人压力感受器敏感性下降,易发生直立性低血压。

3. **呼吸系统的变化** 老年人由于椎骨退行性变和骨质疏松,腰胸椎逐渐被压缩,弯曲变形,肋骨趋于水平走向,部分胸廓变为桶状,活动度受限,膈肌运动功能减弱,肺泡、气管及支气管的弹性下降,,肺泡数量减少,有效气体交换面积减少,对氧的利用率下降。肺通气量和肺活量减少,肺功能明显减退。故老年人常发生肺炎、哮喘、结核等呼吸系常见病。

4. **消化系统的变化** 老年人消化功能减退。随着年龄增长,牙釉质磨损,牙龈逐渐萎缩,牙齿松动易脱落,唾液腺分泌减少。食管下端括约肌松弛,胃肠粘膜变薄,平滑肌萎缩,胃肠消化液分泌量减少,胃排空延迟,使胃肠消化能力降低。老年人肝脏体积缩小,肝血流量减少,肝细胞数目减少,肝微粒体酶活性下降,肝脏的解毒能力和蛋白质合成能力降低。胰腺细胞退行性变,消化液分泌减少。胆囊壁与胆管增厚,其收缩和排泄胆汁的功能下降,可使胆汁变稠,容易诱发胆石症、胆囊炎等疾病。

5. **泌尿系统的变化** 老年人肾脏萎缩,肾皮质变薄,间质纤维化,肾小球硬化使肾小球滤过率减少,肾小管浓缩功能降低,肾小管的分泌功能和肌酐清除率下降,水、钠调节能力下降,这些变化直接影响到药物在肾脏的排泄。膀胱容量、延迟排空功能下降,常有多尿及尿潴留。老年男性因前列腺的增生、肥大可引起尿频、排尿困难、急性尿潴留或尿失禁。

6. **内分泌系统的变化** 老年人内分泌功能下降主要表现为激素产生减少,降解率降低及靶器官对激素的反应性降低。分解代谢大于合成代谢,易发生代谢负平衡。

7. **免疫功能的变化** 老年人免疫力功能降低,易患传染性疾病,尤其易患严重细菌感染性疾病,且常见多种细菌感染。

(二)老年患者药代动力学特点

随着年龄增长,老年人各脏器组织结构和生理功能出现退行性改变,影响体内药物吸收、分布、代谢及排泄的过程。

1. **药物的吸收** 口服给药是临床最常用、最

第二章 特殊人群的急诊用药

方便的给药途径。胃肠功能正常的老年人,大多数药物的吸收速度、吸收程度无明显改变。但老年人机体常发生许多生理变化,如胃酸缺乏、胃液 pH 升高、胃排空减慢、胃肠及肝脏血流量减少、小肠吸收面积减少等,都会导致吸收速率和血药峰浓度下降,延长了药物的起效时间。

(1) 胃酸减少:老年人胃黏膜萎缩,胃壁细胞功能减退,胃酸分泌减少,胃液 pH 升高,直接影响药物在胃肠道的解离和溶解,导致有效血药浓度降低,药物效应受到影响。

(2) 胃排空减慢:无论是酸性或碱性药物,主要在小肠内吸收。老年人的胃排空速度减慢,致使口服药物进入小肠的时间延迟,导致吸收速率降低,血药峰浓度下降,影响药效的发挥,特别对于在小肠远端吸收的药物或肠溶片影响较大。

(3) 胃肠道及肝血流量:老年人胃肠道和肝血流量随年龄增长而减少。胃肠道血流量减少使溶解与弥散不良的药物吸收减少,导致药物浓度峰值降低。老年人肝血流减少,肝内代谢能力降低,首过效应减弱,造成消除减慢,易致血药浓度升高,生物利用度增大。例如老年人服用普萘洛尔后,消除速率减慢,血药浓度较青年人高。因此,治疗中应注意首关消除大的药物血药浓度升高引起的不良反应。

(4) 胃肠吸收面积:老年人小肠粘膜变厚、变钝,可使黏膜的吸收面积减少,影响药物在胃肠的吸收。

另外,老年人肠外给药(皮下、肌内注射)时,由于血流量减少,局部血液循环较差,绝大多数肌肉组织的药物吸收速率较慢,延长了药物的起效时间。

2. 药物的分布　药物的分布是指药物从给药部位吸收进入血液后,随血液循环不断透出血管并转运到各器官组织的过程。老年药物分布的特点是:脂溶性药物分布容积增大,水溶性药物分布容积减小,与血浆蛋白结合率高的药物游离药物浓度增加、表观分布容积增加。

影响药物分布的因素很多,除药物本身的性质外,主要有机体组成成分、血浆蛋白结合率、组织器官的血液循环、体液 pH 和组织器官对药物的结合率等。而在这些因素中,最重要的因素是机体的组成成分和血浆蛋白结合率。

(1) 机体组成成分的影响:老年人机体组成和体液成分发生多种变化,细胞内液减少,机体总水量减少;脂肪组织增加,非脂肪组织成分逐渐减少。导致水溶性药物分布容积减小,血药浓度增加,如乙醇、吗啡、哌替啶等在老年人组织中的分布可能减少;而脂溶性药物则相反,如地西泮、利多卡因等在老年人组织中分布容积增大,药物作用持续较久,半衰期延长。

(2) 血浆蛋白结合率的影响:药物和血浆蛋白结合率也是影响药物分布的重要因素之一。当药物进入血液循环后,不同程度地与血浆蛋白结合。老年人血浆清蛋白减少,因而使与蛋白结合率高的药物游离浓度增加,表观分布容积增加,药物作用增强,易引起不良反应。如与蛋白结合率高的抗凝血药物华法林,若老年人使用常规成人剂量,可因血浆游离药物增多而增加出血的危险。另外,老年人多需同时服用两种及以上药物,药物相互作用也影响药物蛋白结合率。由于不同药物对血浆蛋白结合存在着竞争性置换作用,与血浆蛋白结合力较弱的药物,血液中游离型药物浓度较高,反之则较低。

(3) 药物的代谢:药物代谢是指药物在人体内发生化学变化,导致药物化学结构上的转变,又称生物转化。肝脏是药物最主要的代谢器官。老年人肝脏缩小,肝血流量减少,功能性肝细胞减少,肝微粒体药物代谢酶的活性减退,使肝脏对药物进行生物转化的能力降低,因而许多药物的半衰期明显延长。由于老年人药物代谢较年轻人慢,药物半衰期延长,药物消除率降低,多次或反复给药时,稳态血药浓度升高。故老年人应用主要经肝脏代谢的药物时,应减少用药剂量或延长间隔时间,以防药物不良反应增加和蓄积中毒。

(4) 药物的排泄:药物排泄是药物在人体内经吸收、分布、代谢后,最后以原形药物或其代谢物的形式排出体外的过程。肾脏是大多数药物排泄的重要器官,随着年龄增长,肾小球滤过率下降,肾小管分泌和重吸收功能下降。这些因素可使主要经肾脏排泄的许多药物清除率明显降低,血浆半衰期延长,血药浓度增高,易在体内蓄积造成中毒。如地高辛、别嘌醇、普鲁卡因胺、甲基多巴、西咪替丁、氨基糖苷类抗生素等,故老年人应用这些药物需十分慎重,用药剂量应相应减少,给药间隔应适当延长,特别是以原形排泄、治疗指数范围窄的药物尤需注意。

常用的肾功能测定指标是血清肌酐浓度和肌酐清除率,肌酐清除率随年龄的增长而降低,但血清肌酐浓度不一定相应增加。所以测定老年人肾脏功能,主要应测定肌酐清除率,根据肌酐清除率调整肾功能减退时的给药方案。

二、老年患者合理用药的基本原则

(一)选药原则

1. 明确用药指征　由于老年患者生理衰老,病情常复杂多变,掌握药物的适应证、禁忌证,正确选择药物在治疗过程中至关重要,尤其在抗生素的应用上表现得更为突出。用药前必须了解患者病史,仔细分析症状,了解现用药情况,明确用药指征,选择合理的药物。

2. 选择适当剂型　在合理选择药物的同时,还应选择合适的剂型。老年人吞服药片、胶囊或有困难,可以选用液体剂型,必要时可注射给药。

3. 减少用药种类　老年人一般患有累及多系统或多器官的多种疾病,用药种类多,用药情况复杂。药物不良反应的发生率与同时用药种类呈正相关,面对老年人多病共存的复杂情况,尽量减

第二章　特殊人群的急诊用药

少用药种类,同一种药物有效时,不必用两种药物。老年人如果病情危重需要使用多种药物时,在病情稳定后应逐渐减药。

(二) 剂量原则

1. 小剂量用药　老年人使用成人剂量可出现较高的血药浓度,使药物效应和不良反应增加,所以老年人用药剂量原则上为成人剂量 1/2~3/4,要从小剂量开始,缓慢增量,以获得更大疗效和更小不良反应为目标,逐渐增加至个体的最合适剂量,以获得满意的疗效。

2. 个体化用药　患者对药物的反应有个体差异,掌握老年人药动学及药效学特点,熟悉老年人的一般状况,推测出患者药代动力学的可能变化,是科学选用药物、制订个体化给药方案的基础。老年人对药物的反应存在较大个体差异,应酌情选择剂量。老年人应用毒性较大或治疗指数低的药物如强心苷、环孢素等时最好进行血药浓度监测以保证用药安全。

(三) 使用原则

1. 选择用药最佳时间　选择合适的给药方法及最佳的给药时间进行治疗,可以提高疗效和减少不良反应。许多疾病的发作、加重和缓解都有昼夜节律变化。如降血压药选在早晨服用,因为存在血压晨峰现象,而血压上升前半小时是最佳服药时间。有些药物要求在空腹或半空腹时服用,如驱虫药,盐类泻药等。还有些药要求在饭前服用,如某些降糖药、健胃药、抗酸药等。

2. 停药应掌握的原则　老年人长期用药十分常见,其中有些是完全没有必要的,因此老年人用药应适可而止。急性感染性疾病在症状及各种实验室检查指标正常后即可立即停药,一些镇痛药、退热药等对症治疗的药物,也应在症状消失后立即停药。抑郁症、甲状腺功能亢进症、癫痫等疾病在症状消失后,为了避免病情复发,需巩固治疗,疗程结束时停药。对骤然停药后常出现停药综合征或停药危象的药物应该逐渐减量、停药。如β-受体阻滞剂必须逐渐减量,减量过程以2周为宜;使用糖皮质激素必须逐渐减量停药,骤停可能会导致反跳现象。

3. 密切观察和预防药物的不良反应　老年人对某些药物易发生不良反应,其中最易出现不良反应的药物有中枢神经抑制药、解热镇痛药、强心苷类、抗高血压药、抗菌药等,易发生精神错乱、直立性低血压、低体温等反应。如怀疑为不良反应时,应立即减量或停药。同时对所用药物进行回顾与评价,为患者提供个体化的给药方案,更好地指导患者用药,以收到更好的治疗效果。

4. 重视老年人的依从性　老年患者因缺乏护理人员、记忆力减退、同时用药过多等原因,经常出现漏服药物的情况。因此,为提高其用药依从性,药品种类宜少,用药方法应简单化,医务人员要耐心地向老年患者解释处方中用药的目的、剂量、服法和疗程,要叮嘱家属协助其按时、按量服药,以提高用药依从性,防止漏服和误用药物。

5. 合理膳食可提高疗效 食物与药物之间的相互作用不容忽视。用药期间合理膳食、改善营养状况能够更好地发挥药物的疗效。例如老年糖尿病、痛风患者若饮食不能维持稳定的状态,则药物治疗达不到满意疗效;服用激素类药物时,伴用高蛋白食物,有利于减少糖皮质激素抑制蛋白合成的不良反应;利尿剂与强心苷合用时要多选择含钾盐丰富的食物,因为利尿剂导致的低血钾会加剧强心苷对心脏的毒性。

三、老年人合理用药的注意事项

(一) 药物相互作用

临床上为了加强治疗作用,避免或减少药物的不良反应,常采用两种或两种以上药物同时或先后应用。多种药物合用可在作用以及吸收、分布、代谢和排泄等方面互相干扰,因此,掌握药物相互作用是合理用药的重要组成部分。药物相互作用的结果是双相的,一是使原来的作用增强,称为协同作用,例如异烟肼和乙胺丁醇合用不但能增强抗结核作用,而且乙胺丁醇还可以延缓异烟肼耐药性的产生;二是使原有作用减弱,称为拮抗作用,如普鲁卡因胺和磺胺类药物合用,可使磺胺类药物的抗菌作用降低而影响其疗效。

(二) 药物不良反应

药物不良反应的发生率随年龄增长而增加。国外的统计资料显示,住院患者中60岁以上者药物不良反应的发生率高出年轻人15倍以上。主要原因是：①老年人基础疾病多，用药种类多，用药时间长，容易出现药物相互作用和蓄积；②老年人独特的生理特点影响其药代动力学；③用药剂量过大，导致不良反应甚至毒性出现；④未注意老年人用药禁忌，损伤重要器官。

临床过程中若出现的病症怀疑是有药物不良反应引起时，如允许，首先应停止所应用药物。停药后，临床症状减轻或缓解常可提示疾病为药源性。由于药源性疾病多有自限性，停药后无须特殊处理。症状严重时需进行对症治疗，如致病药物已很明确，可选用特异性拮抗药。

（三）药物对老年人其他疾病的影响

老年人可能同时患有多种疾病，在针对某种主要疾病选择药物时，应注意药物对其他疾病的影响。例如在治疗老年人感染性疾病时如果老年人同时患有慢性肾功能不全等疾病，应尽量避免使用损害肾功能的药物。确有应用指征时必须在血药浓度监测下调整剂量。

参 考 文 献

1. P Benetos A, Rossignol P, Cherubini A, et al. olypharmacy in the Aging Patient: Management of Hypertension in Octogenarians. JAMA, 2015, 314(2): 170-180.
2. Ponticelli C, Sala G, Glassock RJ. Drug management in the elderly adult with chronic kidney disease: a review for the primary care physician. Mayo Clin Proc, 2015, 90(5): 633-645.

3. Noale M, Veronese N, Cavallo Perin P, et al. Polypharmacy in elderly patients with type 2 diabetes receiving oral antidiabetic treatment. Acta Diabetol, 2015 Jul 10 [Epub ahead of print].

(徐峰 于丹玉)

第二节 妊娠及哺乳期患者的急诊用药特点

妊娠及哺乳期患者有着特殊的生理过程、药物动力学特点,把握药物在妊娠及哺乳期用药变化,尤其是药物对胎儿、新生儿的不良影响,是急诊合理用药的精髓。该节主要介绍妊娠及哺乳期患者生理和药动学特点、药物对胎儿影响,以及妊娠和哺乳期用药原则和注意事项。

一、妊娠及哺乳期患者的特点

(一)妊娠和哺乳期患者的生理特点

1. 妊娠患者的生理特点

(1) 乳房的变化:乳房于妊娠早期开始增大,充血明显。孕妇随着乳腺增大,皮肤下的浅静脉明显可见。乳腺腺泡增生导致乳腺增大并出现结节。乳头增大变黑,乳晕颜色加深,其外围的皮脂腺肥大形成蒙氏结节。

妊娠期间并无乳汁分泌,于妊娠末期,尤其在接近分娩期挤压乳房时,可有少量淡黄色稀薄液体溢出称为初乳。

(2) 循环系统的变化:妊娠后期因膈肌升高,心脏向左、上、前方移位,更贴近胸壁。心尖搏动左移 1~2cm,心浊音界稍扩大。心电图因心脏左移出现电轴左偏约 15°。

心输出量自妊娠 10 周逐渐增加,至妊娠 32~34 周达高峰,左侧卧位测量心输出量较未孕时约增加 30%,持续至分娩。临产后在第二产程心输出量显著增加。

妊娠早期及中期血压偏低,在妊娠晚期血压轻度升高。一般收缩压无变化,舒张压轻度降低,使脉压稍增大。孕妇体位影响血压,坐位稍高于仰卧位。

妊娠对上肢静脉压无影响。股静脉压自妊娠 20 周在仰卧位、坐位或站立时均升高。孕妇长时间处于仰卧位姿势,能引起回心血量减少,心排出量减少使血压下降,称为仰卧位低血压综合征。

(3) 血液的改变:循环血容量于妊娠 6~8 周开始增加,至妊娠 32~34 周达高峰,增加 40%~45%,维持此水平直至分娩。血浆增加多于红细胞增加,出现血液稀释。

由于血液稀释,血红蛋白值约为 110g/L(非孕妇女约为 130g/L),血细胞比容从未孕时 0.38~0.47 降至 0.31~0.34。白细胞从妊娠 7~8 周开始轻度增加,至妊娠 30 周达高峰,达 $(5~12)\times 10^9/L$,主要为中性粒细胞增多。妊娠期血液处于高凝状态,凝血因子 Ⅱ、Ⅴ、Ⅶ、Ⅷ、Ⅸ、Ⅹ 增加,但

第二章 特殊人群的急诊用药

凝血因子Ⅺ降低。血小板数无明显改变。妊娠晚期凝血酶原时间(PT)及活化部分凝血活酶时间(APTT)轻度缩短,凝血时间无明显改变。血浆纤维蛋白原含量比非孕妇女约增加50%,于妊娠末期平均达4.5g/L(非孕妇女平均为3g/L)。妊娠期间纤溶活性降低,是正常妊娠的特点。血浆蛋白由于血液稀释,妊娠早期开始降低,至妊娠中期血浆蛋白为60~65g/L,主要是白蛋白减少,约为35g/L,以后持续此水平直至分娩。

(4) 泌尿系统的变化:妊娠期肾脏略增大,肾血浆流量(RPF)及肾小球滤过率(GFR)于妊娠早期均增加,整个妊娠期间维持高水平,RPF比非孕时约增加35%,GFR约增加50%。孕妇仰卧位时尿量增加,夜尿量多于日尿量。代谢产物尿素、肌酐等排泄增多,其血清浓度低于非孕妇女。由于GFR增加,肾小管对葡萄糖再吸收能力不能相应增加,约15%孕妇饭后出现妊娠生理性糖尿。孕妇易患急性肾盂肾炎,以右侧居多。

(5) 呼吸系统的变化:妊娠期胸廓表现为肋膈角增宽、肋骨向外扩展,胸廓横径及前后径加宽使周径加大。孕妇耗氧量于妊娠中期增加10%~20%,而肺通气量约增加40%,有过度通气现象。妊娠晚期膈肌活动幅度减小,胸廓活动加大,以胸式呼吸为主,气体交换保持不减。呼吸次数于妊娠期变化不大,每分钟不超过20次,但呼吸较深。

妊娠期肺功能的变化有:①肺活量无明显改变;②通气量每分钟约增加40%,潮气量约增加

39%;③残气量约减少20%;④肺泡换气量约增加65%;⑤上呼吸道粘膜增厚,轻度充血、水肿,易发生上呼吸道感染。

(6) 消化系统的变化:妊娠期受大量雌激素影响,齿龈肥厚,容易充血、水肿,齿龈易出血。胃肠平滑肌张力降低,贲门括约肌松弛,胃内酸性内容物逆流至食管下部产生胃烧灼感。胃液游离盐酸及胃蛋白酶分泌减少。胃排空时间延长,易出现上腹部饱满感。肠蠕动减弱,易出现便秘,而引起痔疮或使原有痔疮加重。

肝脏未见明显增大,肝功能无明显改变。胆囊排空时间延长,胆道平滑肌松弛,胆汁稍黏稠,容易胆汁淤积,诱发胆囊炎及胆石病。

(7) 内分泌系统的变化:妊娠期垂体稍增大,尤其在妊娠末期,腺垂体增大明显。在妊娠期,先由妊娠黄体随后由胎盘分泌大量雌、孕激素,对下丘脑及腺垂体的负反馈作用使 FSH 及 LH 分泌减少,故妊娠期间卵巢内的卵泡不再发育成熟,也无排卵。催乳素自妊娠7周开始增多,随妊娠进展逐渐增量,妊娠足月分娩前达高峰,约为非孕妇女的10倍。肾上腺分泌皮质醇增多3倍,但具有活性作用的游离皮质醇增加仅为10%,故孕妇无肾上腺皮质功能亢进表现;分泌醛固酮在妊娠期增多4倍,而具有活性作用的游离醛固酮仅为30%~40%,不至引起过多的水钠潴留;内层网状带分泌睾酮增加,孕妇阴毛腋毛增多增粗。妊娠期甲状腺组织呈中度增大,血中甲状腺激素虽增多,但游离甲状腺激素并未增多,孕妇无甲状腺功能亢进表现。孕妇与胎儿体内的 TSH 均不能通过胎盘,各自负责自身甲状腺功能的调节。妊娠早期孕妇血清甲状旁腺素水平降低,随妊娠进展,妊娠中晚期甲状旁腺素在逐渐升高。

(8) 皮肤的变化:孕妇腺垂体分泌促黑素细胞激素增加,使黑色素增加,导致孕妇乳头、乳晕、腹白线、外阴等处出现色素沉着。颧颊部并累及眶周、前额、上唇和鼻部,呈蝶状褐色斑,称为妊娠黄褐斑。孕妇腹壁皮肤张力加大,使皮肤的弹力纤维断裂,呈多量紫色或淡红色不规律平行略凹陷的条纹,称为妊娠纹。

(9) 新陈代谢的变化:基础代谢率在妊娠早期稍下降,妊娠中期渐增高,至妊娠晚期可增高 15%~20%。妊娠 13 周起平均体重每周增加不超过 350g,直至妊娠足月时约增加 12.5kg。妊娠期胰岛分泌增多,孕妇空腹血糖值稍低于非孕妇女,糖耐量试验血糖增高幅度大且恢复延迟。妊娠期肠道吸收脂肪能力增强,血脂增高,脂肪能较多积存。妊娠期能量消耗多时,糖原储备减少,遇能量消耗过多时,易发生酮血症。孕妇对蛋白质的需要量明显增加,呈正氮平衡。妊娠期机体水分平均约增加 7L,水钠潴留与排泄形成适当比例而不引起水肿,但至妊娠末期组织间液增加 1~2L,可致水肿。胎儿骨骼及胎盘的形成,需要较多的钙,应于妊娠最后 3 个月补充维生素 D 及钙,以提高血钙值。胎儿造血及酶合成需要较多的铁,孕期需补充铁剂,否则会发生缺铁性贫血。

(10) 骨骼、关节及韧带的变化:在妊娠期间骨质通常无改变,仅在妊娠次数过多、过密又不注意补充维生素 D 时,能引起骨质疏松。部分孕妇自觉腰骶部及肢体疼痛不适,可能与松弛素(relaxin)使骨盆韧带及椎骨间的关节、韧带松弛有关。妊娠晚期孕妇重心向前移,为保持身体平衡,孕妇头部与肩部应向后仰,腰部向前挺,形成典型的孕妇姿势。

2. 哺乳期患者的生理特点　从胎盘娩出至产妇全身各器官除乳腺外恢复或接近正常未孕状态所需要的时间,一般为 6 周,称为产褥期。产褥期妇女的生理具有以下特点:

(1) 乳房的变化:产妇血中雌激素、孕激素、胎盘生乳素水平急剧下降,产后呈低雌激素、高催乳素激素水平,乳汁开始产生。由于多数药物可经母血渗入乳汁中,故产妇于哺乳期用药时,应考虑药物对新生儿有无不良反应。

(2) 循环系统及血液的变化:胎盘娩出后,子宫胎盘血液循环不复存在,且子宫缩复,大量血液从子宫涌入体循环,加之妊娠期过多组织间液回吸收,产后 72 小时内,血容量增加 15%~25%,原有心脏病产妇,容易发生心力衰竭。血容量于产后 2~3 周恢复到未孕状态。产褥早期血液仍处于高凝状态。纤维蛋白原、凝血酶原于产后 2~4 周内降至非妊娠状态。红细胞计数及血红蛋白值逐渐增多。白细胞总数于产褥早期仍较高,淋巴细胞稍减少,中性粒细胞增多,血小板增多。

(3) 消化系统的变化:妊娠期胃肠张力及蠕动减弱,产后约需要 2 周恢复。

(4) 泌尿系统的变化:妊娠期体内潴留的多量水分主要经肾脏排出,故产后最初 1 周尿量增多。子宫复旧的代谢产物经尿排出,故尿中氨基酸、肌酐、肌酸增加,约于产后 1 周恢复。

(5) 内分泌系统的变化:哺乳期,与维持妊娠有关的激素减少,而与维持泌乳及排乳的激素增加。垂体催乳素因是否哺乳而异,哺乳产妇于产后下降,但仍高于非妊娠水平,吮吸乳汁时催乳素明显增高;不哺乳产妇则于产后 2 周降至非妊娠水平。

(二) 妊娠和哺乳期患者的药动学特点

孕妇和哺乳期所使用药物的制剂各异、个体间的差异较大,了解不同阶段妊娠期及哺乳期的药物代谢特点,选择安全、有效药物,适时、适量用药,对于保护母婴健康均很重要。

1. 妊娠期药动学特点

(1) 药物的吸收:药物自体外或给药部位,经过细胞组成的屏障进入血液循环的过程。口服药物的大多数以单纯扩散进入体内,扩散速度取决于屏障膜的性质、面积及膜两侧的浓度梯度、药物的性质。分子量小的(1000 以下)、脂溶性大的、不易离子化的药物较易吸收,药物的解离常数 pKa 以及所在溶液的 pH 也是影响吸收的因素。

第二章 特殊人群的急诊用药

妊娠时胃和肠蠕动减慢,使口服给的药物吸收可能延迟,出现血浆峰浓度延迟和降低。当药物的吸收减慢,并且停留在肠道的时间延长,则吸收的总量可能增加。如果发生呕吐,则干扰药物的吸收,使吸收降低。当潮气量和肺血流量增加时,经过肺的气体药物可很快与血中的浓度平衡,使总吸收增加。另外,妊娠晚期由于下肢血液回流不畅,会影响药物经皮下或肌内注射的吸收,故如需快速起作用者,应采用静脉注射。

（2）药物的分布:妊娠过程中体内总水分增加,使妊娠期间母体血浆容量增加50%,药物分布容积也随之增加,药物吸收后稀释度也增加,故药物需要量高于非妊娠期。妊娠期间体内脂肪平均增加25%,使脂溶性药物主要沉积在脂肪组织的药物分布容积增加,而血浆浓度降低。妊娠期药物与白蛋白的结合能力明显降低,一方面由于妊娠期单位体积血白蛋白含量降低,另外妊娠时新陈代谢增加和胎儿对母体的排泄物,使需与白蛋白结合的内源性物质增加,药物与白蛋白结合减少,血内游离药物增多,故妊娠期用药效率增高。但也有学者认为:血浆浓度较低的药物,蛋白结合率也往往降低,使未结合(游离)药物增加。

（3）肝的代谢作用:妊娠期间,药酶的诱导和抑制取决于代谢系统的活性,例如在妊娠期间代谢咖啡因的细胞色素P450酶活性较低,而肝代谢苯妥英的活性增高。

（4）药物排出:从早期妊娠开始,肾血流量、

第二章 特殊人群的急诊用药

肾小球滤过率均增加,这些因素加速药物从肾脏排出,促进药物的消除。另外,肾功能不全会明显影响药物在体内的半衰期,因此,当合并妊娠高血压疾病或慢性肾炎等病时,对所应用药物的半衰期应有充分的估计。

2. 胎盘对药物的转运和代谢　胎盘由羊膜、母体底蜕膜及胎儿叶状绒毛膜构成,是维持胎儿生命的重要器官。胎盘转运作用主要是将母体血中物质通过合体细胞层及毛细血管壁转运到胎儿血中。

(1) 胎盘的药物转运方式:转运方式有以下几种:①被动扩散:大部分药物通过胎盘是经由被动扩散形式进行的,被动扩散不需要能量,遵循菲克定律(Fick law),转运速率取决于被转运物质的物理化学特性、可用于扩散的膜面积、母体和胎儿之间游离药物的浓度梯度,并与膜的厚度成反比。②易化扩散:这是一个通过载体介导但不消耗能量的转运过程,易化扩散可使药物达到较高浓度,但不改变平衡时的浓度,此过程有饱和性,也有竞争性抑制。③主动转运:主动转运通过载体介导可以逆浓度梯度转运药物,是耗能过程,主动转运的物质通常是对胚胎生长重要的物质,如氨基酸等。④胞饮作用:也是胎盘物质转运的一种重要方式,大分子物质如免疫球蛋白被合体细胞吞饮入细胞内,再直接入胎儿血中。

(2) 胎盘的药物代谢:胎盘除具有转运功能外,尚对药物具有生物转化(代谢)活性。现已证实胎盘中也存在细胞色素 P450 酶。从整体看,药物在胎盘中的代谢不及胎儿肝脏,但现已确定也具有氧化、还原、水解和结合等代谢形式的催化系统,但在胎盘匀浆中,以水解和还原代谢最为活跃。

3. 胎儿药动学特点

(1) 药物吸收:药物进入胎儿体内主要通过胎盘,也可通过吞咽羊水,自胃肠道吸收少量药物。现已证明,胎儿24小时吞咽羊水 500～700ml 不等。胎儿皮肤也可从羊水中吸收药物。

(2) 药物分布:药物在胎儿体内分布与胎儿血液循环一致。血流通过脐静脉,大部分经肝脏至心脏,小部分经静脉导管至下腔静脉,故血流分布至肝脏量很大。另外,50% 心输出量回胎盘,而另一半中相当大部分至胎儿脑,因而药物分布至脑和肝脏较多。胎儿在不同胎龄血供不同,致使不同组织的药物浓度随胎龄不同而有差别。由于细胞外液减少,因而脂溶性药物分布和蓄积亦少,随着胎龄增加,脂肪蓄积渐渐增多,脂溶性药物亦随脂肪分布而分布。

(3) 药物与蛋白结合:药物与血浆和组织内蛋白结合确定药物效应,如大量与血浆蛋白结合,则药物游离至组织的较少,但药效持续时间较长;反之,则进入组织的游离药物多,而药效持续时间较短。胎儿血浆蛋白与组织蛋白结合能力较低,且一种药物和蛋白结合后,可阻碍其他药物或体内内源性物质与蛋白结合。早产儿蛋白结合能力肾小球滤过率均增加,这些因素加速药物从肾脏排出,促进药物的消除。另外,肾功能不全会明显影响药物在体内的半衰期,因此,当合并妊娠高血压疾病或慢性肾炎等病时,对所应用药物的半衰期应有充分的估计。

2. 胎盘对药物的转运和代谢 胎盘由羊膜、母体底蜕膜及胎儿叶状绒毛膜构成,是维持胎儿生命的重要器官。胎盘转运作用主要是将母体血中物质通过合体细胞层及毛细血管壁转运到胎儿血中。

(1) 胎盘的药物转运方式:转运方式有以下几种:①被动扩散:大部分药物通过胎盘是经由被动扩散形式进行的,被动扩散不需要能量,遵循菲克定律(Fick law),转运速率取决于被转运物质的物理化学特性、可用于扩散的膜面积、母体和胎儿之间游离药物的浓度梯度,并与膜的厚度成反比。②易化扩散:这是一个通过载体介导但不消耗能量的转运过程,易化扩散可使药物达到较高浓度,但不改变平衡时的浓度,此过程有饱和性,也有竞争性抑制。③主动转运:主动转运通过载体介导可以逆浓度梯度转运药物,是耗能过程,主动转运的物质通常是对胚胎生长重要的物质,如氨基酸等。④胞饮作用:也是胎盘物质转运的一种重要方式,大分子物质如免疫球蛋白被合体细胞吞饮入细胞内,再直接入胎儿血中。

(2) 胎盘的药物代谢:胎盘除具有转运功能外,尚对药物具有生物转化(代谢)活性。现已证

第二章　特殊人群的急诊用药

实胎盘中也存在细胞色素 P450 酶。从整体看,药物在胎盘中的代谢不及胎儿肝脏,但现已确定也具有氧化、还原、水解和结合等代谢形式的催化系统,但在胎盘匀浆中,以水解和还原代谢最为活跃。

3. 胎儿药动学特点

(1) 药物吸收:药物进入胎儿体内主要通过胎盘,也可通过吞咽羊水,自胃肠道吸收少量药物。现已证明,胎儿 24 小时吞咽羊水 500~700ml 不等。胎儿皮肤也可从羊水中吸收药物。

(2) 药物分布:药物在胎儿体内分布与胎儿血液循环一致。血流通过脐静脉,大部分经肝脏至心脏,小部分经静脉导管至下腔静脉,故血流分布至肝脏量很大。另外,50% 心输出量回胎盘,而另一半中相当大部分至胎儿脑,因而药物分布至脑和肝脏较多。胎儿在不同胎龄血供不同,致使不同组织的药物浓度随胎龄不同而有差别。由于细胞外液减少,因而脂溶性药物分布和蓄积亦少,随着胎龄增加,脂肪蓄积渐渐增多,脂溶性药物亦随脂肪分布而分布。

(3) 药物与蛋白结合:药物与血浆和组织内蛋白结合确定药物效应,如大量与血浆蛋白结合,则药物游离至组织的较少,但药效持续时间较长;反之,则进入组织的游离药物多,而药效持续时间较短。胎儿血浆蛋白与组织蛋白结合能力较低,且一种药物和蛋白结合后,可阻碍其他药物或体内内源性物质与蛋白结合。早产儿蛋白结合能力则更低。

（4）药物代谢：胎儿对药物代谢从质和量上较成人差。胎儿肝脏线粒体酶系统功能低，分解药物的酶系统活性也不完善，葡萄糖醛酸转移酶活性仅为成人的1%，对药物解毒能力极低。主要由胎盘转运，从胎儿重返母体，再由母体解毒排泄。

（5）药物排泄：胎儿肾脏发育不全，肾小球滤过率低，排泄缓慢，使药物在血液内或组织内半衰期延长，消除率下降，容易引起药物的蓄积中毒，对器官产生损害。药物经肾脏排入羊水，可达一定浓度，或随胎儿吞咽羊水又再进入羊水-肠-肝的再循环，或通过脐动脉再回到母体。

4. 哺乳期药物在乳腺的分泌特点　大多数药物在从血浆向乳汁的转运过程中，均以被动扩散的方式进入乳汁，分子量低于200的非电解质药物，可经乳腺上皮的膜孔扩散进入乳汁。扩散进入乳汁的药物量及速度，与药物的脂溶性、蛋白结合率、解离度、分子量大小、血浆与乳汁的pH值及药物在血浆和乳汁中的浓度梯度等因素有关。此外，乳腺的血流量、乳汁脂肪含量、婴儿吸吮的乳量等，对药物进入乳汁的量也有影响。

（三）药物对胎儿的影响

1. 药物对胎儿产生不良影响　主要与以下的因素有关：

（1）药物的性质：脂溶性药物渗透性越高，越容易透过胎盘；离子化程度越高（渗透性越低),越不容易透过胎盘;分子量越小越易转运至胎儿。

(2) 药物的剂量:药物效应和剂量可有很大关系,小量药物有时只造成暂时的机体损害,而大量则可使胚胎死亡。用药的持续时间长和重复使用,都会加重对胎儿的危害。

(3) 药物的亲和性:药物是否起作用与组织有无与药物结合的受体相关。胎儿器官的各种不同受体在不同胎龄产生,故在某一时期,有些药物可能对胎儿起作用,有些则无作用,如肾上腺素受体阻断剂则对胎儿不起作用。药物对机体的损害最终与机体的遗传素质有关。

(4) 用药时胎龄:用药时胎龄与损害性质有密切关系。受精后2周内,孕卵着床前后,药物对胚胎的影响是"全"或"无"的:"全"表现为胚胎早期死亡导致流产;"无"则为胚胎继续发育,不出现异常。受精后3~8周以内(即停经5~10周以内),处于胚胎器官分化发育阶段,胚胎开始定向发育,受到有害药物作用后,即可产生形态上的异常而形成畸形,称为"致畸高度敏感期"。

2. 妊娠期患者安全用药分类　根据美国食品和药品管理局(FDA)颁布的药物对胎儿的危险性而进行危险等级(即A、B、C、D及X级)的分类表,分级标准如下:

A类:对照研究显示无害,已证实此类药物对人类胎儿无不良影响,是最安全的。

B类:对人类无危害证据,动物实验对胎畜无害,但在人类尚无充分研究。多种临床常用药均属此类。

C类:不能除外危险性,动物实验可能对胎畜有害或缺乏研究,在人类尚无有关研究。本类药物只有在权衡了解对孕妇的好处大于对胎儿的危害之后,方可应用。此类药临床选用困难,但妊娠期很多常用药属于此类。

D类:有对胎儿危险的明确证据。尽管有危险性,但孕妇用药后有绝对的好处,如孕妇有严重疾病或受到死亡威胁急需用药时,可考虑应用。

X类:在动物或人类的研究均表明它可使胎儿异常,或根据经验认为在人或在人及动物,都有危害的。

二、妊娠及哺乳期患者用药原则

(一)妊娠期用药的基本原则

1. 必须明确诊断和具有确切的用药指征。

2. 权衡所用药物对治疗孕妇疾病与对胎儿可能损害之间的利弊,若药物虽有胎儿伤害可能,但该药物是治疗危及孕妇生命健康疾病而必须使用时,应酌情给予,据病情随时调整剂量或及时停药,有时需先终止妊娠,再用药。

3. 必须用药时也应尽量选择对孕妇及胎儿无害或毒性小的药物,且采用恰当的剂量、给药途径及给药间隔时间,最好进行血药浓度监测,以更合理调整用药剂量。

4. 尽量避免使用新药或擅自使用偏方、秘方,因无足够证据表明对孕妇、胎儿及新生儿的影响。

（二）哺乳期用药原则

1. 严格掌握适应证,控制用药剂量,限制用药时间。

2. 尽量选用已有一定依据证明对婴儿无明显损害的药物。

3. 尽量选用代谢特点比较清楚,向婴儿转运较少的药物。

4. 告知患者可能发生的任何不良反应,一旦发生不良反应应及时向医生报告。

5. 婴儿的毒性反应与成人不同,如不能肯定婴儿身体变化是否与乳汁中药物有关,应权衡暂停授乳。

三、妊娠、哺乳期患者用药注意事项

（一）早期妊娠的用药注意

着床前期系指受精卵着床于子宫内膜前,该期对药物的影响很敏感,受药物损害严重时,可造成极早期的流产,但若是轻微损害,胚胎可继续发育且不一定会发生后遗问题,故此期确属病情需要,可短程使用相对安全的药物治疗。妊娠3～12周期间,是胚胎、胎儿各器官处于高度分化、迅速发育阶段,是胎儿被药物导致某些系统和器官畸形的最敏感时期,故妊娠3个月内妇女的用药应特别慎重。

此期内应禁用以下药物:①抗肿瘤药物(白消

第二章 特殊人群的急诊用药

安、巯嘌呤等);②激素类药物(可的松和口服避孕药等);③抗癫痫药与抗惊厥药(苯妥英钠、卡马西平等);④镇静药(地西泮等);⑤抗抑郁药(如丙米嗪、苯丙胺等);⑥抗过敏药(氯苯那敏等);⑦放射性药物[放射性碘(^{131}I)等]。

(二)中、晚期妊娠用药注意

中、晚期妊娠是指妊娠4个月至分娩期间,此期胎儿绝大多数器官已形成,对药物致畸的敏感性降低且致畸的可能性减少,虽不致造成胎儿严重畸形,但尚未分化完全的器官系统,如生殖系统、牙齿等仍有可能因药物受损,而神经系统因整个妊娠期间持续分化、发育而一直存在受药物损害的风险。此外,有些药物对胎儿致畸的影响和其他损害,并不一定都表现在新生儿期,而是在若干年后才表现出来。孕妇在怀孕的最后2周用药应特别注意药物可在婴儿体内蓄积并产生药物过量的表现。对于早产儿,其代谢功能更不成熟,危险性更大。

该期应完全禁用的药物包括:促进蛋白质合成的药物、口服抗凝剂、阿司匹林(长期或大剂量使用)、氯霉素、己烯雌酚、碘化物类、烟碱、呋喃妥因、口服降血糖药物、性激素(任何种类)、磺胺类、四环素类等。

(三)分娩前两周孕妇用药

孕妇于分娩前两周内的用药应慎重。因为有的药物能使胎儿心动过缓或心动过速,进而发生惊厥、发绀、呼吸抑制等;有的会抑制新生儿的造血功能或引起严重的黄疸与溶血性贫血;有的能使新生儿产生低血糖;还有的会导致胎儿死亡。

需特别慎重应用的药物:抗生素(红霉素、氯霉素磺胺类等);维生素 K_3;麻醉药(乙醚等);镇痛药(吗啡等);解痉药(东莨菪碱等);散瞳药(硫酸阿托品等);利尿药(氢氯噻嗪等);兴奋药(安钠咖等);抗高血压药(利血平等);抗心律失常药(利多卡因等)。

(四) 分娩期用药注意

分娩虽属正常生理过程,但在分娩过程中会发生产妇并发症或出现胎儿宫内窘迫等,常需使用镇痛药、宫缩药或宫缩抑制药、解痉镇静药、强心利尿药、血管扩张药及抗菌药等。

哌替啶是常用的分娩镇痛药,为减少胎儿呼吸抑制作用,应胎儿娩出前 1~4 小时应用为妥。缩宫素静滴及麦角制剂可致强直性子宫收缩,胎儿娩出前不宜使用;垂体后叶素可升高血压,妊娠高血压及高血压孕妇禁用。而预防和治疗早产可采用硫酸镁、硝苯地平、沙丁胺醇及吲哚美辛等前列腺素合成酶抑制药。硫酸镁是目前预防和控制子痫发作的首选药物,可采用肌注或静注、静滴。

(五) 哺乳期用药注意事项

哺乳期用药时尽可能减少药物对代谢的影响。哺乳期用药时,哺乳时间应避开血药浓度高峰期,并尽可能将下次哺乳时间间隔在 4h 以上,减少乳汁中的药物浓度。若哺乳妇女应用的药物剂量较大或疗程较长,有可能对乳儿产生不良影响时,最好能监测乳儿血药浓度,根据药物的半衰期来调整用药与哺乳的最佳间隔时间;由于人乳是持续地产生在体内而不贮留,因此,哺乳期可服用较安全的药物,并等到过了药物一个血浆半衰期以上后再喂奶,如果母亲所用药物对孩子影响较大,则应停止喂奶,暂时实行人工喂养。若哺乳妇女应用的药物亦适用于治疗乳儿的疾病时,则通常不影响哺乳。哺乳期需要绝对禁止使用的药物包括细胞毒性药物(如顺铂)及母体滥用的药物(如海洛因等)。

参 考 文 献

1. 谢幸,苟文丽. 妇产科学. 第 8 版. 北京:人民卫生出版社,2013.
2. 李俊. 临床药理学. 第 5 版. 北京:人民卫生出版社,2013.
3. Christof Schaefer, Paul Pelers, Richard KM. Drugs During Pregnancy and Lactation: Treatment options and risk assessment. 2nd ed. Berlin: Elsevier BV, 2007.
4. 童荣生. 妊娠和哺乳期患者治疗临床药师指导手册. 北京:人民卫生出版社,2011.

(乔雁翔)

第三节　儿科患者的急诊用药特点

儿童期是一个特殊的生理阶段,其生长和发育不同于成人,儿科疾病及其急诊用药也具有特

第二章 特殊人群的急诊用药

殊性。

一、儿科患者特点

(一) 儿童各生长发育阶段特点

1. 新生儿期　指从出生到生后 28 天。胎龄满 28 周至出生后 7 天为围生期。这个时期儿童生长发育快,机体内外环境发生了巨大变化,全身各系统脏器的功能从不成熟到初建和巩固,但其适应能力尚不完善。生产过程中可能造成的窒息、损伤、感染等危害延续存在。正常新生儿在此期的发病率很高,以先天畸形、早产、窒息、出血、感染等较常见。

2. 婴儿期　指从出生后 28 天到 1 周岁。这个时期是儿童生长发育的第一个高峰阶段,儿童体重和身长都迅速增加,神经系统发育迅速,各种反射不断形成。但大脑皮质功能尚未成熟,不能耐受高温、毒素等不良刺激,易出现高热惊厥、抽搐等。出生 6 个月后,婴儿从母体获得的免疫力逐渐消失,而后自身免疫功能尚未成熟,易发生各种感染和传染性疾病。

3. 幼儿期　指从 1 周岁到满 3 周岁。此期较婴儿期生长发育速度稍慢,但中枢神经系统迅速发育,免疫力仍低下,同时与外界环境接触增多,易患各种传染病。另外此时期儿童活动范围扩大,但对危险识别及自我保护能力较差,易出现意外伤害和中毒。

4. 学龄前期　指从 3 周岁到 6~7 周岁。这个阶段体格生长速度减慢,神经系统发育迅速,认识外界事物和独立生活能力明显增强,易患各种急慢性传染病、多发病,也易发生意外事故。

5. **学龄期** 指从 6~7 周岁到青春期前。此期除生殖系统外,全身各系统发育逐渐成熟,大脑的形态和结构发育已基本完成。

6. **青春期** 青春期年龄跨度从 10 岁到 20 岁,个体差异较大,女孩比男孩早 2 年左右。近年来由于环境变化、激素滥用等因素,青春期有提前趋势。此期为生长发育第二次高峰,生殖系统发育成熟。由于神经内分泌调节不稳定,可出现良性甲状腺肿、贫血、痛经等。此期儿童社会接触增多,而自身心理调适能力不健全,易引起心理、行为、精神方面不稳定。

(二)儿科疾病特点

儿童并非成人简单的缩影,在临床上,儿童与成人有很多不同之处,年龄越小,差别越大,表现在疾病种类、临床表现、诊断以及预后各个方面。

1. **疾病的种类** 儿童发生疾病的种类与成人有非常大的区别。如婴幼儿患先天性疾病、遗传性疾病、感染性疾病较成人为多。心血管疾病中儿童常见先天性心脏病,而很少患高血压、冠心病等。如同为肺炎,儿童易患支气管肺炎,而成人则以大叶性肺炎多见。不同发育阶段疾病种类有也有差异,新生儿期疾病常与先天因素和围生期因素有关,婴幼儿期则以感染性疾病常见。

2. 临床表现　儿童对病情的表述以及检查的反应常不准确,因此家长及医护人员对病情的密切观察是至关重要的。儿童患者在临床表现方面异于成人,比如婴幼儿高热常易引起惊厥,而成人则很少单纯高热引起惊厥;低钙血症在婴儿常引起全身惊厥,而成人则表现为手足搐搦;新生儿严重感染时常表现为精神萎靡、面色发灰、拒奶、体温不升等非特异性症状。

3. 诊断　由于不同年龄儿童所患疾病种类和临床表现不同,因此诊断时必须综合考虑年龄因素,母亲妊娠时健康及儿童出生时情况,儿童营养状态,进行全面准确的体格检查,并应重视本地流行病学资料。

4. 治疗　儿童由于免疫机能差、代偿能力有限,多数患病后病情重、发展快、易有并发症,因此强调抓紧时间,及时采取有力的治疗措施。由于儿童体液调节能力差,病后极易因摄入不足、异常丢失过多而发生水、电解质和酸碱平衡紊乱,故儿童液体疗法的实施颇为重要。儿童用药剂量较成人更加准确,应遵照药品说明书推荐的儿童剂量按儿童体重或体表面积计算。

5. 预后　儿童患病起病急、变化快、调节能力差,因此病死率显著高于成人。年龄越小,病死率越高,因此应更为密切、细致观察新生儿及小婴儿的病情变化,及时采取措施,以改善预后。另一方面儿童生长旺盛,机体修复能力强,如诊断治疗正确及时,虽病情危重,大多可望痊愈。

第二章　特殊人群的急诊用药

二、儿科用药原则

（一）儿童药动学特点

1. 吸收特点　新生儿、婴幼儿胃肠道排空时间长,黏膜富于血管,通透性强、吸收率高,胃液 pH 偏高,使主要在消化道吸收的药物吸收更加完全迅速,药物过量易引起毒副反应。另外,新生儿肌肉及皮下脂肪组织少,血流缓慢,影响药物的吸收,多次肌内注射可发生神经损伤,故不宜肌内及皮下注射给药。

2. 分布特点：新生儿、婴幼儿体液占体重的 80%（成人为 60%）,细胞外液 40%（成人为 20%）水溶性药物的分布范围大于成人,因此药物的用量要高于成人。新生儿和婴儿的脂肪含量较少,6 岁后逐渐增加,故脂溶性药物大部分集中于脑部,易造成中枢性不良反应。同时新生儿、婴幼儿血浆蛋白浓度低于成人,在相同的血药浓度时游离型的药物浓度较高。如苯妥英钠在成人血浆中游离型药物占 6%~7%,而新生儿占 10%,使药物作用增强,容易出现中毒。新生儿血-脑屏障不完善,多种药物均能通过,可使之毒性增高。

3. 代谢特点　新生儿肝功能发育尚不完全,肝酶系统活性低。氯霉素在新生儿应用后,由于缺乏葡萄糖醛酸转移酶,不能与葡萄糖醛酸结合成无活性衍生物,致血中游离的氯霉素增多,易引起灰婴综合征。新生儿在出生后 1~4 周,应慎用或减量应用在肝脏代谢的药物,如地西泮、苯妥英钠、地高辛等。

4. 排泄特点 肾脏是药物排泄的主要器官，新生儿肾脏有效循环量及肾小球滤过率较成人低，排泄功能差，使以肾排泄为主的药物如氨基糖苷类、磺胺类等排泄减慢，容易积蓄引起毒性反应。因此，在新生儿与儿童时期，使用的药物剂量不应相同。

（二）儿童用药原则

选择药物时应充分了解患儿的生理和病理情况，严格掌握适应证，选择疗效确切、安全、不良反应小、服用方便、价格低廉的药物。特别要注意对中枢神经系统、肝肾功能有损害的药物，尽量少用或不用。选用抗菌药物时，原则上应根据病原菌种类及细菌药敏试验结果而定。

1. 选择合理药物 治疗之前应尽可能明确诊断，只有明确诊断才能保证药物选择的准确性，避免不良反应的发生。要有针对性地选择药物，选择针对病因或改善主要症状，减轻主要致病损害的有效药物，确保达到最佳治疗效果。应遵循"可用一种药物治疗就不用两种药物"的原则。例如感染性疾病，应首先确定是细菌感染还是病毒感染，儿科常见的病毒性感染有水痘、麻疹、流行性腮腺炎、病毒性肠炎和大多数急性上呼吸道感染等，这些疾病各自有特异性症状与体征。对细菌感染者应掌握所用药物的适应证、剂量、用药途径及药物的不良反应。临床上抗生素的滥用，不但会增加儿科药物不良反应发生率，且易导致

第二章 特殊人群的急诊用药

耐药菌株的产生,给治疗带来困难。

2. 选择合适剂量 开展血药浓度监测,并据此设计和调整给药方案是最有效的用药方式,但目前我国大多数医院难以进行血药浓度监测,故主要还是以经验用药为主。许多药品没有儿童专用剂量,普通常用的方法是由成人剂量来换算,多数仍按年龄、体重或体表面积来计算儿童剂量,这些方法各有其优缺点,可根据具体情况及临床经验适当选用。在联合用药时,应注意有无药物浓度较之单一用药时的改变,要及时调整用量。

(1) 根据成人剂量计算:新药或其他缺乏儿童或新生儿公斤体重剂量资料的药物,可根据成人剂量按公式计算儿童剂量,但方法比较粗略,仅适用于一般药物的计算,较少使用。1 岁以内剂量 = $0.01 \times ($月龄$+3) \times $成人剂量。1 岁以上剂量 = $0.05 \times ($年龄$+2) \times $成人剂量。

(2) 根据儿童体重计算:若药品说明书已提供儿童千克体重剂量时,可参考以下公式:每次(日)剂量 = 儿童体重 $\times$ 每次(日)剂量/kg。

公斤体重剂量的选择:有些药物用途或给药途径不同,千克体重剂量可能不同,需根据用药目的、给药途径选择相应的千克体重剂量。有些药物,千克体重剂量可在一定范围内进行选择,一般情况可选择中间平均值计算所需剂量。

若药品说明书未提供儿童千克体重剂量时,可参考以下公式:儿童剂量 = 成人剂量 $\times$ 儿童体重/成人体重。

(3) 按体表面积计算:按体表面积计算,更能反映全身体液和细胞外液之间的关系,是一种较为合理的计算方法,可适用于各年龄段包括新生儿及成人的整个阶段。对于安全范围窄、毒性较大的药物,如抗肿瘤药、激素等,应以体表面积计算剂量。

若药品说明书已提供儿童单位面积剂量时,可参考以下公式:儿童剂量 = 儿童体表面积(m^2) × 每次(日)剂量/m^2。

若药品说明书未提供儿童单位面积剂量时,可参考以下公式:儿童剂量 = 成人剂量 × 儿童体表面积(m^2)/$1.73m^2$。

成人(按体重70kg计算)体表面积为$1.73m^2$。

体重 < 30kg 儿童体表面积 = (年龄 + 5) × $0.07m^2$。

体重 > 30kg 的儿童,在30kg体重的体表面积($1.15m^2$)基础上,体重每增加5kg,体表面积增加$0.1m^2$。

体重 > 50kg 的儿童,体重每增加10kg,体表面积增加$0.1m^2$。

(4) 利用儿童药物动力学参数计算:随着儿童药代动力学研究的进展和儿童血药浓度测定的开展,可以利用儿童药代动力学研究得到的参数来设计临床给药方案,计算用药剂量,并根据血药浓度测定结果进行调整,使患儿体内药物浓度尽量达到有效治疗范围而又不引起毒性反应的水平上,并在此浓度范围内维持一定的时间。

3. 选择适宜给药方法　给药方法由病情轻重缓急、用药目的及药物本身性质决定。正确的给药方法对保证药物的吸收、发挥作用至关重要。

(1) 给药途径：原则上要求能够口服给药的就不需要进行注射治疗，尽量选择半衰期较长的药物，减少用药的次数。需静脉给药的可以留置套管针，减少穿刺次数，调整适当的输液速度及药物浓度，尽量减少治疗过程给儿童造成的不适。能口服或经鼻饲给药的儿童，经胃肠道给药较为安全。有些药物（如地高辛）口服较肌内注射吸收快，应引起注意。由于儿童尤其是新生儿皮肤薄，皮肤黏膜用药很容易被吸收，甚至可引起中毒，体外用药时应谨慎。皮下注射给药可损害周围组织且吸收不良，不适用于新生儿。

(2) 给药时间：根据药物的特点，制订给药时间非常重要，例如空腹、餐前、餐中、餐后、睡前等，甚至与用餐间隔多少时间、睡前多少时间等。药物都有各自的半衰期，应该根据药物的半衰期，制订给药次数，必要时还应明确告知每次用药的间隔时间。

(3) 给药剂型：合适的剂型能提高儿童用药的依从性。选择合适口服制剂（如滴剂、混悬剂、咀嚼片和泡腾片等）并改善口感，方便患儿服用。小婴儿多选用颗粒剂、口服液等，还要特别注意选择适合儿童口味和颜色。选择缓释制剂，减少服药次数和服药天数，但有些缓释片是不能分割或磨碎使用的，应特别注意。

三、儿科用药的注意事项

（一）避免不合理用药

1. **抗菌药物** 目前抗菌药物的滥用现象较为突出。如对非感染性疾病如肠痉挛、单纯性腹泻及一般感冒发热患儿滥用抗生素。氨基糖苷类药物具有肾毒性和耳毒性，喹诺酮类药物可能影响儿童骨骼发育，链霉素、庆大霉素可对听神经造成影响，应禁用。新生儿应用青霉素类，头孢菌素类需减少剂量，以防药物蓄积引起中枢神经系统毒性反应。总之，儿童在使用抗菌药物过程中，应严格掌握抗菌药物的使用指征，避免长时间使用广谱抗菌药物或多种抗菌药物联合应用，并且使用不超过一周。

2. **激素类** 糖皮质激素具有抗炎、抗毒、抗过敏、抗休克作用，但也会掩盖炎症和疾病原有症状。此类药能使免疫力下降，从而引起细菌、病毒在体内繁殖、扩散而造成严重的毒血症。过度使用可产生肾上腺皮质功能亢进症状，影响儿童生长发育，严重的可引起肾上腺皮质萎缩，故儿童不宜大剂量长期应用。

3. **解热镇痛药** 适用儿童解热镇痛药剂型相对较多，各种退热药成分不同。但其药理作用基本相同，只要一种足量即有效，没有联合用药的必要。对乙酰氨基酚、布洛芬是目前应用广泛的解热镇痛药，其疗效好、副作用小、口服吸收迅速、安全。阿司匹林易诱发儿童哮喘，诱发 Reye 综合征、胃肠道黏膜损害,剂量过大引起出汗过多而导致患儿体温不升或虚脱,故应慎用。氨基比林易使儿童白细胞数量迅速下降。双氯芬酸既抑制血小板凝集,又可损害肝功能。尼美舒利可造成中枢神经和肝脏造成损伤,禁用于儿童。

4. 维生素及微量元素类 维生素及微量元素是机体正常生长发育不可缺少的物质。供应不足必然影响儿童的健康成长,但盲目使用至过量,会给儿童造成严重的损害,甚至影响生长发育。不能将微量元素和维生素药视为营养药长期服用。

(二) 避免随意破坏药品剂型的完整性

由于缺乏小规格药剂及儿童用药剂量的限制,常需使用成人规格的肠溶片、胶囊剂,或缓释片、控释片,单剂量按 1/2 或 1/3 片服用,这样便使药剂失去原有剂型的作用。肠溶片不能避免胃酸破坏,胶囊不能掩盖药品的不良气味,缓释片或控释片失去长效作用,甚至因药物的快速释放,血药浓度突然升高而使毒副作用增加。所以,最好选用儿童规格的药剂,避免破坏制剂的完整性。

(三) 注意药品说明书中有关规定

医生应注意阅读药品说明书,加深对药物的作用特点、用法用量、不良反应与注意事项等知识的了解。例如药品说明书中注明该药物儿童慎用或禁用,或儿童使用时应特别注意某些事项等等。医生在处方用药时应严格遵守这些规定,以确保儿童用药安全。

(孙 斌)

第四节 肝肾功能不全患者的急诊用药特点

一、肝肾功能不全患者的特点

(一)肝功能不全患者的特点

肝脏是人体内最大的实质性腺体,具有十分重要的生理功能。首先,肝脏是人体各种物质代谢和加工的枢纽,并把多余的物质加以储存;其次,肝脏还有生物转化和解毒功能,对绝大部分进入人体的药物和毒物,都会在肝脏发生氧化、还原、水解、结合等化学反应,不同程度地被代谢,最后以代谢物的形式排出体外。由于肝细胞不断地吸取原料,难以避免遭受有毒物质或药物和毒素的侵袭,以及病毒和寄生虫的感染或伤害,轻者丧失一定的功能,重者造成肝细胞坏死,最后发展为肝硬化、肝癌及肝衰竭。

肝功能不全(hepatic insufficiency):各种致病因素使肝实质细胞和 Kupffer 细胞发生严重损害时,可引起肝脏结构破坏,引起代谢、解毒、分泌、合成和免疫等功能严重障碍,出现黄疸、出血倾向、严重感染、肝肾综合征、肝性脑病等表现的一组临床综合征。肝功能不全时,代谢的变化是多方面的,包括蛋白质、脂质、糖、维生素等,这也表

第二章 特殊人群的急诊用药

现在血液中血浆蛋白、胆固醇和血糖含量的发生变化,另外,肝脏又是许多药物代谢的主要场所,肝功能不全时,药物的吸收和代谢必然受到影响,药物生物转化减慢,血浆中游离型药物增多,从而影响药物的效应并增加毒性。因此,必须根据药物的药代动力学特点减少用药剂量或用药频次,特别是给予有肝毒性的药物时更需谨慎。肝功能不全对药物代谢的影响与肝功能损害的严重程度呈正比。

1. 肝功能不全患者药物代谢的特点

(1) 血浆中结合型药物减少,游离型药物增多。

(2) 肝药酶活性降低、药物生物转化减慢,需要经过肝脏代谢才具有药理作用的药物,常规的给药剂量可能达不到预期治疗效果。

(3) 经胆汁分泌排泄的药物排泄减慢,常规的给药剂量可能会造成药物过量或蓄积中毒。

(4) 当肝硬化伴有水肿或腹水时,药物分布容积增大,药物易于从组织间液扩散到组织中,药物效应增强。

(5) 主要经肝代谢的药物,表现为代谢减慢、半衰期延长、药效与毒副作用增强。

2. 肝功能不全对药代动力学的影响

(1) 对药物吸收的影响:①肝功能不全→胆汁的形成或排泄障碍→脂肪不能形成微粒→脂肪泻;②脂肪泻→无机盐、维生素及一些脂溶性高的药物吸收障碍。

第二章　特殊人群的急诊用药

（2）对药物分布的影响：肝功能不全→肝脏蛋白合成减少→药物与血浆蛋白结合率降低→血浆中游离型药物明显增加→药物的组织分布范围扩大→半衰期延长，如肝硬化时的血药浓度：甲苯磺丁脲可增加115%、苯妥英钠可增加40%、奎尼丁可增加300%、保泰松可增加400%，若不调整给药方案，则易导致药物在体内蓄积，出现毒副反应。

（3）对药物生物转化的影响：①肝脏疾病时，肝细胞功能受损，肝药酶活性和数量减少；②药物半衰期延长，血药浓度增高，长期用药还可引起蓄积性中毒；③某些需要在体内代谢后才具有药理活性的前体药：肝脏生物转化功能减弱→活性代谢产物减少→药理效应下降。

（4）对药物排泄的影响：肝脏疾病可影响一些药物经胆汁排泄，如地高辛在健康者7天内的胆汁排出量为给药量的30%，而在肝病患者可减至8%；但肝功能衰竭时，肝外器官对丙泊酚的清除呈显著的代偿性增强→使丙泊酚的清除率增加→可能不会出现药物蓄积和作用时间延长。

3. 肝功能不全时对药效学的影响　见表2-1。

（1）多数口服药物生物利用度增加。

（2）肝首过效应（liver first pass effect）减小，药物经过体循环前的降解或失活减少。有报道显示有些药物的口服生物利用度可增加200%，尤其在具有"肝首过消除效应"的药物，如硝酸甘油、吗啡、普萘洛尔、维拉帕米、地尔硫䓬、"他汀"类（生物

第二章　特殊人群的急诊用药

利用度<20%)、硝苯地平、尼群地平(<30%)、利多卡因等。

表2-1　肝功能不全时药物效应学的变化

影响因素	药物效应变化结果
有效肝细胞数量减少	药物的摄取及代谢能力均降低
肝血流量减少	影响肝脏对药物的摄取
门脉血液分流	肝首过清除减少
肝药酶CYP450含量减少、活力降低	与肝药酶(CYP450)相关的药物代谢减慢,药物消除延迟
胆汁分泌与排泄障碍	经胆汁排泄的药物消除延迟

（3）低蛋白血症的影响:高蛋白结合率的药物:游离药物浓度显著升高,疗效显著,但毒副反应增强;低蛋白结合率的药物:游离药物浓度变化不明显。

（4）高胆红素血症:游离胆红素升高,与药物竞争结合白蛋白,使血液中游离药物浓度升高。

4.肝脏疾病对药物代谢影响的临床意义

（1）经代谢灭活的药物:肝脏疾病可能导致清除半衰期延长,引起药效增强或者毒性反应;如:利多卡因、哌替啶、地西泮、苯巴比妥、氨茶碱等。

（2）经代谢活性增强的药物:肝脏疾病可能导致药效明显减弱;如:泼尼松、可的松、维生素

D_3、环磷酰胺等。

(3) 某些具有活性代谢产物的药物:肝脏疾病可能导致药效相应减弱;如:依那普利、地西泮、洋地黄毒苷、可卡因等。

(4) 代谢产生毒性代谢:毒性物质生成减少;如:异烟肼等。

(5) 经胆道排泄的药物特点:①可主动分泌,药物是极性物质,相对分子量>300~5000Da以内,500Da左右胆汁排泄率高;②胆汁排泄:对肾脏排泄有一定的补偿作用,是药物体内消长的重要影响因素之一;③肝肠循环:延长药物的作用时间;④效应变化,肝脏疾病或胆道梗阻时,由于胆汁分泌减少或胆汁淤积,都能影响药物经胆汁排泄;⑤根据血药浓度和胆汁药物浓度不同,对药效学影响不同。见表2-2。

表2-2 抗菌药物血药浓度与胆汁药物浓度的关系

药物浓度关系	药物
胆汁浓度<血清	青霉素G、阿莫西林、头孢呋辛、头孢他啶、万古霉素
胆汁浓度=血清	氨苄西林、头孢唑林、头孢噻肟、阿米卡星
胆汁浓度>血清	头孢西丁、头孢哌酮、头孢拉啶、环丙沙星、克林霉素、多西环素、甲硝唑

(二) 肾功能不全患者的特点

肾脏是人体的重要排泄器官,具有排泄体内

代谢产物、药物、毒物以及调节体内水、电解质和酸碱平衡,维持血压,并能产生肾素、促红细胞生成素、1,25-$(OH)_2$维生素D_3和前列腺素,并灭活甲状旁腺素和胃泌素等。它在维持人体内环境稳定性方面起着重要的作用。然而,如果不正当使用药物,人体的内环境就有可能会发生紊乱,从而引起代谢产物在体内蓄积,水、电解质和酸碱平衡失调,继而导致肾损害。

肾功能不全(renal insufficiency)是由多种原因引起的肾脏严重损害,使身体在排泄代谢废物和调节水电解质、酸碱平衡等方面出现紊乱的一组临床综合征。肾功能不全时,药物代谢和排泄受到严重影响。对于肾功能不全患者而言,如果不合理用药,不但容易产生药物体内蓄积,而且还会使患者对药物的毒性更敏感,增加患者药物中毒的发生率。对肾功能不全患者进行药物治疗时,不能简单地以疾病是否治愈作为判断用药是否合理为标准,还应考虑所用药物对肾脏有无损害,特别注意在品种和剂量上的选择应慎重。不同程度的肾功能损害,引起药物排泄的改变不同,应根据个体情况调整或递减药量,改变治疗方案,从而使药物既能有效地治疗疾病,又可避免肾脏损伤加重。对于肾功能不全而肝功能正常者,可选用双通道(肝肾)排泄的药物。

1. 肾功能不全对药代动力学的影响

(1) 可使口服药物吸收减少,生物利用度降低:①尿毒症引起恶心、呕吐和胃排空时间延迟;

②肾衰竭患者可能有胃肠道水肿,妨碍药物吸收;③肾功能不全时唾液尿素增高,经尿素酶转变成氨后,引起胃 pH 升高,使弱酸性药物吸收不完全;④维生素 D 羟化不足,可导致肠道钙吸收减少。

(2) 对药物分布的影响:①肾功能不全患者血浆白蛋白浓度降低,以及酸性代谢产物蓄积,竞争血清蛋白,使药物蛋白结合率下降;而影响其与药物结合,血中游离型药物浓度增加,使药物作用增强或引起毒性;②血浆蛋白结构或构型改变,白蛋白对药物亲和力降低,导致药物与蛋白结合点减少或亲和力下降;③血浆蛋白结合率或组织结合率改变可以使药物在体内的分布容积发生变化,大多数药物的血浆蛋白结合率下降,引起分布容积增加,使其消除速率加快,半衰期缩短,血药浓度降低。

(3) 对药物生物转化的影响:肾脏含有多种药物代谢酶,氧化、还原、水解及结合反应在肾脏均可发生,所以有肾脏疾病时,经肾脏代谢的药物生物转化障碍。尿毒症患者还原反应和水解反应速度减慢,影响某些药物的氧化反应及代谢。肾功能不全时,药物的还原和水解反应速率减慢,生物转化效率降低,还会通过影响药物的蛋白结合率而影响药物在肝脏的代谢。

(4) 对经肾排泄药物的影响:肾小球滤过降低时,即使低分子量的水溶性药物排泄也减少、$t_{1/2}$ 延长。肾功能不全还可影响药物经肾小管主动转运系统的排泄。肾功能不全患者体内酸性产物增加,尿液 pH 下降,弱酸性药物离子化减少,重吸收增加。同时应用几种经肾小管分泌的药物时可使转运系统饱和,因此急性肾衰竭患者有些药物联合使用(如地高辛-奎尼丁)会引起更多毒副作用。

(5) 肾功能不全时机体对药物的敏感性改变:镇静、催眠药对慢性肾功能不全患者的中枢抑制作用明显增强、肾功能不全患者对甲基多巴的降压作用更敏感,这是由于肾功能损害导致血-脑屏障功能受损,进入中枢神经的药量增加所致,而不是真正的机体敏感性改变。尿毒症患者常伴有电解质平衡紊乱。如低血钾可降低心脏传导性,因而增加洋地黄类、奎尼丁、普鲁卡因胺等药物的心脏传导抑制作用;酸血症和肾小管酸中毒可对抗儿茶酚胺的升压作用。

2. 肾功能不全对药效学的影响

(1) 肾功能障碍患者对中枢抑制药、胆碱酯酶抑制剂更敏感,患者使用抗凝药后出血发生率较高。

(2) 使用保钾利尿药、补钾、血管紧张素转化酶抑制剂(ACEI)药物易致高钾血症。

(3) 晚期慢性肾功能不全患者使用非甾体类消炎药(NSAIDs)的风险明显增加、尤其是在合并使用 ACEI/血管紧张素受体阻断剂(ARB)或利尿药时,可能出现高容量、高钾血症、低钠血症和急性肾功能衰竭。

3. 根据肾功能损害程度粗略估计药物剂量

(1) 给药剂量调整：给药剂量=(正常的血肌酐浓度/肾衰时的血肌酐浓度)×正常的给药剂量。

(2) 给药间隔调整：给药间隔=(肾衰时的血肌酐浓度/正常的血肌酐浓度)×给药间隔。

二、肝肾功能不全患者的用药原则

(一) 肝功能不全患者的用药原则

1. 肝功能不全患者的用药总则

(1) 明确诊断，合理选药。

(2) 避免或减少使用对肝脏毒性较大的药物。

(3) 避免使用需在肝脏中代谢活化的前体药物，直接选用活性药物。

(4) 注意药物相互作用，特别应避免使用肝毒性药物，禁用或慎用可诱发肝性脑病的药物，避免使用 ACEI 和 NSAIDs。

(5) 对肝功能不全而肾功能正常的患者可选用对肝脏毒性小，从肾脏排泄的药物。

(6) 必须使用经肝脏清除的药物时，应调整给药剂量；开始用药时宜小剂量，必要时进行血药浓度监测，正确解读血药浓度监测结果，做到给药方案个体化。

(7) 精简用药种类，减少或停用无特异性治疗作用的药物。

(8) 充分考虑肝功能障碍时机体对药物敏感性的变化。

(9) 定期检查肝功能，及时调整治疗方案。

第二章　特殊人群的急诊用药

2. 肝功能不全患者抗菌药物的选择

（1）可按常量应用的药物：青霉素、头孢唑林、头孢他啶、氨基糖苷类、万古霉素和多粘菌素类，氧氟沙星、环丙沙星等氟喹诺酮类。

（2）对严重肝病者需减量使用的药物（对一般肝病者可按常量应用）：哌拉西林、美洛西林、阿洛西林、羧苄西林、头孢噻肟、头孢曲松、头孢哌酮、红霉素、克林霉素、甲硝唑、氟罗沙星、氟胞嘧啶、伊曲康唑等。

（3）肝病者减量用药：林可霉素、培氧沙星、异烟肼（异烟肼在肝炎活动期避免使用）。

（4）肝病者避免使用的药物：红霉素酯化物、四环素类、氯霉素、利福平、两性霉素 B、酮康唑、咪康唑、特比萘芬、磺胺类。

（二）肾功能不全患者用药原则

1. 肾功能不全患者用药总则

（1）明确诊断，合理选药。

（2）熟悉常用药物的药代动力学特点，了解药物的蛋白结合率、药物的主要排泄途径和药物的毒性作用，尤其是肾毒性反应等；避免或减少使用对肾脏毒性大的药物。

（3）注意药物相互作用，特别避免与有肾毒性的药物合用，或选用有肾毒性协同作用的联合用药方案。

（4）肾功能不全而肝功能正常者可选用具有双通道排泄的药物；如伴有肝功能不全，由于多数药物在肝脏灭活，在肾脏清除，肾功能不全时若伴有肝功能不全者,则更应减量。

(5) 正确判断肾功能损害程度以及营养代谢和内环境稳定状况,肾功能不全患者常伴有低蛋白血症,药物与蛋白质结合率相应减少,药物游离部分增多,使药物从肾脏排泄的浓度增高,毒性加大;同时,药物与蛋白结合率也影响透析清除效果(如急性药物中毒),与血清蛋白结合高的药物,一般透析效果差,透析时间相应延长。

(6) 必要时进行血药浓度监测,设计个体化给药方案。

(7) 密切观察药物的临床疗效及毒性反应,发现不良反应时应及时处理。

(8) 定期检查肾功能,依据肾小球滤过率,内生肌酐清除率及时调整给药方案和药物剂量。

2. 肾功能不全患者抗菌药物的选择

(1) 可按正常剂量略减量使用的抗菌药物:阿莫西林、氨苄西林、美洛西林、哌拉西林、头孢噻肟、头孢哌酮、头孢曲松、红霉素、螺旋霉素、吉他霉素、氯霉素、磷霉素、多西环素、林可霉素、利福霉素、环丙沙星、甲硝唑、酮康唑、异烟肼、乙胺丁醇。

(2) 可按正常剂量减半使用的抗菌药物:青霉素、阿洛西林、羧苄西林、头孢噻吩、头孢氯苄、头孢唑林、头孢拉定、头孢孟多、头孢呋辛、头孢西丁、头孢他啶、头孢唑肟、头孢吡肟、拉氧头孢、氨曲南、亚胺培南、氧氟沙星、磺胺甲噁唑、甲氧苄啶。

（3）避免应用,确有指征应用时在血药浓度监测下并显著减量使用的药物:庆大霉素、卡那霉素、妥布霉素、阿米卡星、奈替米星、链霉素、万古霉素、两性霉素B、替考拉宁、氟尿嘧啶。

（4）禁用的药物:四环素类(多西环素除外)、呋喃妥因、萘啶酸、特比萘芬等。四环素、土霉素的应用可加重氮质血症,硝基呋喃和萘啶酸可在体内明显积聚,产生对神经系统的毒性反应。故均不宜应用,可选用其他抗菌活性相仿、毒性低的药物替代。

三、肝肾功能不全患者的注意事项

（一）肝功能不全患者用药注意事项

1. 肝功能不全患者用药时影响药代动力学特征的因素

（1）代谢途径和代谢酶的活性。

（2）具有中、高度蛋白结合率。

（3）主要经肝脏转化为有活性药物而发挥作用。

（4）主要经胆汁排泄。

（5）治疗窗窄,肝脏疾病容易使药物浓度过低不能达到应有的疗效或者浓度过高而引起不良反应。

2. 肝功能不全时用药注意点

（1）应了解所用药物在肝功能不全时的药代动力学改变。

（2）注意合并用药时药物的相互作用。

(3) 避免或慎用肝毒性药物。

(4) 药物性肝损害的患者,约占所有药物反应病例的 10%～15%。

(5) 在所有药物性肝病中,抗菌药物所致者居首位。

3. 具有肝毒性的主要药物

(1) 抗微生物药:①四环素,②红霉素,③头孢菌素类,④喹诺酮类,⑤抗结核药,⑥抗真菌药。

(2) 解热镇痛药:对肝功能都有一定的损害,如保泰松可致肝炎和黄疸,而对乙酰氨基酚大剂量使用时,可致急性重型肝炎,甚至昏迷和死亡。

(3) 抗精神失常药:如长期使用氯丙嗪停药3周后出现肝损伤而致毛细胆管阻塞性黄疸,表现为胆固醇和碱性磷酸酶增高,若肝脏再生能力强,4～5周后能恢复正常。

(4) 治疗消化性溃疡药:如西咪替丁,对肝功损害可有一过性丙氨酸氨基转移酶(ALT)升高,停药后可恢复;而奥美拉唑近年来有引起急性重型肝炎的报告。

(5) 利尿药:如氢氯噻嗪在肝功不全时可诱发肝性脑病,其他偶见肝损害。

(二)肾功能不全患者用药注意事项

1. 肾功能不全患者用药注意点　肾功能不全用药必须规范,否则药物带来的副作用,反而会损伤肾脏。肾功能不全用药时,应该注意根据患者的肾功能损伤程度、药物的代谢途径、药代动力

第二章 特殊人群的急诊用药

学特点等进行相应的药物剂量调整。可通过减少每次给药剂量或延长给药间隔进行调整,特殊药物还应进行药物浓度监测。

(1) 严格掌握各种药物适应证,避免无指征用药。

(2) 应根据药物在肾功能不全时的药代动力学改变决定药物用法、用量及疗程,可按药物成分由肾脏排泄的百分率选择药物和剂量。凡药物有效成分由肾脏排出少于15%者,一般认为对肾脏无害;由肾脏排出大于50%者又可分为两大类:一类认为无害,如青霉素类和多数头孢菌素类,若无过敏反应可认为无害;另一类可导致肾脏损害,肾功能不全时,应严格控制使用。

(3) 避免肾毒性药物(如氨基糖苷类、两性霉素B、造影剂、非甾体类药物、环孢素或他克莫司等药物)的使用不当,在保证疗效充分的同时,尽量减少药物不良反应,避免药物中毒事件的发生。

(4) 有些药物可采取预防措施,如磺胺类药物易在尿中形成结晶,用药期间多饮水、碱化尿液。

(5) 某些有肾损害高危因素的患者,应慎用或减量,如婴幼儿、营养状况差、肾功能不全者,应尽量避免使用肾毒性药物;必须使用时,应根据具体情况减量或延长给药间隔时间。

(6) 一旦发现有肾损害,应立即停药,根据不同药物种类及其临床表现给予相应处理,采取

第二章 特殊人群的急诊用药

加速药物排出或拮抗药物毒性的治疗措施,以利于患者恢复。

(7) 多种药物联合时,注意药物间的相互作用。

(8) 避免认为服用中草药是安全的误区,尤其含马兜铃酸类中草药。

(9) 尽量避免滥用药物。

(10) 用药期间严密监测尿常规及肾功能。

2. 肾功能不全时用药注意点

(1) 明确疾病诊断和治疗目标:在治疗时,首先应明确疾病诊断,对疾病的病理生理过程及现状作出准确的分析,合理选择药物,既要针对适应证,又要排除禁忌证;应明确治疗需要达到的目标,是治标或治本,还是标本同治;治疗一段时间后,观察目标是否达到,以确定用药是否合理,是否需要调整,避免盲目用药。

(2) 忌用有肾毒性药物:肾脏是药物排泄的主要途径,肾功能不全时用药更应谨慎,对可能致肾损害的药物应尽量不用。凡必须用者,应采用肾损害较小的药物来替代,可短期或交替使用,切不可滥用。

(3) 避免产生新的肾损害:注意药物相互作用,凡同时服用多种药物时,要注意药物间的相互作用,警惕药物代谢产物间的反应形成新的肾损害。许多情况下,要明确中药特别是复方药剂对肾脏的毒性作用很困难。在某些病例,把肾损害作用完全归于某一药物,也不完全符合事实。所以,联合执业药师分析哪些药物可能引起肾损害,其主要临床表现及病理改变如何,对于预防和发现药源性肾损害十分重要。

(4) 坚持少而精的用药原则:肾功能不全患者,往往出现多种并发症或合并其他疾病,可出现各种各样的临床症状和表现。治疗时应主证和次证并举,这在肾衰竭患者的治疗中尤其重要。治疗一定要对患者的疾病状态作一个全面的分析,选用少数几种切实有效的药物进行治疗。

(5) 定期检查,及时调整治疗方案:对肾功能不全患者在治疗中必须严密观察病情发展、肾功能变化及药物不良反应的发生,及时调整药物剂量或更换治疗药物。一般情况下,可按肾功能损害程度递减药物剂量或延长给药间隔时间,可避免一些肾毒性药物对肾脏的进一步损害。内生肌酐清除率是测定肾功能的可靠方法,它与药物半衰期($t_{1/2}$)呈反比关系,例如某一主要经肾排泄的药物,在正常人的 $t_{1/2}$ 为 1 小时,当肾功能减退,内生肌酐清除率为正常人的 50% 时,$t_{1/2}$ 为 2 小时;内生肌酐清除率为正常人的 25% 时,$t_{1/2}$ 为 4 小时。

(6) 肾功能不全并发症对用药的影响:肾功能不全患者因肾脏受损程度不同也会出现不同程度的并发症,较常见的有贫血、高血压、心功能不全等,因此在肾病治疗同时,也需要服用必要的药物来控制并发症的危害。肾功能不全本身及各种并发症常可导致抵抗力下降,极易感染病原微生物,因此肾功能不全患者使用抗菌药物的频率也很高。如果不重视这些患者用药剂量的调整,往往会造成药物蓄积中毒而给患者带来严重不良后果,反过来加重肾脏损害。

参 考 文 献

1. 国家卫生计生委办公厅,国家中医药管理局办公室,解放军总后勤部卫生部药品器材局. 抗菌药物临床应用指导原则(2015年版). 国卫办医发〔2015〕43号附件.
2. 陈新谦,金有豫,汤光. 新编药物学. 第17版. 北京:人民卫生出版社,2011.
3. 李莉霞,崔敏,李方,等. 重症监护病房肾功能不全患者个体化用药决策. 中国医药,2013,8(4):571-572.

(王锦权)

第三章 急诊常见症状对症用药

第一节 急诊对症用药原则

急诊患者来院就诊多数表现为急、危、重症,需要在最短的时间内进行处理和抢救。在非手术治疗中,主要是药物治疗,而且强调对于急危重病患者初期要对症治疗,维持患者的生命体征稳定,为将来的诊断和治疗提供机会。因为患者的症状是他们来急诊看病的主要原因。对症治疗虽不能消除病因达到根治,但在病因未明或对因治疗尚未显效,需要立刻控制症状以缓解病情时,其重要性并不亚于对因治疗。如患者处于剧烈疼痛、高热、过分躁动、头晕呕吐、腹痛腹泻、严重的低氧血症、休克、呼吸困难时,须立即给予对症药物治疗,以防病情和生命体征的进一步恶化,故此时的对症治疗比对因治疗更为重要。

急诊对症用药时更应选择使用高效、速效、作用明确而且安全的药物,方能使严重病情迅速得到控制。合理的给药途径也是急诊对症用药时应注意的地方。相同的药物经过不同的给药途径,药物吸收及起效时间也有所不同。通常情况下静脉给药起效最快,肌肉或皮下注射次之,口服药物起效较慢,故急诊对症用药多为静脉或肌内注射给药。

急诊科常见的对症用药包括:止痛药物、退热药物、镇静药物、止吐药物等。

（宋振举　孙思）

第二节　疼　痛

急诊常用于治疗疼痛的对症处理药物包括非甾体类抗炎药(non steroidal anti inflammatory Drug, NSAIDs)和阿片类镇痛药。NSAIDs通过阻断前列腺素的合成而起作用,对中度钝痛效果较好,对外伤性剧痛及内脏绞痛无效,同时还有较强的抗炎、抗风湿作用。阿片类镇痛药主要作用于中枢神经系统,多通过激动阿片受体来选择性地减轻或缓解疼痛感觉。除了镇痛外还有明显的镇静作用,有时会产生欣快感,可改善和缓解患者因剧烈疼痛而引起的恐惧、紧张、焦虑不安等不愉快的情绪。但本类药物连续使用易产生耐受性和生理依赖性,因此仅限于急性剧烈疼痛的短期或晚期癌性疼痛使用。多数镇痛药对呼吸中枢有抑制作用,中毒剂量可因呼吸抑制而导致患者死亡。

一、相关药物

急诊处理疼痛常用的药物详见表3-1。

第三章 急诊常见症状对症用药

表 3-1 急诊常用镇痛药

分类	相 关 药 物
非甾体类抗炎药	阿司匹林、对乙酰氨基酚、复方对乙酰氨基酚片、吲哚美辛、塞来昔布
阿片类镇痛药	吗啡、哌替啶、布桂嗪

二、用药选择

止痛药的三阶梯概念：

第一阶梯：使用对乙酰氨基酚、阿司匹林或其他非甾体抗炎药物治疗轻至中度疼痛，同时加以辅助药物主要用于增强止痛效果。

第二阶梯：如果疼痛持续或加剧，应该在非甾体抗炎药中增加弱阿片类药物。

第三阶梯：持续性疼痛或疼痛初起即表现为中度至重度者，应选用强效阿片类药物或提高阿片类药物剂量来治疗。

如果患者首次就诊就是中至重度疼痛，治疗应从第二或第三阶梯开始。

三、治疗药物

1. NSAIDs 包括阿司匹林、对乙酰氨基酚、复方对乙酰氨基酚片、吲哚美辛、塞来昔布等。

阿司匹林（Aspirin）

【作用机制】

（1）主要通过抑制前列腺素合成，从而抑制痛觉超敏,提高痛阈,产生镇痛作用。其镇痛作用属于外周性镇痛药。本类药物无成瘾性、无镇静安眠作用。

(2) 本品也抑制胃和肾组织内的生理性前列腺素合成,使胃壁血流减少、胃酸产生过多、食管及胃的肌张力减弱,出现恶心、呕吐、上腹不适,甚至胃溃疡、出血等胃肠道反应。

【剂型与规格】

片剂:0.05g/片,0.1g/片,0.2g/片,0.3g/片,0.5g/片。

泡腾片:0.3g/片,0.5g/片。

肠溶片(胶囊):40mg/片,0.15g/片,0.3g/片,0.5g/片。

散剂:0.1g/袋,0.5g/袋。

栓剂:0.1g/粒,0.3g/粒,0.45g/粒,0.5g/粒。

【用法用量】

(1) 口服:一次0.3~0.6g,一日3次,必要时每4小时1次。

(2) 直肠给药:1次0.3~0.6g,1日0.9~1.8g;儿童1~3岁,1次0.1g,1日1次;3~6岁,1次0.1~0.15g,1日1~2次;6岁以上,1次0.15~0.3g,1日2次。

【禁忌证】

(1) 对阿司匹林、布洛芬等药物过敏者。

(2) 活动性溃疡病或其他原因引起的消化道出血。

(3) 血友病或血小板减少症。

(4) 出血体质者。

(5) 妊娠期妇女禁用。

【不良反应】

一般用于解热镇痛的剂量很少引起不良反应。长期大量用药(如治疗风湿热)、尤其当药物血浓度>200μg/ml 时较易出现不良反应。血药浓度愈高,不良反应愈明显。

(1) 恶心、呕吐、上腹部不适或疼痛。长期或大剂量服用可有胃肠道出血或溃疡。

(2) 中枢神经:出现可逆性耳鸣、听力下降,多在血药浓度达 200~300μg/L 后出现。

(3) 过敏反应:表现为哮喘、荨麻疹、血管神经性水肿或休克。多为易感者,服药后迅速出现呼吸困难,严重者可致死亡,称为阿司匹林哮喘。有的是阿司匹林过敏、哮喘和鼻息肉三联征,往往与遗传和环境因素有关。

(4) 肝、肾功能损害,与剂量大小有关,尤其是剂量过大使血药浓度达 250μg/ml 时易发生。损害均是可逆性的,停药后可恢复。但有引起肾乳头坏死的报道。

【注意事项】

(1) 交叉过敏反应:对本品过敏时也可能对另

一种水杨酸类药或另一种非水杨酸类的非甾体抗炎药过敏,但非绝对,必须警惕交叉过敏的可能性。

(2) 慎用:①有哮喘及其他过敏性反应时;②葡萄糖-6-磷酸脱氢酶缺陷者(本品偶见引起溶血性贫血);③痛风(本品可影响其他排尿酸药的作用,小剂量时可能引起尿酸滞留);④肝功能减退时可加重肝脏毒性反应,加重出血倾向,肝功能不全和肝硬变患者易出现肾脏不良反应;⑤心功能不全或高血压,大量用药时可能引起心力衰竭或肺水肿;⑥肾功能不全时有加重肾脏毒性的危险;⑦血小板减少者。

(3) 本品服用较大剂量时可干扰尿糖试验(硫酸铜法、葡萄糖酶法)、尿酮体试验、血尿酸试验(比色法)、尿 5-羟吲哚醋酸(5-HIAA)试验(荧光法)、尿香草基杏仁酸(VMA)的测定、肝功能试验、血清甲状腺素(T4)及三碘甲状腺素(T3)试验(放射免疫法)。

(4) 饮酒前后不可服本品,因可损伤胃黏膜屏障而致出血。应与食物同服或用水冲服,以减少对胃肠的刺激。

(5) 外科手术患者,应在术前 5 日停用本药,以免引起出血。

对乙酰氨基酚(Paracelamol)

【作用机制】

有解热、镇痛作用,类似阿司匹林,但抗炎作用较弱,对血小板及凝血机制无影响。本品镇痛作用的机制尚未十分明了,可能是通过抑制中枢神经系统中前列腺素的合成(包括抑制前列腺素合成酶)以及阻断痛觉神经末梢的冲动而产生镇痛,后者可能与抑制前列腺素或其他能使痛觉受体敏感的物质(如5-羟色胺、缓激肽等)的合成有关。解热作用则可能是通过下丘脑体温调节中枢而起作用,可能与下丘脑的前列腺素合成受到抑制有关。

【剂型与规格】

片剂:0.3g/片,0.5g/片。

胶囊剂:0.3g/片。

咀嚼片:80mg/片。

泡腾冲剂:0.1g/袋,0.5g/袋。

口服液:0.25g(10ml)。

栓剂:0.15g/粒,0.3g/粒,0.6g/粒。

注射液:0.075g(1ml),0.25g(2ml)。

【用法用量】

(1) 口服:1次0.3~0.6g,1日0.6~1.8g,1日量不宜超过2g,疗程不宜超过10日。儿童12岁以下按每日1.5g/m²分次服(按年龄计:2~3岁,160mg;4~5岁,240mg;6~8岁,320mg;9~10岁,400mg;11岁,480mg。每4小时或必要时服1次)。

(2) 肌内注射:1次0.15~0.25g。

（3）直肠给药：1次0.3~0.6g，1日1~2次；3~12岁，1次0.15~0.3g，1日1次。

【禁忌证】

对本品过敏者禁用。

【不良反应】

常规剂量下，对乙酰氨基酚的不良反应很少，偶尔可引起恶心、呕吐、出汗、腹痛、皮肤苍白等，少数病例可发生过敏性皮炎（皮疹、皮肤瘙痒等）、粒细胞缺乏、血小板减少、贫血、肝功能损害等，很少引起胃肠道出血。

【注意事项】

（1）下列情况应慎用：①乙醇中毒、肝病或病毒性肝炎时，有增加肝脏毒性作用的危险；②肾功能不全，长期应用有增加肾脏毒性的危险。

（2）在长期治疗期间应定期检查血象及肝功能。

（3）可干扰血糖、血清尿酸、肝功能、凝血酶原时间等的测定。

复方对乙酰氨基酚片（散利痛）

【作用机制】

复方制剂中的对乙酰氨基酚与异丙安替比林能抑制前列腺素合成，具有解热镇痛作用；无水咖啡为中枢兴奋药,能增强前二者之解热镇痛作用。

【剂型与规格】

每片含对乙酰氨基酚 250mg、异丙安替比林 150mg、咖啡因 50mg。

【用法用量】

口服,6 岁以上儿童每一次 0.5 片~1 片;成人一次 1~2 片,一日 3 次。可以用水或饮料吞服。

【禁忌证】

溶血性贫血患者禁用,肝肾功能不全患者禁用。

【不良反应】

偶见白细胞缺乏症,正铁血红蛋白血症和血小板减少症,以及厌食、恶心、呕吐、皮疹等其他过敏反应。

【注意事项】

(1) 肝肾功能不全者慎用。
(2) 孕妇及哺乳期妇女不宜使用。
(3) 对本品过敏者禁用,过敏体质者禁用。

吲哚美辛(Indometacin,消炎痛)

【作用机制】

通过对环氧酶的抑制而减少前列腺素的合

成,并且通过制止炎症组织痛觉神经冲动的形成,抑制炎性反应,包括抑制白细胞的趋化作用及溶酶体酶的释放等。其作用较强,口服吸收良好,但直肠给药较口服更易吸收。

【剂型与规格】

肠溶片剂:25mg/片。
控释片:25mg/片,50mg/片,75mg/片。
栓剂:25mg/粒;50mg/粒;100mg/粒。

【用法用量】

(1) 口服:开始时每次25mg,1日2~3次,餐时或餐后立即服用。
(2) 直肠给药:1次50mg,1日50~100mg。
(3) 小儿常用量:每日按1.5~2.5mg/kg,分3~4次,有效后减至最低量。

【禁忌证】

禁用于活动性溃疡病、癫痫、帕金森病、精神病、支气管哮喘患者、肝肾功能不全者。对本品或对阿司匹林或其他非甾体抗炎药过敏者,血管神经性水肿或支气管哮喘者禁用。

【不良反应】

(1) 胃肠道:出现消化不良、胃痛、胃烧灼感、恶心反酸等症状,出现溃疡、胃出血及胃穿孔。

(2) 神经系统:出现头痛、头晕、焦虑及失眠等,严重者可有精神行为障碍或抽搐等。

(3) 肾:出现血尿、水肿、肾功能不全,在老年人多见。

(4) 各型皮疹,最严重的为大疱性多形红斑(Stevens-Johnson 综合征)。

(5) 造血系统受抑制而出现再生障碍性贫血,白细胞减少或血小板减少等。

(6) 过敏反应,哮喘,血管性水肿及休克等。

【注意事项】

(1) 慎用于儿童、老年患者。

(2) 本品长期应用可导致角膜色素沉着及视网膜改变。

塞来昔布

【作用机制】

通过选择性抑制环氧化酶-2（COX-2）阻断花生四烯酸合成前列腺素而发挥抗炎镇痛作用。不抑制具有胃肠道保护作用的生理酶-环氧化酶-1（COX-1）,因此胃肠道不良反应风险明显低于传统非甾体抗炎镇痛药。

【剂型与规格】

胶囊:100mg/片。

第三章　急诊常见症状对症用药

【用法用量】

急性疼痛:推荐剂量为第1天首剂400mg,必要时,可再服200mg;随后根据需要,每日两次,每次200mg。

【禁忌证】

(1) 本品禁用于对塞来昔布过敏及已知对磺胺类药物过敏者。

(2) 不可用于服用阿司匹林或其他NSAIDs后诱发哮喘、荨麻疹或过敏反应的患者。

(3) 禁用于冠状动脉搭桥手术围术期疼痛的治疗。

(4) 禁用于有活动性消化道溃疡或出血的患者。

(5) 禁用于重度心力衰竭患者。

【不良反应】

(1) 常见不良反应为上腹疼痛、腹泻与消化不良。

(2) 偶见肝肾功能损害和视力障碍。

【注意事项】

(1) 18岁以下的患者和哺乳期妇女不宜使用。

(2) 长期使用塞来昔布可能增加严重心血管血栓性不良事件、心肌梗死和卒中的风险,其风险可能是致命的。

2. 阿片类镇痛药 包括吗啡、哌替啶、布桂嗪等。

吗啡(Morphine)

【作用机制】

(1) 镇痛、镇静:通过模拟内源性的抗疼痛物质脑啡肽,激活中枢神经阿片受体而产生药理作用。

(2) 呼吸抑制:降低呼吸中枢对二氧化碳的敏感性,使呼吸频率减慢,每分钟换气量减少,肺潮气量降低。

(3) 心血管系统:引起内源性组胺释放而使外周血管扩张,血压下降,使脑血管扩张,颅内压增高。

(4) 对平滑肌有强大兴奋作用,可致便秘,并使胆道、输尿管、支气管平滑肌张力增加。

(5) 镇咳、镇吐:可以抑制咳嗽中枢,因其可致成瘾而不用于临床。

【剂型与规格】

注射液:5mg(0.5ml),10mg(1ml)。
片剂:5mg/片,10mg/片。

【用法用量】

(1) 常用量:口服,1次5~15mg,1日15~

60mg;皮下注射,1 次 5~15mg,1 日 15~40mg;静脉注射,5~10mg。

(2) 极量:口服,1 次 30mg,1 日 100mg;皮下注射,1 次 20mg,1 日 60mg。

【禁忌证】

(1) 禁用于脑外伤颅内高压、慢性阻塞性肺疾病、支气管哮喘、肺源性心脏病、甲状腺功能减退、皮质功能不全、前列腺肥大、排尿困难、肝功能减退患者。

(2) 禁用于妊娠期妇女、哺乳期妇女、新生儿和婴儿。

【不良反应】

(1) 不良反应形式多样,常见:瞳孔缩小、视力模糊或复视;便秘;排尿困难;直立性低血压;嗜睡、头痛、恶心、呕吐等。少见:呼吸抑制、幻觉、耳鸣、惊厥、抑郁、皮疹、支气管痉挛和喉头水肿等。

(2) 连续使用 3~5 天即产生耐药性,一周以上可致依赖(成瘾)性。

【注意事项】

(1) 慎用于老年人和儿童。

(2) 慎用于不明原因的疼痛,以防掩盖症状,贻误诊治。

(3) 禁与以下药物混合注射:氯丙嗪、异丙嗪、氨茶碱、巴比妥类、苯妥英钠、碳酸氢钠、肝素钠、哌替啶、磺胺嘧啶等。

（4）胆绞痛、肾绞痛需与阿托品合用,单用本药反加剧疼痛。

（5）本品应用过量可致急性中毒,主要表现为昏迷、针尖状瞳孔、呼吸浅弱、血压下降、发绀等。中毒解救可用吗啡拮抗剂如纳洛酮 0.4～0.8mg 静脉注射或肌内注射,必要时 2～3 分钟可重复一次;或将纳洛酮 2mg 溶于生理盐水或 5% 葡萄糖液 500ml 内静脉滴注。

哌替啶(Pethidine,度冷丁)

【作用机制】

（1）作用及作用机制与吗啡相似,镇痛作用相当于吗啡的 1/10～1/8,持续时间 2～4 小时。

（2）对胆道和支气管平滑肌张力的增强作用较弱,能使胆总管括约肌痉挛。

（3）对呼吸有抑制作用,镇静、镇咳作用较弱,能增强巴比妥类的催眠作用。

【剂型与规格】

片剂:25mg/片,50mg/片。
注射液:50mg(1ml),100mg(2ml)。

【用法用量】

（1）口服:1 次 50～100mg,1 日 200～400mg;极量:1 次 150mg,1 日 600mg。

(2) 皮下注射或肌内注射:1 次 25～100mg, 1 日 100～400mg;极量:1 次 150mg,1 日 600mg。两次用药时间间隔不宜少于 4 小时。

(3) 静脉注射:成人以每次 0.3mg/kg 为限。

【禁忌证】

(1) 禁用于脑外伤颅内高压、慢性阻塞性肺疾病、支气管哮喘、肺源性心脏病、排尿困难、肝功能减退患者。

(2) 有轻微的阿托品样作用,给药后可致心率加快,故室上性心动过速患者不宜使用。

(3) 慎用于妊娠期妇女、哺乳期妇女和儿童。

(4) 婴幼儿慎用,1 岁以内小儿一般不应静脉注射本品或行人工冬眠。

【不良反应】

(1) 可见头晕、头痛、出汗、口干、恶心、呕吐等。过量可致瞳孔散大、惊厥、心动过速、幻觉、血压下降、呼吸抑制、昏迷等。

(2) 皮下注射局部有刺激性,静脉注射后可出现外周血管扩张、血压下降。

【注意事项】

(1) 成瘾性虽比吗啡轻,但连续应用亦能成瘾。

(2) 禁氨茶碱、巴比妥类、苯妥英钠、碳酸氢钠、肝素钠、碘化钠、磺胺嘧啶等药物混合注射。

布桂嗪(Bucinnazine,强痛定)

【作用机制】

(1) 镇痛作用约为吗啡的1/3。
(2) 对皮肤、黏膜和运动器官的疼痛有明显抑制作用,对内脏器官的疼痛效果差。

【剂型与规格】

片剂:30mg/片,60mg/片。
注射液:50mg(2ml),100mg(2ml)。

【用法用量】

(1) 口服:成人1次30～60mg,1日90～180mg;小儿每次1mg/kg。疼痛剧烈时用量可酌增。
(2) 皮下或肌内注射:成人1次50～100mg,1～2次/日。

【不良反应】

偶有恶心或头晕、困倦等,停药后即消失。

【注意事项】

本品为麻醉药品,连续使用本品可致耐受和成瘾。

第三章 急诊常见症状对症用药

参 考 文 献

1. 孙保华,戴木森.急诊科用药手册.福建:福建科学技术出版社,2003.
2. 杜光,刘东,方建国,等.临床用药指南.第3版.北京:科学出版社,2013.
3. 陈新谦,金有豫,汤光.新编药物学.第17版.北京:人民卫生出版社,2011.

(宋振举 孙思)

第三节 发 热

发热(fever)是指致热原直接作用于体温调节中枢、体温中枢功能紊乱或各种原因引起的产热过多、散热减少,导致体温升高超过正常范围的情形。正常人体温一般为36~37℃,成年人清晨安静状态下的口腔体温在36.3~37.2℃;肛门内体温36.5~37.7℃;腋窝体温36~37℃。按体温状况,发热分为:低热:37.4~38℃;中等度热:38.1~39℃;高热:39.1~41℃;超高热:41℃以上。发热本身不是疾病,而是一种症状。其实,它是体内对外来反应刺激的一种临床表现,是一种保护性反应,常为疾病的伴随症状,因此,单一的退热,而不去解决引起发热的基础疾病是治标不治本,低热患者可通过治疗原发病并给予物理降温就能得到解决,中等度以上发热需根据患者实际情况药物治疗。

第三章 急诊常见症状对症用药

一、相关药物

急诊处理发热患者常见药物见表3-2。

表3-2 发热治疗相关药物

分类	相关药物
水杨酸类	阿司匹林
苯胺类	对乙酰氨基酚、复方氨林巴比妥、复方氨基比林
丙酸类	萘普生、布洛芬、非诺洛芬
激素类	地塞米松、甲泼尼龙、氢化可的松
中药类	柴胡、羚羊角、银翘

二、用药选择

低热患者一般不用使用药物降温,给予物理降温即可达到效果,若出现中等度以上发热患者在治疗基础疾病的基础上要考虑给予药物降温,达高热以上的患者,特别是超高热的患者,需迅速将体温控制下来,避免造成大脑等脏器功能的损害,可以使用注射用激素类药物及苯胺类药物,还需补充充足的水分,以免患者出现退热后大量出汗所致的脱水情况。

三、治疗药物

1. **水杨酸类药物** 包括阿司匹林、硝基阿司匹林、精氨酸阿司匹林等。

第三章　急诊常见症状对症用药

【作用机制】

抑制下丘脑体温调节中枢的环加氧酶,减少 PG 合成,引起外周血管扩张,皮肤血流增加,出汗,使散热增加而起解热作用。

【禁忌证】

(1) 消化道活动性的出血患者。
(2) 对该药物过敏的患者。

【不良反应】

(1) 消化道症状:包括恶心、呕吐、厌食,严重者可有消化道出血的情况。
(2) 少数人可出现荨麻疹、血管神经性水肿、过敏性休克。
(3) 大量服用可能会出现全身出血倾向。

【注意事项】

(1) 大剂量服用可能会产生中毒情况,如:乳酸性酸中毒、肝脏毒性等。
(2) 患病毒性感染发热的儿童和青少年服用阿司匹林偶可致 Rey 综合征,表现为严重的肝损害和脑病。
(3) 因抑制了 COX,二脂氧酶活性相对增高,白三烯合成增加,会出现罕见的"阿司匹林哮喘"。
(4) 长期连续使用可能引起肾乳头坏死。

2. 苯胺类药物 包括对乙酰氨基酚、复方氨林巴比妥、复方氨基比林等。

【作用机制】

本品通过抑制下丘脑体温调节中枢前列腺素所需环氧酶的合成酶,减少前列腺素 PGE1 的合成和释放,导致外周血管扩张、出汗而达到解热的作用,其解热作用强度与阿司匹林相似,但无明显的抗炎作用。对乙酰氨基酚类药物不仅能够退热,还可以通过抑制前列腺素 PGE1、缓激肽和组胺等的合成和释放,提高痛阈而起到镇痛作用,属于外周性镇痛药,作用较阿司匹林弱,仅对轻、中度疼痛有效。

【禁忌证】

(1) 禁忌:对乙酰氨基酚过敏及严重肝肾功能不全者禁用。

(2) 慎用:消化道出血急性期患者慎用。

【不良反应】

(1) 消化系统:可引起恶心、呕吐、腹痛等不适,过量或长期服用可引起肝脏损害、淤胆型肝炎,严重者可致肝性脑病甚至死亡。

(2) 呼吸系统:对乙酰氨基酚可导致哮喘发作,曾有报道妊娠妇女使用此药可增加婴儿哮喘的发病率。

(3) 泌尿系统:过量服用可引起肾小管坏

死、血尿、肾衰。

(4) 血液系统:对乙酰氨基酚是诱发血小板减少的药物,可致免疫性溶血性贫血、急性骨髓造血停滞、高铁血红蛋白血症、血小板减少性紫癜、Evans 综合征等不良反应。

(5) 少数病例可发生过敏性皮炎(皮疹、皮肤瘙痒等)。

【注意事项】

(1) 交叉过敏反应:对阿司匹林过敏者对本品一般不发生过敏反应,但有报告在因阿司匹林过敏发生喘息的患者中,少数(≤5%)可于应用本品后发生轻度支气管痉挛性反应。

(2) 下列情况应慎用:①乙醇中毒、肝病或病毒性肝炎时,有增加肝脏毒性作用的危险;②肾功能不全,虽可偶用,但如长期应用,有增加肾脏毒性的危险。

(3) 在长期治疗期间应定期检查血象及肝功能。

(4) 对实验室检查的干扰:①血糖测定,应用葡萄糖氧化酶法测定时可得假性低值,而用己糖激酶/6-磷酸脱氢酶法测定时则无影响;②血清尿酸测定,应用磷钨酸法测定可得假性高值。需询问明患者服用药物情况。

3. **丙酸类药物** 萘普生、布洛芬、非诺洛芬等。

第三章　急诊常见症状对症用药

【作用机制】

该类药物是目前临床使用较为广泛的非甾体类抗炎药,作用的机制为既抑制前列腺素E2合成,又抑制肿瘤坏死因子-A等炎性细胞因子的释放,从而发挥降低高热的作用,通过抑制下丘脑环氧化酶,减少前列腺素的合成,增加散热过程,从而达到退热作用,而对产热过程并不抑制,因此对正常体温无影响。

【禁忌证】

(1) 禁忌:对阿司匹林或其他非甾体类消炎药有严重过敏反应者禁用。用于晚期妊娠妇女可使孕期延长,或引起难产及产程延长。孕妇及哺乳期妇女不宜使用。

(2) 慎用:哮喘患者用药后可加重;心功能不全、高血压,用药后可致水潴留、水肿,严重心衰患者慎用;血友病或其他出血性疾病(包括凝血障碍及血小板功能异常),用药后出血时间延长,出血倾向加重;有消化道溃疡病史者,应用该品时易出现消化道出血等副作用,包括产生新的溃疡,有潜在的消化性溃疡患者应慎用此药;肾功能不全者用药后肾脏不良反应增多,甚至导致肾功能衰竭。

【不良反应】

(1) 最常见的不良反应是胃肠系统,其发生率高达30%,从腹部不适到严重的出血或使消化溃疡复发。

（2）中枢神经系统的不良反应极为常见，但较轻，如头痛或头晕。

（3）长期大剂量使用时可发生血液病或肾损伤。肝毒性作用十分轻微。

（4）过敏反应不常见，可能出现伴有皮疹的发热、腹痛、头痛、恶心和呕吐，肝脏损害甚至出现脑膜炎症状。

【注意事项】

（1）应用此药时常见盐及体液潴留，从而引起充血性心衰，但很罕见。

（2）此药对易感者能引起哮喘发作。它能引起哮喘患者的支气管收缩。

（3）虽然中枢神经系统症状较常见，但很少出现抑郁或其他精神症状，若出现相应神经精神症状可能是由于过敏反应引起。

（4）布洛芬还可诱致不同程度的各种血液病，如粒细胞缺乏症、粒细胞减少症、血小板缺乏症及致命的全细胞减少症。

（5）它使血浆中尿酸浓度升高，甚至有时达到有病理学意义。

4. 激素类药物　地塞米松、甲泼尼龙、氢化可的松。

【作用机制】

由于激素能够抑制致热原的释放，降低体温

中枢的敏感性,从而取得暂时的降温退热效果。

【禁忌证】

消化性溃疡伴出血、未经控制的结核病、严重感染、糖尿病、青光眼、严重骨质疏松患者禁用。

【注意事项】

激素类药物作为一种药效迅速明显但副作用同时也很严重的药物,是一种万不得已使用的退烧药药物,需积极治疗引起高热的原因,否则会引起感染加重,水钠潴留,诱发或加重消化道溃疡等严重并发症。

5. **中药退热** 柴胡、羚羊角、银翘等。

【作用机制】

中药退热主要是因为其和解表里,疏肝升阳,用于寒热往来、感冒发热、肝气郁结等所致的发热。现多为中成药,其中含有多种退热药物,在配伍上可以起到协同退热的作用。

【禁忌证】

肝阳上亢,肝风内动,阴虚火旺及气机上逆者忌用或慎用。

【注意事项】

中成药物的退热功效是有限的,若在短时间内不能退热,甚至体温持续在升高者,除注意原发疾病的治疗外,可考虑使用西药退热。与较多中药一样,服用中药退热时要忌口,避免服用辛辣食物。

复方对乙酰氨基酚(泰诺、联邦菲迪乐、美林)

【剂量与规格】

片剂:以对乙酰氨基酚为主要成分,含量在126~325mg不等。

泡腾冲剂:每片含主要成分对乙酰氨基酚0.5g。

口服液:10ml,0.25g。

滴剂:含10%的对乙酰氨基酚。

栓剂:每粒含对乙酰氨基酚0.15g。

【用法用量】

(1) 片剂口服:宜饭后服用,成人每次1~2片,每日3次;12岁以上儿童每次1片,每日2~3次;12岁以下儿童每次1/2片,每日2~3次,或遵医嘱。

(2) 口服液口服:成人一次10~25ml,若持续发热或疼痛,可间隔4~6小时重复用药1次。一日不超过80ml。

(3) 泡腾片给药:用温开水溶解后服用。6~12岁儿童一次0.5片,12岁以上儿童及成人一次1片,若持续发热或疼痛,可间隔4~6小时重复用药一次,24 小时内不超过 4 次。

(4) 栓剂给药:直肠给药,1~6 岁儿童一次 1 粒,塞入肛门内,若持续发热或疼痛,可间隔 4~6 小时重复用药一次,24 小时内不超过 4 粒。

【不良反应】

因为复方制剂,其不良反应可由对乙酰氨基酚引起,也可由其他成分引起。多出现嗜睡、消化道恶心呕吐反应、头昏及皮疹等,多在停药后缓解。

【注意事项】

(1) 超量服用可造成头晕、失眠及精神症状。

(2) 心脏病、高血压、甲亢、糖尿病、哮喘、青光眼、肺气肿伴呼吸困难、前列腺肥大合并排尿困难等患者不宜服用。

(3) 服用本品后症状若未改善或伴高热,应及时停药。

(4) 服药期间不得驾驶车、船、飞机、从事高空作业、机械作业及操作精密仪器。

复方氨林巴比妥(含安基比林、安替比林、巴比妥)

【剂型与规格】

注射剂:2ml。

【用法用量】

肌内注射,成人一次2ml(一次1支),或遵医嘱。在监护情况下极量为一日6ml(一日3支)。2岁以下:一次0.5~1ml;2~5岁:一次1~2ml;大于5岁:一次2ml。本品不宜连续使用。

【不良反应】

(1) 过敏性休克,表现为胸闷、头晕、恶心呕吐、血压下降、大汗淋漓等症状。

(2) 偶见皮疹或剥脱性皮炎,荨麻疹等,极少数过敏者有粒细胞缺乏症、紫癜。

【注意事项】

贫血、造血功能障碍患者忌用,对吡酮类或巴比妥类药物过敏者禁用,呼吸系统有严重疾病及呼吸困难、体质虚弱者慎用。

柴胡注射液

【剂型与规格】

针剂:2ml/支。

【用法用量】

肌内注射,一次2~4ml,一日1~2次。发热时使用。

【不良反应】

不详。

【注意事项】

使用后若体温不降,需考虑使用其他退热西药。

参考文献

1. 临床药物手册. 黄峻. 上海:上海科学技术出版社,2015.
2. 张文武. 急诊内科学. 北京:人民卫生出版社,2012.
3. 朱依淳. 药理学. 北京:人民卫生出版社,2011.
4. 新编药物学. 北京:人民卫生出版社,2011.

(穆 琼)

第四节 躁 狂

躁狂是原发疾病的一个临床表现,多伴有与原发病相关的症状和体征,躁狂患者发作时以心境高涨为主,可以从兴奋到不自主狂躁的精神活动异常。某些病例仅以易激惹为主,严重病例可出现幻视、幻听、幻觉、妄想等精神病性症状,除常见的精神类疾病可引起外,躁狂症状还见于感染性疾病、颅脑疾病、肝性脑病、代谢性疾病等。在对躁狂患者使用药物前要鉴别是否躁狂症状威胁患者的生命,若有则需迅速使用药物,若评估下来暂时不存在威胁患者生命的情况,在密切观察患者的同时可以暂时不使用药物,通过处理原发病可以控制患者的症状,如:二氧化碳潴留患者出现肺性脑病可以通过机械通气的办法改善二氧化碳潴留,从而缓解躁狂症状,如果此时给予患者药物治疗,可能会出现抑制呼吸,威胁患者生命。

一、相关药物

急诊处理躁狂患者常见药物见表3-3。

表3-3 抗躁狂相关药物

分类	相关药物
苯二氮䓬类	地西泮、咪达唑仑、氟西泮、氟硝西泮
吩噻嗪类	氯丙嗪、奋乃静
巴比妥类	苯巴比妥、异戊巴比妥、司可巴比妥
丁酰苯类	氟哌啶醇
其他	水合氯醛

二、用药选择

抗躁狂症药(antimanic drug),又称心境稳定剂(mood stabilizer),不是简单的抗躁狂,而有调整情绪稳定作用,防止双相情感障碍的复发;是对躁狂症具有较好的治疗和预防发作的药物,专属性强,对精神分裂症往往无效。对躯体疾病或脑部病变引起的谵妄或躁狂,原则是应慎用或不用对呼吸有抑制和可能加重意识障碍的药物。急诊患者病情复杂,合并躁狂症状的患者首先要判断病情的轻重,脏器功能的承受力以及循环呼吸的稳定性,因此,要选择安全有效、作用迅速的精神类药物。水合氯醛和苯二氮䓬类对呼吸和大脑皮质的抑制作用较小,可作为首选;地西泮、氯硝西泮等效果均较好,用量不宜过大;巴比妥类药物可加重意识障碍应慎用选择;氟哌啶醇有引起锥体外系症状的副作用,不利于疾病的判断,也应慎用。

三、治疗药物

1. 苯二氮䓬类

【作用机制】

脑内有苯二氮䓬类高亲和力的特异结合受体位点,其分布以皮质为最密,其次为边缘系统和中脑,再次为脑干和脊髓。这种分布状况与中枢抑制性递质 γ-氨基丁酸(GABA)的 GABAA 受体的分布基本一致。苯二氮䓬类药物与受体结合后能增强中枢抑制神经元 GABA 能神经传递功能,产生突触抑制效应;还有增强 GABA 与 GABAA 受体相结合的作用,具有镇静、抗焦虑、肌肉松弛、抗惊厥等作用。

【禁忌证】

(1) 意识不清患者,使用药物后会影响患者神志状态的观察。

（2）肺性脑病患者，会加重二氧化碳潴留。

（3）孕妇、妊娠期妇女、新生儿禁用。

（4）青光眼、重症肌无力等患者慎用。

【不良反应】

（1）大剂量使用会引起呼吸抑制；过量急性中毒可致昏迷和呼吸抑制。氟马西尼（flumazenil，安易醒）是苯二氮䓬结合位点的拮抗药，特异性地竞争性拮抗苯二氮䓬类衍生物与 GABAA 受体上特异性位点结合，为急性中毒的解救药物。

（2）静脉用药，若输液速度过快，否则容易造成低血压。

（3）连续用药可出现头昏、嗜睡、乏力等反应，长效类尤易发生。大剂量偶致共济失调。

（4）嗜睡、头晕乏力、运动失调，与剂量有关。老年患者更易出现以上反应。

【注意事项】

（1）静脉注射对心血管有抑制作用，治疗量口服则无此作用。

（2）同时应用吗啡或其他中枢抑制药、乙醇等可显著增强毒性。

（3）粒细胞减少、肝肾功能不良者慎用。

（4）因可透过胎盘屏障和随乳汁分泌，孕妇和哺乳妇女忌用。

（5）本类药物虽无明显肝药酶诱导作用，但长期应用仍可产生一定耐受性，需增加剂量。

(6) 久服可发生依赖性和成瘾,停药时出现反跳和戒断症状(失眠、焦虑、激动、震颤等)。

2. 吩噻嗪类

【作用机制】

吩噻嗪类药物是中枢多巴胺受体阻断剂,因阻断了与情绪有关的边缘系统的多巴胺具有抗精神病作用,能消除幻觉、妄想、兴奋、躁狂。阻断了网状结构上行,激活系统的α肾上腺受体,具有镇静、安眠作用。小剂量可抑制延髓的催吐化学感受区,大剂量则抑制呕吐中枢,具有强大的镇吐作用。

【禁忌证】

(1) 严重心、肝、肾及中枢神经系统疾病、中枢抑制药致昏迷患者禁用。
(2) 休克患者禁用。
(3) 吩噻嗪类药物过敏患者禁用。

【不良反应】

(1) 本品可出现震颤、僵硬、流涎、吞咽困难等锥体外系反应。
(2) 有头昏、口干、心悸、恶心、呕吐、便秘、尿频。
(3) 部分患者有乳房肿胀、溢乳、月经不调和阳痿。
(4) 极少数引起阻塞性黄疸、粒细胞减少。

【注意事项】

(1) 长期服用可发生延发性运动障碍。

(2) 大剂量偶致心电图改变。

(3) 超剂量可引起低血容量性休克及心肌损害及癫痫发作。

3. 巴比妥类

【作用机制】

巴比妥类药物(又称巴比妥酸盐,Barbiturate)是一类作用于中枢神经系统的镇静剂,属于巴比妥酸的衍生物,其应用范围可以从轻度镇静到完全麻醉,还可以用作抗焦虑药、安眠药、抗痉挛药。需注意的是此类药物需用至镇静剂量时才显示抗焦虑作用。由于本类药物的安全性远不及苯二氮䓬类,长期使用则会导致成瘾性。巴比妥类是普遍性中枢抑制药,其抑制作用主要见于 GABA 能神经传递的突触,它增强 GABA 介导的 Cl^- 内流,减弱谷氨酸介导的除极。但与苯二氮䓬类不同,巴比妥类是通过延长氯通道开放时间而增加 Cl^- 内流,引起超极化。较高浓度时,则抑制 Ca^{2+} 依赖性动作电位,抑制 Ca^{2+} 依赖性递质释放,并且呈现拟 GABA 作用,即在无 GABA 时也能直接增加 Cl^- 内流。

【禁忌证】

(1) 严重肺功能不全和颅脑损伤致呼吸抑制者禁用。

第三章　急诊常见症状对症用药

（2）哮喘患者使用后会诱发或加重病情的发展，禁用。

（3）急性间歇性卟啉症患者禁用这类药物，因可诱发危象。

（4）对巴比妥类药物过敏者禁用。

【不良反应】

（1）催眠剂量的巴比妥类可致眩晕和困倦，精细运动不协调。

（2）偶可致剥脱性皮炎等严重过敏反应；偶见皮疹，可出现发疱性损害，甚至重复多次用药后可发生剥脱性皮炎，严重者死亡。

（3）巴比妥类连续久服可引起习惯性。突然停药易发生"反跳"现象。此时，快动眼睡眠时间延长，梦魇增多，迫使患者继续用药，终至成瘾。成瘾后停药，戒断症状明显，表现为激动、失眠、焦虑，甚至惊厥。

（4）罕见视力受累、色觉改变、结膜炎、眼睑下垂及复视。

【注意事项】

（1）颅压增高患者用苯巴比妥是危险的，初始是颅压下降，以后则突然增高而招致死亡。

（2）肝坏死患者的巴比妥的 $t_{1/2}$ 明显延长，如必须用此药时，应调减剂量。肾病、肝炎或老年人不需调整剂量。

（3）习惯用此药者突然停药是危险的，在早期可出现恐惧、肌肉无力、震颤、体位性虚脱、睡眠障碍、食欲不振。在停药3~8天后可发生痉挛及谵妄。

（4）如在近产期或哺乳期服用此药,婴儿将出现镇静状态。

（5）老年人对巴比妥类药物的耐受性差,常可引起严重的嗜睡,精神不振,老年人失眠最好避免使用包括苯巴比妥在内的巴比妥类药物。

地西泮(安定)

【剂型与规格】

片剂:2.5mg。
针剂:10mg。

【用法用量】

（1）口服:每次2.5~5.0mg。
（2）肌注、静注:每次10mg。

【不良反应】

（1）有头痛、皮疹、乏力等,重者偶见白细胞减少、共济失调。

（2）长期大量使用可产生依赖性,骤停可致惊厥。

【注意事项】

（1）肝肾功能不全患者会造成代谢减慢,体内蓄积,慎用。

(2) 哺乳期妇女忌用。

(3) 从事高空作业等危险职业者禁用。

氯丙嗪(冬眠灵、氯普马嗪)

【剂型与规格】

片剂:12.5mg,25mg,50mg。

针剂:25mg,50mg。

【用法用量】

(1) 口服:成人用于治疗精神分裂症,开始 75~100mg/d,分 2~3 次给药,逐渐增量至 300~450mg/d,最高量可达 600mg/d,维持量 200~300mg/d。

(2) 对兴奋躁动、不合作者可肌注,每次 25~50mg,2~4 次/d。

(3) 人工冬眠时可与异丙嗪、哌替啶配方成冬眠合剂肌注应用。

【不良反应】

(1) 可出现震颤、僵硬、流涎、吞咽困难等锥体外系反应,加服苯海索等抗胆碱药物可使症状缓解或消失。

(2) 有头晕、口干、心悸、恶心、呕吐、便秘、尿频;部分患者有乳房肿胀、溢乳、月经不调和阳痿;极少数引起阻塞性黄疸、粒细胞减少。

(3) 长期服用可发生迟发性运动障碍。

(4) 大剂量服用偶致心电图改变,超剂量可引起低血容量休克及心肌损害。甚至癫痫发作。

(5) 有报道服药后可引起角膜和晶状体浑浊或使眼压升高,肌注可引起直立性低血压、过敏反应等。

【注意事项】

(1) 严重心、肝、肾及中枢神经系统疾病、中枢抑制药致昏迷患者禁用。

(2) 休克患者慎用。

(3) 老年、体弱、脏器功能不全、癫痫频繁发作、药物过敏或贫血患者慎用。

苯巴比妥(鲁米那)

【剂型与规格】

片剂:10mg,15mg,30mg,100mg。
针剂:0.05g,0.1g,0.2g。

【用法用量】

(1) 常用量:口服:1次15~150mg,1日30~200mg。极量:1次250mg,1日500mg。皮下、肌内注射或缓慢注射:常用量1次100~200mg,1日1~2次,极量:1次250mg,1日500mg。

(2) 用于镇静、抗癫痫:每次15~30mg,每日1~3次;癫痫持续状态肌内注射1次100~200mg。

(3) 用于抗惊厥:每次100~200mg,必要时

4~6小时重复一次。

【不良反应】

(1) 常见不良反应为倦怠、嗜睡、眩晕、头痛等副作用,久用可产生耐受性及依赖性;多次连用应警惕蓄积中毒。

(2) 此外偶尔发生中毒性肝炎、叶酸缺乏症、免疫功能受抑制、粒细胞缺乏、维生素D缺乏症、脑功能轻微失调等。

【注意事项】

(1) 过敏体质患者可出现荨麻疹、血管神经源性水肿、皮疹以及哮喘等,严重者可出现剥脱性皮炎而死亡,故对本品有过敏史者禁用。

(2) 肝、肾、肺功能严重障碍、支气管哮喘、颅脑损伤、呼吸抑制患者禁用。

(3) 严重贫血、心脏病、糖尿病、高血压、甲亢、老年人、孕妇和哺乳期妇女慎用。

(4) 突然停药可产生戒断症状,故长期服用不可突然停药或改药,以免诱发癫痫,甚至癫痫持续状态。

(5) 若发生中毒,可使用呼吸兴奋剂,必要时建立人工气道,机械通气治疗。

氟哌啶醇(卤吡醇、氟哌丁苯)

【剂型与规格】

片剂:2mg,4mg。

【用法用量】

(1) 治疗精神分裂症或躁狂症:口服,成人开始剂量,每次 2~4mg,2~3 次/天;逐渐增至每次 8~12mg,2~3 次/天;维持量 2~4mg,2~3 次/天。

(2) 控制急性兴奋症状:肌注,5~10mg/d,分次给药。

(3) 治疗不自主运动:口服,每次 1~2mg,每天 3 次。

【不良反应】

(1) 锥体外系症状较明显,可引起失眠、头痛、口干及消化道症状。

(2) 偶见白细胞减少,粒细胞缺乏。

【注意事项】

心功能不全者、孕妇、哺乳期妇女忌用。

参 考 文 献

1. 胡建平. 临床用药速查. 北京:人民军医出版社,2008.
2. 张文武. 急诊内科学. 北京:人民卫生出版社,2012.
3. 朱依淳. 药理学. 北京:人民卫生出版社,2011.

(穆 琼)

第四章　心肺脑复苏

心肺脑复苏术(cardiac-pulmonary-cerebral resuscitation, CPCR)是指针对心跳呼吸骤停采取的重建循环、呼吸及脑保护的一切措施。心脏骤停指心脏有效搏动停止,其心电活动方面可以有以下几种表现:①心室颤动;②无脉性室性心动过速;③电机械分离;④心脏停搏。呼吸骤停指胸腹呼吸活动停止,丧失通气功能。

一、相关药物

急诊心肺脑复苏常用的药物详见表4-1。

表4-1　心肺复苏相关药物

治疗目的	相关药物
改善血流动力学	肾上腺素、精氨酸加压素、去甲肾上腺素、多巴胺、多巴酚丁胺
抗心律失常	胺碘酮、利多卡因、硫酸镁、艾司洛尔
其他	碳酸氢钠、甘露醇

二、用药选择

(一)改善血流动力学药物

1. 肾上腺素 可用于需要强心或升压的非心脏骤停患者。也可用于过敏反应所致的血流动力学不稳定或呼吸窘迫患者。

2. 精氨酸加压素 用于治疗血管舒张性休克。在传统的肾上腺素受体缩血管药物效果不明显时,加压素持续滴注可能有效。

3. 去甲肾上腺素 只适用于严重低血压及周围血管阻力低的患者。

4. 多巴胺 复苏中多巴胺一般用于症状性心动过缓的低血压或自然循环恢复之后的低血压。如需 $20\mu g/(kg \cdot min)$ 以上才能维持血压,应该加入肾上腺素。

5. 非洋地黄类正性肌力药物 有多巴酚丁胺、氨力农和米力农。

(二)控制心律失常药物选择

1. 室颤/无脉性室速 在 CPR 和 1~2 次电击后不能转复或无法维持稳定灌注节律,可给予肾上腺素或加压素,再行除颤 1 次。在电击、持续 CPR 和应用血管加压药物之后仍未成功,应考虑给予抗心律失常药改善电除颤效果,首选胺碘酮,如没有也可用利多卡因。尖端扭转室速可考虑使用镁剂。

2. 心脏停搏和无脉性电活动(PEA) 直接除颤没有益处,在有效持续的 CPR 后可给予肾上腺素或加压素,也可考虑使用阿托品。

3. 有症状的心动过缓　有症状的窦性心动过缓、房室阻滞可使用阿托品。其他可考虑应用的药物包括肾上腺素 2~10μg/min 或多巴胺 2~10μg/(kg·min)静滴。另外由药物(如过量 β 受体阻滞剂或钙通道阻滞剂)引起的且对阿托品无反应的心动过缓,可考虑使用高血糖素。

三、治疗药物

去甲肾上腺素(Norepinephrine,利舒安)

【作用机制】

本品为肾上腺素受体激动药。是强烈的 α 受体激动药,同时也激动 β 受体。通过 α 受体激动,可引起血管极度收缩,使血压升高,冠状动脉血流增加;通过 β 受体的激动,使心肌收缩加强,心输出量增加。用量按每分钟 0.4μg/kg 时,β 受体激动为主;用较大剂量时,以 α 受体激动为主。

【剂型与规格】

注射液:2mg(1ml)。

【用法用量】

用 5% 葡萄糖注射液或葡萄糖氯化钠注射液稀释后静滴。

(1) 成人常用量:开始以每分钟 8~12μg 速

度滴注,调整滴速以达到血压升到理想水平;维持量为每分钟 2~4μg。在必要时可按医嘱超越上述剂量,但需注意保持或补足血容量。

(2) 小儿常用量:开始按体重以每分钟 0.02~0.1μg/kg 速度滴注,按需要调节滴速。

【禁忌证】

(1) 禁止与含卤素的麻醉剂和其他儿茶酚胺类药合并使用。

(2) 可卡因中毒及心动过速患者禁用。

【不良反应】

(1) 药液外漏可引起局部组织坏死。

(2) 本品强烈的血管收缩可以使重要脏器器官血流减少,肾血流锐减后尿量减少,组织供血不足导致缺氧和酸中毒;持久或大量使用时,可使回心血流量减少,外周血管阻力升高,心排血量减少,后果严重。

(3) 应重视的反应包括静脉输注时沿静脉径路皮肤发白,注射局部皮肤破溃,皮肤发绀、发红,严重眩晕,上述反应虽属少见,但后果严重。

(4) 个别患者因过敏而有皮疹、面部水肿。

(5) 在缺氧、电解质平衡失调、器质性心脏病患者中,或逾量时,可出现心律失常;血压升高后可出现反射性心率减慢。

(6) 以下反应如持续出现应注意:焦虑不安、眩晕、头痛、皮肤苍白、心悸、失眠等。

(7) 逾量时可出现严重头痛、高血压、心率缓慢、呕吐及抽搐。

【注意事项】

(1) 缺氧、高血压、动脉硬化、甲状腺功能亢进症、糖尿病、闭塞性血管炎、血栓病患者慎用。

(2) 用药过程中必须监测动脉压、中心静脉压、尿量、心电图。

(3) 运动员慎用。

肾上腺素(Adrenaline,付肾素、利舒安)

【作用机制】

兼有 α 受体和 β 受体激动作用。α 受体激动引起皮肤、黏膜、内脏血管收缩。β 受体激动引起冠状血管扩张、骨骼肌、心肌兴奋、心率增快、支气管平滑肌和胃肠道平滑肌松弛。对血压的影响与剂量有关,常用剂量使收缩压上升而舒张压不升或略降,大剂量使收缩压、舒张压均升高。

【剂型与规格】

注射液:1mg(1ml)。

【用法用量】

常用量:皮下注射,一次 0.25~1mg(1/4~1 支);极量:皮下注射,一次 1mg(1 支)。

临床用于:

(1) 抢救过敏性休克:皮下注射或肌注 0.5~1mg,也可用 0.1~0.5mg 缓解静注(以 0.9%氯化钠注射液稀释到 10ml),如疗效不好,可改用 4~8mg 静滴(溶于 5%葡萄糖液 500~1000ml)。

(2) 抢救心脏骤停:以 0.25~0.5mg 以 10ml 生理盐水稀释后静脉(或心内)注射,同时进行心脏按压、人工呼吸、纠正酸中毒。

(3) 治疗支气管哮喘:皮下注射 0.25~0.5mg(1/4~1/2 支),3~5 分钟见效,但仅能维持 1 小时。必要时每 4 小时可重复注射一次。

(4) 与局麻药合用:加少量(约 1∶200 000~1∶500 000)于局麻药中(如普鲁卡因)。

(5) 制止鼻黏膜和齿龈出血:将浸有 1∶20 000~1∶1000 溶液的纱布填塞出血处。

(6) 治疗荨麻疹、枯草热、血清反应等:皮下注射 1∶1000 溶液 0.2~0.5ml,必要时再以上述剂量注射一次。

【禁忌证】

(1) 下列情况慎用:器质性脑病、心血管病、青光眼、帕金森病、噻嗪类引起的循环虚脱及低血压、精神神经疾病。

(2) 用量过大或皮下注射时误入血管后,可引起血压突然上升而导致脑出血。

(3) 每次局麻使用剂量不可超过 300μg,否则可引起心悸、头痛、血压升高等。

(4) 与其他拟交感药有交叉过敏反应。

(5) 可透过胎盘。

(6) 抗过敏休克时,须补充血容量。

【不良反应】

(1) 心悸、头痛、血压升高、震颤、无力、眩晕、呕吐、四肢发凉。

(2) 有时可有心律失常,严重者可由于心室颤动而致死。

(3) 用药局部可有水肿、充血、炎症。

【注意事项】

(1) 高血压、器质性心脏病、冠状动脉疾病、糖尿病、甲状腺功能亢进、洋地黄中毒、外伤性及出血性休克、心源性哮喘等患者禁用。

(2) 运动员慎用。

甘露醇(Mannitol,丰海露)

【作用机制】

甘露醇为单糖,在体内不被代谢,经肾小球滤过后在肾小管内甚少被重吸收,起到渗透利尿作用。

(1) 组织脱水作用:提高血浆渗透压,导致组织内(包括眼、脑、脑脊液等)水分进入血管内,从而减轻组织水肿,降低眼压、颅内压和脑脊液容量及其压力。

(2) 利尿作用:甘露醇的利尿作用机制分两

个方面:①甘露醇增加血容量,并促进前列腺素 I_2 分泌,从而扩张肾血管,增加肾血流量包括肾髓质血流量。②本药自肾小球滤过后极少(<10%)由肾小管重吸收,故可提高肾小管内液渗透浓度,减少肾小管对水及 Na^+、Cl^-、K^+、Ca^{2+}、Mg^{2+} 和其他溶质的重吸收。

【剂型与规格】

注射液:100ml:20g,250ml:50g。

【用法用量】

成人常用量:

(1) 利尿:常用量为按体重 1~2g/kg,一般用 20% 溶液 250ml 静脉滴注,并调整剂量使尿量维持在每小时 30~50ml。

(2) 治疗脑水肿、颅内高压和青光眼:按体重 0.25~2g/kg,配制为 15%~25% 浓度于 30~60 分钟内静脉滴注。当患者衰弱时,剂量应减小至 0.5g/kg。

(3) 鉴别肾前性少尿和肾性少尿:按体重 0.2g/kg,以 20% 浓度于 3~5 分钟内静脉滴注,如用药后 2~3 小时以后每小时尿量仍低于 30~50ml 则为肾性少尿。

(4) 预防急性肾小管坏死:先给予 12.5~25g,10 分钟内静脉滴注,若无特殊情况,再给 50g,1 小时内静脉滴注,若尿量能维持在每小时 50ml 以上,则可继续应用 5% 溶液静滴;若无效则立即停药。

(5) 治疗药物、毒物中毒:50g 以 20% 溶液静滴,调整剂量使尿量维持在每小时 100~500ml。

(6) 肠道准备:术前 4~8 小时,10% 溶液 1000ml 于 30 分钟内口服完毕。

小儿常用量:

(1) 利尿:按体重 0.25~2g/kg 或按体表面积 60g/m^2,以 15%~20% 溶液 2~6 小时内静脉滴注。

(2) 治疗脑水肿、颅内高压和青光眼:按体重 1~2g/kg 或按体表面积 30~60g/m^2,以 15%~20% 浓度溶液于 30~60 分钟内静脉滴注。患者衰弱时剂量减至 0.5g/kg。

(3) 鉴别肾前性少尿和肾性少尿:按体重 0.2g/kg 或按体表面积 6g/m^2,以 15%~25% 浓度静脉滴注 3~5 分钟,如用药后 2~3 小时尿量无明显增多,可再用 1 次,如仍无反应则不再使用。

(4) 治疗药物、毒物中毒:按体重 2g/kg 或按体表面积 60g/m^2 以 5%~10% 溶液静脉滴注。

【禁忌证】

(1) 已确诊为急性肾小管坏死的无尿患者,包括对试用甘露醇无反应者,因甘露醇积聚引起血容量增多,加重心脏负担。

(2) 严重失水者。

(3) 颅内活动性出血者,因扩容加重出血,但颅内手术时除外。

第四章 心肺脑复苏

（4）急性肺水肿，或严重肺淤血。

【不良反应】

（1）水和电解质紊乱最为常见：①可导致心力衰竭（尤其有心功能损害时），稀释性低钠血症，偶可致高钾血症；②不适当的过度利尿导致血容量减少，加重少尿；③可引起中枢神经系统症状。

（2）寒战、发热。

（3）排尿困难。

（4）血栓性静脉炎。

（5）甘露醇外渗可致组织水肿、皮肤坏死。

（6）过敏引起皮疹、荨麻疹、呼吸困难、过敏性休克。

（7）头晕、视力模糊。

（8）高渗引起口渴。

（9）渗透性肾病（或称甘露醇肾病）。

【注意事项】

（1）除作肠道准备用，均应静脉内给药。

（2）甘露醇遇冷易结晶，故应用前应仔细检查。

（3）根据病情选择合适的浓度，避免不必要地使用高浓度和大剂量。

（4）使用低浓度和含氯化钠溶液的甘露醇能降低过度脱水和电解质紊乱的发生机会。

（5）用于治疗水杨酸盐或巴比妥类药物中

毒时,应合用碳酸氢钠以碱化尿液。

(6) 下列情况慎用:①明显心肺功能损害者;②高钾血症或低钠血症;③低血容量,应用后可因利尿而加重病情,或使原来低血容量情况被暂时性扩容所掩盖;④严重肾功能衰竭使其排泄减少导致本药在体内积聚,引起血容量明显增加,加重心脏负荷,诱发或加重心力衰竭;⑤对甘露醇不能耐受者。

(7) 给大剂量甘露醇不出现利尿反应,可使血浆渗透浓度显著升高,故应警惕血高渗发生。

(8) 随访检查:①血压;②肾功能;③血电解质浓度,尤其是 Na^+ 和 K^+;④尿量。

(9) 使用前仔细检查包装,应完好无损,内装溶液应澄清,无可见微粒。

(10) 应一次性使用,用药不得与输血同时进行。

硫酸镁(Magnesium Sulfate,天甲元)

【作用机制】

本品注射给药,可提高细胞外液中镁离子浓度,抑制中枢神经系统,并可减少运动神经末梢乙酰胆碱的释放,阻断外周神经肌肉接头处的传导,从而产生镇静、解痉、松弛骨骼肌的作用。本品还有降低颅内压的作用,过量镁离子可直接舒张周围血管平滑肌,引起交感神经节冲动传递障碍,从而使血管扩张,血压下降。

第四章　心肺脑复苏

【剂型与规格】

注射液:10ml:2.5g;100ml:硫酸镁1g与葡萄糖5g;250ml:硫酸镁2.5g与葡萄糖12.5g。

粉针剂:2.5g。

【用法用量】

(1) 注射液:①治疗中重度妊娠高血压征、先兆子痫和子痫:首次剂量为2.5~4g,用25%葡萄糖注射液20ml稀释后,5分钟内缓慢静脉注射,以后每小时1~2g静脉滴注维持;②治疗早产:与妊娠高血压用药剂量和方法相似;③治疗小儿惊厥:肌注或静脉用药,每次0.1~0.15g/kg,以5%~10%葡萄糖注射液将本品稀释成1%溶液,静脉滴注或稀释成5%溶液缓慢静注。25%溶液可作深层肌注。

(2) 葡萄糖注射液:静脉缓慢滴注,一次100ml(含硫酸镁1g)至250ml(含硫酸镁2.5g)。

【禁忌证】

(1) 严重心、肾功能不全及对本品过敏者禁用。

(2) 急腹症患者及孕妇禁用本药导泻。

(3) 哺乳期妇女禁用。

【不良反应】

(1) 静脉注射硫酸镁常引起潮红、出汗、口

第四章 心肺脑复苏

干等症状,快速静脉注射时可引起恶心、呕吐、心慌、头晕,个别出现眼球震颤,减慢注射速度症状可消失。

(2) 肾功能不全,用药剂量大,可发生血镁积聚。

(3) 连续使用硫酸镁可引起便秘,部分患者可出现麻痹性肠梗阻,停药后好转。

(4) 极少数患者出现血钙降低,再现低钙血症。

(5) 镁离子可自由透过胎盘,造成新生儿高血镁症。

(6) 少数孕妇出现肺水肿。

【注意事项】

(1) 应用硫酸镁注射液前须查肾功能,如肾功能不全应慎用,用药量应减少。

(2) 有心肌损害、心脏传导阻滞时应慎用或不用。

(3) 每次用药前和用药过程中,定时做膝腱反射检查,测定呼吸次数,观察排尿量,抽血查血镁浓度至出现膝腱反射明显减弱或消失,或呼吸次数每分钟少于 14~16 次,每小时尿量少于 25~30ml 或 24 小时少于 600ml,应及时停药。

(4) 用药过程中突然出现胸闷、胸痛、呼吸急促,应及时听诊,必要时胸部 X 线摄片,以便及早发现肺水肿。

(5) 如出现急性镁中毒现象,可用钙剂静注解救,常用的为 10% 葡萄糖酸钙注射液 10ml 缓慢注射。

(6) 保胎治疗时,不宜与肾上腺素 β 受体激动药,如利托君(ritodrine)同时使用,否则容易引起心血管的不良反应。

利多卡因(Lidocaine,利舒卡、克泽普、好得快、阿斯特拉)

【作用机制】

利多卡因为酰胺类局麻药,血液吸收后对中枢神经系统有明显的兴奋和抑制双相作用,且可无先驱的兴奋作用。血药浓度较低时,出现镇痛和思睡、痛阈提高;随着剂量加大,作用或毒性增强,亚中毒血药浓度时有抗惊厥作用;当血药浓度超过 $5\mu g/ml$ 可发生惊厥。

【剂型与规格】

气雾剂:25g:含利多卡因 1.75g;60g:含利多卡因 1.2g、醋酸氯已定 0.3g、苯扎溴铵 0.06g。

凝胶:10ml:含利多卡因 2%;20ml:含利多卡因 2%。

注射液:5ml:盐酸利多卡因 40mg、薄荷脑 6.5mg;10ml:盐酸利多卡因 80mg、薄荷脑 13mg;2ml:盐酸利多卡因 5mg、氯化钠 17mg;2ml:40mg;5ml:0.1g;5ml:100mg;10ml:200mg;20ml:400mg。

胶浆:10g:0.2g。

乳膏:5g:5%。

【用法用量】

(1) 气雾剂:①口、鼻腔、咽喉部小手术:局部喷雾2次,两次间隔1~2分钟,每次3揿,每揿4.5mg,总量27mg。喷后1~2分钟后施术。②胃镜、喉镜镜检插管:咽喉部喷雾2次,两次间隔3分钟,每次2揿,每揿4.5mg,总量18mg。③气管镜镜检插管:咽喉部喷雾2次,两次间隔1~2分钟,每次2揿,每揿4.5mg,总量27mg。

(2) 胶浆:成人一次常用量10g(约10ml,内含盐酸利多卡因0.2g)或遵医嘱。

(3) 凝胶:膀胱镜检查术,膀胱镜下的活检、插管、取异物,激光、电灼及碎石治疗术等为20ml。男性尿道扩张术、留置导尿术及拔除导尿管术等一般用量为10~15ml。

(4) 注射剂

1) 麻醉用:成人常用量:表面麻醉:2%~4%溶液一次不超过100mg(1支)。骶管阻滞用于分娩镇痛:用1.0%溶液,以200mg为限。硬脊膜外阻滞:胸腰段用1.5%~2.0%溶液,250~300mg。浸润麻醉或静注区域阻滞:用0.25%~0.5%溶液,50~300mg。外周神经阻滞:臂丛(单侧)用1.5%溶液,250~300mg;牙科用2%溶液,20~100mg。交感神经节阻滞:腰麻用1.0%溶液,50~100mg。一次限量,不加肾上腺为200mg(4mg/kg),加肾上腺素为300~350mg(6mg/kg)。

第四章 心肺脑复苏

静注区域阻滞:极量 4mg/kg。治疗用静注:第一次初量 1~2mg/kg,极量 4mg/kg,成人静滴每分钟以 1mg 为限;反复多次给药,间隔时间不得短于 45~60 分钟。

2）抗心律失常:常用量:静脉注射:1~1.5mg/kg 体重(一般用 50~100mg)作首次负荷量静注 2~3 分钟,必要时每 5 分钟后重复静脉注射 1~2 次。静脉滴注:一般以 5% 葡萄糖注射液配成 1~4mg/ml 药液滴注或用输液泵给药。在用负荷量后可继续以每分钟 1~4mg 速度静滴维持,或以每分钟 0.015~0.03mg/kg 体重速度静脉滴注。老年人、心力衰竭、心源性休克、肝血流量减少、肝或肾功能障碍时应减少用量。极量静脉注射:1 小时内最大负荷量 4.5mg/kg 体重(或 300mg)。

（5）乳膏:①用于皮肤:成人和 1 岁以上的儿童大 1.5g/10cm^2,小手术大约 2g,涂药时间至少 1 小时,最长 5 小时,大面积皮肤手术大约 1.5~2g/10cm^2。3~12 月婴儿在 16cm^2 面积的皮肤最多涂用 2g 的乳膏,涂药时间大约 1 小时。②生殖器黏膜:在黏膜涂本品 5~10g,约 5~10 分钟。

【指南推荐】

局部利多卡因软膏（A 级证据,结果有轻度不一致性）以其优良的耐受性可考虑作为老年患者的一线用药,尤其是在担心口服药物产生中枢神经系统不良反应的情况下。

第四章 心肺脑复苏

【禁忌证】

对局部麻醉药过敏、卟啉症、未经控制的癫痫、阿-斯氏综合征(急性心源性脑缺血综合征)、预激综合征、严重心传导阻滞(包括窦房、房室及心室内传导阻滞)患者禁用。

【不良反应】

(1) 本品偶可引起高敏反应和过敏反应。

(2) 对呼吸道高敏患者,可引起支气管痉挛。

(3) 本品剂量过大、吸收太快可导致中毒反应,表现为耳鸣、激动、烦躁等中枢神经兴奋症状,并可迅速发展为抽搐、昏迷、血压下降等。

(4) 血药浓度过高,可引起心房传导速度减慢、房室传导阻滞、室颤和心脏骤停。

【注意事项】

(1) 肝肾功能障碍、肝血流量减低、充血性心力衰竭、严重心肌受损、低血容量及休克等患者慎用。原有室内传导阻滞者也应慎用。

(2) 本品个体间耐受差异大。

(3) 本品毒性较普鲁卡因大,且易于扩散,应严格掌握用药总量,超量可引起惊厥及心脏骤停。

(4) 用药期间应注意检查血压及监测心电图,并备有抢救设备。

(5) 本品为压力容器,切勿受热,保存在

第四章 心肺脑复苏

40℃以下,并避免撞击或自行拆启,以防危险。

(6) 使用过的导管应消毒后使用。

(7) 用药部位如有烧灼感、红肿等情况应停药,并将局部药物洗净,必要时向医师咨询。

(8) 避免接触眼睛、口腔和鼻内。

(9) 孕妇及哺乳期妇女应在医师指导下使用。

(10) 对本品过敏者禁用,过敏体质者慎用。

(11) 本品性状发生改变时禁止使用。

(12) 请将本品放在儿童不能接触的地方。

(13) 儿童必须在成人监护下使用。

(14) 如正在使用其他药品,使用本品前请咨询医师或药师。

异丙肾上腺素(Isoprenaline,喘息定)

【作用机制】

(1) 作用于心脏 β_1-受体,使心肌收缩力增强,心率加快,传导加速,心输出量和心肌耗氧量增加。

(2) 作用于血管平滑肌 β_2-受体,使骨骼肌血管明显舒张,肾、肠系膜血管及冠脉亦不同程度舒张,血管总外周阻力降低。其心血管作用导致收缩压升高,舒张压降低,脉压差变大。

(3) 作用于支气管平滑肌 β_2-受体,使支气管平滑肌松弛。

(4) 促进糖原和脂肪分解,增加组织耗氧量。

第四章 心肺脑复苏

【剂型与规格】

气雾剂:14g:内含盐酸异丙肾上腺素35mg,每揿含盐酸异丙肾上腺素0.175mg。

注射剂:2ml:1mg。

【用法用量】

(1) 气雾剂:①成人常用量:以0.25%气雾剂每次吸入1~2揿,一日2~4次。②小儿常用量(婴幼儿除外):0.25%喷雾吸入。③极量:喷雾吸入一次0.4mg,一日2.4mg。

(2) 注射剂:①救治心脏骤停,心腔内注射0.5~1mg。②Ⅲ度房室传导阻滞,可以本品0.5~1mg加在5%葡萄糖注射液200~300ml内缓慢静滴。

【禁忌证】

心绞痛、心肌梗死、甲状腺功能亢进及嗜铬细胞瘤患者禁用。

【不良反应】

常见的不良反应有:口咽发干、心悸不安;少见的不良反应有:头晕、目眩、面潮红、恶心、心率增快、震颤、多汗、乏力等。

【注意事项】

(1) 心律失常并伴有心动过速;心血管疾

第四章 心肺脑复苏

病,包括心绞痛、冠状动脉供血不足;糖尿病;高血压;甲状腺功能亢进;洋地黄中毒所致的心动过速患者慎用。

（2）遇有胸痛及心律失常应及早重视。

（3）交叉过敏,患者对其他肾上腺素能激动药过敏者,对本品也常过敏。

多巴胺（Dopamine,阿斯克丁）

【作用机制】

（1）小剂量:主要作用于多巴胺受体,使肾及肠系膜血管扩张,肾血流量及肾小球滤过率增加,尿量及钠排泄量增加。

（2）小到中等剂量:能直接激动 β_1 受体及间接促使去甲肾上腺素自储藏部位释放,对心肌产生正性应力作用,使心肌收缩力及心搏量增加,最终使心排血量增加、收缩压升高、脉压可能增大,舒张压无变化或有轻度升高,外周总阻力常无改变,冠脉血流及耗氧改善。

（3）大剂量（每分钟按体重大于 $10\mu g/kg$）:激动 α 受体,导致周围血管阻力增加,肾血管收缩,肾血流量及尿量反而减少。由于心排血量及周围血管阻力增加,致使收缩压及舒张压均增高。

【剂型与规格】

注射液:2ml:20mg;250ml:盐酸多巴胺 0.2g 与葡萄糖 12.5g。

粉针剂:20mg。

【用法用量】

成人常用量:静脉注射,开始时每分钟按体重 1~5μg/kg,10 分钟内以每分钟 1~4μg/kg 速度递增,以达到最大疗效。慢性顽固性心力衰竭,静滴开始时,每分钟按体重 0.5~2μg/kg 逐渐递增。多数患者按 1~3μg/(kg·min)给予即可生效。闭塞性血管病变患者,静滴开始时按 1μg/(kg·min),逐增至 5~10μg/(kg·min),直到 20μg/(kg·min),以达到最满意效应。

【禁忌证】

嗜铬细胞瘤患者不宜使用。

【不良反应】

(1) 常见的有胸痛、呼吸困难、心律失常(尤其用大剂量)、心搏快而有力、全身软弱无力感;心跳缓慢、头痛、恶心呕吐少见。

(2) 长期应用大剂量,或小剂量用于外周血管病患者,出现的反应有手足疼痛或手足发凉;外周血管长时期收缩,可能导致局部坏死或坏疽。

【注意事项】

(1) 交叉过敏反应:对其他拟交感胺类药高度敏感的患者,可能对本品也异常敏感。

(2) 应用多巴胺治疗前必须先纠正低血

第四章 心肺脑复苏

容量。

（3）在滴注前必须稀释,稀释液的浓度取决于剂量及个体需要的液量。

（4）选用粗大的静脉作静注或静滴,以防药液外溢,产生组织坏死;如确已发生液体外溢,可用 5～10mg 酚妥拉明稀释溶液在注射部位作浸润。

（5）静滴时应控制每分钟滴速,滴注的速度和时间需根据血压、心率、尿量、外周血管灌流情况、异位搏动出现与否等而定,可能时应做心排血量测定。

（6）休克纠正时即减慢滴速。

（7）遇有血管过度收缩引起舒张压不成比例升高和脉压减小、尿量减少、心率增快或出现心律失常,滴速必须减慢或暂停滴注。

（8）如在滴注多巴胺时血压继续下降或经调整剂量仍持续低血压,应停用多巴胺,改用更强的血管收缩药。

（9）突然停药可产生严重低血压,故停用时应逐渐递减。

（10）下列情况应慎用:①闭塞性血管病（或有既往史者）,包括动脉栓塞、动脉粥样硬化、血栓闭塞性脉管炎、冻伤（如冻疮）、糖尿病性动脉内膜炎、雷诺氏病等;②对肢端循环不良的患者,须严密监测,注意坏死及坏疽的可能性;③频繁的室性心律失常时应用本品也须谨慎。

（11）在滴注本品时须进行血压、心排血量、

第四章 心肺脑复苏

心电图及尿量的监测。

多巴酚丁胺(Dobutamine,奥万源、独步催、安畅、滨纷)

【作用机制】

(1) 对心肌产生正性肌力作用,主要作用于 $β_1$ 受体,对 $β_2$ 及 α 受体作用相对较小。

(2) 能直接激动心脏 $β_1$ 受体以增强心肌收缩和增加搏出量,使心排血量增加。

(3) 可降低外周血管阻力(后负荷减少),但收缩压和脉压一般保持不变,或仅因心排血量增加而有所增加。

(4) 能降低心室充盈压,促进房室结传导。

(5) 心肌收缩力有所增强,冠状动脉血流及心肌耗氧量常增加。

(6) 由于心排血量增加,肾血流量及尿量常增加。

(7) 本品与多巴胺不同,多巴酚丁胺并不间接通过内源性去甲肾上腺素的释放,而是直接作用于心脏。

【剂型与规格】

粉针剂:125mg。

注射剂:2ml:20mg;100ml:盐酸多巴酚丁胺(以多巴酚丁胺计)0.1g 与葡萄糖 5g。

第四章 心肺脑复苏

【用法用量】

给药方法：连续静脉输注的方式给药。无须给予负荷剂量或大剂量快速注射。

推荐剂量：对于绝大多数患者而言，能够使心输出量增加的输注速度范围为 2.5~10μg/(kg·min)。

给药速度与治疗的持续时间必须根据患者的反应进行调整。

【禁忌证】

以往对盐酸多巴酚丁胺有过敏表现的患者禁用。

【不良反应】

（1）心率加快、血压升高以及心室异位搏动。

（2）低血压。

（3）静脉输注部位的反应：静脉炎偶有报道。

（4）各种不常见的作用：在 1%~3% 的患者中报道了下列不良反应：恶心、头痛、心绞痛、不明确的胸痛、心悸以及呼吸短促。已经报道了有关血小板减少症的零星病例。如同其他儿茶酚胺类一样，给予盐酸多巴酚丁胺能导致血清钾浓度的轻度降低，但达到低钾血症水平的极少（参阅注意事项）。

（5）长期安全性：除了在较短的输注内见到的那些不良反应以外，输注直至 72 小时未见其他不良反应。

【注意事项】

（1）一般注意事项：①如同使用任何胃肠外的儿茶酚胺一样，在盐酸多巴酚丁胺给药期间，必须严密监测心率和节律、血压以及输注速度。②使用盐酸多巴酚丁胺治疗前必须对血容量不足进行纠正。③对于存在着明显的机械性阻塞，例如严重的主动脉瓣狭窄的患者，本品无明显疗效。

（2）心力衰竭并发急性心肌梗死时的用法：当使用的剂量未引起心率或动脉压过度升高时，盐酸多巴酚丁胺不会对心肌产生副作用。对盐酸多巴酚丁胺的剂量应当进行调节以防止心率过度加快和收缩压过度升高。

（3）低灌注状态时的用法：当平均动脉压低于70mmHg且未出现心室充盈压升高时，可能存在着血容量不足，在给予盐酸多巴酚丁胺以前，需要用适当容量的扩容剂进行治疗。

（4）实验室检查：像其他 β_2-受体激动剂一样，多巴酚丁胺能够使血清钾浓度产生轻度的下降，但极少达到低钾血症的水平。因此，应当考虑对血清钾予以监测。

（5）警告：①心率加快或动脉血压升高：盐酸多巴酚丁胺可能会引起心率加快或血压升高，特别是收缩压。②房室传导加强：由于盐酸多巴酚丁胺能促进房室传导，患有心房扑动或心房颤动的患者可能会发生快速的心室反应。③室性心动过速:盐酸多巴酚丁胺可能会促进或加剧心室的异位活动;极少数情况下它会引发室性心动过速或室颤。④心室充盈受损及心室流出道受阻:在大部分患有机械性障碍的患者中,影响肌肉收缩力的药物,包括盐酸多巴酚丁胺,不能改善血流动力学,这种障碍干扰了心室的充盈或流出,或两者均有。⑤过敏:有的过敏反应与盐酸多巴酚丁胺有关。

艾司洛尔(Esmolol,爱络、奥一心)

【作用机制】

本品为超短效的选择性 β_1-受体阻滞剂,主要在心肌通过竞争儿茶酚胺结合位点而抑制 β_1-受体,具有减缓静息和运动心率,降低血压,降低心肌耗氧量的作用。

【剂型与规格】

注射液:2ml:0.2g;10ml:0.2g。

【用法用量】

(1) 控制心房颤动、心房扑动时心室率:成人先静脉注射负荷量:0.5mg/(kg·min),约1分钟,随后静脉滴注维持量:自 0.05mg/(kg·min)开始,4分钟后若疗效理想则继续维持,若疗效不佳可重复给予负荷量并将维持量以 0.05mg/(kg·min)的幅度递增。

（2）围手术期高血压或心动过速：①即刻控制剂量为：1mg/kg 30 秒内静注，继续予 0.15mg/(kg·min)静脉滴注，最大维持量为 0.3mg/(kg·min)。②逐渐控制剂量同室上性心动过速治疗。③治疗高血压的用量通常较治疗心律失常用量大。

【禁忌证】

（1）支气管哮喘或有支气管哮喘病史。
（2）严重慢性阻塞性肺病。
（3）窦性心动过缓。
（4）二至三度房室传导阻滞。
（5）难治性心功能不全。
（6）心源性休克。
（7）对本品过敏者。

【不良反应】

（1）发生率>1%的不良反应：注射时低血压（63%），停止用药后持续低血压（80%），无症状性低血压（25%），症状性低血压（出汗、眩晕）（12%），出汗伴低血压（10%），注射部位反应包括炎症和不耐受（8%），恶心（7%），眩晕（3%），嗜睡（3%）。

（2）发生率为 1% 的不良反应：外周缺血，神志不清，头痛，易激惹，乏力，呕吐。

（3）发生率<1%的不良反应：偏瘫，无力，抑郁，思维异常，焦虑，食欲缺乏，轻度头痛，癫痫发

作,气管痉挛,打鼾,呼吸困难,鼻充血,干啰音,湿啰音,消化不良,便秘,口干,腹部不适,味觉倒错,注射部位水肿、红斑、皮肤褪色、烧灼感,血栓性静脉炎和外渗性皮肤坏死,尿潴留,语言障碍,视觉异常,肩胛中部疼痛,寒战,发热。

【注意事项】

(1) 高浓度给药(>10mg/ml)会造成严重的静脉反应,故应尽量经大静脉给药。

(2) 肾衰患者使用本品需注意监测。

(3) 糖尿病患者应用时应小心,因本品可掩盖低血糖反应。

(4) 支气管哮喘患者应慎用。

(5) 用药期间需监测血压、心率、心功能变化。

碳酸氢钠(Sodium Bicarbonate,小苏打)

【作用机制】

(1) 治疗代谢性酸中毒,本品使血浆内碳酸根浓度升高,中和氢离子,从而纠正酸中毒。

(2) 碱化尿液,由于尿液中碳酸氢根浓度增加后 pH 升高,使尿酸、磺胺类药物与血红蛋白等不易在尿中形成结晶或聚集。

(3) 制酸,口服能迅速中和或缓冲胃酸,而不直接影响胃酸分泌。因而胃内 pH 迅速升高缓解高胃酸引起的症状。

【剂型与规格】

片剂:0.5g,0.3g。

注射液:10ml:0.5g;20ml:1g;100ml:5g;250ml:12.5g;2ml:0.1g。

胶囊:0.6g:复方制剂,每粒含碳酸氢钠290mg、颠茄浸膏1.5mg。

【用法用量】

(1) 注射剂:代谢性酸中毒,静脉滴注,所需剂量按下式计算:补碱量(mmol)=(-2.3-实际测得的BE值)×0.25×体重(kg),或补碱量(mmol)=正常的CO_2CP-实际测得的CO_2CP(mmol)×0.25×体重(kg)。

心肺复苏抢救时,首次1mmol/kg,以后根据血气分析结果调整用量(每1g碳酸氢钠相当于12mmol碳酸氢根)。在心肺复苏时因存在致命的酸中毒,应快速静脉输注。

碱化尿液:成人:口服首次4g,以后每4小时1~2g。静脉滴注,2~5mmol/kg,4~8小时内滴注完毕。小儿:口服,每日按体重1~10mmol/kg。

(2) 片剂:口服,一次0.25~2g(0.5~4片),一日3次。

(3) 胶囊:口服。一次2~3粒,一日3次,饭前0.5~1小时口服。

第四章 心肺脑复苏

【禁忌证】

对本品过敏者禁用。

【不良反应】

（1）大量静注时可出现心律失常、肌肉痉挛、疼痛、异常疲倦虚弱等，主要由于代谢性碱中毒引起低钾血症所致。

（2）剂量偏大或存在肾功能不全时，可出现水肿、精神症状、肌肉疼痛或抽搐、呼吸减慢、口内异味、异常疲倦虚弱等。主要由代谢性碱中毒所致。

（3）长期应用时可引起尿频、尿急、持续性头痛、食欲减退、恶心呕吐、异常疲倦虚弱等。

【注意事项】

（1）对诊断的干扰：对胃酸分泌试验或血、尿 pH 测定结果有明显影响。

（2）下列情况慎用：①少尿或无尿，因能增加钠负荷；②钠潴留并有水肿时，如肝硬化、充血性心力衰竭、肾功能不全、妊娠高血压综合征；③原发性高血压，因钠负荷增加可能加重病情。

（3）下列情况不作静脉内用药：①代谢性或呼吸性碱中毒；②因呕吐或持续胃肠负压吸引导致大量氯丢失，而极有可能发生代谢性碱中毒；③低钙血症时，因本品引起碱中毒可加重低钙血症表现。

第四章 心肺脑复苏

胺碘酮(Amiodarone,可达龙)

【作用机制】

本品属Ⅲ类抗心律失常药。主要电生理效应是延长各部心肌组织的动作电位及有效不应期,有利于消除折返激动。同时具有轻度非竞争性的α及β肾上腺素受体阻滞和轻度Ⅰ及Ⅳ类抗心律失常药性质。减低窦房结自律性。对静息膜电位及动作电位高度无影响。对房室旁路前向传导的抑制大于逆向。由于复极过度延长,口服后心电图有QT间期延长及T波改变,可以减慢心率15%~20%,使PR和Q-T间期延长10%左右。对冠状动脉及周围血管有直接扩张作用。

【剂型与规格】

注射液:3ml:0.15g。
胶囊:200mg。
片剂:0.2g。

【用法用量】

(1) 片剂、胶囊剂:口服成人常用量:治疗室上性心律失常,每日400~600mg(2~3粒),分2~3次服,1~2周后根据需要改为每日200~400mg(1~2粒)维持,部分患者可减至200mg(1粒),每周5天或更小剂量维持。治疗严重室性心律失常,每日600~1200mg(3~6粒),分3次服,

1~2周后根据需要逐渐改为每日 200~400mg（1~2粒）维持,或遵医嘱。

（2）注射液:仅用等渗葡萄糖溶液配制。不要向输液中加入任何其他制剂。尽量通过中心静脉途径给药。

【指南推荐】

（1）多中心临床试验证明,在急性心肌缺血、急性心肌梗死或心功能不全时,当其他抗心律失常药属于禁忌时,推荐应用胺碘酮,故此成为重症情况合并房颤时的首选药物。

（2）胺碘酮配合电复律为房颤复律的Ⅱa类推荐、证据水平B。

（3）房颤频发者或不用药物不能保持窦性心律者,需长期用胺碘酮。对于初发房颤,不论自发终止或复律终止,都不主张加用胺碘酮。由于胺碘酮的心外副作用多,长期应用应先进行效益-风险评估。胺碘酮不用于房颤的一级预防。

（4）在其他药物控制无效或有禁忌时,静脉胺碘酮为Ⅱa类推荐。

（5）血流动力学稳定的经旁路前传的房颤患者应用胺碘酮为Ⅱb类推荐。

【禁忌证】

（1）严重窦房结功能异常者禁用。
（2）二或三度房室传导阻滞者禁用。
（3）心动过缓引起晕厥者禁用。

(4) 对本品过敏者禁用。

【不良反应】

(1) 心血管:①窦性心动过缓、窦性停搏或窦房阻滞;②房室传导阻滞;③偶有 Q-T 间期延长伴扭转性室性心动过速。

(2) 甲状腺:①甲状腺功能亢进;②甲状腺功能低下。

(3) 胃肠道:便秘,少数人有恶心、呕吐、食欲下降,负荷量时明显。

(4) 眼部:服药 3 个月以上者在角膜中基底层下 1/3 有黄棕色色素沉着,与疗程及剂量有关,儿童发生较少。

(5) 神经系统:可出现震颤、共济失调、近端肌无力、锥体外体征。

(6) 皮肤:光敏感与疗程及剂量有关,皮肤石板蓝样色素沉着。

(7) 肝脏:肝炎或脂肪浸润,氨基转移酶增高。

(8) 肺脏:主要产生过敏性肺炎、肺间质或肺泡纤维性肺炎,肺泡及间质有泡沫样巨噬细胞及 2 型肺细胞增生,并有纤维化,小支气管腔闭塞。

(9) 其他:偶可发生低血钙及血清肌酐升高。

【注意事项】

(1) 过敏反应,对碘过敏者对本品可能过敏。

（2）对诊断的干扰：①心电图变化：例如 P-R 及 Q-T 间期延长；②极少数有 AST、ALT 及碱性磷酸酶增高；③甲状腺功能变化。

（3）下列情况应慎用：①窦性心动过缓；②Q-T 延长综合征；③低血压；④肝功能不全；⑤肺功能不全；⑥严重充血性心力衰竭。

（4）多数不良反应与药物剂量有关，故需长期服药者应尽可能用最小有效维持量，并应定期随诊，用药期间应注意随访检查：①血压；②心电图，口服时应特别注意 Q-T 间期；③肝功能；④甲状腺功能，包括 T3、T4 及促甲状腺激素，每 3~6 个月 1 次；⑤肺功能、肺部 X 射线片，每 6~12 个月 1 次；⑥眼科检查。

（5）本品口服作用的发生及消除均缓慢，临床应用根据病情而异。

（6）本品半衰期长。

精氨酸加压素（Arginine vasopressin）

【作用机制】

垂体后叶激素，作用于肾远曲小管和集合管，促进水的重吸收，达到抗利尿作用。较大剂量的加压素可使平滑肌收缩，因此有升高血压、增加肠蠕动作用。加压素也可降低门静脉压，减低肝血流量。哺乳类的加压素大多为精氨酸加压素，但猪为赖氨酸加压素，精氨酸加压素的抗利尿和升压作用较赖氨酸加压素强，但后者较稳定。

第四章　心肺脑复苏

【剂型与规格】

（1）鼻喷雾剂:50U(1ml)。
（2）注射剂:20U(1ml),10U(1ml)。

【用法用量】

（1）鼻喷雾剂:每次在每个鼻孔喷 1~2 次,每天 2~4 次(每喷 1 次为 2.5U)。

（2）注射剂每次 5~20U,皮下注射或肌内注射,每天 2~3 次。用药宜从小剂量开始,避免发生水中毒。

（3）治疗食管静脉曲张破裂出血:通常用水溶性注射剂 10~20U,加入 5% 葡萄糖溶液 500ml 中,缓慢静脉滴注。

【禁忌证】

支气管哮喘、癫痫、偏头痛和冠心病者忌用。

【不良反应】

剂量过大可出现脸色苍白、恶心、头晕、支气管哮喘、肠绞痛和便意;有冠状动脉粥样硬化病史者,可诱发心绞痛、心肌梗死。个别患者可有过敏反应如发热、皮疹、血管神经性水肿、支气管痉挛等。长期鼻黏膜给药可引起鼻黏膜炎症。

【注意事项】

（1）心脑血管病、慢性肾炎、支气管哮喘、癫痫、偏头痛、心力衰竭等患者慎用。

（2）用药期间应调整液体入量，以避免水中毒及低钠血症。

（3）与六甲溴胺、喷托铵合用，可增强加压素的升压作用。

（4）与氯贝丁酯、卡马西平、肝素等合用，可增强加压素的利尿作用。

（5）乙醇可使利尿作用减弱。

参 考 文 献

1. 陈主初. 病理生理学. 北京：人民卫生出版社，2001.
2. Lawrence MT, Stephen JM, Maxine AP. Medical diagnosis & treatment. 39th ed. New York: McGraw-Hill, 2000.
3. 陈新谦，金有豫，汤光. 新编药物学. 第17版. 北京：人民卫生出版社，2014.
4. 何庆，黄煜. 2014心肺复苏药物进展：循证医学证据. 心血管病学进展，2015，36（2）：123-129.
5. 高亚玲. 心肺复苏相关药物治疗及选择原则. 世界最新医学信息文摘，2013，13（16）：199，207.

（马青变）

第五章　心血管系统急症

第一节　急性冠状动脉综合征

急性冠状动脉综合征(acute coronary syndrome,ACS)是一大类包含不同临床特征、临床危险性及预后的临床症候群,它们有共同的病理机制,即冠状动脉粥样硬化斑块破裂、血栓形成,并导致病变血管不同程度的阻塞。根据心电图有无ST段持续性抬高,可将ACS区分为ST段抬高和非ST段抬高两大类,前者主要为ST段抬高型心肌梗死(ST-elevation myocardial infarction,STEMI),后者包括不稳定型心绞痛(unstable angina,UA)和非ST段抬高型心肌梗死(non-ST-elevation myocardial infarction,NSTEMI),两者合称非ST段抬高急性冠状动脉综合征(non-ST-elevation acute coronary syndrome,NSTE-ACS)。

一、相关药物

急诊处理急性冠状动脉综合征常用的药物详见表5-1。

第五章 心血管系统急症

表 5-1 心绞痛治疗相关药物

治疗目的	分类	相关药物
抗缺血药物	硝酸酯类	硝酸甘油、硝酸异山梨酯、单硝酸异山梨酯
	β受体阻滞剂	美托洛尔、阿替洛尔、比索洛尔等
	钙通道阻滞剂	硝苯地平、氨氯地平、地尔硫䓬、维拉帕米等
	钾通道开放剂	尼可地尔
抗血栓形成	抗血小板	阿司匹林、氯吡格雷、替格瑞洛等
	抗凝药物	肝素、低分子肝素、磺达肝癸钠、比伐卢定等
溶解血栓	溶栓药物	链激酶、尿激酶、rt-PA等
调脂、稳定斑块	他汀类	阿托伐他汀、瑞舒伐他汀等
镇静、镇痛	镇静镇痛药物	吗啡等

二、用药选择

(一) NSTE-ACS 用药选择

1. NSTE-ACS 的治疗包括：抗缺血、抗血小板、抗凝等药物治疗措施和根据危险度分层进行有创治疗。建议 NSTE-ACS 患者尽早应用他汀类药物。

2. 抗缺血药物包括硝酸酯类、β 受体阻滞剂、钙离子通道阻滞剂(CCB)、尼可地尔等。硝酸酯类是控制心肌缺血的重要药物,应用后症状仍不缓解,可给予吗啡镇静止痛。硝酸酯类与 β 受体阻滞剂联合应用,可以增强抗心肌缺血作用,并互相抵消药物的不良反应。在应用 β 受体阻滞剂和硝酸酯类药物后仍有心绞痛症状或难以控制的高血压,可加用长效的二氢吡啶类 CCB。尼可地尔推荐用于对硝酸酯类不能耐受的患者。如患者不能耐受 β 受体阻滞剂,应将非二氢吡啶类 CCB 与硝酸酯类合用。

3. 双联抗血小板和抗凝治疗被推荐为 NSTE-ACS 初始阶段的一线治疗。NSTE-ACS 患者不宜接受溶栓治疗。GPⅡb/Ⅲa 受体拮抗剂建议用于准备行 PCI 或高危的 ACS 患者。

4. 改善预后药物包括 β 受体阻滞剂、血管紧张素转换酶抑制剂(ACEI)、他汀类药物,能降低终点事件及死亡率,建议尽早应用。

(二) STEMI 用药选择

1. STEMI 治疗的关键是早期、快速和完全开通梗死相关动脉,再灌注治疗措施包括 PCI 术、CABG 术和溶栓治疗,首选 PCI 术。在无法行 PCI 术、无溶栓禁忌时可选择溶栓治疗。

2. 溶栓优先采用特异性纤溶酶原激活剂,阿替普酶为目前最常用的溶栓剂。溶栓后尽早将患者转运至有 PCI 条件的医院,溶栓成功者于 3 ~ 24 小时行冠状动脉造影和血运重建治疗;溶栓失败者尽早行挽救性 PCI。

3. STEMI 主要为冠状动脉斑块破裂诱发血栓性阻塞,抗栓(抗血小板和抗凝)治疗至关重要。在有效双联抗血小板和抗凝治疗下,不推荐 STEMI 患者冠状动脉造影前常规应用 GP Ⅱb/Ⅲa 受体拮抗剂,高危患者或造影显示血栓负荷重、未给予负荷量 $P2Y_{12}$ 受体抑制剂的患者可静脉使用。

4. STEMI 的抗缺血药物、改善预后药物治疗与 NSTE-ACS 类似。

三、治疗药物

1. 硝酸酯类药物 包括硝酸甘油、硝酸异山梨酯、单硝酸异山梨酯等。

【作用机制】

(1) 扩张外周血管,以扩张静脉为主,减低前后负荷,减少心肌耗氧量。

(2) 直接扩张冠状动脉和侧支循环血管,使冠状动脉血流重新分布,增加缺血区域尤其是心内膜下的血液供应。

(3) 降低肺血管床压力和肺毛细血管楔压。

(4) 抗血小板聚集、抗增殖、改善冠状动脉内皮功能和主动脉顺应性,降低主动脉收缩压等。

第五章　心血管系统急症

【禁忌证】

（1）禁忌：硝酸酯过敏、急性下壁合并右室心肌梗死、肥厚梗阻型心肌病引起的心绞痛、重度主动脉瓣和二尖瓣狭窄、心脏压塞或缩窄性心包炎、限制性心肌病、已应用磷酸二酯酶抑制剂（西地那非等）、脑出血、颅内压增高、严重贫血、严重低血压（收缩压<90mmHg）者。

（2）慎用：青光眼、循环低灌注状态、心室率<50次/分或>110次/分、甲状腺功能低下、严重肝肾病、肺心病合并动脉低氧血症、低体温和营养不良的患者。

【不良反应】

（1）搏动性头痛为硝酸酯类最常见的不良反应，还可出现面部潮红、心动过速、直立性低血压，甚至晕厥。

（2）舌下含服硝酸甘油可导致口臭。

（3）长期大剂量使用硝酸酯类可能会引起罕见而严重的高铁血红蛋白血症。

（4）静脉硝酸甘油可引起肝素抵抗现象。

【注意事项】

（1）心绞痛频繁发作的患者，大便前含服，可预防发作。

（2）硝酸甘油主要用于终止缺血急性发作，硝酸异山梨酯和单硝酸异山梨酯主要预防缺血发生。

（3）硝酸甘油静脉用药具有起效快、代谢清除迅速等特点,在急性心肌缺血发展、心力衰竭和肺水肿等治疗中占重要地位。剂量调整主要根据缺血症状的改善及血压下降情况。既往血压正常者收缩压不应降至 110mmHg 以下,高血压患者平均动脉压的下降幅度不应超过 25%。

（4）连续使用硝酸酯类可产生耐药性。采取偏心给药法,每天保证 8～12 小时的无药期或低硝酸酯浓度期。

（5）与同类药物有交叉耐药性,同一天中不应采用长、短效硝酸酯药物混合使用(临时舌下含服硝酸甘油终止急性缺血发作除外)。

（6）单硝酸异山梨酯口服吸收完全,而静脉剂型没有药代动力学优势,无临床应用价值。

硝酸甘油(Nitroglycerin)

【剂型与规格】

片剂:0.3mg,0.5mg,0.6mg。
缓释片:2.5mg。
喷雾剂:15g(含硝酸甘油 0.1g)。
硝酸甘油贴膜:25mg。
注射液:1mg(1ml),2mg(1ml),5mg(1ml),10mg(1ml)。

【用法用量】

（1）舌下含服:每次 0.3～0.6mg,间隔 5 分钟后可重用,15分钟内不超过1.5mg。

(2) 喷雾吸入:发作时喷于口腔黏膜或舌上1~2次。

(3) 静滴:若患者存在进行性缺血、高血压和肺水肿,可静脉应用5~10mg,加入5%葡萄糖液或0.9%生理盐水中,滴速5~10μg/min,根据治疗反应或增至20~80μg/min。

(4) 贴膜:1片,贴于胸壁,每日1次。

【指南推荐】

ACCF/AHA 2014年NSTE-ACS指南:NSTE-ACS患者有持续缺血症状发作时,应该给予硝酸甘油舌下含服,每5分钟1次,共3次,然后决定给予硝酸甘油静脉滴注(Ⅰ,C)。静脉硝酸甘油用于治疗NSTE-ACS患者持续的心肌缺血、心力衰竭及高血压(Ⅰ,B)。

硝酸异山梨酯(Isosorbide dinitrate,消心痛、异舒吉、爱倍)

【剂型与规格】

片剂:2.5mg,5mg,10mg。

气雾剂:每瓶200喷,每喷含0.625mg;10ml:96.2mg(每瓶总体积10ml,含96.2mg)。

注射液:5mg(5ml),10mg(10ml),50mg(50ml),硝酸异山梨酯10mg与葡萄糖5.0g(100ml)。

第五章 心血管系统急症

【用法用量】

(1) 口服:对于劳力型心绞痛患者,可每次 15~30mg,每日 3~4 次,不宜采用每 8 小时 1 次的给药方法。对于白天和夜间均有心绞痛发作的患者采用硝酸异山梨酯每 6 小时 1 次。

(2) 喷雾吸入:每次揿压 4 揿,即可达到有效剂量 2.5mg。

(3) 静滴:静脉滴注开始剂量为 30μg/min,观察 0.5~1 小时,如无不良反应可将剂量加倍。

单硝酸异山梨酯(Isosorbide Mononitrate,
　　欣康、依姆多、异乐定)

【剂型与规格】

片剂:10mg,20mg,40mg,60mg。

缓释片及胶囊:30mg,40mg,50mg,60mg,120mg。

注射液:20mg(5ml),25mg(20ml),20mg(250ml)。

【用法用量】

(1) 口服:每次 20~40mg,每日 2 次,其缓释剂量为 40~60mg/d,每日 1 次为宜。不宜采用每 12 小时 1 次的给药方法。

(2) 静滴:用葡萄糖注射液或生理盐水稀释

后从 1~2mg/h 开始静滴,根据患者的反应调整剂量,最大剂量为 8~10mg/h。

2. β受体阻滞剂 包括美托洛尔、阿替洛尔、比索洛尔等。

【作用机制】

(1) 减慢心率、降低血压及抑制心肌收缩力,从而降低心肌耗氧量。

(2) 使冠状动脉血流重新分布,增加缺血区侧支循环,从而增加缺血区血流。

(3) 不同程度缩小梗死面积,长期治疗可明显减少猝死,降低病死率。

(4) 缓解由于交感神经系统功能亢进引起的冠状动脉痉挛,改善心肌缺血缺氧。

(5) 抑制脂肪分解,增加缺血区葡萄糖的摄取和利用,改善心肌代谢。

(6) 促进氧合血红蛋白解离、抑制血小板聚集等作用。

【禁忌证】

(1) 禁忌:严重心动过缓、病窦综合征、二度或三度房室传导阻滞、重度或急性心力衰竭、心源性休克、严重的周围血管病、末梢循环灌注不足、低血压者及孕妇等。

(2) 慎用:肝肾功能不全、糖尿病、甲亢、严重支气管痉挛者。

第五章　心血管系统急症

【不良反应】

（1）心动过缓、房室传导阻滞，低血压，甚至晕厥。

（2）心功能不全严重时，因抑制心功能，加重心功能不全。

（3）长期应用突然停药，可出现停药反应，加重心绞痛，甚至诱发心肌梗死。

（4）外周血管痉挛：表现为四肢冰冷，脉搏细弱或不能触及以及雷诺现象。

（5）中枢神经系统反应：疲乏、眩晕、抑郁、头痛、多梦、失眠等，偶见幻觉。

（6）消化道反应：恶心、腹痛、便秘、腹泻、腹胀等不良反应。

（7）影响血糖、血脂水平。

【注意事项】

（1）急性心肌梗死早期应用β受体阻断剂，降低室颤的危险性，缩小梗死面积，长期治疗可减少猝死。

（2）β受体阻断剂对变异型心绞痛不利，因心包脏层冠状动脉α受体数量多于β受体，用药后β受体抑制，而α受体相对活跃，使得冠状动脉痉挛。

（3）对房室结不应期有延长作用，能控制房颤和房扑的心室率，减少房性和室性期前收缩及室性心动过速的复发。

（4）用药过程中应监测血压、心率及心功能，防止用药过量引起低血压、心动过缓、心功能不全等。

（5）长期应用避免突然停药，应在 1~2 周内逐渐减量停药。

（6）可诱发和加重哮喘，特别是非选择性的 β 受体阻断药更为严重。

（7）用药过程中可能会发生眩晕和疲劳，驾驶和操作机械等需要集中注意力作业时慎用。

【指南推荐】

ACCF/AHA 2014 年 NSTE-ACS 指南：

在无心衰、低输出量状态、心源性休克风险或其他禁忌证的情况下，在 NSTE-ACS 发病 24 小时内开始口服 β 受体阻滞剂（Ⅰ,A）。

若伴随出现 NSTE-ACS、稳定型心衰和收缩功能降低，则推荐使用缓释剂型的 β 受体阻滞剂：琥珀酸美托洛尔、卡维地洛、比索洛尔（Ⅰ,C）。

对初始对 β 受体阻滞剂有禁忌证的患者重新评估，确定后续是否可使用（Ⅰ,C）。

对于左室功能正常的 NSTE-ACS 患者，可以考虑持续使用 β 受体阻滞剂（Ⅱa,C）。

ACCF/AHA 2013 年 STEMI 指南：

在无心衰、低输出量状态、心源性休克风险或其他禁忌证的情况下，在 STEMI 发病 24 小时内开始口服 β 受体阻滞剂（Ⅰ,B）。

如无禁忌，住院或出院后长期口服 β 受体阻滞剂(Ⅰ,B)。

STEMI 患者发病 24 小时内有 β 受体阻滞剂禁忌证,则需要重新评估,确定后续是否可使用(Ⅰ,B)。

对有高血压或持续缺血的 STEMI 患者,如无禁忌,静脉使用 β 受体阻滞剂(Ⅱa,B)。

美托洛尔(Metoprolol,倍他乐克)

【剂型与规格】

(酒石酸盐)片剂:25mg,50mg,100mg。
(琥珀酸盐)缓释片剂:47.5mg,95mg。
(酒石酸盐)注射液:2mg(2ml),5mg(5ml)。

【用法用量】

(1) 口服:片剂:治疗心绞痛一次 12.5~50mg,一日 2~3 次,或 100mg,一日 2 次。合并心力衰竭时在应用洋地黄和(或)利尿剂的基础上使用本药。起初一次 6.25mg,一日 2~3 次,每数日至一周增加 6.25~12.5mg,一日 2~3 次,最大剂量一次 50~100mg,一日 2 次。最大剂量一日不超过 300~400mg。缓释片:心绞痛或心肌梗死后长期治疗 95~190mg,一日 1 次,必要时可联合硝酸酯类药物或增加剂量。合并心衰,可与 ACEI、利尿剂及洋地黄类药物合用。

(2) 静滴:急性心肌梗死,立即给予 5mg,可间隔 5 分钟后重复给予,直到最大剂量 15mg。排除下列情况:心率<70 次/分,血压<110mmHg 或

一度房室传导阻滞。

阿替洛尔(Atenolol,氨酰心安)

【剂型与规格】

片剂:12.5mg,25mg,50mg,100mg。

【用法用量】

口服:开始每次6.25~12.5mg,一日2次,按需要及耐受量渐增至50~200mg。肾功能损害时,肌酐清除率小于15ml/min者,每日25mg;15~35ml/min者,每日最多50mg。

比索洛尔(Bisoprolol,康忻、博苏)

【剂型与规格】

片剂:2.5mg,5mg。

【用法用量】

口服:起始剂量2.5mg,一日1次,最大剂量每日不超过10mg。治疗心功能不全时,应从小剂量(1.25mg/日)开始,逐渐增加剂量,3~4个月达到10mg/日或最大耐受量。

艾司洛尔(Esmolol,爱络)

【剂型与规格】

注射液:200mg(2ml),100mg(10ml)。

【用法用量】

有效剂量为 50～300μg/(kg·min),多数患者 50～150μg/(kg·min)即可显效,于治疗有效后,改用其他长效 β 受体阻断剂。除 5% 碳酸氢钠溶液外,可与大多数注射液配伍。

3. 钙通道阻滞剂 包括硝苯地平、氨氯地平、非洛地平、地尔硫䓬等。

【作用机制】

(1) 扩张外周血管,主要扩张动脉,减低后负荷,减少心肌耗氧量。

(2) 抑制心肌收缩力,减慢心率,降低心肌耗氧量。

(3) 拮抗交感神经活性,对抗因其增高所致的心肌耗氧量增加。

(4) 扩张冠状动脉和侧支循环,解除冠状动脉痉挛,降低冠状动脉阻力,改善微循环,增加心肌血液供应。

(5) 抑制血小板聚集,保持冠状动脉血流通畅,增加心肌血液供应。

(6) 通过减轻钙超载及抑制氧自由基产生,保护缺血的心肌细胞。

【禁忌证】

(1) 禁忌:对本品过敏、心源性休克、失代偿性心衰、急性心肌梗死(伴心动过缓、低血压、左心衰)、严重低血压、病窦综合征(除外起搏器工作)、严重的传导阻滞者等。

(2) 慎用:肝肾功能不全、充血性心力衰竭、严重主动脉瓣狭窄、心动过缓、低血压者等。

【不良反应】

(1) 常见外周水肿、头晕、头痛、恶心、乏力和面部潮红。

(2) 一过性低血压,多不需要停药。个别患者发生心绞痛,与低血压反应有关。

(3) 可能产生的严重不良反应:心肌梗死、充血性心力衰竭、心律失常和传导阻滞。

(4) 可见心悸、胸闷、气短、便秘、腹泻、腹胀,关节僵硬、肌肉痉挛,精神紧张、睡眠紊乱,皮疹和过敏反应等。

【注意事项】

(1) ACS 患者应用足量硝酸甘油和 β 受体阻滞剂后,心肌缺血症状仍不能控制时,可选择二氢吡啶类钙通道阻滞剂。

(2) 二氢吡啶类钙通道阻滞剂反射性兴奋交感神经、增加心率,不宜单用于不稳定型心绞痛的治疗,可与 β 受体阻滞剂联合应用。ACS 患者没有使用 β 受体阻滞剂时,避免使用短效二氢吡啶类 CCB。

(3) 避免将非二氢吡啶类钙通道阻滞剂(如地尔硫䓬、维拉帕米)与 β 受体阻滞剂合用,以免加重或诱发心脏抑制作用。

（4）肾衰竭对 CCB 的药动学影响很小,故 CCB 可用于终末期肾病。

（5）心肌梗死伴左室射血分数下降、心力衰竭患者不宜应用 CCB。心衰合并高血压或心绞痛时,宜选用氨氯地平或非洛地平。

（6）停用钙通道阻滞剂时应逐渐减量,然后停服,以免引起冠状动脉痉挛。

【指南推荐】

ACCF/AHA 2014 年 NSTE-ACS 指南：

患者如有反复发作的心肌缺血症状,存在应用 β 受体阻滞剂的禁忌证,无严重左室功能不全、心源性休克风险、PR 间期>0.24 秒、二度或三度房室传导阻滞时,应选用非二氢吡啶类 CCB（Ⅰ,B）。

在使用 β 受体阻滞剂及硝酸酯类药物后仍反复发作心肌缺血,应口服非二氢吡啶类 CCB（Ⅰ,C）。

当 β 受体阻滞剂不能控制缺血症状,为禁忌或引起严重副作用时,应口服 CCB,但应避免使用短效二氢吡啶类 CCB（Ⅰ,C）。

长效 CCB 和硝酸酯类药物用于冠状动脉痉挛的患者（Ⅰ,C）。

单用 CCB 或与长效硝酸酯类合用可以治疗或减少变异型心绞痛的发作次数（Ⅰ,B）。

硝苯地平(Nifedipine,拜新同、伲福达、心痛定)

【剂型与规格】

片剂:5mg,10mg。
控释片:30mg,60mg。
缓释片:10mg,20mg。

【用法用量】

(1) 片剂:从小剂量开始口服,起始剂量为10mg/次,一日3次;维持量为每次10~20mg,一日3次。部分冠状动脉痉挛明显的患者,每次20~30mg,一日3~4次,总量不超过120mg/d。紧急情况,可嚼碎服或舌下含服每次5~10mg。

(2) 控释片:30mg或60mg(一次1片),一日1次。

(3) 缓释片:从小剂量开始口服,起始剂量为每次20mg,最大剂量为每次60mg,一日1次。日服最大剂量不超过120mg。

氨氯地平(Amlodipine,络活喜)

【剂型与规格】

片剂:2.5mg,5mg,10mg。

【用法用量】

起始剂量为每次5mg,一日1次,根据临床反应,可增加剂量,最大剂量为10mg/d。老年或虚弱患者、肝功能不全患者,起始剂量为每次2.5mg,一日1次。

非洛地平(Felodipine,波依定)

【剂型与规格】

片剂:5mg,10mg。
缓释片:2.5mg,5mg。

【用法用量】

(1) 片剂:起始剂量为每次2.5mg,一日2次,常用维持剂量为每日5mg或10mg,必要时可进一步增加剂量。

(2) 缓释片:起始剂量为每次5mg,一日1次,常用维持剂量为每日5mg或10mg,可根据患者反应增减剂量。

地尔硫䓬(Diltiazem,合心爽、合贝爽)

【剂型与规格】

片剂:4mg,5mg,30mg。
缓释片:30mg,60mg,90mg。
胶囊剂:60mg,90mg,120mg,180mg,240mg。

注射液:10mg,50mg。

【用法用量】

(1) 口服:片剂:起始剂量为每次 15～30mg 一日 3～4 次,每 1～2 日增加一次剂量,常用维持剂量为每日 90mg～360mg。缓释片、缓释胶囊:起始剂量为每次 60～120mg,一日 2 次,常用维持剂量为每日 240～360mg,不可掰开或嚼服。控释胶囊:每次 90～150mg,一日 1 次,不可掰开或嚼服。

(2) 静滴:1～5μg/(kg·min),小剂量起始,根据情况增减,最大速度为 5μg/(kg·min)。

维拉帕米(Verapamil,异搏定)

【剂型与规格】

片剂:40mg。
缓释片:120mg,180mg,240mg。
注射液:5mg(2ml)。

【用法用量】

(1) 口服:片剂:一般剂量为每次 80～120mg,一日 3 次,肝功能不全及老年患者的安全剂量为每次 40mg,一日 3 次,用药后 8h 根据疗效和安全评估决定是否增量。缓释片:起始剂量为 180mg/次,清晨 1 次,反应强者(老年人或瘦小者)以 120mg 一日 1 次作为起始剂量是安全的,根据疗效和安全性,可增加剂量。

(2) 静脉注射：一般起始剂量为 5～10mg（或 0.075～0.15mg/kg），稀释后缓慢静脉注射至少 2 分钟。首剂 15～30 分钟后可再给一次 5～10mg（或 0.15mg/kg）。

(3) 静脉滴注：加入氯化钠或葡萄糖注射液中，以 5～10mg/h 的速度静脉滴注，一日总量不超过 50～100mg。

4. 钾通道开放剂 尼可地尔。

【作用机制】

(1) 激活钾通道，松弛冠状小动脉，增加冠状动脉血流。

(2) 发挥硝酸酯类样效应，扩张冠状动脉的输送血管，对冠状动脉阻力血管影响弱，无"窃血"现象。

(3) 改善缺血预适应，产生心肌细胞保护作用。

(4) 降低细胞内钙离子浓度，减轻钙离子对缺血心肌细胞的损伤。

(5) 对不稳定型心绞痛能减轻心肌缺血程度和心律失常的发生。

(6) 改善冠状动脉微循环、抑制冠状动脉痉挛、抑制血小板聚集防止血栓形成等作用。

【禁忌证】

(1) 禁忌：对本品过敏、严重肝肾功能障碍、严重脑功能障碍、严重低血压或心源性休克、艾森曼格综合征或原发性肺动脉高压、右室梗死、脱水、闭角型青光眼、已应用磷酸二酯酶抑制剂(西地那非等)等。

(2) 慎用:老年人、低血压、肝肾功能障碍、急性心功能不全伴左室流出道狭窄、肥厚梗阻型心肌病或大动脉狭窄症患者。

【不良反应】

(1) 常见头痛、头晕、耳鸣、失眠等反应。

(2) 出现皮疹等过敏反应。

(3) 消化系统:腹痛、腹泻、食欲不振、消化不良、恶心、呕吐、便秘等,可有氨基转移酶升高,偶见口角炎。

(4) 心血管系统:心悸、乏力、颜面潮红、下肢水肿,还可引起反射性心率加快、严重低血压等反应。

(5) 其他:血小板减少、消化道溃疡等。

【注意事项】

(1) 用药时注意监测血压及血流动力学,根据症状和血流动力学逐渐调整用量。

(2) 出现低血压等异常情况时,应减少用量或停止使用,必要时升压治疗。

(3) 本药与磷酸二酯酶抑制剂(西地那非等)同时服用能增强降压作用,而导致血压过度下降,所以两者不能同用。

(4) 服药初期,与硝酸酯类等相似药物同服,可能会因血管扩张作用而引起搏动性头痛,可减量或中止给药。

(5) 在使冠状血管阻力显著降低的用量下,不影响心率、心肌收缩力、心肌氧耗以及房室传导时间。

尼可地尔(Nicorandil,喜格迈、瑞科喜)

【剂型与规格】

片剂:5mg。
注射液:12mg,48mg。

【用法用量】

(1) 片剂:成人每次5mg,一日3次。根据症状轻重可适当增减。

(2) 注射液:成人静脉滴注,以2mg/h为起始量,可根据症状适当增减剂量,最大剂量不超过6mg/h。

5. 抗血小板药物 阿司匹林、氯吡格雷、替格瑞洛、替罗非班等。

【作用机制】

(1) 阿司匹林又名乙酰水杨酸,主要作用机制是使血小板内环氧化酶(COX)的活性部位乙酰化,使环氧化酶失活,从而抑制血栓烷A2(TXA2)生成,抑制血小板聚集。

(2) 氯吡格雷是不可逆的二磷酸腺苷

曼格综合征或原发性肺动脉高压、右室梗死、脱水、闭角型青光眼、已应用磷酸二酯酶抑制剂(西地那非等)等。

(2) 慎用:老年人、低血压、肝肾功能障碍、急性心功能不全伴左室流出道狭窄、肥厚梗阻型心肌病或大动脉狭窄症患者。

【不良反应】

(1) 常见头痛、头晕、耳鸣、失眠等反应。

(2) 出现皮疹等过敏反应。

(3) 消化系统:腹痛、腹泻、食欲不振、消化不良、恶心、呕吐、便秘等,可有氨基转移酶升高,偶见口角炎。

(4) 心血管系统:心悸、乏力、颜面潮红、下肢水肿,还可引起反射性心率加快、严重低血压等反应。

(5) 其他:血小板减少、消化道溃疡等。

【注意事项】

(1) 用药时注意监测血压及血流动力学,根据症状和血流动力学逐渐调整用量。

(2) 出现低血压等异常情况时,应减少用量或停止使用,必要时升压治疗。

(3) 本药与磷酸二酯酶抑制剂(西地那非等)同时服用能增强降压作用,而导致血压过度下降,所以两者不能同用。

(4) 服药初期,与硝酸酯类等相似药物同服,可能会因血管扩张作用而引起搏动性头痛,可减量或中止给药。

(5) 在使冠状血管阻力显著降低的用量下,不影响心率、心肌收缩力、心肌氧耗以及房室传导时间。

尼可地尔(Nicorandil,喜格迈、瑞科喜)

【剂型与规格】

片剂:5mg。
注射液:12mg,48mg。

【用法用量】

(1) 片剂:成人每次5mg,一日3次。根据症状轻重可适当增减。

(2) 注射液:成人静脉滴注,以2mg/h为起始量,可根据症状适当增减剂量,最大剂量不超过6mg/h。

5. 抗血小板药物 阿司匹林、氯吡格雷、替格瑞洛、替罗非班等。

【作用机制】

(1) 阿司匹林又名乙酰水杨酸,主要作用机制是使血小板内环氧化酶(COX)的活性部位乙酰化,使环氧化酶失活,从而抑制血栓烷A2(TXA2)生成,抑制血小板聚集。

(2) 氯吡格雷是不可逆的二磷酸腺苷

（ADP）受体拮抗剂,选择性抑制 ADP 与血小板受体的结合以及继发的 ADP 介导的糖蛋白 GPⅡb/Ⅲa 复合物的活化,因此可抑制血小板聚集。也可抑制非 ADP 引起的血小板聚集,不影响磷酸二酯酶的活性。通过不可逆地改变血小板 ADP 受体,使血小板的寿命受到影响。

（3）替格瑞洛是选择性 P2Y$_{12}$ 受体抑制剂,通过抑制新血凝块的形成,帮助患者降低动脉粥样化血栓形成事件的发生。

（4）替罗非班是糖蛋白 GPⅡb/Ⅲa 受体的可逆性拮抗剂,阻止纤维蛋白原与糖蛋白 GPⅡb/Ⅲa 结合,因而阻断血小板的交联及血小板的聚集。替罗非班还可抑制 ADP 诱导的血小板聚集及延长出血时间。替罗非班可强效抑制血小板功能,抑制的时间与药物的血浆浓度相平行,停用盐酸替罗非班注射液后,血小板功能迅速恢复到基线水平。

【禁忌证】

（1）禁忌:过敏、近期有活动性出血者(如消化性溃疡或颅内出血等)、血友病或血小板减少症。替格瑞洛还禁用于有颅内出血病史者、中重度肝脏损害患者及与强效 CYP3A4 抑制剂(酮康唑、克拉霉素等)联合用药。替罗非班还禁用于有颅内出血史、颅内肿瘤、动静脉畸形及动脉瘤的患者。

（2）慎用:出血倾向(如近期创伤、近期手术、凝血功能障碍、活动性或近期胃肠道出血)、颅内出血史、血小板减少、肝肾功能不全、心功能不全。阿司匹林还禁用于哮喘及其他过敏性反应、葡萄糖-6-磷酸脱氢酶(G-6-PD)缺陷、痛风患者。替罗非班还慎用于严重的未控制的高血压(收缩压>180mmHg 和/或舒张压>110mmHg)、急性心包炎、出血性视网膜病、慢性血液透析患者。

【不良反应】

（1）恶心、呕吐、上腹部不适、消化不良、便秘、腹泻或腹痛等胃肠道反应,长期或大量服用可致胃肠道出血或溃疡。

（2）中枢神经:头痛、眩晕、耳鸣、听力下降。

（3）过敏反应:哮喘、荨麻疹、皮疹、血管神经性水肿或休克。

（4）肝、肾功能损害。

（5）各种出血(如颅内出血、胃肠道出血、皮肤及皮下出血、尿道出血等)。

（6）替格瑞洛可导致高尿酸血症、呼吸困难。

（7）替罗非班可导致急性及/或严重血小板计数减少,可伴有寒战、轻度发热或出血并发症。

【注意事项】

（1）通常对阿司匹林过敏,同时可能对其他水杨酸类药或非甾体抗炎药过敏,须警惕交叉过敏的可能性。

第五章 心血管系统急症

（2）对于阿司匹林过敏者，应立即停药，并嘱以后禁用阿司匹林或其他甾体抗炎药。有哮喘者应立即给予扩张气管、吸氧，严重者可给予静脉补液及氨茶碱静滴。

（3）阿司匹林过量时可引起水杨酸反应，多见于风湿病用阿司匹林治疗者。阿司匹林不与其他甾体抗炎药同服，以免不良反应增加。

（4）阿司匹林作用于肾小管，使钾排泄增多，可导致血钾降低。

（5）阿司匹林可干扰硫酸铜尿糖试验、葡萄糖酶尿糖试验、尿酮体试验等。

（6）肾功能不全及老年患者使用氯吡格雷时不需调整剂量。

（7）停用替格瑞洛将会增加心肌梗死、支架血栓和死亡的风险，应避免中断治疗。如果必须暂时停用，则应尽快重新开始治疗。

（8）ACS 患者在替格瑞洛治疗期间，会出现头晕和意识模糊症状，因此在驾驶或操作机械时应格外小心。

（9）严重肾功能不全（肌酐清除率<30ml/min）的患者，替罗非班血浆清除率下降，剂量应减少 50%。

【指南推荐】

ACCF/AHA 2014 年 NSTE-ACS 指南：

患者到达医院后应尽早给予阿司匹林嚼服（162~325mg），维持剂量为每日 81~325mg（Ⅰ，A）。

第五章　心血管系统急症

因过敏、胃肠道不耐受而不能服用阿司匹林者,可给予氯吡格雷负荷量,并后续维持量口服(Ⅰ,B)。

对接受早期侵入策略或缺血指导策略的患者,如无禁忌,给予 $P2Y_{12}$ 抑制剂(氯吡格雷或替格瑞洛)与阿司匹林联用至 12 个月。可选择的药物包括氯吡格雷负荷量 300mg 或 600mg,维持量 75mg/d(Ⅰ,B);替格瑞洛负荷量 180mg,维持量 90mg,每日 2 次(Ⅰ,B)。

对接受早期侵入策略或缺血指导策略的患者,$P2Y_{12}$ 抑制剂替格瑞洛优于氯吡格雷(Ⅱa,B)。

对接受早期侵入策略和双联抗血小板治疗的中高危患者(如肌钙蛋白阳性),初始抗血小板治疗可考虑 GPⅡb/Ⅲa 抑制剂,首选依替巴肽或替罗非班(Ⅱb,B)。

对于拟行支架植入患者,PCI 术前应给予负荷剂量 $P2Y_{12}$ 抑制剂(Ⅰ,A)。可选择的药物包括氯吡格雷 600mg(Ⅰ,B),普拉格雷 60mg(Ⅰ,B)和替格瑞洛 180mg(Ⅰ,B)。

对于植入支架患者,$P2Y_{12}$ 抑制剂至少应用 12 个月(Ⅰ,B)。可选择的药物包括氯吡格雷 75mg(Ⅰ,B),普拉格雷 10mg(Ⅰ,B)和替格瑞洛 90mg(Ⅰ,B)。

对于接受早期侵入策略和(或)冠状动脉支架植入的患者,替格瑞洛优于氯吡格雷(Ⅱa,B)。

支架植入后的 $P2Y_{12}$ 抑制剂维持治疗期间,若出血所致死亡风险高于预期获益,提前停用(如<

12个月)P2Y$_{12}$抑制剂是合理的(Ⅱa,C)。

支架植入后可考虑12个月以上的双联抗血小板治疗(Ⅱb,C)。

高危患者(如肌钙蛋白升高),若未充分予以氯吡格雷或替格瑞洛预处理,可于PCI时应用GPⅡb/Ⅲa抑制剂(阿昔单抗、双倍剂量依替巴肽和大剂量替罗非班)(Ⅰ,A)。

高危患者(如肌钙蛋白升高),若已接受普通肝素治疗并经充分氯吡格雷预处理,可考虑于PCI时应用GPⅡb/Ⅲa抑制剂(阿昔单抗、双倍剂量依替巴肽和大剂量替罗非班)(Ⅱa,B)。

ACCF/AHA 2013年STEMI指南:

急诊PCI术前口服阿司匹林162~325mg(Ⅰ,B)。

急诊PCI术后,长期口服阿司匹林(Ⅰ,A)。

STEMI患者行急诊PCI时,尽早给予负荷量P2Y$_{12}$受体拮抗剂,可选择的药物包括氯吡格雷600mg(Ⅰ,B)、普拉格雷60mg(Ⅰ,B)、替格瑞洛180mg(Ⅰ,B)。STEMI患者急诊PCI植入支架后,应给予P2Y$_{12}$受体拮抗剂至少1年,每日维持量氯吡格雷75mg(Ⅰ,B)、普拉格雷10mg(Ⅰ,B)、替格瑞洛90mg每日2次(Ⅰ,B)。

急诊PCI术后,每日口服81mg阿司匹林,不建议更高剂量的阿司匹林(Ⅱa,B)。

在已用普通肝素(UFH)的特定患者行PCI术时可以静脉使用GPⅡb/Ⅲa拮抗剂,如阿昔单抗(Ⅱa,A)、高剂量替罗非班(Ⅱa,B)、双倍负荷剂量依替巴肽(Ⅱa,B)。

准备急诊 PCI 的 STEMI 患者,在导管室之前(如急救车、急诊室)可考虑静脉应用 GPⅡb/Ⅲa 拮抗剂(Ⅱb,B)。

急诊 PCI 时,冠状动脉内使用阿昔单抗(Ⅱb,B)。

植入 DES 支架术后,可考虑继续应用 $P2Y_{12}$ 受体拮抗剂 1 年(Ⅱb,A)。

STEMI 患者接受溶栓治疗时,应给予负荷量的阿司匹林(162~325mg)和氯吡格雷(年龄≤75 岁者为 300mg,年龄>75 岁者为 75mg)(Ⅰ,A)。

STEMI 患者接受溶栓治疗后,应长期服用,氯吡格雷至少服用 14 天,每日 75mg(Ⅰ,A),可长达 1 年(Ⅰ,C)。

STEMI 患者溶栓治疗后,阿司匹林维持量每日 81mg 优于高剂量(Ⅱa,B)。

阿司匹林(Aspirin,乙酰水杨酸钠、拜阿司匹灵)

【剂型与规格】

片剂:50mg,100mg,300mg,500mg。
肠溶片:25mg,50mg,100mg,300mg。
泡腾片:100mg。

【用法用量】

对于已有明确血栓形成倾向的患者,如 ACS,

应先给予较大剂量(300mg/d),3~5 天后可考虑改用小剂量维持治疗。冠心病患者长期预防性用药 50~150mg/d,最高剂量为 300mg/d 左右,最低剂量不宜低于 50mg/d。

氯吡格雷(Clopidogrel,泰嘉、波立维)

【剂型与规格】

片剂:75mg。

【用法用量】

口服每次 75mg,一日 1 次。ACS 患者应以单次负荷量氯吡格雷 300mg 或 600mg 开始,然后以 75mg 每日 1 次,合用阿司匹林。

替格瑞洛(Ticagrelor,倍林达)

【剂型与规格】

片剂:90mg。

【用法用量】

口服,起始剂量为单次负荷量 180mg,此后每次 90mg,每日 2 次。除非有明确禁忌,本品应与阿司匹林联合用药。在服用首剂负荷阿司匹林后,阿司匹林的维持剂量为每日 1 次,每次 75~100mg。已经接受过负荷剂量氯吡格雷的 ACS 患者,可以开始使用替格瑞洛。急性冠状动脉综合征及 PCI 术后患者替格瑞洛治疗时间为 12 个月。

替罗非班(Tirofiban,欣维宁、艾卡特)

【剂型与规格】

注射液:5mg(100ml),12.5mg(50ml)。

【用法用量】

(1) 不稳定型心绞痛或非 Q 波心肌梗死:替格瑞洛与肝素联用,由静脉输注,起始 30 分钟滴注速率为 $0.4\mu g/(kg \cdot min)$,起始输注量完成后,继以 $0.1\mu g/(kg \cdot min)$ 的速率维持滴注。一般至少持续 48 小时,并可达 108 小时。

(2) 血管成形术/动脉内斑块切除术:替格瑞洛应与肝素联用由静脉输注,起始推注量为 $10\mu g/kg$,在 3 分钟内推注完毕,而后以 $0.15\mu g/(kg \cdot min)$ 的速率维持滴注。

6. 抗凝药物 肝素、低分子肝素、磺达肝癸钠、比伐卢定等。

【作用机制】

(1) 肝素增强抗凝血酶Ⅲ(ATⅢ)活性,促进纤溶系统激活,激活肝素辅助因子,从而发挥抗凝作用。此外还有降血脂、抗炎、抑制平滑肌细胞增生、抑制血小板聚集等作用。

(2) 低分子肝素具有抗血栓形成和抗凝作用,具有很高的抗凝血因子Ⅹa 活性和较低的抗凝血因子Ⅱa或抗凝血酶活性,降低了出血风险。推荐剂量不延长出血时间,预防剂量不显著改变APTT。

(3) 磺达肝癸钠通过ATⅢ选择性抑制因子Ⅹa。磺达肝癸钠选择性结合于ATⅢ,增强了(大约300倍)ATⅢ对因子Ⅹa的中和活性,抑制了凝血酶的形成和血栓的增大。磺达肝癸钠不能灭活凝血酶(活化因子Ⅱ),并对血小板没有作用。在2.5mg剂量时,不影响常规凝血实验如活化部分凝血活酶时间,活化凝血时间或者血浆凝血酶原时间/国际标准化比值,也不影响出血时间或纤溶活性。磺达肝癸钠不会与来自肝素诱导血小板减少症患者的血浆发生交叉反应。

(4) 比伐卢定通过特异性结合于凝血酶催化位点的阴离子部位而直接抑制凝血酶的作用。比伐卢定与凝血酶的结合是可逆的。比伐卢定还可延长人血浆中活化部分凝血激酶时间(APTT)、凝血酶时间(TT)、凝血酶原时间(PT),该作用具有浓度依赖性。

【禁忌证】

(1) 禁用:①肝素、低分子肝素:过敏者,有肝素引起的血小板减少症病史,与凝血障碍有关的出血,容易出血的器质性病变,脑出血,急性细菌性心内膜炎。②磺达肝癸钠:过敏者,活动性出血,急性细菌性心内膜炎,肌酐清除率<20ml/min的严重肾脏损害。③比伐卢定:过敏者,活动性大

出血。

（2）慎用：出血异常、肝肾功能衰竭、严重的高血压、有消化性溃疡或其他易出血的器官病变病史、脉络膜视网膜血管病变、颅脑手术、脊柱手术、眼部手术术后。

【不良反应】

（1）不良反应常见不同部位的出血。

（2）低分子肝素偶有血小板减少症、血栓形成报道，极少数患者出现皮肤坏死，偶有注射部位小血肿。全身性过敏反应，包括血管神经性水肿或休克。可有一过性转氨酶增高。

（3）比伐卢定还有背痛、头痛、低血压等不良反应。

（4）磺达肝癸钠在 ACS 治疗中常见的非出血性不良反应为：头痛、胸痛、心房颤动、发热、室性心动过速、呕吐和低血压。

【注意事项】

（1）用药中，若血压或血容量突然下降，或有其他不明症状出现时，都应立刻停药并高度警惕出血的发生。

（2）肝素应用时，根据 APTT 调整剂量，以达到治疗性抗凝作用。

（3）低分子肝素的使用时间不应超过 10 天，治疗过程中应监测血小板计数，对有高钾危险性患者注意监测血钾。

(4) 低分子肝素不主张与阿司匹林(或其他水杨酸类药物)或非甾体抗炎药和其他抗血小板药物联合应用,因可能增加出血的危险性。

(5) ACS 患者接受直接 PCI,不推荐在 PCI 术前和术中使用磺达肝癸钠。

(6) 磺达肝癸钠主要通过肾脏排出,在肾功能损害患者中,特别是肌酐清除率小于 30ml/min 者,发生大出血和静脉血栓栓塞的风险都增加。

(7) 对 ACS 治疗,磺达肝癸钠应谨慎用于同时应用其他增加出血风险的药物治疗的患者(如 GP Ⅱ b/Ⅲ a 受体拮抗剂或溶栓剂)。

(8) 比伐卢定用于 γ 放射治疗中会增加血栓形成的风险,包括致命后果。

(9) 比伐卢定在肾功能损害患者剂量应降低,同时要监测抗凝血状态。

(10) 比伐卢定在与肝素、华法林或溶栓药物合用时,会增加患者出血的可能性。

(普通)肝素(Unfractionated heparin, UFH)

【剂型与规格】

注射液:12 500U。

【用法用量】

(1) 静脉内弹丸注射 5000U 为起始剂量,其后 500~1000U/h 持续静脉滴注。

(2) 也可用 5000U,生理盐水稀释后每 6 小时静脉注射 1 次,48h 后改为皮下注射;总量一般为 20 000~40 000U/d。

(3) 深部皮下注射:5000~7500U,q12h,共 5~7 天。

【指南推荐】

ACCF/AHA 2014 年 NSTE-ACS 指南:

依诺肝素皮下注射,住院期间持续应用或直至接受 PCI 治疗(Ⅰ,A)。

接受早期侵入性诊治患者可选择比伐卢定,持续应用至接受诊断性冠状动脉造影或 PCI 治疗(Ⅰ,B)。

磺达肝癸钠皮下注射,住院期间持续应用或直至接受 PCI 治疗(Ⅰ,B)。

患者已应用磺达肝癸钠而拟接受 PCI 治疗,需额外应用抗Ⅱa 因子活性的抗凝药物(Ⅰ,B)。

静脉应用 UFH 持续 48 小时或直至接受 PCI 治疗(Ⅰ,B)。

对于接受 PCI 治疗的患者,应给予抗凝剂以减少冠状动脉内或导管内血栓形成风险(Ⅰ,C)。

对于接受 PCI 治疗的患者,静脉给予 UFH 有益(Ⅰ,C)。

无论是否给予 UFH,比伐卢定对接受 PCI 治疗的患者均有益(Ⅰ,B)。

对于接受少于 2 次治疗剂量(1mg/kg,皮下注射),或 PCI 术前 8~12 小时接受末次依诺肝素的患者,应于 PCI 治疗时再次静脉给予依诺肝素

0.3mg/kg(Ⅰ,B)。

对 PCI 术中接受磺达肝癸钠治疗者,应在 PCI 前即刻静脉给予 UFH 85U/kg,以预防导管内血栓形成(Ⅰ,B)。

PCI 术后应停止抗凝治疗,除非有充分理由需要继续治疗(Ⅰ,C)。

ACCF/AHA 2013 年 STEMI 指南:

行急诊 PCI 的 STEMI 患者,应该使用以下抗凝治疗:不管是否使用 GP Ⅱb/Ⅲa 拮抗剂,应用 UFH,并维持治疗性 APTT(Ⅰ,C)。或无论之前是否使用 UFH,应用比伐卢定(Ⅰ,B)。

行急诊 PCI 的 STEMI 患者,如出血高危者,单用比伐卢定,不推荐 UFH 联合 GP Ⅱb/Ⅲa 拮抗剂(Ⅱa,B)。

接受溶栓再灌注治疗的 STEMI 患者应接受至少 48 小时抗凝治疗,最好在住院期间应用,持续达 8 天或直到再次血运重建为止(Ⅰ,A)。

推荐的抗凝治疗方案包括:静脉应用 UFH(根据体重调整剂量),使 APTT 为正常值的 1.5~2.0 倍,持续 48 小时或直到再次血运重建为止(Ⅰ,C)。应用依诺肝素(根据年龄、体重和肌酸酐清除率给药),先给予静脉注射,然后在 15 分钟内皮下注射,直至住院天数持续达 8 天或直到再次血运重建为止(Ⅰ,A)。磺达肝癸钠初始先给予静脉注射剂量,然后在 24 小时内皮下注射给药(估计肌酐清除率>30ml/min),直至住院天数持续达 8 天或直到再次血运重建为止(Ⅰ,B)。

低分子肝素[Low molecular weight heparin,低分子肝素钠(齐征)、依诺肝素(克赛)、那屈肝素(速碧林)、达肝素(法安明)]

【剂型与规格】

注射液:齐征:2500U(0.2ml),5000U(0.4ml)。
克赛:2000U(0.2ml),4000U(0.4ml)。
速碧林:3075U(0.3ml),4100U(0.4ml)。
法安明:5000U(0.2ml),10 000U(1ml)。

【用法用量】

(1) 齐征:皮下注射120U/kg体重,每日2次,最大剂量为10 000U/12h,至少治疗6天。

(2) 克赛:皮下注射4000U,每日2次(q12h),一般3~8天停用;根据体重100U/kg,皮下注射,q12h调整剂量。

(3) 速碧林:皮下注射4100U,每日2次(q12h),一般不超过8天;根据体重100U/kg,皮下注射,q12h调整剂量。

(4) 法安明:皮下注射5000/7500U,每日2次(q12h);或根据体重120U/kg,皮下注射,q12h调整剂量。最大剂量为10 000U/12小时,至少治疗6天。

磺达肝癸钠(Fondaparinuxsodium,安卓)

【剂型与规格】

注射液:2.5mg(0.5ml)。

【用法用量】

推荐剂量为 2.5mg,每日一次,皮下注射给药。作出诊断后应尽早开始治疗,治疗持续最长为 8 天,如果不到 8 天出院则直至出院为止。

比伐卢定(Bivalirudin,比伐芦定、泰加宁)

【剂型与规格】

注射液:250mg。

【用法用量】

推荐剂量为 1mg/kg 静脉推注,后以 2.5mg/(kg·h)速度静脉滴注维持 4 小时,如需要,可再以 0.2mg/(kg·h)速度静脉滴注,持续时间不超过 20h。

中度肾功能损害患者(30~59ml/min)比伐卢定剂量为 1.75mg/(kg·h)。如果肌酐清除率小于 30ml/min,应考虑将剂量减少至 1.0mg/(kg·h)滴注速率。如果病人正在进行血液透析,比伐卢定应剂量减为 0.25mg/(kg·h)。

7. 溶栓药物 链激酶、尿激酶、重组组织型纤溶酶原激活剂(rt-PA)等。

【作用机制】

(1) 非纤维蛋白特异溶栓药:链激酶先与纤溶酶原形成链激酶-纤溶酶原复合物,间接激活集合或游离于纤维蛋白表面的纤溶酶原为纤溶酶,使血栓溶解。尿激酶属于内源性纤溶系统,直接激活纤溶酶原为纤溶酶,纤溶酶裂解凝血块表面和血液中游离的纤维蛋白,使血栓溶解。

(2) 纤维蛋白特异溶栓药:rt-PA 本身对纤溶酶原激活作用很弱,当纤维蛋白存在时,rt-PA 结合到纤维蛋白上,其激活作用明显增加,激活血栓中已与纤维蛋白结合的纤溶酶原为纤溶酶,纤溶酶继而溶解纤维蛋白,使血栓溶解。此外,还可抑制血小板活性。溶栓首选此类药物。

【禁忌证】

(1) 禁忌:近期活动性出血,手术、组织活检、心肺复苏术、不能实施压迫的大血管穿刺术及外伤史,控制不满意的高血压或不能排除主动脉夹层者,有出血性脑卒中病史者,对扩容和血管加压药无反应的休克,细菌性心内膜炎、二尖瓣病变并有房颤且高度怀疑左心腔内血栓者,糖尿病合并出血性视网膜病变,出血性疾病或出血倾向,低纤维蛋白原血症,严重的肝肾功能障碍,意识障碍。

(2) 慎用:高龄老年人、慢性胃溃疡、新近空洞型肺结核、严重肝病伴有出血倾向者。

【不良反应】

(1) 使用剂量较大时,少数患者可有出血现象,可有轻度出血、严重出血。

第五章　心血管系统急症

【用法用量】

推荐剂量为 2.5mg,每日一次,皮下注射给药。作出诊断后应尽早开始治疗,治疗持续最长为 8 天,如果不到 8 天出院则直至出院为止。

比伐卢定(Bivalirudin,比伐芦定、泰加宁)

【剂型与规格】

注射液:250mg。

【用法用量】

推荐剂量为 1mg/kg 静脉推注,后以 2.5mg/(kg·h)速度静脉滴注维持 4 小时,如需要,可再以 0.2mg/(kg·h)速度静脉滴注,持续时间不超过 20h。

中度肾功能损害患者(30~59ml/min)比伐卢定剂量为 1.75mg/(kg·h)。如果肌酐清除率小于 30ml/min,应考虑将剂量减少至 1.0mg/(kg·h)滴注速率。如果病人正在进行血液透析,比伐卢定应剂量减为 0.25mg/(kg·h)。

7. 溶栓药物　链激酶、尿激酶、重组组织型纤溶酶原激活剂(rt-PA)等。

【作用机制】

(1) 非纤维蛋白特异溶栓药:链激酶先与纤溶酶原形成链激酶-纤溶酶原复合物,间接激活集

第五章　心血管系统急症

合或游离于纤维蛋白表面的纤溶酶原为纤溶酶，使血栓溶解。尿激酶属于内源性纤溶系统，直接激活纤溶酶原为纤溶酶，纤溶酶裂解凝血块表面和血液中游离的纤维蛋白，使血栓溶解。

（2）纤维蛋白特异溶栓药：rt-PA本身对纤溶酶原激活作用很弱，当纤维蛋白存在时，rt-PA结合到纤维蛋白上，其激活作用明显增加，激活血栓中已与纤维蛋白结合的纤溶酶原为纤溶酶，纤溶酶继而溶解纤维蛋白，使血栓溶解。此外，还可抑制血小板活性。溶栓首选此类药物。

【禁忌证】

（1）禁忌：近期活动性出血，手术、组织活检、心肺复苏术、不能实施压迫的大血管穿刺术及外伤史，控制不满意的高血压或不能排除主动脉夹层者，有出血性脑卒中病史者，对扩容和血管加压药无反应的休克，细菌性心内膜炎、二尖瓣病变并有房颤且高度怀疑左心腔内血栓者，糖尿病合并出血性视网膜病变，出血性疾病或出血倾向，低纤维蛋白原血症，严重的肝肾功能障碍，意识障碍。

（2）慎用：高龄老年人、慢性胃溃疡、新近空洞型肺结核、严重肝病伴有出血倾向者。

【不良反应】

（1）使用剂量较大时，少数患者可有出血现象，可有轻度出血、严重出血。

(2) 少数患者可出现过敏反应,一般表现较轻,如支气管痉挛、皮疹等,偶可见过敏性休克。多见于链激酶。

(3) 发热:2%~3%患者可见不同程度发热。

(4) 其他:可见恶心、呕吐、食欲缺乏、头痛、疲倦、ALT升高。

(5) 冠状动脉血栓在快速溶栓时可产生再灌注综合征或室性心律失常,需紧急处理。

【注意事项】

(1) 发生严重出血,如消化道大出血、颅内出血、腹膜后或心包出血等,应终止使用溶栓药,紧急状态下可考虑用氨基己酸、氨甲苯酸对抗尿激酶,严重者可补充纤维蛋白原或全血。

(2) 出现发热不良反应,可用对乙酰氨基酚退热,不可用阿司匹林或其他有抗血小板作用的退热药。

(3) 人体内常有链激酶的抗体存在,使用时必须先给以足够的链激酶初导剂量将其抗体中和。新近患有链球菌感染的患者,应先测定抗链激酶值,如大于100万U,不宜应用链激酶。

(4) 在用链激酶前,用过抗凝血药如肝素的患者,可用鱼精蛋白中和。如系双香豆素类抗凝血药,则须测定凝血状况,待正常后方可使用。

(5) 链激酶的活性不需要纤维蛋白存在,链激酶-纤溶酶原复合物不受血液中 α_2-抗纤溶酶的抑制。

(6) 尿激酶可被循环中的纤溶酶原激活剂的抑制物所中和,而且产生的纤溶酶可被血液中α2-抗纤溶酶灭活,故治疗量效果不佳。需大量尿激酶使纤溶酶原激活剂的抑制物和α2-抗纤溶酶耗竭,才能发挥溶栓作用。

(7) rt-PA 选择性激活血栓部位的纤溶酶原,而对血液循环中的纤溶酶原无激活作用,因此出血并发症少见。rt-PA 无抗原性,不引起过敏反应。

(8) rt-PA 半衰期短,为 4~6 分钟,需要同时使用肝素抗凝。

【指南推荐】

ACCF/AHA 2013 年 STEMI 指南:

在不具备 PCI 能力的医院,如果预计急诊 PCI 不能在首次医疗接触(FMC)120 分钟内实施时,如无禁忌,STEMI 患者应在发病 12 小时内进行溶栓治疗(Ⅰ,A)。发病 12~24 小时,仍有缺血证据、大面积心肌坏死或血流动力学不稳定,可考虑进行溶栓治疗(Ⅱa,C)。

链激酶[Streptokinase(SK),
溶栓酶、链球菌激酶]

【剂型与规格】

冻干粉针剂:10 万 U,15 万 U,20 万 U,30 万 U。

【用法用量】

急性心肌梗死静脉溶栓治疗,150万U用10ml生理盐水溶解,再加入5%~10%葡萄糖溶液100ml,60分钟内静脉滴入,应尽早开始,争取发病12小时内开始治疗。或根据体重增减剂量(按2万U/kg体重计)。溶栓开始后12小时,皮下注射肝素7500U,q12h,维持3~5天。

尿激酶[Urokinase(UK),人纤维蛋白溶酶]

【剂型与规格】

注射剂:1万U,10万U,50万U。

【用法用量】

150万U用10ml生理盐水溶解,再加入5%~10%葡萄糖溶液100ml,30分钟内静脉滴入。肝素用法同链激酶。

重组组织型纤溶酶原激活剂
[Recombinant tissue plasminogen activator(rt-PA),阿替普酶]

【剂型与规格】

注射粉剂:20mg,50mg。

【用法用量】

急性 ST 段抬高型心肌梗死：

发病 6 小时内（90 分钟加速给药法）：15mg 静脉推注，其后 30 分钟内静脉滴注 50mg，剩余 35mg 在 60 分钟内静脉滴注，最大剂量达 100mg。

发病后 6~12 小时内（3 小时给药法），10mg 静脉推注，其后 1 小时内静脉滴注 50mg，剩余 40mg 在 2 小时内静脉滴注，最大剂量达 100mg。

8. 他汀类　阿托伐他汀、瑞舒伐他汀等。

【作用机制】

（1）他汀类为羟甲基戊二酸单酰辅酶 A（HMG-CoA）还原酶抑制剂，其本身或其代谢物的结构与 HMG-CoA 相似，可竞争性抑制 HMG-CoA 还原酶活性。

（2）他汀类阻碍肝脏内源性胆固醇的合成，而代偿性增加了肝细胞膜上低密度脂蛋白（LDL）受体的合成。血浆中大量 LDL 被摄取，经 LDL 受体途径代谢为胆汁酸排出体外，血浆 LDL 水平降低。

（3）他汀类不仅降低血浆 LDL 水平，还能轻度降低血浆甘油三酯（TG），阻碍极低密度脂蛋白（VLDL）的合成及释放，增加 VLDL 的清除，轻度增加高密度脂蛋白（HDL）水平，升高脂蛋白 apoA-Ⅰ。

（4）他汀类的多效性作用包括：改善内皮功

能、抗血栓、稳定斑块、抑制血管炎症及抗氧化等作用。

【禁忌证】

（1）禁忌：过敏、有活动性肝病或不明原因血清转氨酶持续升高、严重肾损害、肌病、同时用环孢素的患者。

（2）慎用：大量饮酒及有肝病史患者。

【不良反应】

（1）胃肠道反应：恶心、腹痛、腹胀、消化不良、腹泻、便秘等。

（2）头痛、头晕、皮疹、白内障、视力模糊和味觉障碍等。

（3）偶有血清转氨酶轻度升高，需监测肝功能。

（4）少见的不良反应有阳痿、失眠。

（5）严重的不良反应少见，包括横纹肌溶解症（表现肌痛、无力、肌酸激酶升高及肌红蛋白尿等）、肝炎、胰腺炎及血管神经性水肿。

【注意事项】

（1）用药期间应定期检查血脂和肌酸激酶，注意定期监测肝功。

（2）治疗过程中如发生转氨酶升高达正常高限的3倍，或肌酸激酶显著升高或肌炎、胰腺炎时，应停药。

(3) 如有低血压、严重急性感染、创伤、代谢紊乱等,须注意可能出现继发于骨骼肌溶解后的肾衰竭。

(4) 不应在剧烈运动后或存在引起肌酸激酶升高的因素时检测肌酸激酶,否则会混淆对结果的解释。

(5) 高剂量的瑞舒伐他汀治疗的患者可有蛋白尿,蛋白大多数来源于肾小管,蛋白尿多是短暂的或断断续续的。

(6) 肾功能不全时应减少剂量。

【指南推荐】

ACCF/AHA 2014 年 NSTE-ACS 指南:

如无禁忌,推荐尽早或持续使用高强度的他汀类药物治疗(Ⅰ,A)。最好在 NSTE-ACS 发病 24 小时内,获取空腹血脂分析结果(Ⅱa,C)。

变异型心绞痛患者 HMG-CoA 还原酶抑制剂治疗有效(Ⅰ,B)。

ACCF/AHA 2013 年 STEMI 指南:

如无禁忌,推荐尽早或持续使用高强度的他汀类药物治疗(Ⅰ,B)。最好在 STEMI 发病 24 小时内,获取空腹血脂分析结果(Ⅱa,C)。

阿托伐他汀(Atorvastatin,立普妥)

【剂型与规格】

片剂:10mg,20mg,40mg。

【用法用量】

一般起始剂量 10~20mg,一日 1 次,临睡前服用,根据血脂水平调整剂量,最大剂量为 80mg/d。

瑞舒伐他汀(Rosuvastatin,可定)

【剂型与规格】

片剂:10mg,20mg,40mg。

【用法用量】

一般起始剂量 10mg,一日 1 次,临睡前服用,严重肾病患者 5mg/d 起始。根据血脂水平调整剂量,最大剂量为 40mg/d。

9. 镇静镇痛药物　吗啡(Morphine)。

【作用机制】

(1) 阿片类受体激动剂,有强大的镇痛作用,同时也有明显的镇静作用。

(2) 镇痛:对一切疼痛均有效,通过模拟内源性抗痛物质脑啡肽的作用,激活中枢神经阿片受体而产生药理作用。

(3) 镇静:有时产生欣快感,可改善疼痛患者的紧张情绪。

(4) 吗啡主要用于心肌梗死患者的镇痛和镇静,还可促进内源性组胺释放而使外周血管扩张、血压下降,降低左室前后负荷和心肌耗氧量。

【禁忌证】

（1）禁忌：呼吸抑制已显示发绀，颅内压增高和颅脑损伤，慢性阻塞性肺病、支气管哮喘，肺源性心脏病失代偿，甲状腺功能减退，皮质功能不全，前列腺肥大，排尿困难，严重肝功能不全，休克尚未纠正控制前，炎性肠梗阻等。

（2）慎用：老年人和儿童。

【不良反应】

（1）常见：瞳孔缩小如针尖、视力模糊或复视；便秘；排尿困难；直立性低血压；嗜睡、头痛、恶心、呕吐等。

（2）少见：呼吸抑制、幻觉、耳鸣、惊厥、抑郁、皮疹、支气管痉挛和喉头水肿等。

（3）偶见瘙痒、荨麻疹、皮肤水肿等过敏反应。

（4）连用3～5天即产生耐药性，1周以上可成瘾，需慎用。

【注意事项】

（1）吗啡为国家特殊管理的麻醉药品，使用和保管必须严格遵守国家对麻醉药品的管理条例。

（2）应用过量可致急性中毒，主要表现为昏迷、针状瞳孔、呼吸浅弱、血压下降、发绀等。

（3）中毒解救可用吗啡拮抗剂纳洛酮0.4～0.8mg静脉注射或肌内注射，必要时2～3分钟可重复一次；或将纳洛酮2mg溶于生理盐水或5%葡萄糖液500ml内静脉滴注。其他措施为人工呼吸、给氧，给予升压药，β-肾上腺素受体阻断剂减慢心率，补充液体维持循环。

(4) 与二甲双胍合用，增加乳酸性酸中毒的危险性。与M胆碱受体阻断剂（尤其是阿托品）合用，便秘加重，增加麻痹性肠梗阻和尿潴留的危险性。与西咪替丁合用出现呼吸暂停、精神错乱和肌肉抽搐。

【剂型与规格】

注射液:5mg(0.5ml),10mg(1.0ml)。
片剂:5mg,10mg。

【用法用量】

急性心肌梗死患者，3～5mg静脉缓慢注入，为首选。5～10分钟后可重复应用，总量不超过10～15mg。

【指南推荐】

ACCF/AHA 2014年NSTE-ACS指南：

尽管已给予了最大耐受量的抗缺血治疗，NSTE-ACS患者仍有持续胸痛发作时，可考虑静脉应用吗啡（Ⅱb,B）。

参 考 文 献

1. 杨世杰.药理学.第2版.北京:人民卫生出版社,2010.

2. 郑长青.心内科用药常规与禁忌.北京:人民军医出版社,2012.
3. 杨杰孚.心脏病药物治疗学.北京:人民卫生出版社,2014.
4. Amsterdam EA, Wenger NK, Brindis RG, et al. 2014 AHA/ACC Guideline for the Management of Patients With Non-ST-Elevation Acute Coronary Syndromes: A Report of the American College of Cardiology/American Heart Association Task Force on Practice Guidelines. Circulation, 2014,130(25):e344-e426.
5. O'Gara PT, Kushner FG, Ascheim DD, et al. 2013 ACCF/AHA Guideline for the Management of ST-Elevation Myocardial Infarction: A Report of the American College of Cardiology Foundation/American Heart Association Task Force on Practice Guidelines. Circulation,2012,127(4):e362-e425.

(薛丽　颜凤)

第二节　窄 QRS 波心动过速

窄 QRS 波心动过速是心率大于 100 次/分,且心电图上 QRS 波的宽度小于 0.12 秒的心律失常。窄 QRS 心动过速是室上性起源的。按具体的起源部位可分为窦房结起源(窦性心动过速)、房性起源(房颤、房扑、房性心动过速)、交界区起源(房室折返、房室结折返的心动过速)。按节律齐性可分为节律整齐和节律不整齐。最常见的心律不齐的窄 QRS 波心动过速为房颤或多源性房速,有时也可见于房扑。

第五章 心血管系统急症

一、相关药物

急诊处理窄 QRS 波心动过速常用的药物详见表 5-2。

表 5-2 窄 QRS 波心动过速治疗相关药物

治疗目的	分类	相关药物
减慢心室率	Ic 类	普罗帕酮
	Ⅱ类（β 受体阻滞剂）	普萘洛尔、美托洛尔、艾司洛尔等
	Ⅲ类	胺碘酮
	Ⅳ类（非二氢吡啶类钙通道拮抗剂）	维拉帕米、地尔硫䓬等
	洋地黄类	毛花苷丙
转复心律	腺苷	腺苷
	Ic 类	普罗帕酮
	Ⅲ类	胺碘酮
	Ⅳ类（非二氢吡啶类钙通道拮抗剂）	维拉帕米、地尔硫䓬等

二、用药选择

评估病情，并根据患者血流动力学的稳定性和心动过速的起源迅速给予有效治疗措施。

1. 对于所有窄 QRS 波心动过速所致的血流

动力学不稳定患者,无论心脏电活动起源如何,均应尽快进行电复律。

2. 窦性心动过速常常是运动、精神刺激、发热、脱水、缺氧等应激状态或感染、甲亢、贫血、低血容量等基础疾病的代偿反应。发生此类心动过速时,应积极处理诱发因素或基础疾病,一般不建议首先使用抗心律失常药物。

3. 对于血流动力学稳定的明显房性起源的窄 QRS 波心动过速(常见为房颤和房扑),如果发病时间小于 24 小时,应尽快使用普罗帕酮、胺碘酮等药物转复心律;如果发病时间超过 24 小时,应考虑使用 β 受体阻滞剂、非二氢吡啶类钙通道拮抗剂、普罗帕酮、胺碘酮等减慢心室率,合并心功能不全时,推荐使用毛花苷丙。

4. 对于血流动力学稳定的交界区起源的窄 QRS 波心动过速(即通常意义的室上性心动过速)和难以鉴别的房性心动过速,可首先采用迷走神经刺激法(如 Valsava 动作)转复心律。如未成功,可使用腺苷、普罗帕酮、维拉帕米和地尔硫草等药物转复心律。如果使用足量上述药物效果不佳,应考虑为难以鉴别的房性心动过速,药物使用与明显房性起源的窄 QRS 波心动过速相同。

5. 静脉使用抗心律失常药物时,应首先考虑足量单药治疗,不推荐联用或短时间内换用第二种抗心律失常药物,以免加重药物不良反应,甚至促心律失常发生。

三、治疗药物

1. Ⅰc类药物 常用药物为普罗帕酮。

【作用机制】

(1) 抑制快钠离子内流,减慢0相除极速度,使传导速度减低,轻度延长动作电位间期及有效不应期。

(2) 提高心肌细胞阈电位,减慢房室旁路的前向及逆向传导速度。

(3) 有较弱的β受体阻滞作用及慢钙离子通道阻滞作用,对心肌收缩力有轻至中度抑制。

【禁忌证】

(1) 禁忌:窦房结功能障碍,严重房室传导阻滞、双束支传导阻滞、心源性休克者。

(2) 慎用:心肌严重损害、严重心动过缓、肝肾功能不全和明显低血压者。

【不良反应】

(1) 口干、唇舌麻木。
(2) 头痛、头晕。
(3) 胃肠道症状:恶心、呕吐、便秘等。
(4) 老年患者可出现血压下降。
(5) 房室阻断症状。
(6) 胆汁淤积性肝损伤。

【注意事项】

用药后若出现高度窦房传导阻滞或房室传导阻滞时,可静脉输注乳酸钠、阿托品、异丙肾上腺素或间羟肾上腺素等解救。

普罗帕酮(Propafenone,心律平)

【剂型与规格】

片剂:50mg,100mg,150mg。
注射液:17.5mg(5ml),35mg(10ml)。

【用法用量】

(1) 静脉推注:起始剂量:1~2mg/kg,以10mg/min速度静推。通常使用的单次剂量为70mg,最大不超过140mg。一日总量不超过350mg。

(2) 口服:100~200mg,每日3次或每日4次。治疗量为每日300~900mg,分4~6次服用。维持量为每日300~600mg,分2~4次服用。

【指南推荐】

(1) 适用于预防或治疗室上性异位搏动、室上性心动过速、预激综合征等。

(2) 治疗无器质性心脏病的房颤患者的主要一线药物。

2. Ⅱ类药物(β受体阻滞剂) 常用药物为普

萘洛尔、美托洛尔、艾司洛尔、阿替洛尔等。

【作用机制】

(1) 降低交感神经效应、降低循环中儿茶酚胺对心脏β肾上腺素受体的作用。

(2) 降低ⅠCa-L、起搏电流(Ⅰf),减慢窦律,抑制自律性,减慢心室率。

(3) 延缓房室结传导。

【禁忌证】

(1) 禁忌:严重低血压、心源性休克、对洋地黄无效的心衰患者、严重支气管哮喘、过敏性鼻炎、严重心动过缓、严重房室传导阻滞者和孕妇。

(2) 慎用:糖尿病和甲亢患者、肝肾功能不全者。

【不良反应】

(1) 头痛、头晕、眩晕、疲倦、失眠、噩梦。

(2) 腹胀、恶心。

(3) 皮疹。

【注意事项】

(1) 不宜与抑制心脏的麻醉剂(如乙醚)合用。

(2) 不宜与单胺氧化酶抑制剂(如帕吉林)合用。

第五章 心血管系统急症

普萘洛尔(Propranolol,心得安)

【剂型与规格】

片剂:10mg。
注射液:5mg(5ml)。

【用法用量】

(1) 口服:每日 10~30mg,分 3 次服用,用量根据心律、心率及血压变化调整。
(2) 静脉滴注:每分钟 1mg 的速度静脉滴注,单次量 2.5~5mg,用 5%~10% 葡萄糖液 100ml 稀释。

【指南推荐】

用于控制窦性心动过速、房颤或房扑的心室率,也可用于减少房性早搏。

美托洛尔(Metoprolol,倍他乐克)

【剂型与规格】

酒石酸美托洛尔缓释片:25mg,50mg。
琥珀酸美托洛尔缓释片:47.5mg,95mg。
注射液:5mg(5ml)。

【用法用量】

(1) 口服:琥珀酸美托洛尔缓释片 23.75mg/

次(酒石酸美托洛尔缓释片25mg/次),每日2次。

(2)静滴:开始时5mg(每分钟1~2mg),5分钟后可重复,直至生效,总剂量不超过15mg。

【指南推荐】

用于控制窦性心动过速、房颤或房扑的心室率,也可用于减少房性早搏。

艾司洛尔(Esmolol)

【剂型与规格】

注射液:200mg(2ml)。

【用法用量】

静滴:负荷量:0.5mg/(kg·min),约1分钟,维持量:0.05mg/(kg·min),可根据疗效逐渐加量,维持量最大可加至0.3mg/(kg·min)。

【指南推荐】

用于控制房颤或房扑的心室率。

3. Ⅲ类药物　常用药物为胺碘酮。

【作用机制】

(1)延长心肌纤维和房室结的动作电位时程及有效不应期,抑制心房及心肌纤维的快钠离子内流,减慢传导速度,有利于消除折返激动。

(2)减低窦房结自律性。

(3) 对静息膜电位及动作电位高度无影响。

(4) 由于复极过度延长,心电图有 Q-T 间期延长及 T 波改变。

【禁忌证】

(1) 禁忌:心动过缓、房室传导阻滞、甲状腺功能障碍或有既往史者、对碘过敏者。

(2) 慎用:Q-T 延长综合征、低血压、肝功能不全、肺功能不全、严重充血性心力衰竭、心脏明显增大(尤其是心肌病患者)、孕妇及哺乳期妇女。

【不良反应】

(1) 胃肠道反应:食欲不振、恶心、腹胀、便秘。

(2) 角膜色素沉着。

(3) 偶见皮疹及皮肤色素沉着。

(4) 偶尔可发生畏光、光晕、视物模糊或不适感。

【注意事项】

(1) 该药物口服后起效和作用消除均缓慢,不宜为获得疗效在短期内加用过大剂量,否则易过量。

(2) 用药期间需监测血压及心电图,特别注意 Q-T 间期明显延长(>0.48 秒)者停用。

(3) 用药期间还需注意肝功能、甲状腺功能、肺功能。

第五章 心血管系统急症

(4) 与β受体阻滞剂或钙通道拮抗剂合用可加重窦性心动过缓、窦性停搏、房室传导阻滞及低血压。

(5) 与洋地黄类药物合用可增加血清洋地黄药物的浓度,严重时致洋地黄中毒。

胺碘酮(Amiodaron,可达龙)

【剂型与规格】

片剂:200mg。
胶囊剂:100mg,200mg。
注射液:150mg(3ml)。

【用法用量】

(1) 静脉使用:用于室上性起源的心动过速时,以150mg加入葡萄糖液或生理盐水20ml中静脉推注,之后按6~12mg/h静脉维持。

(2) 口服:200mg,一日3次。一周后改为200mg,一日2次维持。

【指南推荐】

(1) 适用于室性或室上性心动过速和早搏、阵发性房扑和房颤、预激综合征等。

(2) 可用于伴有充血性心力衰竭和急性心肌梗死的心律失常患者。

4. Ⅳ类药物(非二氢吡啶类钙通道拮抗剂) 常用药物为维拉帕米和地尔硫草。

【作用机制】

（1）抑制钙内流,降低心脏舒张期自动去极化速率,减慢窦房结冲动发放。

（2）抑制房室结传导并延长其不应期,消除房室结折返。

（3）阻断去极化的蒲氏纤维放电,消除去极化心室肌的自律性。

【禁忌证】

（1）禁忌:心力衰竭、心源性休克、低血压、传导阻滞者以及孕妇。

（2）慎用:支气管哮喘患者。

【不良反应】

（1）胃肠道反应:恶心、呕吐、便秘或腹泻。

（2）头痛、头晕、眩晕。

（3）心悸。

【注意事项】

（1）与 β 受体阻滞剂合用,易引起低血压、心动过缓、传导阻滞,甚至停搏。

（2）与洋地黄类药物合用可增加洋地黄药物的血药浓度,严重时致洋地黄中毒,合用时需适当调整洋地黄药物的剂量。

第五章 心血管系统急症

维拉帕米(Verapamil,异搏定)

【剂型与规格】

片剂:40mg。
注射液:5mg(2ml)。

【用法用量】

(1) 静脉使用:0.075~0.15mg/kg 缓慢静脉推注,症状控制后口服片剂维持。
(2) 口服:每次 40~120mg,一日 3~4 次。维持剂量为每次 40mg,一日 3 次。

【指南推荐】

(1) 适用于阵发性室上性心动过速、房室交界区心动过速。
(2) 也可用于房性早搏、房扑和房颤。

地尔硫䓬(Diltiazem)

【剂型与规格】

片剂:30mg。
缓释片剂:30mg。
注射液(盐酸地尔硫䓬):10mg,50mg。

【用法用量】

(1) 静脉使用:10mg 缓慢静脉推注(持续约

3分钟左右)。

(2) 口服:每次30~60mg,一日4次。

【指南推荐】

适用于阵发性室上性心动过速。

5. 洋地黄类药物 常用药物为毛花苷丙。

【作用机制】

(1) 减慢心率,抑制心脏传导系统。

(2) 增强心肌收缩力,增加心脏搏出量和心输出量,改善肺循环和体循环。

【禁忌证】

(1) 禁忌:阵发性室性心动过速、房室传导阻滞、主动脉瘤、小儿急性风湿热所致的心衰。

(2) 慎用:心肌炎、肺心病者。

【不良反应】

(1) 胃肠道反应:恶心、呕吐、厌食。

(2) 头痛、眩晕、黄视。

(3) 心动过缓。

【注意事项】

(1) 治疗量与中毒量之间相差很小,各个患者的耐受性和药物清除速度差别很大,治疗需根据患者个体情况摸索最佳剂量。

(2) 洋地黄中毒时须立即停药,并根据情况给予氯化钾、阿托品、苯妥英钠、利多卡因等药物。

(3) 用药期间不能使用钙注射剂。

毛花苷丙(Lanatoside,西地兰)

【剂型与规格】

注射液:0.4mg(2ml)。

【用法用量】

静脉使用:首次剂量0.4~0.6mg,用葡萄糖液稀释后缓慢静脉推注,2~4小时后可再给予0.2~0.4mg。

【指南推荐】

(1) 适用于房扑、房颤、阵发性室上性心动过速。

(2) 可用于急性或慢性心力衰竭。

6. 腺苷

【作用机制】

(1) 短暂降低窦房结频率。

(2) 抑制房室结传导。

【禁忌证】

(1) 禁忌:病态窦房结综合征、严重房室传导阻滞者。已知或估计有支气管狭窄或支气管痉挛者。对腺苷有超敏反应者。

（2）慎用：窦性心动过缓者、孕妇、哺乳期妇女和儿童。

【不良反应】

面部潮红、气急、胸痛、胸部紧压感、恶心、头晕等，常为一过性。

【注意事项】

（1）三磷酸腺苷也有类似作用。
（2）治疗浓度的茶碱能阻断腺苷赖受体，降低其电生理和血流动力学作用。
（3）双嘧达莫（潘生丁）能阻断腺苷的摄取，增强其作用。

腺苷（Adenosine）

【剂型与规格】

注射液：6mg（2ml）。

【用法用量】

静脉使用：首次剂量6mg，快速静脉推注，如果心律未转复，可再次使用12mg，快速静脉推注。

【指南推荐】

适用于阵发性室上性心动过速，包括预激综合征。

第五章 心血管系统急症

参 考 文 献

1. 陈新谦,金有豫,汤光. 新编药物学. 第 17 版. 北京:人民卫生出版社,2011.
2. Neumar RW, Otto CW, Link MS, et al. Part 8:Adult Advanced Cardiovascular Life Support:2010 American Heart Association Guidelines for Cardiopulmonary Resuscitation and Emergency Cardiovascular Care. Circulation,2010,122 (18 Suppl 3):S729-S767.
3. 中华医学会心血管病学分会,中国生物医学工程学会心律分会,中国医师协会循证医学专业委员会,中国老年学学会心脑血管病专业委员会,《心律失常紧急处理专家共识》专家工作组. 心律失常紧急处理专家共识. 2013.

(万　智)

第三节　宽 QRS 波心动过速

宽 QRS 波心动过速是心率大于 100 次/分,且心电图上 QRS 波的宽度大于等于 0.12 秒的心律失常。宽 QRS 心动过速常常为室性起源(约占 70%~80%),也可见于室上性起源伴室内差异性传导或束支传导阻滞或旁道前传型预激综合征。

一、相关药物

急诊处理宽 QRS 波心动过速常用的药物详见表 5-3。

第五章 心血管系统急症

表5-3 宽QRS波心动过速治疗相关药物

治疗目的	分类	相关药物
转复室性起源的心律	Ⅰa类	普鲁卡因胺
	Ⅰb类	利多卡因
	Ⅰc类	普罗帕酮
	Ⅱ类(β受体阻滞剂)	美托洛尔、艾司洛尔等
	Ⅲ类	胺碘酮、索他洛尔
	Ⅳ类(非二氢吡啶类钙通道拮抗剂)	维拉帕米
	镁盐	硫酸镁
治疗室上性起源的心律	同窄QRS波心动过速	同窄QRS波心动过速

二、用药选择

评估病情,并根据患者血流动力学的稳定性、节律齐性和心动过速的起源迅速给予有效治疗措施。

1. 对于所有宽QRS波心动过速所致的血流动力学不稳定患者,无论心脏电活动起源如何,均应尽快进行电复律。如出现无脉性室速、室扑或室颤,应立即电除颤,并进行心肺复苏。

2. 对于节律不规整的血流动力学稳定的宽

QRS波心动过速,常见为房颤伴束支阻滞或房颤伴预激,此时按房颤的治疗用药(但需注意,若为房颤伴预激,禁用洋地黄、非二氢吡啶类钙通道阻滞剂和β受体阻滞剂等延长房室结传导和不应期的药物,以免增加旁路前传而加重心动过速);也可为多形性室性心动过速,应在去除或治疗诱因(如电解质紊乱、药物过量、心肌缺血、酗酒、颅内高压等)的基础上,使用胺碘酮(QT间期正常者)、利多卡因、β受体阻滞剂、硫酸镁(QT间期延长者)等药物。

3. 对于节律规整的血流动力学稳定的宽QRS波心动过速,常见为室性心动过速,可使用胺碘酮、β受体阻滞剂、利多卡因、维拉帕米、普罗帕酮等药物;也可为室上性心动过速伴束支或室内传导阻滞、房室旁路前传,此时的药物使用参见窄QRS波心动过速章节(但需注意,若为室上速伴房室旁路前传,禁用洋地黄、非二氢吡啶类钙通道阻滞剂和β受体阻滞剂等延长房室结传导和不应期的药物)。

4. 静脉使用抗心律失常药物时,应首先考虑规范、足量的单药治疗,序贯或联合静脉使用抗心律失常药物,可能加重药物不良反应或促心律失常发生,仅在难治性室性心动过速或心室电风暴时考虑使用。

三、治疗药物

1. Ⅰa类药物 常用药物为普鲁卡因胺。

【作用机制】

(1) 抑制 0 相除极和复极过程。

(2) 延长心房的不应期,降低房室的传导性及心肌的自律性。

【禁忌证】

(1) 禁忌:严重心衰、完全性房室传导阻滞、束支传导阻滞、QT 间期延长、严重肝肾功能损害者。

(2) 慎用:明显低血压者。

【不良反应】

(1) 胃肠道症状:厌食、恶心、呕吐、腹泻等。

(2) 发冷、发热。

(3) 关节痛、肌肉痛、皮疹。

(4) 粒细胞减少。

(5) 幻视、幻听、精神抑郁。

【注意事项】

(1) 用药后心律失常终止时应停止用药。

(2) 用药后发生低血压或 QRS 增宽 50% 以上者应停止用药。

普鲁卡因胺(Procainamide)

【剂型与规格】

注射液:0.1g(1ml),0.2g(2ml),0.5g(5ml),

1g(10ml)。

【用法用量】

静脉推注:以 20~50mg/min 速度静脉注射,最大剂量 17mg/kg,维持剂量 1~4mg/min。

【指南推荐】

适用于宽 QRS 波心动过速。

2. Ⅰb类药物　常用药物为利多卡因。

【作用机制】

(1) 促进心室肌细胞的 K^+ 外流、抑制 Na^+ 内流,降低心肌的自律性。

(2) 较弱地抑制 0 相除极和复极过程。

(3) 延长心室的不应期,降低心肌兴奋性,减慢传导速度。

【禁忌证】

(1) 禁忌:严重房室传导阻滞、室内传导阻滞、严重窦房结功能障碍。

(2) 慎用:充血性心力衰竭、心肌损害、肝肾功能障碍、低血容量及休克、预激综合症、老年人。

【不良反应】

(1) 消化道症状:舌麻木、恶心、呕吐、吞咽困难等。

(2) 头晕、嗜睡、言语不清、意识改变、烦躁不安。

(3) 肌肉抽搐。

(4) 心动过缓、低血压。

【注意事项】

(1) 与普鲁卡因胺、普萘洛尔等药物合用时毒性增加,可能引起窦性停搏。

(2) 连续使用 24~48 小时后,半衰期延长,应减少维持量。

利多卡因(Lidocaine)

【剂型与规格】

注射液:0.1g(5ml),0.4g(20ml)。

【用法用量】

静脉推注:以 1~1.5mg/kg 速度静脉注射,根据患者情况 5~10 分钟后可再用 0.5~0.75mg/kg 静脉推注,最大剂量不超过 3mg/kg。维持剂量为 1~4mg/min 静脉滴注。

【指南推荐】

适用于室颤、无脉性室速和血流动力学稳定的室速,但均不作为首选,往往在胺碘酮不适用或无效时使用。

3. Ⅰc 类药物　常用药物为普罗帕酮。

第五章 心血管系统急症

【作用机制】

(1) 抑制快钠离子内流,减慢 0 相除极速度,使传导速度减低,轻度延长动作电位间期及有效不应期。

(2) 提高心肌细胞阈电位,减慢房室旁路的前向及逆向传导速度。

(3) 有较弱的 β 受体阻滞作用及慢钙离子通道阻滞作用,对心肌收缩力有轻至中度抑制。

【禁忌证】

(1) 禁忌:窦房结功能障碍,严重房传导阻滞、双束支传导阻滞、心源性休克者。

(2) 慎用:心肌严重损害、严重心动过缓、肝肾功能不全和明显低血压者。

【不良反应】

(1) 口干、唇舌麻木。
(2) 头痛、头晕。
(3) 胃肠道症状:恶心、呕吐、便秘等。
(4) 老年患者可出现血压下降。
(5) 房室阻断症状。
(6) 胆汁淤积性肝损伤。

【注意事项】

用药后若出现高度窦房传导阻滞或房室传导阻滞时,可静脉输注乳酸钠、阿托品、异丙肾上腺素或间羟肾上腺素等解救。

普罗帕酮(Propafenone,心律平)

【剂型与规格】

注射液:17.5mg(5ml),35mg(10ml)。

【用法用量】

静脉推注:起始剂量 1~2mg/kg,以 10mg/min 速度静推。通常使用的单次剂量为 70mg,最大不超过 140mg。一日总量不超过 350mg。

【指南推荐】

(1) 适用于特发性室速的终止。
(2) 预防伴短联律间期的多形性室速的复发。

4. Ⅱ类药物(β受体阻滞剂) 常用药物为美托洛尔、艾司洛尔等。

【作用机制】

(1) 降低交感神经效应,降低循环中儿茶酚胺对心脏β肾上腺素受体的作用。
(2) 降低ⅠCa-L、起搏电流(Ⅰf),减慢窦性心律,抑制自律性,减慢心室率。
(3) 延缓房室结传导。

【禁忌证】

(1) 禁忌:严重低血压、心源性休克、对洋地黄无效的心衰患者、严重支气管哮喘、过敏性鼻炎、严重心动过缓、严重房室传导阻滞者和孕妇。

（2）慎用：糖尿病和甲亢患者、肝肾功能不全者。

【不良反应】

（1）头痛、头晕、眩晕、疲倦、失眠、噩梦。
（2）腹胀、恶心。
（3）皮疹。

【注意事项】

（1）不宜与抑制心脏的麻醉剂（如乙醚）合用。
（2）不宜与单胺氧化酶抑制剂（如帕吉林）合用。

美托洛尔（Metoprolol，倍他乐克）

【剂型与规格】

酒石酸美托洛尔缓释片：25mg，50mg。
琥珀酸美托洛尔缓释片：47.5mg，95mg。
注射液：5mg（5ml）。

【用法用量】

静滴：首剂5mg静脉推注，5～15分钟后可再推注5mg，直至生效，总剂量不超过15mg。

【指南推荐】

用于多形性室性心动过速和反复发作的单型性室性心动过速。

艾司洛尔(Esmolol)

【剂型与规格】

注射液:200mg(2ml)。

【用法用量】

静滴:负荷量0.5mg/kg 1分钟内静脉推注,维持量0.05mg/(kg·min),如无效,4分钟后可再静脉推注0.5mg/kg,维持量可根据疗效逐渐加量,最大可加至0.3mg/(kg·min)。

【指南推荐】

用于多形性室性心动过速和反复发作的单形性室性心动过速。

5. Ⅲ类药物　常用药物为胺碘酮。

【作用机制】

(1) 延长心肌纤维和房室结的动作电位时程及有效不应期,抑制心房及心肌纤维的快钠离子内流,减慢传导速度,有利于消除折返激动。

(2) 减低窦房结自律性。

(3) 对静息膜电位及动作电位高度无影响。

（4）由于复极过度延长,心电图有 Q-T 间期延长及 T 波改变。

【禁忌证】

（1）禁忌:心动过缓、房室传导阻滞、甲状腺功能障碍或有既往史者、对碘过敏者。

（2）慎用:QT 延长综合征、低血压、肝功能不全、肺功能不全、严重充血性心力衰竭、心脏明显增大(尤其是心肌病患者)、孕妇及哺乳期妇女。

【不良反应】

（1）胃肠道反应:食欲不振、恶心、腹胀、便秘。
（2）角膜色素沉着。
（3）偶见皮疹及皮肤色素沉着。
（4）偶尔可发生畏光、光晕、视物模糊或不适感。

【注意事项】

（1）该药物口服后起效和作用消除均缓慢,不宜为获得疗效在短期内加用过大剂量,否则易过量。

（2）用药期间需监测血压及心电图,特别注意 Q-T 间期,明显延长(>0.48 秒)者停用。

（3）用药期间还需注意肝功能、甲状腺功能、肺功能。

（4）与 β 受体阻滞剂或钙通道阻滞剂合用可加重窦性心动过缓、窦性停搏、房室传导阻滞及低血压。

（5）与洋地黄类药物合用可增加血清洋地黄药物的浓度,严重时致洋地黄中毒。

胺碘酮(Amiodaron,可达龙)

【剂型与规格】

注射液:150mg(3ml)。

【用法用量】

静脉使用:室颤发作时,首次剂量为300mg 静脉推注,如果心律未转复,可使用150mg 再次静脉推注。用于室性起源的心动过速时,以150mg 10 分钟内静脉推注,然后以1mg/min 静脉维持输注,如果需要间隔10~15 分钟可重复150mg 静脉推注。24 小时最大静脉用量不超过2.2g。

【指南推荐】

（1）适用于血流动力学稳定的单形性室性心动过速。

（2）可用于不伴 Q-T 间期延长的多形性室性心动过速。

索他洛尔(Sotalol)

【剂型与规格】

注射液:20mg(2ml)。

【用法用量】

静脉使用:1.5mg/kg 静脉缓推(5 分钟以上)。

【指南推荐】

适用于血流动力学稳定的宽 QRS 心动过速。

6. Ⅳ类药物(非二氢吡啶类钙通道阻滞剂)常用药物为维拉帕米。

【作用机制】

(1) 抑制钙内流,降低心脏舒张期自动去极化速率,减慢窦房结冲动发放。

(2) 抑制房室结传导并延长其不应期,消除房室结折返。

(3) 阻断去极化的蒲氏纤维放电,消除去极化心室肌的自律性。

【禁忌证】

(1) 禁忌:心力衰竭、心源性休克、低血压、传导阻滞者以及孕妇。

(2) 慎用:支气管哮喘患者。

【不良反应】

(1) 胃肠道反应:恶心、呕吐、便秘或腹泻。

(2) 头痛、头晕、眩晕。

(3) 心悸。

【注意事项】

(1) 与β受体阻滞剂合用,易引起低血压、心动过缓、传导阻滞、甚至停搏。

(2) 与洋地黄类药物合用可增加洋地黄药物的血药浓度,严重时致洋地黄中毒,合用时需适当调整洋地黄药物的剂量。

维拉帕米(Verapamil,异搏定)

【剂型与规格】

注射液:5mg(2ml)。

【用法用量】

静脉使用:2.5~5mg 稀释后缓慢静脉推注(2分钟以上),无效者 15~30 分钟后可再推注 5~10mg。累积剂量为 20~30mg。

【指南推荐】

适用于特发性室性心动过速(即起源于左后或左前分支的室速)。

7. 镁盐 常用药物为硫酸镁。

【作用机制】

细胞钠钾转运的辅助因子。

【禁忌证】

慎用:低血压、呼吸衰竭者。

【不良反应】

(1) 呼吸肌麻痹。
(2) 低血压。
(3) 中枢神经系统抑制。

【注意事项】

(1) 反复或长时间使用应注意血镁浓度,尤其是肾功能不全者更是如此。

(2) 出现呼吸肌麻痹时可静脉推注10%葡萄糖酸钙注射液10ml进行解救。

硫酸镁(Magnesium Sulfate)

【剂型与规格】

注射液:1g(10ml),2.5g(10ml)。

【用法用量】

静脉使用:1~2g 缓慢静脉推注(15~20分钟),维持剂量为0.5~1g/h。

【指南推荐】

适用于伴有 Q-T 间期延长的多形性室性心动过速(尖端扭转室速)。

参 考 文 献

1. 陈新谦,金有豫,汤光.新编药物学.第17版.北京:人民卫生出版社,2011.
2. Robert W Nr, Charles WO, Mark SL, et al. Part 8: Adult Advanced Cardiovascular Life Support: 2010 American Heart Association Guidelines for Cardiopulmonary Resuscitation and Emergency Cardiovascular Care. Circulation 2010;122;S729-S767.
3. 中华医学会心血管病学分会,中国生物医学工程学会心律分会,中国医师协会循证医学专业委员会,中国老年学学会心脑血管病专业委员会,《心律失常紧急处理专家共识》专家工作组.心律失常紧急处理专家共识.2013.

(万 智)

第四节 心动过缓

心动过缓是心律失常的重要类型。包括窦性心动过缓、窦性停搏、窦房阻滞、房室传导阻滞。引起心动过缓的原因主要有:①药物:应用β受体阻滞剂、钙通道阻滞剂、洋地黄、胺碘酮、拟胆碱药物等;②颅内病变、严重缺氧、低温、甲状腺功能减退、电解质紊乱;③心肌/心内膜病变:心肌梗死、心肌病、手术或创伤、心内膜炎等;④自主神经:神经源性晕厥(迷走神经兴奋);⑤窦性心动过缓可见于健康年轻人、运动员和睡眠状态。在心动过缓急性发作时,除针对原发病因进行治疗。停用可减慢心率的药物外,可以使用药物提高心率。但长期使用效果不确切,且可能发生严重的副作用,尤其是伴有反复晕厥或晕厥前兆的患者,应植入心脏起搏器。

第五章 心血管系统急症

一、相关药物

急诊处理心动过缓常用的药物详见表5-4。

表5-4 心动过缓治疗相关药物

治疗目的	分 类	相关药物
增快心率,促进房室传导	抗胆碱能药	阿托品
增快心率,增强心肌收缩力	拟交感胺类药	异丙肾上腺素 肾上腺素 麻黄碱
增快心率	磷酸二酯酶抑制剂	氨茶碱

二、用药选择

评估病情,分析心电图诊断心律失常的类型,并根据其病因给予有效药物治疗。

1. 抗胆碱能药可以消除迷走神经对窦房结的抑制,使心率增快,对窦房结起搏细胞的自律性并无作用,适用于迷走神经兴奋性增高所致的缓慢性心律失常。

2. 异丙肾上腺素主要使交界区或心室起搏点自律性增加,对窦房结自律性无影响,可用于治疗完全性房室传导阻滞、心室停搏。

3. 肾上腺素用于缓慢性心律失常、心脏骤停的复苏、过敏性休克或其他过敏性疾病。

4. 氨茶碱通过抑制磷酸二酯酶,可影响窦房结的除极过程,使其自律性增高,传导加速,同时可以消除迷走神经对窦房结的抑制,对窦性心动过缓、窦房阻滞,窦性静止有一定的作用。

三、治疗药物

1. 抗胆碱能药 包括阿托品、山莨菪碱等。

【作用机制】

(1) 为阻断 M 胆碱受体的抗胆碱药,能解除平滑肌的痉挛。

(2) 抑制腺体分泌。

(3) 解除迷走神经对心脏的抑制,使心跳加快。

(4) 散大瞳孔,使眼压升高。

【禁忌证】

禁忌:青光眼及前列腺肥大病人禁用。

【不良反应】

(1) 口干皮肤潮红。

(2) 瞳孔散大。

(3) 心跳加快。

(4) 眩晕、兴奋、烦躁、谵语、惊厥。

【注意事项】

(1) 常有口干、眩晕、严重时瞳孔散大、皮肤潮红、心率加快、兴奋、烦躁、谵语、惊厥。

(2) 一般情况下,口服极量,每次 1mg,每日 3mg;皮下或静脉注射极量,每次 2mg。

(3) 用于有机磷中毒及阿-斯综合征时,可根据病情决定用量。

阿托品(Atropine)

【剂型与规格】

片剂:0.3mg×100 片/盒。
注射液:0.5mg/1ml/支。

【用法用量】

(1) 口服:每次 0.3~0.6mg,3 次/日。极量每次 1mg,3mg/d。

(2) 皮下注射或静注:严重心动过缓阿-斯综合征,立即静注 1~2mg(5%~25% 葡萄糖 10~20ml 稀释)。

2. 拟交感胺类药 包括异丙肾上腺素、肾上腺素、麻黄碱。

异丙肾上腺素(Isoprenaline)

【作用机制】

主要激动 β 受体,对 β1 和 β2 受体选择性很低,对 α 受体几乎无作用。

(1) 扩张支气管:作用于支气管 β2 肾上腺素受体,使支气管平滑肌松弛,抑制组胺等介质的

第五章 心血管系统急症

释放。

(2) 兴奋 β1 肾上腺素受体,增快心率、增强心肌收缩力,增加心脏传导系统的传导速度,缩短窦房结的不应期。

(3) 扩张外周血管,减轻心(左心为著)负荷,以纠正低排血量和血管严重收缩的休克状态。

【剂型与规格】

盐酸异丙肾上腺素片:10mg。

盐酸异丙肾上腺素气雾剂:每瓶总量 14g,内含盐酸异丙肾上腺素 35mg,每瓶可喷吸 200 次左右。

盐酸异丙肾上腺素注射液:2ml:1mg。

【用法用量】

该品口服无效。舌下含药,可从舌下静脉丛迅速吸收。气雾吸入迅速吸收。

(1) 支气管哮喘:舌下含服,成人,常用量,每次 10~15mg,每日 3 次;极量,每次 20mg,每日 60mg。小儿,5 岁以上,每次 2.5~10mg,每日 2 或 3 次。气雾剂吸入,常用量,每次 0.1~0.4mg;极量,每次 0.4mg,每日 2.4mg。重复使用的间隔时间不应少于 2 小时。

(2) 房室传导阻滞:二度者采用舌下含片,每次 10mg,每 4 小时 1 次;三度者,心率低于 40 次/分时,可用 0.5~1mg 溶于 5% 葡萄糖溶液 200~300ml 缓慢静滴。

（3）抗休克：以 0.5~1mg 加入 5% 葡萄糖溶液 200ml 中，静滴，滴速 0.5~2μg/分，根据心率调整滴速，使收缩压维持在 12kPa（90mmHg），脉压在 2.7kPa（20mmHg）以上，心率 120 次/分以下。

【禁忌证】

（1）对其他肾上腺素类药物过敏者对该品也有交叉过敏。

（2）高血压、甲状腺功能亢进、心绞痛、冠状动脉供血不足、糖尿病等患者慎用。

（3）冠心病、心肌炎及甲亢患者禁用。

【不良反应】

（1）心律失常，心肌损害，诱发心绞痛，头痛，震颤，头晕，虚脱。

（2）支气管痉挛，舌下给药可引起口腔溃疡，牙齿损坏。反复使气雾剂过多产生耐受性，使支气管痉挛加重，疗效降低，甚至增加死亡率。

【注意事项】

（1）与其他拟肾上腺素药物合用可增效，但不良反应也增多。

（2）并用普萘洛尔时该品的作用受到拮抗。

（3）与拟肾上腺素药物、茶碱、甲状腺制剂同时应用，将增加此药的毒性作用。

第五章 心血管系统急症

肾上腺素(Adrenaline)

【作用机制】

肾上腺素直接兴奋肾上腺素 α 和 β 受体。

(1) 通过兴奋支气管平滑肌 β2 受体能缓解支气管痉挛,舒张支气管。

(2) 心脏 β1 受体兴奋,可使心肌收缩力加强,心率加快,心排血量增加。

【用法用量】

(1) 皮下或肌内注射:每次 0.2~0.5mg,可隔 10~15 分钟重复 1 次,并可增至每次 1mg。

(2) 过敏性休克:先皮下或肌内注射 0.5mg,后静脉注射 0.25~0.5mg,可 5~15 分钟重复 1 次。

(3) 支气管哮喘:皮下注射:0.2~0.5mg,可增至 1mg,20 分钟至 4 小时重复,儿童 0.01mg/kg。

(4) 心脏骤停:静脉或心室内注射:每次 0.1~1mg,儿童 0.005~0.01mg/kg,隔 5 分钟 1 次。心室内注射:用于心脏骤停,每次 0.25~1mg,用灭菌生理盐水 10 倍稀释后注入。

(5) 局部止血:用 1:20 000~1:1000 溶液浸湿纱布外敷,或用含 1:500 000~1:200 000 浓度加入局麻药中作浸润麻醉,一次用量不得超过 0.3mg。

(6) 降低眼压:0.5%~2% 溶液点眼,每 8 小时在患眼点 1 滴,建议先由低浓度开始。

(7) 收缩血管:1∶1000 溶液滴眼或 1∶5000 溶液局部注射。

【剂型与规格】

注射液:1ml:1mg。

【禁忌证】

高血压、器质性心脏病、冠状动脉疾病、糖尿病、甲状腺功能亢进、洋地黄中毒、外伤性及出血性休克、心源性哮喘等患者禁用。

【不良反应】

(1) 心悸、头痛、血压升高、震颤、无力、眩晕、呕吐、四肢发凉。

(2) 心律失常,严重者可由于心室颤动而致死。

(3) 用药局部可有水肿、充血、炎症。

【注意事项】

(1) 与其他拟交感药有交叉过敏反应。

(2) 可透过胎盘。

(3) 抗过敏休克时,须补充血容量。

麻黄碱(Ephedrine,麻黄素)

【剂型与规格】

片剂:15mg,25mg,30mg。

注射剂:30mg(1ml)。

滴眼剂:1%。

滴鼻剂:0.5%~1%。

【药理作用】

麻黄碱的作用与肾上腺素相似,能激动 α、β 两种受体。能直接作用于受体而发挥拟肾上腺素作用,也能使肾上腺素能神经末梢释放介质而间接发挥拟肾上腺素作用,麻黄碱性质稳定,拟肾上腺素作用较肾上腺素弱而持久,中枢兴奋作用较明显。对支气管平滑肌有松弛作用,但较肾上腺素弱而持久。可解除支气管痉挛,兴奋心脏,增强心肌收缩力,加快心率。但其增加心率的作用可因血压增高使反射性的迷走神经兴奋而减弱。

【禁忌证】

禁用于高血压、冠心病及甲状腺功能亢进者。萎缩性鼻炎禁用。

【不良反应】

大剂量长期应用可出现中枢兴奋所致的不安、失眠、心悸、出汗等症状,可加服镇静催眠药。短期内反复用药可产生急性耐受性。

【注意事项】

(1) 忌与单胺氧化酶抑制剂合用,以免引起血压过高。

第五章 心血管系统急症

（2）偶有病人对麻黄碱发生变态反应，前列腺肥大的男性可能会发生尿潴留。

【用法用量】

（1）支气管哮喘：成人口服：每次25mg，每天3次；皮下或肌内注射：每次15～30mg。儿童口服：每次0.5～1mg/kg；皮下或肌内注射：每次0.5～1mg/kg。

（2）蛛网膜下腔麻醉或硬膜外麻醉时维持血压，麻醉前皮注或肌注20～50mg。慢性低血压症，每次口服20～50mg，1日2次或3次。

（3）解除鼻黏膜充血、水肿，以0.5%～1%溶液滴鼻。每日3次，每次2～3滴。

3. 磷酸二酯酶抑制剂　氨茶碱。

【剂型与规格】

片剂：每片0.05g，0.1g，0.2g。
注射剂：0.25g（10ml）。
控释片：100mg。

【作用机制】

（1）松弛支气管平滑肌，也能松弛肠道、胆道等多种平滑肌，并抑制过敏介质的释放。在解痉的同时还可缓解支气管黏膜的充血和水肿。

（2）增强呼吸肌的收缩力，减少呼吸肌疲劳。

（3）增强心肌收缩力，增加心排血量，增快心率。扩张输出和输入肾小动脉，增加肾小球滤过率和肾血流量抑制远端肾小管钠和氯离子的重吸收,有利尿作用。

(4) 舒张冠状动脉、外周血管和胆管。

【禁忌证】

对本品过敏的患者、活动性消化溃疡和未经控制的惊厥性疾病患者禁用。

【不良反应】

茶碱的毒性常出现在血清浓度为 $15\sim20\mu g/ml$。特别是在治疗开始,早期多见的有恶心、呕吐、易激动、失眠等;当血清浓度超过 $20\mu g/ml$,可出现心动过速、心律失常;血清中茶碱超过 $40\mu g/ml$,可出现发热、失水、惊厥等症状,严重的甚至引起呼吸心搏停止而致死。

【注意事项】

(1) 应定期监测血清茶碱浓度以保证最大的疗效,而不发生血药浓度过高的危险。

(2) 肾功能或肝功能不全的患者,年龄超过55岁,特别是男性和伴发慢性肺部疾病的患者,任何原因引起的心功能不全患者,持续发热患者,用某些药物的患者及茶碱清除率减低者,血清茶碱浓度的维持时间往往显著延长,应酌情调整用药剂量或延长用药间隔时间。

(3) 茶碱制剂可致心律失常和(或)使原有的心律失常加重,患者心率和(或)节律的任何改变均应进行监测。

（4）高血压或者非活动性消化道溃疡病史的患者慎用本品。

【用法用量】

（1）口服:成人每次0.1~0.2g,每天3次。小儿每次3~5mg/kg,每天3次。

（2）静脉注射或静脉滴注:成人每次0.25~0.5g,小儿每次2~3mg/kg,以25%~50%葡萄糖注射剂20~40ml稀释后缓慢静脉注射(不得少于10分钟)或以5%葡萄糖注射剂500ml稀释后静脉滴注。因刺激性大,不宜肌内注射。

（3）直肠给药:栓剂或保留灌肠,每次0.3~0.5g,每天1~2次。

（4）极量:每次0.5g,每天1g。治疗病窦综合综合征时,静脉滴注,每天0.25g,10~14天为1个疗程。

参 考 文 献

1. 陆再英.内科学.第8版.北京:人民卫生出版社,2008.
2. 李家泰.临床药理学.第3版.北京:人民卫生出版社,2010.
3. 中华医学会心血管分会,心律失常治疗指南,2008.

（张　娟）

第五节　急诊高血压

因血压急性升高而就诊的急诊高血压是急诊

第五章 心血管系统急症

科常见急症。急诊高血压涵盖高血压急症(hypertensive emergencies)、高血压亚急症(hypertensive urgencies)和高血压危象(hypertensive crisis),其中高血压危象包括高血压急症及亚急症。高血压急症是以伴有即将发生或进展的靶器官功能障碍为特征的血压急剧升高(通常超过180/120mmHg),为防止或限制靶器官的受损,需要迅速降低血压(可以不达到正常范围)。如果仅有血压显著升高,但不伴有靶器官新近或急性功能损害,则定义为高血压次急症。

一、相关药物

急诊处理高血压常用的药物详见表5-5。

表5-5 急诊高血压治疗相关药物

分 类	相 关 药 物
血管扩张剂	硝普钠、硝酸甘油、肼屈嗪等
钙拮抗剂	尼卡地平、地尔硫䓬、硝苯地平等
肾上腺素受体阻滞剂	酚妥拉明、乌拉地尔、拉贝洛尔、艾司洛尔等
血管紧张素转换酶抑制剂	依那普利等
中枢α肾上腺素能激动剂	可乐定
利尿剂	呋塞米等
其他	非诺多泮

二、用药选择

对于多收高血压急症,通常需要持续静脉使用降压药物;遵循个体化、小剂量开始,依据目标调整降压的原则;有计划,分步地快速平稳降低血压以保护靶器官是选择静脉制剂的根本原则。

1. 急性主动脉夹层可单用拉贝洛尔、或者尼卡地平、乌拉地尔、硝普钠联用艾司洛尔、美托洛尔。

2. 高血压脑病选用乌拉地尔、拉贝洛尔、(此两者不增加颅压)尼卡地平、非诺多泮等。

3. 脑血管意外中。急性出血性脑卒中选择拉贝洛尔、尼卡地平、乌拉地尔、利尿剂等;急性缺血性脑卒中选用尼卡地平、拉贝洛尔、艾司洛尔、乌拉地尔等。

4. 急性心力衰竭选用硝普钠、拉贝洛尔、硝酸甘油、乌拉地尔、利尿剂。

5. 急性冠状动脉综合征选用硝酸甘油、艾司洛尔、拉贝洛尔、尼卡地平。

6. 子痫和先兆子痫选用拉贝洛尔,或尼卡地平和乌拉地尔,但应注意避免长期使用β-受体阻滞剂,有引起胎儿生长迟缓的可能。

7. 围术期高血压急症选用艾司洛尔、拉贝洛尔、乌拉地尔、尼卡地平等。

8. 肾功能衰竭选用尼卡地平、非诺多巴、拉贝洛尔等。

9. 嗜铬细胞瘤选用尼卡地平、非诺多泮、乌拉地尔、酚妥拉明等。

三、治疗药物

1. 硝普钠

【作用机制】

通过血管内皮细胞产生 NO,对动脉和静脉平滑肌均有直接扩张作用,降低血压。

【禁忌证】

(1) 禁用:代偿性高血压如动静脉分流或主动脉缩窄者。

(2) 慎用:脑血管或冠状动脉供血不足;脑病或其他颅内压增高;肝、肾功能损害;甲状腺功能过低和孕妇;肺功能不全;维生素 B_{12} 缺乏。

【不良反应】

(1) 血压降低过快过剧,出现眩晕、大汗、头痛、肌肉颤搐、神经紧张或焦虑,烦躁、胃痛、反射性心动过速或心律不齐,症状的发生与静脉给药速度有关,与总量关系不大。减量给药或停止给药可好转。

(2) 硫氰酸盐中毒或超量时,可出现运动失调、视力模糊、谵妄、眩晕、头痛、意识丧失、恶心、呕吐、耳鸣、气短。停止给药可好转。

(3) 氰化物中毒或超量时,可出现反射消失、昏迷、心音遥远、低血压、脉搏消失、皮肤粉红色、呼吸浅、瞳孔散大。

（4）皮肤：光敏感与疗程及剂量有关，皮肤石板蓝样色素沉着，停药后经较长时间（1~2年）才渐退。其他过敏性皮疹，停药后消退较快。

【注意事项】

（1）对光敏感，溶液稳定性较差，滴注溶液应新鲜配制并迅速将输液瓶用黑纸或铝箔包裹避光。新配溶液为淡棕色，如变为暗棕色、橙色或蓝色，应弃去。溶液的保存与应用不应超过24小时。溶液内不宜加入其他药品。

（2）配制溶液只可静脉慢速滴注，切不可直接推注。最好使用微量输液泵，这样可以精确控制给药速度，从而减少不良反应发生率。

（3）对诊断的干扰：用本品时血二氧化碳分压、pH、碳酸氢盐浓度可能降低；血浆氰化物、硫氰酸盐浓度可能因本品代谢后产生而增高，本品超量时动脉血乳酸盐浓度可增高，提示代谢性酸中毒。

硝普钠（Sodium nitroprusside）

【剂型与规格】

注射液：50mg，25mg。

【用法用量】

用前将本品50mg（1支）溶解于5ml 5%葡萄糖溶液中，再稀释于250~1000ml 5%葡萄糖液中,在避光输液瓶中静脉滴注。

(1) 成人常用量:静脉滴注,开始每分钟按体重 0.5μg/kg。根据治疗反应以每分钟 0.5μg/kg 递增,逐渐调整剂量,常用剂量为每分钟按体重 3μg/kg,极量为每分钟按体重 10μg/kg。总量为按体重 3.5mg/kg。

(2) 小儿常用量:静脉滴注,每分钟按体重 1.4μg/kg,按效应逐渐调整用量。

2. 钙拮抗剂 包括尼卡地平、地尔硫䓬、硝苯地平等。

【作用机制】

(1) 心脏:①负性肌力作用;②负性频率和负性传导,对窦房结和房室结作用明显,是治疗室上性心力衰竭的理论基础;③缓解心肌缺血再灌注所引起的可逆性心功能损害。

(2) 平滑肌:①血管平滑肌:降低后负荷、对痉挛血管作用显著、可以扩张冠状动脉;②其他平滑肌:有一定舒张作用。

(3) 降低红细胞膜结构的破坏。

(4) 抑制血小板的激活。

(5) 降压明显增加肾血流量,对肾小球率过滤影响小。

【禁忌证】

(1) 妊娠、心脏传导阻滞、心力衰竭、严重主动脉狭窄患者禁用非二氢吡啶类拮抗剂。

第五章 心血管系统急症

（2）不稳定型心绞痛和急性心肌梗死时禁用速效二氢吡啶类钙拮抗剂且二氢吡啶类不宜用于心律失常。

【不良反应】

（1）体位性低血压：并非很常见，主要在与其他降血压药物合用时发生，多发生于老年患者。

（2）心动过速：为药物扩血管反射性激活交感神经系统所致。

（3）抑制心肌收缩力：多见于非二氢吡啶类钙拮抗剂。由于钙拮抗剂用于治疗心力衰竭的疗效不肯定，故目前普遍认为对心力衰竭患者，不推荐使用任何钙拮抗剂，除非患者存在难以控制的高血压。

（4）便秘：为药物影响肠道平滑肌钙离子的转运所致，为钙拮抗剂比较常见的副作用，可以同时使用中药缓泻药物以减轻症状，必要时换用其他药物。

（5）胫前、踝部水肿：为钙拮抗剂治疗的常见副作用。临床发现与利尿剂合用时可以减轻或消除水肿症状。

（6）心动过缓或传导阻滞：多见于非二氢吡啶类钙拮抗剂。常在与β受体阻滞剂合用、或存在基础的窦房结、房室结功能障碍时发生，一旦出现应停药或减少用药剂量。

（7）头痛、颜面潮红、多尿：为药物的扩血管作用所致，随用药时间的延长症状可以减轻或消失,如症状明显或患者不能耐受,可以换用另一类的降血压药物。

(8) 皮疹和过敏反应。

尼卡地平(Nicardipine,硝苯苄胺啶,佩尔地平)

【剂型与规格】

片剂:10mg,20mg,40mg。
注射液:2mg(2ml),10mg(10ml)。

【用法用量】

(1) 用生理盐水或5%葡萄糖注射液稀释,配成浓度为0.01%~0.02%(1ml中含盐酸尼卡地平0.1~0.2mg)后使用。

(2) 手术时异常高血压的紧急处理:以每分钟2~10μg/kg(体重)的剂量给药,根据血压调节滴注速度,必要时可以10~30μg/kg(体重)的剂量静脉直接给药。

(3) 高血压急症:以每分钟0.5~6μg/kg(体重)的剂量给药,根据血压调节滴注速度。

地尔硫䓬(Diltiazem hydrochloride,硫氮䓬酮,合心爽,蒂尔丁)

【剂型与规格】

片剂/缓释片:30mg,60mg,90mg。

缓释胶囊:200mg/粒。

注射液:10mg(2ml)。

【用法用量】

(1) 口服,起始剂量每次30mg,每日4次,餐前及睡前服药。增加剂量用药,每1~2天增加一次剂量,直至获得最佳疗效。平均剂量范围为90~360mg/d,一日剂量不超过360mg。

(2) 每次10mg静注或5~15μg/(kg·min)速度静脉滴注,当血压降至目标值以后,边监测血压边调节滴注速度。

3. 肾上腺素受体阻滞剂 包括酚妥拉明、乌拉地尔、拉贝洛尔、艾司洛尔等。

【作用机制】

(1) α受体阻滞剂:通过阻断血管平滑肌α1受体和直接舒张血管平滑肌作用,使血管扩张,外周阻力降低,血压下降。由于直接扩张血管及阻断α1受体,血压下降反射性引起心脏兴奋,使心肌收缩力加强、心率加快、心输出量增加。

(2) β受体阻滞剂:阻断心脏β1受体,可使心率减慢,心肌收缩力减弱,心输出量减少;心肌耗氧量下降,冠状动脉血流量下降;对高血压患者可使其血压下降;还能延缓心房和房室结的传导,延长心电图的P-R间期(房室传导时间)。

第五章 心血管系统急症

【禁忌证】

（1）β受体阻滞剂禁用于严重左室心功能不全、窦性心动过缓、重度房室传导阻滞和支气管哮喘的患者。心肌梗死患者及肝功能不良者应。

（2）心肌梗死患者及肝功能不良者慎用β受体阻滞剂。

【不良反应】

（1）α受体阻滞剂：短效α受体阻断药常见胃肠道症状，如恶心、呕吐、腹痛等，还可引起体位低血压。静脉注射过快可引起心动过速、心律失常，诱发或加剧心绞痛；长效α受体阻断药有体位性低血压、心悸、鼻塞等，也可有恶心、呕吐，少数患者出现嗜睡和乏力等中枢抑制症状。

（2）β受体阻滞剂：中枢神经系统不良反应：多梦、幻觉、失眠、疲乏、眩晕以及抑郁等症状，特别是脂溶性高的β受体阻滞剂，易通过血脑屏障引起不良反应，如普萘洛尔；消化系统不良反应：腹泻、恶心、胃痛、消化不良、便秘等消化系统症状，少数患者可致脏腹膜纤维大量增生；肢端循环障碍：少数患者出现四肢冰冷、发绀、脉搏消失，以普萘洛尔发生率最高；支气管痉挛：当服用非选择性β受体阻滞剂时，由于$β_2$受体被阻断，使支气管收缩，增加呼吸道阻力，诱发或加重支气管哮喘的急性发作；低血糖反应；心血管系统不良反应：临床较为常见的心血管系统不良反应有低血压、心动过缓等。

【注意事项】

短效α受体阻断药冠心病、胃炎、溃疡病者慎用,长效α受体阻断药肾功能不全及冠心病慎用。

酚妥拉明(Phentolamine,苄胺唑啉,甲磺酸酚胺唑啉,甲磺酸苄胺唑啉)

【剂型与规格】

片剂:25mg。
注射液:5mg(1ml),10mg(1ml)。

【用法用量】

每次 5~15mg,静脉注射。

乌拉地尔(UrapLdil,压宁定,优匹敌)

【剂型与规格】

片剂:30mg,60mg。
注射液:25mg(5ml),20mg(10ml)。

【用法用量】

(1) 口服:开始时 1 次 61mg,早晚各服 1 次,如血压逐渐下降,可减量为 30mg/次。维持量 1 日 30~180mg。

(2) 缓慢静推 10~50mg,检测血压变化,降压效果通常在 5 分钟内显示;若在 10 分钟内效果不满意。可重复静推,最大剂量不超过 75mg。静推后可持续静滴 100~400μg/min。

拉贝洛尔(Normodyne)

【剂型与规格】

片剂:100mg,200mg,300mg。
注射液:50mg(ml)。

【用法用量】

(1) 一次 100mg,每日 2~3 次,2~3 天后根据需要加量。常用维持量为 200~400mg,每日 2 次。饭后服。极量每日 2400mg。

(2) 首次静脉 20mg,接着 10 分钟 20~80mg 静脉注射,或者从 2mg/min 开始静脉滴注,最大累积量 24 小时内 300mg,达到血压目标值后改口服。

艾司洛尔(Esmolol,酯洛尔)

【剂型与规格】

注射液:100mg(1ml),100mg(10ml),200mg(2ml),250mg(10ml)。

【用法用量】

500μg/kg 静脉推注,在 1~5 分钟可迅速降

第五章 心血管系统急症

低血压,单次注射作用时间 15~30 分钟。25~100μg/(kg·min)持续静脉滴注,最大剂量可达 300μg/(kg·min)。

4. 血管紧张素转换酶抑制剂 包括依那普利等。

【作用机制】

(1) 抑制循环中 RAS,抑制组织中的 RAS。
(2) 减少神经末梢去甲肾上腺素的释放。
(3) 减少内皮细胞形成内皮素。
(4) 增加缓激肽和扩血管性前列腺素的形成。
(5) 醛固酮分泌减少和/或肾血流量增加,以减少钠潴留。

【禁忌证】

(1) 禁忌:妊娠高血压绝对禁用 ACEI,因可使胎儿畸形。
(2) 慎用:重度血容量减少;重度主动脉、二尖瓣窄;限制性心包炎;重度充血性心衰(NYHA4级);肾性高血压尤其是双侧肾血管病变或孤立肾伴肾动脉狭窄;原因未明的肾功能不全;有血管杂音的老年吸烟者;服用非甾体抗炎药的肾功不全者。

【不良反应】

(1) 低血压,一过性蛋白尿,高钾血症、窦性心动过缓、头痛等,随着用药时间延长这些副作用很快消失,一般不用处理。

(2) 血管神经性水肿,咽不适,刺激性干咳、声嘶、呃逆等,血管神经性水肿要及时停药,刺激性干咳常见,随着用药时间延长可减轻消失。

(3) 粒细胞减少,味觉减退或丧失,过敏性皮炎,一过性蛋白尿,皮肤瘙痒、发热等。依拉普利等第二代 ACEI 不含巯基没有这方面副作用。

【注意事项】

(1) ACEI 和利尿药、其他抗高血压药或包括可降低血压的乙醇等试剂合用时,可能出现一过性低血压。

(2) ACEI 与保钾利尿药、钾补充剂(包括含钾的盐替代品)或其他可导致高钾血症的药(如环孢素或吲哚美辛)合用时,可能会有增加血钾的额外作用,所以应监测血清钾浓度。

(3) 心衰患者使用 ACEI 前一般应停止使用保钾利尿药和钾补充剂。但是,使用排钾利尿药的患者进行 ACEI 治疗时,可能需要钾补充剂,并应监测血清钾浓度。ACEI 对肾的不良反应可能会被其他药物加强,如 NSAIDs,它可影响肾功能。

依那普利(Enalapril,苯酯丙脯酸,悦宁定)

【剂型与规格】

片剂:5mg,10mg,20mg。

注射液：1.25mg（1ml）。

【用法用量】

（1）口服一次5mg，每日1次，以后随血压反应调整剂量至每日10~40mg，分2~3次服，如疗效仍不满意，可加用利尿药。

（2）每次1.25mg，5分钟内静脉注射，每6小时1次；每12~24小时增加1.25mg，最大剂量每6小时5mg。静脉注射15分钟内起效。作用持续12~24小时。

5. 中枢α肾上腺素能激动剂 包括可乐定等。

【作用机制】

刺激脑干α2-肾上腺受体。该作用导致交感神经从中枢神经系统的传出减少，从而使外周阻力、肾血管阻力、心率以及血压降低。

【禁忌证】

对中枢α肾上腺素能激动剂过敏者禁用。

【不良反应】

（1）全身反应虚弱（大约10%），疲劳（大约4%），头痛（大约1%），戒断综合征（大约1%）。除此之外，苍白、库姆斯氏试验弱阳性、对酒精的敏感性增加和发热等。

（2）心血管系统偶见直立性症状（大约3%）；

第五章 心血管系统急症

心悸和心动过速(大约0.5%),以及心动过缓(大约0.5%)。雷诺现象,充血性心衰和心电图异常(即窦房结抑制,功能性心动过缓,过度AV阻滞和心律失常)。

(3) 中枢神经系统神经质和激动(大约3%);精神抑郁(大约1%)和失眠(大约0.5%)。偶见行为改变、幻想或梦魇、坐立不安、焦虑、视听幻觉和谵妄。

(4) 皮肤病学皮疹(大约1%);瘙痒(大约0.7%);荨麻疹和血管神经性水肿(大约0.5%);脱发(大约0.2%)。

(5) 恶心和呕吐(大约5%);厌食(大约1%)和胃肠道不适(大约1%);轻度的短期肝功检查异常(大约1%);偶见肝炎、腮腺炎、便秘、假梗阻和腹部疼痛。

(6) 生殖泌尿系统性欲活动减少、阳痿和性欲丧失(大约3%);夜尿症(大约1%);排尿困难(大约0.2%);尿潴留(大约1%)。

【注意事项】

(1) 患有严重冠状动脉闭锁不全、传导障碍、新近发生心肌梗死、脑血管病或慢性肾衰的病人用药应小心。

(2) 病人的资料病人应小心用药,未经医生允许,不得中断治疗。从事危险活动如操作机器或开车的病人应注意可能中枢α肾上腺素能激动剂存在的镇静作用。也应该知道,该镇静作用可

第五章 心血管系统急症

因同时使用酒精、巴比妥酸盐或其他镇静药而增强。

可乐定(Clonidine,可乐宁,氯压定,催压降,血压得平,110降压片,可乐亭,压泰生)

【剂型与规格】

片剂:75μg。
注射液:0.15mg(1ml)。

【用法用量】

(1) 口服,起始剂量0.1mg,一日2次;需要时隔24天递增,每日0.1~0.2mg。常用维持剂量为0.3~0.9mg/d,分2~4次口服。严重高血压需紧急治疗时开始口服0.2mg,继以每小时0.1mg,直到舒张压控制或总量达0.7mg,然后用维持剂量。

(2) 常用剂量为0.15mg,加入葡萄糖注射液缓慢注射。24小时内总量不宜超过0.75mg。

6. 利尿剂 包括呋塞米等。

【作用机制】

(1) 髓袢利尿药:利尿机制主要为抑制髓袢升支粗段Na^+-K^+-$2Cl^-$共同转运载体,使Na^+、Cl^-重吸收减少,肾脏稀释功能降低,NaCl排出量增多,同时使肾髓质间液渗透压降低,影响肾脏浓缩功能及减少集合管对水的重吸收,从而产生强大的利尿作用。

(2) 噻嗪类利尿药:其机制是抑制远曲小管近段的 Na^+-Cl^- 共同转运载体,减少 Na^+、Cl^- 的重吸收,影响肾脏的稀释功能而产生利尿作用。

(3) 低效利尿药:其代谢产物的结构均与醛固酮相似,可与醛固酮竞争远曲小管远端和集合管细胞质内的醛固酮受体,拮抗醛固酮的排钾保钠作用,促进 Na^+ 和水的排出。

【禁忌证】

(1) 禁忌:低钾血症、低钠、低血压、痛风、前列腺增生的患者、肾衰患者。

(2) 慎用:孕妇、高氮质血症。

【不良反应】

(1) 电解质紊乱,即低钾、低钠、低氯、低钙、低镁。

(2) 血尿酸升高。

(3) 糖耐量减低。

(4) 代谢紊乱。

(5) 氮质血症。

【注意事项】

(1) 噻嗪类利尿剂治疗高血压,特别适用于轻中度高血压患者,老年人单纯收缩期高血压、肥胖及高血压合并心力衰竭的患者。

（2）根据有无伴随疾病决定是否应用氢氯噻嗪,有糖耐量降低或糖尿病,一般不宜应用氢氯噻嗪;伴有高尿酸血症或有痛风者也不宜应用氢氯噻嗪,否则病情恶化;肾功能不全,血肌酐大于290μmol/L 者也不宜应用。

（3）在高血压急症时,宜用短效利尿剂如速尿。高血压因往往终身治疗,常用长效利尿剂如吲达帕胺(indapmide),副作用较少。

（4）其副作用与剂量相关,因此,剂量宜小;病人不可过度限钠,也不可高钠摄入,一般中度限钠,每天 5~8g 即可。

呋塞米(Furosemide,速尿)

【剂型与规格】

片剂:20mg。
注射液:20mg(2ml)。

【用法用量】

（1）口服:起始剂量为一日 40~80mg,分 2 次服用,并酌情调整剂量。

（2）静脉推注:起始剂量为 40~80mg,伴急性左心衰竭或急性肾衰竭时,可酌情增加用量。

7. **其他** 包括非诺多泮等。

【作用机制】

特异性的 DA1 受体激动剂,除扩张血管外,能增加肾血流、作用于肾近曲小管和远曲小管,促进尿钠排泄和改善肌酐清除率。

【禁忌证】

尚无相关资料。

【不良反应】

由于激活多巴胺受体,可能会有恶心呕吐等副作用。

【注意事项】

如果临床允许,在滴注后 1 小时滴速可加倍。结果显示收缩压和舒张压出现剂量依赖性快速降低,心率增快。

非诺多泮(Corlopam,非诺多潘)

【剂型与规格】

注射液:10mg(1ml),10mg(2ml)。

【用法用量】

剂量范围为 $0.1 \sim 1.5 \mu g/(kg \cdot min)$,以恒定的速率静脉滴注。

参 考 文 献

1. Papadopoulos DP, Sanidas EA, Viniou NA, et al. Cardiovascular hypertensive emergencies. Curr Hypertens Rep,

2015,17(2):5.
2. Muiesan ML,Salvetti M,Amadoro V,et al. An update on hypertensive emergencies and urgencies. J Cardiovasc Med (Hagerstown),2015,16(5):372-382.
3. Vertkin AL,Topolianskii AV,Abdullaeva AU,et al. Hypertensive crisis:pathogenesis,clinic,treatment. Kardiologiia,2013,53(6):66-70.
4. 张文武.急诊内科.第3版.北京:人民卫生出版社,2012.

(朱海燕)

第六节　急性主动脉综合征

急性主动脉综合征(acute aortic syndrome,AAS)包括主动脉夹层、壁内血肿和穿透性主动脉溃疡等三种严重威胁生命的主动脉疾病,这三种疾病均以动脉中层破坏为特征,其中主动脉夹层最为常见(62%~88%),其次为壁内血肿(10%~30%)。

急性主动脉综合征的治疗原则以降压缓解胸痛为主要目的,包括药物治疗、外科手术治疗及腔内介入治疗,选择何种治疗方案主要取决于急性主动脉综合征的分型、并发症及患者的全身情况。本章介绍主动脉夹层的药物治疗。

一、相关药物

常用的药物详见表5-6。

第五章 心血管系统急症

表5-6 主动脉夹层治疗相关药物

治疗目的	分类	相关药物
降低动脉内压力上升的最大速率（dp/dt）	β受体阻滞剂	艾司洛尔、美托洛尔、拉贝洛尔、普萘洛尔等
	钙通道阻滞剂	硝苯地平、地尔硫䓬、氨氯地平、非洛地平等
	直接作用的血管扩张剂	硝普钠
	硝酸酯类	硝酸甘油、硝酸异山梨酯、单硝酸异山梨酯
镇痛	阿片类	哌替啶、吗啡

二、用药选择

一旦确诊主动脉夹层，药物处理包括：

1. 减轻疼痛 应予患者足量止痛剂（吗啡、哌替啶等），并解除患者焦虑情绪。

2. 控制心率 尽快静脉使用短效β受体阻滞剂，将心率逐步调整到每分钟60～70次，口服β受体阻滞剂起效慢；如果患者有使用β阻滞剂的明确禁忌证，如支气管哮喘、心动过缓或心力衰竭，可用非二氢吡啶类钙通道阻滞剂控制心率。

3. 控制血压 绝大多数患者血压明显升高，如单用β受体阻滞剂不能控制高血压，可联合使用血管扩张剂,常用药物有硝普钠,同时口服血管紧张素受体阻断剂或钙离子拮抗剂,尽可能将收缩压控制在 100～120mmHg,以避免病变进展或动脉破裂。

主动脉夹层药物治疗的主要目标是通过减慢心率、抑制心肌收缩力和控制血压,达到降低动脉 dp/dt,减少病变节段主动脉剪切力的目的,防止病变扩展或破裂。其他主动脉疾病的药物治疗目标、方法与主动脉夹层相似。

4. 补充血容量　对于血流动力学不稳定,血容量不足患者,应予补液或输血。

三、治疗药物

1. β受体阻滞剂　包括艾司洛尔、美托洛尔、拉贝洛尔、普萘洛尔等。

【作用机制】

(1) 减慢心率、降低心肌收缩力和收缩压。

(2) 抗高血压作用:与此类药物降低心输出量、抑制肾素释放和血管紧张素Ⅱ产生、阻断能增加交感神经末梢释放去甲肾上腺素的突触前α受体,以及降低中枢缩血管活性等作用有关。

【禁忌证】

存在下列情形者禁用或慎用β阻滞剂:支气管痉挛性哮喘、症状性低血压、心动过缓(<60次/分)或二度二型以上房室传导阻滞、HF合并显著

水钠潴留需要大剂量利尿,血流动力学不稳定需要静脉使用心脏正性肌力药物等。

对其他的绝大多数心血管病患者β阻滞剂治疗利大于弊。合并无支气管痉挛的COPD或外周血管疾病的心血管病患者,仍可从β阻滞剂治疗中显著获益。糖尿病和下肢间歇性跛行不是绝对禁忌证。

【不良反应】

总体而言,β阻滞剂耐受较好,但也可发生一些严重不良反应,尤见于大剂量应用时。

(1) 心血管系统:β阻滞剂减慢心率、抑制异位起搏点自律性、减慢传导和增加房室结不应期,因此可造成严重心动过缓和房室传导阻滞,主要见于窦房结和房室结功能已受损的患者。β阻滞剂阻断血管$β_2$受体,α受体失去$β_2$受体拮抗从而减少组织血流,可出现肢端发冷、雷诺综合征,伴严重外周血管疾病者病情恶化等。

(2) 代谢系统:胰岛素依赖型(1型)糖尿病患者使用非选择性β阻滞剂后可掩盖低血糖的一些警觉症状(如震颤、心动过速),但低血糖的其他症状(如出汗)依然存在。

(3) 呼吸系统:β阻滞剂可导致危及生命的气道阻力增加,故禁用于哮喘或支气管痉挛性慢性阻塞性肺病(COPD)。对某些COPD患者而言,使用β阻滞剂利大于弊。故COPD并非禁忌证,除非有严重的反应性气道疾病。

（4）中枢神经系统：β阻滞剂中枢神经系统不良反应包括疲劳、头痛、睡眠紊乱、失眠和多梦，以及压抑等。

（5）反跳综合征：长期治疗后突然停药可发生，表现为高血压、心律失常和心绞痛恶化，与长期治疗中β肾上腺素能受体敏感性上调有关。如需停用β阻滞剂，应逐步撤药，整个撤药过程至少2周，每2~3日剂量减半，停药前最后的剂量至少给4天。

【注意事项】

（1）情况紧急时首先需静脉给药，使血压尽快降至目标水平，即收缩压<110~120mmHg，心率降至安静时50~60次/分。如果血压和心率已达到目标值，可改用口服制剂维持治疗。

（2）麻醉期间病人使用本药时，应密切观察负性肌力作用及低血压等不良反应。

（3）对孕产妇的影响：本品可通过胎盘进入胎儿体内，有报道妊娠高血压者用后可致宫内胎儿发育迟缓，分娩时无力造成难产，新生儿可产生低血压、低血糖、呼吸抑制及心率减慢，尽管也有报告对母亲及胎儿均无影响，但必须慎用，不宜作为孕妇第一线治疗药物。它可从乳汁分泌小量，故哺乳期妇女应用必须慎用。

（4）老年人对本品代谢与排泄能力低，应适当调整剂量。

艾司洛尔(Esmolol)

【剂型与规格】

注射液:10ml:0.1g;10ml:2.5g。
粉针剂:200mg/2ml。

【用法用量】

静脉注射或滴注,成人,负荷量,0.5mg/kg,缓慢注射,继以每分钟0.1mg/kg维持。儿童,开始缓慢注射0.1~0.5mg/kg,继以每分钟0.05~0.25mg/kg维持。

【指南推荐】

β阻滞剂是主动脉夹层治疗的基本用药,不仅在急性期要使用,存活的患者也要长期使用(Ⅰ类推荐,证据水平C)。确诊为主动脉夹层,无论是否手术,均需先开始β阻滞剂治疗。怀疑有急性主动脉夹层的患者亦应给予β阻滞剂或联合使用其他血管扩张剂。

2. 钙通道阻滞剂 见本章第五节"急诊高血压"。

3. 硝普钠

【作用机制】

为一种速效和短时作用的血管扩张药。通过

血管内皮细胞产生 NO,对动脉和静脉平滑肌均有直接扩张作用。血管扩张使周围血管阻力减低,因而有降血压作用。

【禁忌证】

(1) 代偿性高血压如动静脉分流或主动脉缩窄。

(2) 肝肾功能减退的患者。

【不良反应】

(1) 血压降低过快过剧,出现眩晕、大汗、头痛、肌肉颤搐、神经紧张或焦虑,烦躁、胃痛、反射性心动过速或心律不齐,症状的发生与静脉给药速度有关,与总量关系不大。减量给药或停止给药可好转。

(2) 硫氰酸盐中毒或超量时,可出现运动失调、视力模糊、谵妄、眩晕、头痛、意识丧失、恶心、呕吐、耳鸣、气短。停止给药可好转。

(3) 氰化物中毒或超量时,可出现反射消失、昏迷、心音遥远、低血压、脉搏消失、皮肤粉红色、呼吸浅、瞳孔散大。应停止给药并对症治疗(参见[药物过量])。

(4) 皮肤:光敏感与疗程及剂量有关,皮肤石板蓝样色素沉着,停药后经较长时间(1~2年)才渐退。其他过敏性皮疹,停药后消退较快。

【注意事项】

(1) 本品对光敏感,溶液稳定性较差,滴注溶液应新鲜配制并迅速将输液瓶用黑纸或铝箔包裹避光。新配溶液为淡棕色,如变为暗棕色、橙色或蓝色,应弃去。溶液的保存与应用不应超过24小时。溶液内不宜加入其他药品。

(2) 配制溶液只可静脉慢速滴注,切不可直接推注。最好使用微量输液泵,这样可以精确控制给药速度,从而减少不良反应发生率。

(3) 应用本品过程中,应经常测血压,最好在监护室内进行;肾功能不全而本品应用超过48~72小时者,每天须测定血浆中氰化物或硫氰酸盐,保持硫氰酸盐不超过$100\mu g/ml$。

(4) 药液有局部刺激性,谨防外渗,推荐自中心静脉给药。

(5) 如静滴已达每分钟$10\mu g/kg$,经10分钟而降压仍不满意,应考虑停用本品,改用或加用其他降压药。

(6) 用本品过程中,偶可出现明显耐药性,此应视为氰化物中毒的先兆征象,此时减慢滴速,即可消失。

参 考 文 献

1. Nienaber CA, Clough RE. Management of acute aortic dissection. Lancet, 2015, 385(9970):800-811.
2. Erbel R, Aboyans V, Boileau C, et al. ESC Committee for

Practice Guidelines. 2014 ESC Guidelines on the diagnosis and treatment of aortic diseases: Document covering acute and chronic aortic diseases of the thoracic and abdominal aorta of the adult. The Task Force for the Diagnosis and Treatment of Aortic Diseases of the European Society of Cardiology (ESC). Eur Heart J, 2014, 35 (41): 2873-2926.

(唐梦熊)

第七节 急性心肌炎

急性心肌炎(acute myocarditis)是一种心肌损伤性炎性疾病。最常见的病因为病毒感染，细菌、真菌、螺旋体等感染也可引起心肌炎，但相对少见。本节用药主要针对病毒性心肌炎。

一、相关药物

急诊处理心肌炎常用的药物详见表5-7。

表5-7 急性心肌炎治疗相关药物

治疗目的	相关药物
抗病毒治疗	α-干扰素、黄芪等
保护心肌	维生素C、辅酶Q10、曲美他嗪、肌苷、ATP等
纠正心衰	洋地黄、贝那普利等
免疫抑制剂	地塞米松等

第五章 心血管系统急症

二、用药选择

急性病毒性心肌炎应尽早卧床休息,以减轻心脏负荷,促进心脏恢复。除了休息以外,尚可选择的治疗药物有:

1. 抗病毒药物　首选 α-干扰素,具有阻断病毒复制和调节细胞免疫功能。病毒性心肌炎常伴有细菌感染,在抗病毒的同时加用青霉素或克林霉素等抗生素。

2. 抗氧化或改善心肌代谢的药物　心肌炎时,自由基产生增多,超氧化物歧化酶活性下降,自由基加重心肌细胞损伤。具有抗氧化作用的药物有维生素 C、辅酶 Q10。维生素 C 具有保护心肌不受自由基和脂质过氧化损伤的作用,辅酶 Q10 参与氧化磷酸化及能量的生成过程,具有抗氧化自由基及膜稳定作用。另外,辅酶 Q10、曲美他嗪、肌苷、ATP、1,6-二磷酸果糖等也具有改善心肌代谢的作用。

3. 纠正心衰　出现急性心力衰竭患者,按急性心力衰竭方案治疗。

4. 免疫抑制治疗　糖皮质激素的治疗仍有争论。一方面,糖皮质激素可抑制干扰素合成,促进病毒繁殖和炎症扩散,对急性病毒感染属于禁忌;另一方面,激素抑制抗原抗体作用,减轻过敏反应,有利于心肌炎症、水肿消退,消除过多强烈免疫反应和减轻毒素作用。目前不主张早期应用糖皮质激素,但对房室传导阻滞、难治性心力衰竭患者,可慎用。

三、治疗药物

1. α-干扰素(interferon-α)

【作用机制】

(1) 广谱抗病毒剂,并不直接杀伤或抑制病毒,而主要是通过细胞表面受体作用使细胞产生抗病毒蛋白,从而抑制病毒的复制。

(2) 增强自然杀伤细胞(NK 细胞)、巨噬细胞和 T 淋巴细胞的活性,发挥免疫调节作用。

【剂型与规格】

注射剂:2 万 U,2.5 万 U,100 万 U,300 万 U。

【禁忌证】

(1) 对本品或其他干扰素过敏者。
(2) 严重肝、肾、心脏疾病。
(3) 中枢神经系统损伤或骨髓抑制者。
(4) 原有精神障碍者。

【不良反应】

(1) 发热:治疗第一针常出现高热现象。以后逐渐减轻或消失。

(2) 感冒样综合征:多在注射后 2～4 个小时出现。有发热、寒战、乏力、肝区痛、背痛和消化系统症状,如恶心、食欲不振、腹泻及呕吐。治疗

第五章　心血管系统急症

2~3次后逐渐减轻。

（3）骨髓抑制：出现白细胞及血小板减少，一般停药后可自行恢复。治疗过程中白细胞及血小板持续下降，要严密观察血象变化。

（4）神经系统症状：如失眠、焦虑、抑郁、兴奋、易怒、精神病。

（5）诱发自身免疫性疾病：如甲状腺炎、血小板减少性紫癜、溶血性贫血、风湿性关节炎、红斑狼疮样综合征、血管炎综合征和Ⅰ型糖尿病等。

（6）少见的副作用有：如癫痫、肾病综合征、间质性肺炎和心律失常等。

【注意事项】

（1）α-干扰素：静脉给药速度必须缓慢，以维护血中有效浓度，给药完毕后，血药浓度迅速下降或消失。

（2）约5%病例用本品后可产生抗干扰素抗体。

（3）妊娠和哺乳期妇女、18岁以下患者慎用。

（4）治疗期间严格监测血常规和肝功能。

（5）本药可改变细胞色素P450酶的活性，因此可影响西咪替丁、苯妥英钠、华法林、茶碱、地西泮等的正常代谢，联合用药时需注意调整药物剂量。

2. 维生素C

【作用机制】

（1）维生素C参与氨基酸代谢、神经递质的合成、胶原蛋白和组织细胞间质的合成,可降低毛细血管的通透性,加速血液的凝固。

(2) 刺激凝血功能,促进铁在肠内吸收、促使血脂下降,增加对感染的抵抗力。

(3) 清除氧自由基,参与解毒功能。

【剂型与规格】

片剂:每片 25mg、50mg、100mg。

针剂:每支 0.1g(2ml)、0.25g(2ml)。

【用量用法】

(1) 口服(饭后):1 次 0.05~0.1g,1 日 2~3 次。

(2) 可静注或肌注或以 5%~10% 葡萄糖液稀释进行静滴,每日 0.25~0.5g,必要时可酌增剂量。

【禁忌证】

无。

【不良反应】

(1) 长期应用每日 2~3g 可引起停药后维生素 C 缺乏病(坏血病)。

(2) 长期应用大量维生素 C 偶可引起尿酸盐、半胱氨酸盐或草酸盐结石。

(3) 快速静脉注射可引起头晕、晕厥。

【注意事项】

(1) 大量服用将影响以下诊断性试验的结果:大便隐血可致假阳性;能干扰血清乳酸脱氢酶和血清转氨酶浓度的自动分析结果;尿糖(硫酸铜法)、葡萄糖(氧化酶法)均可致假阳性;尿中草酸盐、尿酸盐和半胱氨酸等浓度增高;血清胆红素浓度下降;尿 pH 下降。

(2) 下列情况应慎用:半胱氨酸尿症;痛风;高草酸盐尿症;草酸盐沉积症;尿酸盐性肾结石;糖尿病(因维生素 C 可能干扰血糖定量);葡萄糖-6-磷酸脱氢酶缺乏症;血色病;铁粒幼细胞性贫血或地中海贫血;镰形红细胞贫血。

(3) 长期大量服用突然停药,有可能出现坏血病症状,故宜逐渐减量停药。

3. 辅酶 Q10

【作用机制】

辅酶 Q10 是人类生命不可缺少的重要元素之一,能激活人体细胞和细胞能量的营养,具有提高人体免疫力、增强抗氧化、延缓衰老和增强人体活力等功能。

【剂型与规格】

片剂:每片 5mg。
胶囊剂:每胶囊 5mg,10mg,15mg。

【用法用量】

口服:1次10~15mg,1日3次,饭后服,2~4周为1个疗程。

【禁忌证】

无。

【不良反应】

可有胃部不适、食欲减退、恶心、腹泻、心悸,偶见皮疹。

【注意事项】

可出现恶心、胃部不适、食欲减退等不良反应,但不必停药。另外偶有荨麻疹及一过性心悸。

4. 曲美他嗪

【作用机制】

具有对抗肾上腺素、去甲肾上腺素及加压素的作用,能降低血管阻力,增加冠状动脉及循环血流量,促进心肌代谢及心肌能量的产生。同时能降低心肌耗氧量,从而改善心肌氧的供需平衡。亦能增加对强心苷的耐受性。

【剂型与规格】

片剂:每片20mg。

【用法用量】

口服,40~60mg/d;每天2~3次,每次1片。

【禁忌证】

新近发生的心肌梗死禁用。

【注意事项】

本药不是急性心肌炎时的必用药。

5. 纠正心力衰竭用药 见"第十二章第一节急性心力衰竭"。

参 考 文 献

1. 杨世杰. 药理学. 第2版. 北京:人民卫生出版社,2010.
2. 陈新谦,金有豫,汤光. 新编药物学. 第10版. 北京:人民卫生出版社,2003.

(王甲莉)

第八节 急性心包炎

急性心包炎(acute pericarditis)为心包脏层和壁层的急性炎症性疾病,属于心包炎的一种类型,通常持续不超过6周,可由病毒、细菌、自身免疫、物理、化学等因素引起,常表现为突然发作的胸痛、心包摩擦音、异常的心电图变化和新出现或加重的心包积液。

一、相关药物

详见表5-8。

第五章 心血管系统急症

表 5-8 急性心包炎治疗相关药物

治疗目的	分类	相关药物
抗炎治疗	非甾体类	阿司匹林、布洛芬、吲哚美辛
	糖皮质激素类	泼尼松、甲泼尼龙
	其他	秋水仙碱

二、用药选择

评估患者病情,出现心脏压塞时,应进行紧急的心包穿刺,大量心包积液患者也应考虑行心包穿刺治疗,如患者无心包穿刺指征,可给予积极的药物治疗。

1. 非甾体类抗炎药一直是急性心包炎治疗的中流砥柱。

2. 在患者病情不宜使用非甾体类药物或非甾体类药物治疗无效时,可应用糖皮质激素类药物。

3. 非甾体类药物联合应用秋水仙碱能够更有效的治疗急性心包炎。

三、治疗药物

1. 非甾体类药物 常用的有阿司匹林、布洛芬、吲哚美辛。

【作用机制】

(1) 通过抑制环氧化酶活性,抑制花生四烯酸生成前列腺素或减少其他能使痛觉对机械性或化学性刺激敏感的物质(缓激肽、组胺)等的合成,发挥镇痛作用。

（2）通过抑制前列腺素和炎症过程中组胺等的合成,也可能通过抑制溶酶体酶的释放和白细胞趋化性,发挥抗炎作用。

【禁忌证】

（1）禁忌:严重过敏反应、严重肝功能损伤、活动性出血。

（2）慎用:哮喘、慢性胃炎、胃溃疡、心功能不全、高血压、血友病或其他出血性疾病、肾功能不全。

【不良反应】

（1）过敏反应:可引起皮疹、荨麻疹、血管神经性水肿等过敏反应。

（2）胃肠道症状:胃肠道症状是该类药物最常见的不良反应,较常见的有恶心、呕吐、消化不良、上腹部不适或疼痛、腹泻、便秘、溃疡复发等,严重时可出现消化道出血。

（3）中枢神经系统症状:可出现头痛、头晕、耳鸣、听力减退,精神紧张、惊厥甚至昏迷。

（4）肝损伤:该类药物可引起肝损伤,导致肝酶升高,严重时可导致肝衰竭。

（5）肾损伤:长期应用该类药物可能导致肾乳头坏死、肾功能减退、肾病综合征等。

【注意事项】

(1) 该类药物联合应用不能增加药效,应单用一种药物。

(2) 应用该类药物时容易出现胃肠道损伤,应同时应用质子泵抑制剂。

(3) 长期应用该类药物时,需注意出血风险。

(4) 吲哚美辛能减少冠状动脉血流,需避免在老年患者中应用。

(5) 布洛芬相对于其他非甾体类抗炎药副作用更少。

阿司匹林(aspirin)

【剂型与规格】

肠溶片:25mg,100mg,300mg。
缓释片:50mg,75mg。

【用法用量】

口服:每次 300~600mg,每 4~6 小时 1 次,一日总量 2~4g。

【指南推荐】

非甾体抗炎药是治疗急性心包炎的主要药物(Ⅰ类推荐,B级证据),阿司匹林可用于急性心包炎的治疗,但未被作为首选药物推荐。

布洛芬(ibuprofen)

【剂型与规格】

片剂:100mg,200mg,400mg。
缓释片:200mg。
缓释胶囊:300mg。
泡腾片:100mg。

【用法用量】

口服:每次300~800mg,每6~8小时1次。

【指南推荐】

非甾体抗炎药是治疗急性心包炎的主要药物（Ⅰ类推荐,B级证据），布洛芬相对副作用少，而被作为首选药物推荐。

吲哚美辛

【剂型与规格】

片剂:25mg。
肠溶片:25mg。
胶囊:25mg,300mg。

【用法用量】

口服:每次25~50mg,每8小时1次。

【指南推荐】

非甾体抗炎药是治疗急性心包炎的主要药物（Ⅰ类推荐，B级证据），吲哚美辛可用于急性心包炎的治疗，但未被作为首选药物推荐。

2. 糖皮质激素类 泼尼松、甲泼尼龙。

【作用机制】

（1）抗炎作用：具有非特异性的抗炎作用，一方面通过诱导白细胞介素-10（IL-10）、脂皮素等抗炎因子的合成，另一方面通过抑制肿瘤坏死因子α、IL-1、IL-2、IL-3、IL-4、IL-5、IL-6、IL-7、IL-8等的炎症因子的合成，发挥抗炎作用。

（2）免疫抑制作用：能够抑制巨噬细胞对抗原的吞噬和处理，促进淋巴细胞的破坏和解体。

（3）其他：尚具有抗休克、解热、促进胃酸分泌等作用。

【禁忌证】

（1）禁忌：对激素过敏、严重高血压、严重糖尿病、肾上腺皮质功能亢进症、抗生素不能控制的病毒、真菌等感染、活动性胃或十二指肠溃疡、新近胃肠吻合术后、严重的精神病、骨折、创伤修复期、骨质疏松、角膜溃疡等。

（2）慎用：心功能不全、肾功能不全、肝损害、高血压、糖尿病、高脂血症、有精神病倾向、青光眼、重症肌无力、胃溃疡、胃炎或食管炎、结核、妊娠期及产褥期等。

【不良反应】

(1) 医源性库欣综合征：可引起向心性肥胖、满月脸、水牛背、皮肤紫纹、多毛等糖皮质激素增多症表现。

(2) 诱发或加重感染：由于免疫抑制作用，可减低机体对病原微生物的抵抗力，诱发或加重细菌、病毒或真菌等各种感染。

(3) 诱发或加重胃或十二指肠溃疡：通过促进胃酸及胃蛋白酶的分泌，诱发或加重胃十二指肠溃疡，严重时可导致消化道出血甚至穿孔。

(4) 诱发高血压：通过水钠潴留诱发高血压。

(5) 代谢紊乱和动脉硬化：可诱发高脂血症，诱发或加重糖尿病，进而促进动脉硬化。

(6) 骨质疏松、股骨头坏死、肌肉萎缩、伤口愈合延缓。

(7) 诱发精神病和癫痫。

(8) 导致激素性青光眼或白内障等。

【注意事项】

(1) 当非甾体类药物治疗急性心包炎效果不理想时，该类药物的应用增加了缓解率，但同时也增加了急性心包炎的复发率。

(2) 长期应用糖皮质激素时，停药时需逐渐减量，减量过快或突然停药，可引起停药反应，表现肾上腺皮质功能不全。

第五章 心血管系统急症

泼尼松

【剂型与规格】

片剂:5mg。

【用法用量】

口服:每天 40~60mg 或每天 0.2~0.5mg/kg。

【指南推荐】

糖皮质激素治疗急性心包炎应仅限于结缔组织病、自身免疫性疾病或尿毒症诱发的心包炎(Ⅱa 类推荐,B 级证据)。

甲泼尼龙

【剂型与规格】

注射剂:40mg,500mg。

【用法用量】

静脉滴注:每天 30~60mg 或每天 0.5~1mg/kg。

【指南推荐】

糖皮质激素治疗急性心包炎应仅限于结缔组织病、自身免疫性疾病或尿毒症诱发的心包炎

（Ⅱa类推荐，B级证据）。

3. 秋水仙碱

【作用机制】

（1）抗炎作用：能够通过减少细胞间黏附分子、E/L-选择素、内皮素等炎症因子的表达，抑制中性粒细胞、淋巴细胞等炎症细胞的活化、黏附和迁移能力，发挥抗炎作用。

（2）其他：能明显抑制胶原（Ⅰ、Ⅲ型）的表达，促进基质金属蛋白酶-1/9的活性，发挥抗纤维化作用。

【禁忌证】

（1）禁忌：骨髓增生低下，肝、肾功能不全，孕妇及哺乳期妇女等。

（2）慎用：严重心脏病、胃肠道疾病患者。

【不良反应】

（1）胃肠道反应：是最常见的不良反应，表现为腹痛、腹泻、呕吐及食欲不振。

（2）骨髓抑制：对骨髓造血有抑制作用，可导致白细胞减少、再生障碍性贫血等。

（3）肝、肾损害：可引起肝功能异常甚至黄疸，也可导致蛋白尿，但一般不会导致肾衰竭。

（4）肌肉、周围神经病变：导致肌肉损伤，血清肌酸激酶升高，可同时出现周围神经轴突性多神经病变。

(5) 休克:多见于老年人。

(6) 其他:致畸、脱发、皮疹、发热等。

【注意事项】

(1) 如出现呕吐、腹泻等反应时,应减少用量,严重时需停药。

(2) 用药期间应注意监测血常规、肝肾功能。

秋水仙碱

【剂型与规格】

片剂:0.5mg。

【用法用量】

口服:每次0.5mg,每日1~2次。

【指南推荐】

秋水仙碱联合应用非甾体类抗炎药物能够明显增加治疗急性心包炎的有效率,减少急性心包炎的复发率(Ⅱa类推荐,B级证据)。

参 考 文 献

1. Maisch B, Seferovic PM, Ristic AD, et al. Guidelines on the diagnosis and management of pericardial diseases executive summary; The Task force on the diagnosis and management of pericardial diseases of the European society of car-

diology. Eur Heart J,2004,25,587-610.
2. Seferovic PM, Ristic AD, Maksimovic R, et al. Pericardial syndromes:an update after the ESC guidelines 2004. Heart Fail Rev,2013,18,255-266.
3. 中华医学会.临床诊疗指南:心血管分册.北京:人民卫生出版社,2009.

(魏述建)

第九节 感染性心内膜炎

感染性心内膜炎(infective endocarditis,IE)是心脏内膜表面的微生物感染,伴赘生物形成。它的发生是一个复杂过程,包括受损的心瓣膜内膜上可形成非细菌性血栓性心内膜炎;瓣膜内皮损伤处聚集的血小板形成赘生物;菌血症时血液中的细菌黏附于赘生物并在其中繁殖;病原菌与瓣膜基质分子蛋白及血小板相互作用等。

感染性心内膜炎根据病程可以分为急性和亚急性。急性感染性心内膜炎起病急,进展快,伴高热、寒战,全身中毒症状明显,常是全身严重感染的一部分,主要致病菌是金黄色葡萄球菌。亚急性感染性心内膜炎起病慢,病程数周到数月,中毒症状较轻,主要致病菌是草绿色链球菌,其次为肠球菌。感染性心内膜炎还可分为自体瓣膜、人工瓣膜和静脉药瘾者的心内膜炎。

一、感染性心内膜炎的预防

对高危人群如各种心脏瓣膜病、先天性心脏

病、梗阻性肥厚型心肌病,以及风湿免疫性疾病而长期服用糖皮质激素、免疫抑制剂治疗者,以及注射毒品的吸毒者,在做有创医疗检查和操作时需预防性应用抗生素(表5-9)。

表5-9 口腔科操作前抗生素预防应用的推荐

分类	抗生素	成人	儿童
青霉素不过敏	阿莫西林或氨苄西林	2g口服或静脉注射	50mg/kg口服或静脉注射
青霉素过敏	克林霉素	600mg口服或静脉注射	20mg/kg口服或静脉注射

适用的人群和手术:①有人工瓣膜或人工材料进行瓣膜修复的患者;②曾患过IE的患者;③发绀型先天性心脏病未经手术修补或虽经手术修补但仍有残余缺损、分流或瘘管、先天性心脏病经人工修补或人工材料修补6个月以内者,以及经外科手术和介入方法植入材料或器械后仍有残余缺损者。

适用的检查和操作:口腔科操作菌血症的发生率为10%~100%,故操作前30分钟需预防性应用抗生素。气管镜、喉镜、胃镜、结肠镜、膀胱镜、阴道镜等检查,目前没有证据表明可引起IE,不推荐预防性使用抗生素。

二、感染性心内膜炎的抗生素治疗

感染性心内膜炎治愈的关键在于清除赘生物

中的病原微生物,抗生素是最重要的治疗措施。抗感染治疗基本要求是:早期、联合、充分、长疗程。①早期应用;②应用杀菌剂;③静脉给药;④联合应用2种具有协同作用的抗菌药物;⑤大剂量,需高于一般常用量,使感染部位达到有效浓度;⑥长疗程,一般为4~6周,人工瓣膜心内膜炎需6~8周或更长,以降低复发率。

(一) 经验性抗生素治疗

疑似IE、病情较重且不稳定的患者,在留取血培养标本之后、未获得血培养结果之前,要立即给予经验性抗生素治疗。经验治疗方案应根据感染严重程度,受累心瓣膜的类型、有无少见或耐药菌感染危险因素等制订,分为自体瓣膜心内膜炎(native valve endocarditis, NVE)及人工瓣膜心内膜炎(prosthetic valve endocarditis, PVE)。治疗应覆盖IE最常见的病原体。详见表5-10。

(二) 葡萄球菌心内膜炎

甲氧西林敏感的葡萄球菌首选青霉素类抗生素,甲氧西林耐药的葡萄球菌选用万古霉素。由于青霉素耐药葡萄球菌已达90%以上,故在获知细菌药敏前经验治疗宜首选耐酶青霉素类,如苯唑西林或氯唑西林等联合氨基糖苷类。详见表5-11。

(三) 链球菌心内膜炎

青霉素对草绿色链球菌最低抑菌浓度(MIC)≤0.125mg/L者为敏感株,MIC>0.125mg/L而≤0.5mg/L者系相对耐药株,MIC>0.5mg/L为耐药株。

第五章 心血管系统急症

表5-10 感染性心内膜炎经验性抗生素治疗

病种及抗生素	剂量及给药途径	备 注
NVE,轻症患者		
阿莫西林*	2g,q4h 静滴	如患者病情稳定,等待血培养结果
或氨苄西林	3g,q6h 静滴	对肠球菌属和许多HACEK微生物的抗菌活性优于青霉素
或青霉素	1200~1800万U/d,分4~6次静滴	如青霉素过敏,可选用头孢曲松2.0g/d,静滴,亦可采用方案2
联合庆大霉素	1mg/kg 实际体重静滴	在获知培养结果前,庆大霉素的作用存在争论
NVE,严重脓毒症(无肠杆菌科细菌、铜绿假单胞菌属感染危险因素)		
万古霉素*	15~20mg/kg,q8~12h,静滴	需覆盖葡萄球菌属(包括甲氧西林耐药菌株)。如万古霉素过敏,改用达托霉素6mg/kg,q12h,静滴

续表

病种及抗生素	剂量及给药途径	备注
联合庆大霉素*	1mg/kg 理想体重,q12h,静滴	如担心肾毒性或急性肾损伤,改为环丙沙星
NVE,严重脓毒症,并有多重耐药肠杆菌、铜绿假单胞菌感染危险因素		
万古霉素*	15~20mg/kg,q8~12h,静滴	需覆盖葡萄球菌属(包括甲氧西林耐药菌株)、链球菌属、肠球菌属、肠杆菌科细菌和铜绿假单胞菌
联合美罗培南*	1g,q8h,静滴	
PVE,等待血培养结果或血培养阴性		
万古霉素*	万古霉素 1g,q12h	
联合庆大霉素*和利福平*	庆大霉素 1mg/kg,q12h,静滴,利福平 300~600mg,q12h,口服或静滴	在严重损伤患者中使用小剂量利福平

注:*根据肾功能调整剂量

第五章 心血管系统急症

表 5-11 葡萄球菌心内膜炎的治疗

病种及抗生素	剂量及给药途径	疗程（周）	备注
NVE，甲氧西林敏感			
氟氯西林	2g，q4~6h，静滴	4	如体质量>85kg，采用每4小时1次方案
NVE，甲氧西林耐药，万古霉素敏感（MIC≤2mg/L），利福平敏感或青霉素过敏			
万古霉素	1g，q12h，静滴	4	根据肾功能调整剂量，并且维持合浓度15~20mg/L
联合利福平	300~600mg，q12h 口服	4	如肌酐清除率<30ml/min，采用小剂量利福平
NVE，甲氧西林耐药，万古霉素耐药（MIC>2mg/L），达托霉素敏感（MIC≤1mg/L）或不能耐受万古霉素者			
达托霉素	6mg/kg，qd，静滴	4	每周监测磷酸肌酸激酶。根据肾功能调整剂量

第五章 心血管系统急症

续表

病种及抗生素	剂量及给药途径	疗程（周）	备 注
联合利福平或庆大霉素	利福平 300~600mg,q12h,口服,或庆大霉素 1mg/kg,q12h,静滴	4	如肌酐清除率<30ml/min,采用小剂量利福平
PVE,甲氧西林、利福平敏感			
氟氯西林联合利福平利庆大霉素	氟氯西林 2g,q4~6h,静滴；利福平 300~600mg,q12h 口服；庆大霉素 1mg/kg,q 12h,静滴	6	如体质量>85kg,氟氯西林采用 1 次/4h 方案；如肌酐清除率<30ml/min,采用小剂量利福平
PVE,甲氧西林耐药、万古霉素敏感(MIC≤2mg/L)或青霉素过敏			
万古霉素	1g,q12h,静滴	6	根据肾功能调整剂量,并且维持合浓度 15~20mg/L

第五章 心血管系统急症

续表

病种及抗生素	剂量及给药途径	疗程（周）	备注
联合利福平	300~600mg,q12h,口服	6	如肌酐清除率<30ml/min,采用小剂量利福平
联合庆大霉素	1mg/kg,qd,静滴	≥2	如无毒性症状或体征,继续完整疗程
PVE,甲氧西林耐药,万古霉素耐药(MIC>2mg/L)、达托霉素敏感(MIC≤1mg/L)葡萄球菌或不能耐受万古霉素			
达托霉素	6mg/kg,qd,静滴	6	如肌酐清除率<30ml/min,延长达托霉素给药间隔至每48h
联合利福平	300~600mg,q12h,口服	6	如肌酐清除率<30ml/min,采用小剂量利福平
联合庆大霉素	1mg/kg,q12h,静滴	≥2	如无毒性症状或体征,继续完整疗程

注:MIC:最低抑菌浓度

耐药株所致 IE:无论 NVE 或 PVE 均按肠球菌心内膜炎治疗方案,予以万古霉素或替考拉宁联合庆大霉素。详见表 5-12。

(四) 肠球菌心内膜炎

肠球菌属细菌对多种抗菌药物呈现固有耐药,一些有效药物单用仅具抑菌作用,须联合用药,达到杀菌作用并减少复发机会。粪肠球菌可对氨苄西林和青霉素呈现敏感,但其敏感性较草绿色链球菌差,屎肠球菌敏感性更低。详见表 5-13。

(五) 真菌性心内膜炎

较少见(1%~6%),主要致病菌念珠菌、曲霉,如临床疑为 IE,但连续血培养阴性,应考虑真菌性心内膜炎可能。真菌心内膜炎相对疗程长,预后差,易复发。

1. 念珠菌心内膜炎　初始治疗选用棘白菌素类药物,剂量适当增加可获得更好疗效,或选用两性霉素 B 脂质体。初始治疗疗程应 6~10 周左右,待病情稳定、血培养阴性后,敏感菌株给予氟康唑每天 400~800mg(6~12mg/kg)降阶梯治疗,并建议尽早行瓣膜置换术,术后治疗至少 6 周,有瓣周脓肿或其他并发症者,疗程更长。

2. 曲霉菌心内膜炎　初始治疗首选伏立康唑,疗程 4 周以上。治疗中需监测血药浓度,保证达到足够血药浓度;不能耐受或伏立康唑耐药者,可选用两性霉素 B 脂质体。病情稳定后应长期口服伏立康唑维持治疗,疗程至少 2 年以上。瓣膜置换术对于曲霉菌心内膜炎的成功治疗至关重要。

第五章 心血管系统急症

表 5-12 链球菌心内膜炎的治疗

方案	抗生素	剂量及给药途径	疗程(周)	备注
敏感菌株				
1	青霉素	1.2g, q4h, 静滴	4~6	首选窄谱治疗方案, 尤其是有艰难梭菌感染风险或肾毒性风险者
2	头孢曲松	2g, qd, 静滴或肌内注射	4~6	有艰难梭菌感染风险的患者, 不建议使用; 适用于门诊治疗
3	青霉素* 联合庆大霉素	1.2g, q4h, 静滴 1mg/kg, q12h	2 2	有心外感染病灶, 有手术指征, 肾毒性高风险, 或有艰难梭菌感染风险的患者, 不建议使用
4	头孢曲松 联合庆大霉素	2g, qd, 静滴或肌内注射; 庆大霉素 1mg/kg, q12h, 静滴	2 2	有心外感染病灶, 有手术指征, 肾毒性风险, 或有艰难梭菌感染风险的患者, 不建议使用
相对敏感菌株				
5	青霉素* 联合庆大霉素	2.4g, q4h, 静滴 1mg/kg, q12h	4~6 2	首选治疗方案, 尤其是有艰难梭菌感染风险的患者

第五章 心血管系统急症

续表

方案	抗生素	剂量及给药途径	疗程(周)	备注
营养不足和苛养颗粒链菌群的治疗(营养变异链球菌)				
6	青霉素* 联合庆大霉素	2.4g,q4h,静滴 1mg/kg,q2h	4~6 4~6	首选治疗方案,尤其是有艰难梭菌感染风险的患者
耐药菌株、青霉素过敏者				
7	万古霉素 联合庆大霉素	1g,q12h,静滴 1mg/kg,q12h,静滴	4~6 ≥2	根据当地建议给药
8	替考拉宁 联合庆大霉素	10mg/kg,q12h×3剂,继以10mg/kg,qd,静滴 1mg/kg,q12h,静滴	4~6 ≥2	肾毒性高危患者首选

注:所有药物剂量根据肾损伤调整;应检测庆大霉素、万古霉素和替考拉宁血药浓度;*阿莫西林2g,q4~6h给药可用于替代青霉素1.2~2.4g,q4h给药

第五章 心血管系统急症

表 5-13 肠球菌心内膜炎的治疗

方案	抗生素	剂量/给药途径	疗程(周)	备注
1	阿莫西林	2g, q4h, 静滴	4~6	用于阿莫西林敏感(MIC≤4mg/L),青霉素 MIC≤4mg/L和庆大霉素敏感(≤128mg/L)菌株
	或青霉素	2.4g, q4h, 静滴	4~6	PVE疗程6周
	联合庆大霉素[a]	1mg/kg, q12h, 静滴	4~6	
2	万古霉素[a]	1g, q12h, 静滴	4~6	用于青霉素过敏的患者或阿莫西林或青霉素耐药菌株,保证万古霉素 MIC≤4mg/L
	庆大霉素[a]	1mg/kg 理想体质量, q12h, 静滴	4~6	PVE疗程6周
3	替考拉宁[a]	10mg/kg, q24h, 静滴	4~6	方案2的替换方案,参见方案2的评价
	庆大霉素[a]	1mg/kg, q12h	4~6	保证替考拉宁 MIC≤2mg/L
4	阿莫西林[ab]	2g, q4h, 静滴	≥6	用于阿莫西林敏感(MIC≤4mg/L)和高水平庆大霉素耐药(≤128mg/L)菌株

注:[a] 根据肾功能调整剂量;[b] 如菌株敏感,可加链霉素 7.5mg/kg, q12h 肌内注射

3. 其他真菌性心内膜炎 药物选择可参照上述治疗方案及体外药物敏感试验。

真菌性心内膜炎的常见用药见表5-14。

三、主要治疗药物

1. 青霉素类药物 青霉素、氨苄西林、阿莫西林。

【作用机制】

青霉素类药物作用机制是干扰细菌细胞壁的合成,使细菌失去细胞壁的渗透屏障,对细菌起到杀灭作用,对革兰阳性菌有效。

【禁忌证】

有青霉素类药物过敏史或青霉素皮肤试验阳性患者禁用。

【不良反应】

(1) 过敏反应:青霉素过敏反应较常见,包括荨麻疹等各类皮疹、白细胞减少、间质性肾炎、哮喘发作等和血清病型反应;过敏性休克偶见,一旦发生,必须就地抢救,予以保持气道畅通、吸氧及使用肾上腺素、糖皮质激素等治疗措施。

(2) 毒性反应:少见,但静脉滴注大剂量本品或鞘内给药时,可因脑脊液药物浓度过高导致抽搐、肌肉阵挛、昏迷及严重精神症状等(青霉素脑病)。此种反应多见于婴儿、老年人和肾功能不全患者。

第五章 心血管系统急症

表 5-14 真菌性心内膜炎的治疗

致病菌	抗生素	剂量/给药途径	疗程（周）	序贯治疗
念珠菌	卡泊芬净	首剂 70mg 静滴，续以 50mg/d 静滴	6~10	氟康唑每天 400~800mg（6~12mg/kg），维持至术后 6 周以上
	或两性霉素 B 脂质体	起始剂量:0.1mg/kg,第二日开始剂量增加 0.25~0.50mg/kg,逐日递增至每天 1~3mg/kg	6~10	
曲霉菌	伏立康唑	第一天 0.4g，q12h 静滴，续以 0.2g，q12h 静滴	>4	伏立康唑 0.2g，q12h 口服，>2 年
	或两性霉素 B 脂质体	起始剂量:0.1mg/kg,第二日开始剂量增加 0.25~0.50mg/kg,逐日递增至每天 1~3mg/kg	>4	

【注意事项】

(1) 应用本品前需详细询问药物过敏史并进行青霉素皮肤试验。皮试结果呈阳性反应者禁用。

(2) 对一种青霉素过敏者可能对其他青霉素类药物、青霉胺过敏,有哮喘、湿疹、枯草热、荨麻疹等过敏性疾病患者应慎用本品。

2. 万古霉素

【作用机制】

万古霉素是一种糖肽类抗生素,通过阻断构成细菌细胞壁的高分子肽聚糖合成,导致细胞壁缺损而杀灭细菌。

【剂型与规格】

注射液:0.5g/支。

【用法用量】

(1) 口服(治疗假膜性肠炎):成人 1 次 0.5g,每 6 小时 1 次,(每日量不可超过 4g);儿童酌减。

(2) 静滴:成人 1 日 2g,分成 2~4 次给予;儿童 1 日量为每千克体重 40mg,分次给予。

【指南推荐】

用于甲氧西林耐药的 G^+ 球菌的治疗。

【禁忌证】

对本药过敏者禁用。

【不良反应】

(1) 耳毒性:可出现听神经损害、听力减退甚至缺失、耳鸣或耳部饱胀感。在大剂量和长时间应用时尤易发生。

(2) 肾毒性:主要损害肾小管,严重者可致肾衰竭。在大剂量(血药浓度超过 60~100mg/L)和长时间应用时尤易发生。

【注意事项】

输入速度过快,可产生红斑样或荨麻疹样反应,皮肤发红(称为红人综合征),尤以躯干上部为甚。

3. 卡泊芬净

【作用机制】

本品为棘白菌素类抗真菌药物,是葡聚糖合成酶抑制剂,能有效抑制 β-1,3-D-葡聚糖的合成,从而干扰真菌细胞壁的合成。本品有广谱抗真菌活性,对白色念珠菌、热带念珠菌、光滑念珠菌、克柔念珠菌等有良好的抗菌活性,对烟曲霉、黄曲霉、土曲霉和黑曲霉及除曲菌以外的几种丝状真菌和二形真菌也有抗菌活性。

第五章 心血管系统急症

【剂型与规格】

注射液:50mg/支,70mg/支。

【用法用量】

(1) 念珠菌败血症及其他念珠菌感染:成人剂量为首日负荷剂量70mg,继以维持剂量每日50mg,疗程一般为末次血培养阴性后至少14天。粒细胞缺乏患者疗程宜长,持续至粒细胞恢复。

(2) 侵袭性曲霉病:首日负荷剂量70mg,继以维持剂量每日50mg。

(3) 肾功能损害及轻度肝功能损害患者不需调整剂量,中度肝功损害患者首日负荷剂量为70mg,继以维持剂量每日35mg。

【指南推荐】

念珠菌心内膜炎,初始治疗选用棘白菌素类药物。

【禁忌证】

禁用:对本品过敏者禁用。

慎用:尚无儿童用药安全性资料,不推荐18岁以下患者使用。

【不良反应】

(1) 一般反应:发热、头痛、腹痛。
(2) 消化道反应:恶心、呕吐、腹泻。

(3) 肝脏反应:肝酶水平升高。

【注意事项】

(1) 妊娠期及哺乳期妇女慎用。

(2) 严重肝功能不全的病人,目前尚无用药的临床经验。

4. 伏立康唑

【作用机制】

伏立康唑的作用机制是抑制真菌中由细胞色素 P450 介导的 14α 固醇去甲基化,从而抑制麦角固醇的生物合成。体外试验表明伏立康唑具有广谱抗真菌作用。本品对念珠菌属具有抗菌作用,对所有检测的曲菌属真菌有杀菌作用。

【剂型与规格】

片剂:50mg/片。
针剂:100mg/支。

【用法用量】

(1) 静脉滴注:负荷剂量(第 1 个 24 小时):每 12 小时给药 1 次,每次 6mg/kg;维持剂量(开始用药 24 小时后):每日给药 2 次,每次 4mg/kg。

(2) 口服:患者体重≥40kg,负荷剂量(第 1 个 24 小时):每 12 小时给药 1 次,每次 400mg;维持剂量(开始用药 24 小时以后):每日给药 2 次,每次 200mg。患者体重<40kg,负荷剂量(第 1 个

24小时):每12小时给药1次,每次200mg;维持剂量(开始用药24小时以后):每日给药2次,每次100mg。

【指南推荐】

曲霉菌心内膜炎:初始治疗首选伏立康唑,疗程4周以上。

【禁忌证】

(1) 禁用于已知对伏立康唑或任何一种赋形剂有过敏史者。

(2) 禁止与利福平、卡马西平和苯巴比妥合用,后者可以显著降低本品的血浓度。

(3) 禁止与CYP3A4底物、特非那定、阿司咪唑、西沙必利、匹莫齐特或奎尼丁合用,因为本品可使上述药物的血浓度增高,从而导致Q-T间期延长,并且偶见尖端扭转型室性心动过速。

【不良反应】

(1) 在治疗试验中最为常见的不良事件为视觉障碍、发热、皮疹、恶心、呕吐、腹泻、头痛、败血症、周围性水肿、腹痛以及呼吸功能紊乱。

(2) 与治疗有关的、导致停药的最常见不良事件包括肝功能试验值增高、皮疹和视觉障碍。

【注意事项】

(1) 监测肝功能:在伏立康唑治疗前及治疗

中均需检查肝功能。

（2）禁用于孕妇：伏立康唑应用于孕妇时可导致胎儿损害。

参 考 文 献

1. 陈灏珠,林果为,王吉耀.实用内科学.北京:人民卫生出版社,2013.
2. 中华医学会心血管病学分会,中华心血管病杂志编辑委员会.成人感染性心内膜炎预防、诊断和治疗专家共识.中华心血管病杂志,2014,42(10):806-816.
3. Gilbert Habib, Bruno Hoen, Pilar Tornos, et al. Guidelines on the prevention, diagnosis, and treatment of infective endocarditis (new version 2009): The Task Force on the Prevention, Diagnosis, and Treatment of Infective Endocarditis of the European Society of Cardiology (ESC). Endorsed by the European Society of Clinical Microbiology and Infectious Diseases (ESCMID) and by the International Society of Chemotherapy (ISC) for Infection and Cancer. Eur Heart J, 2009, 30(19):2369-2413.
4. Gould FK, Denning DW, Elliott TSJ, et al. Guidelines for the diagnosis and antibiotic treatment of endocarditis in adults: a report of the Working Party of the British Society for Antimicrobial Chemotherapy. J Antimicrob Chemother, 2012, 67:269-289.

（范开亮）

第六章 呼吸系统急症

第一节 重症肺炎

肺炎依据患病的环境不同可分为社区获得性肺炎(community acquired pneumonia,CAP)和医院获得性肺炎(hospital acquired pneumonia,HAP)。重症肺炎(severe pneumonia)在肺炎中占很大比例,死亡率极高,但是目前重症肺炎尚无完全统一的诊断标准。重症肺炎具有顽固性低氧血症、休克、多脏器功能衰竭等临床特征,需要强有力的抗生素、机械通气治疗,常常会使用到血管活性药物来改善症状。临床中往往依据疾病严重程度评分系统如 CURB-65 标准(意识模糊、呼吸频率、低血压、≥65 岁),或者预后模型(如 PSI、Sepsis 评分)来判断肺炎的严重程度。目前常用 2007 年版本美国感染疾病学会/美国胸科学会的成人 CAP 处理指南的重症肺炎标准:主要指标:①需要有创机械通气治疗;②感染性休克需要血管活性药物治疗。次要指标:①呼吸频率≥30 次/分;②氧合指数 PaO_2/FiO_2≤250mmHg;③多肺叶浸润;④低体温(T<36℃);⑤白细胞减少($WBC<4.0×10^9/L$);⑥血小板减少($PLT<100×10^9/L$);⑦低血压需要

第六章 呼吸系统急症

积极液体复苏;⑧意识障碍/定向障碍;⑨氮质血症(BUN>20mg/dl),其中符合 1 项主要标准或 3 项次要标准以上者可诊断为重症肺炎。在急诊科常常见到肺炎以社会获得性肺炎为主,本节内容主要围绕重症社区获得性肺炎的治疗用药展开。

一、相关药物

急诊处理重症肺炎的常用药物见表6-1。

表6-1 重症肺炎常用药物

治疗目的	药物分类		具体药物
抗感染	抗生素	β-内酰胺类	头孢噻肟、头孢曲松、头孢他啶、头孢哌酮/舒巴坦、氨苄西林/舒巴坦、哌拉西林/他唑巴坦、亚胺培南、美罗培南
		氨基糖苷类	阿米卡星、依替米星
		大环内酯类	阿奇霉素、克拉霉素
		糖肽类	万古霉素、替考拉宁
	化学合成的抗菌药	喹诺酮类	环丙沙星、左氧氟沙星、莫西沙星
		磺胺类	复方磺胺甲噁唑
		噁唑酮类	利奈唑胺

第六章 呼吸系统急症

续表

治疗目的	药物分类		具体药物
	抗真菌药	多烯类	两性霉素B
		三唑类	伊曲康唑、氟康唑、伏立康唑
		棘白菌素	卡泊芬净、米卡芬净、阿尼芬净
	抗病毒药	抑制病毒神经氨酸酶	奥司他韦、扎那米韦
改善血管活性		去甲肾上腺素、多巴胺、多巴酚丁胺	
糖皮质激素		氢化可的松	

二、用药选择

1. 一旦诊断为重症肺炎应尽早静脉使用抗菌药物,采取经验用药,联合用药,全面覆盖病原体。

2. 用药前进行病原体检测,治疗中监测降钙素原(procalcitonin,PCT)、白细胞计数、体温、CRP等感染性指标,反复行病原体检测,调整治疗过程用药。

3. 根据本地区的微生物流行病学和药敏结果特点,选择相应药物。

4. 根据患者本身的具体情况,如高龄、伴有免疫缺陷、肿瘤、合并多种并发症等,依照"整体、

第六章 呼吸系统急症

平衡、集束化"原则治疗患者,进行生物医学综合性治疗,过程体现个体化。

5. 无铜绿假单胞菌感染危险因素 ①青霉素类/β-内酰胺酶抑制剂(如大剂量阿莫西林/克拉维酸钾、氨苄西林/舒巴坦等)联合大环内酯类(如阿奇霉素、克拉霉素等)或呼吸喹诺酮类(如左氧氟沙星、莫西沙星等);②头孢菌素类(如头孢噻肟、头孢曲松等)联合大环内酯类或呼吸喹诺酮类;③厄他培南联合阿奇霉素。

6. 具有铜绿假单胞菌感染的危险因素,选用具有抗假单胞菌活性的β-内酰胺类或碳青霉烯类(头孢他啶、头孢哌酮/舒巴坦、哌拉西林/他唑巴坦、头孢吡肟、亚胺培南或美罗培南)联合以下之一:①环丙沙星或左氧氟沙星;②一种氨基糖苷类加阿奇霉素;③一种氨基糖苷类和环丙沙星或左氧氟沙星。

7. 对于高度怀疑铜绿假单胞菌合并耐药肺炎链球菌感染,使用哌拉西林/他唑巴坦、头孢吡肟、亚胺培南或美罗培南。

8. 怀疑耐甲氧西林金黄色葡萄球菌(MRSA)感染加用万古霉素、替考拉宁或利奈唑胺。

9. 合并血流动力学不稳定,使用晶体液进行初期液体复苏,对需持续应用大量晶体液以维持平均动脉压的患者,可加用白蛋白,且避免使用羟乙基淀粉类处方;首选的血管加压药为去甲肾上腺素,目标为维持平均动脉压≥65mmHg;必要时肾上腺素;除非是特殊情况,否则不推荐使用多巴胺；在以下两种情况可使用多巴酚丁胺或将其与血管加压药合用：①心室充盈压升高且心排出量较低，即存在心肌功能障碍时；②尽管达到足够的血管内容量和足够的平均动脉压但仍持续出现组织灌注不足时。

10. 血流动力学若可以通过充分的液体复苏和升压药治疗恢复稳态，则应避免静脉使用氢化可的松治疗，必要时可使用小剂量糖皮质激素，氢化可的松≤300mg/d。

11. 当感染病原菌可能涉及侵袭性真菌病时，行1,3-β-D 葡聚糖检测（G 试验）和/或半乳甘露聚糖检测来快速明确诊断。

12. 对于疑似或确诊流感引起的重症肺炎，早期应用抗病毒药物，可能降低病死率。常用药物为奥司他韦、扎那米韦。

三、治疗药物

1. β-内酰胺类　包括阿莫西林克拉维酸钾、头孢噻肟、头孢曲松、头孢吡肟、头孢他啶、头孢哌酮/舒巴坦、氨苄西林/舒巴坦、哌拉西林/他唑巴坦、亚胺培南、美罗培南、厄他培南。

【作用机制】

（1）与细菌细胞膜上的青霉素结合蛋白（PBP）结合而妨碍细菌细胞壁黏肽的合成，使细菌细胞壁破裂而死亡。

（2）为繁殖期杀菌药。

(3) 青霉素类对人体细胞的毒性很低,有效抗菌浓度的青霉素几乎对人体细胞无影响。

【禁忌证】

禁忌:有过敏史禁用。

慎用:有青霉素过敏史使用头孢类药物慎用。

【不良反应】

(1) 过敏反应,严重时可导致过敏性休克。
(2) 胃肠道反应和菌群失调。
(3) 对肝、肾、血液系统造成损害。
(4) 凝血功能障碍。
(5) 头孢类药物与乙醇合用产生"双硫仑样"反应。

【注意事项】

(1) 青霉素类每次使用之前需皮试。
(2) 青霉素钠或钾盐的水溶液均不稳定,配制后尽快使用。
(3) 与华法林同用,增加抗凝血作用。
(4) 影响避孕药效果。

阿莫西林克拉维酸钾(Amoxicillin and Clavulanate Potassium)

【剂型与规格】

咀嚼片:375mg:阿莫西林250mg,克拉维酸钾

125mg；625mg：阿莫西林 500mg，克拉维酸钾 125mg；187.5mg：阿莫西林 125mg，克拉维酸钾 62.5mg。

干混悬剂：每袋 156.25mg：阿莫西林 125mg，克拉维酸钾 31.25mg。

片剂：0.375g：阿莫西林 0.25g，克拉维酸钾 0.125g。

【抗菌谱】

对产酶流感嗜血杆菌、卡他莫拉菌、产酶金黄色葡萄球菌、产酶肠杆菌科细菌如大肠埃希菌、克雷伯菌、肠球菌等均有效。

【用法用量】

口服，成人每次 625~750mg，q8h。

头孢曲松（Ceftriaxone）

【剂型与规格】

注射剂：0.25g，0.5g，1.0g，2.0g（按头孢曲松计）。

【抗菌谱】

对肠杆菌科细菌有强大活性，用于敏感致病菌所引起感染。

【用法用量】

肌内注射、静脉注射、静脉滴注。成人每24

小时 1~2g 或每 12 小时 0.5~1.0g。最高剂量每日 4g。

头孢他啶(Ceftazidime)

【剂型与规格】

针剂:0.5g,1.0g。

【抗菌谱】

对大肠埃希菌、肺炎杆菌等肠杆菌科细菌和流感嗜血杆菌、铜绿假单胞菌等有高度抗菌活性。对硝酸盐阴性杆菌、产碱杆菌等亦有良好抗菌作用。对于细胞产的大多数 β-内酰胺酶高度稳定。

【用法用量】

静脉注射、静脉滴注,成人每日 4~6g,分成 2~3 次使用。对于危及生命的感染、严重铜绿假单胞菌感染,可酌情增量至每日 0.15~0.2g/kg,分 3 次静脉滴注或静脉注射。

头孢哌酮舒巴坦(Cefoperzone and Sulbactam)

【剂型与规格】

注射剂:1g:头孢哌酮 0.5g 与舒巴坦 0.5g;2g:头孢哌酮 1.0g 与舒巴坦 1.0g;3g:头孢哌酮 2.0g 与舒巴坦 1.0g。

第六章　呼吸系统急症

【抗菌谱】

对各种敏感菌有效。

【用法用量】

静脉滴注,滴注30分钟以上,成人每日3~8g,分成等量q12h滴注1次。舒巴坦每日最高剂量不超过4g。

哌拉西林他唑巴坦钠(Piperacillin and Tazobactam)

【剂型与规格】

注射剂:2.25g:哌拉西林2g与他唑巴坦0.25g;3.375g:哌拉西林3g与他唑巴坦0.375g;4.5g:哌拉西林4g与他唑巴坦0.5g。

【抗菌谱】

适用于对哌拉西林耐药,但对哌拉西林他唑巴坦敏感的产β-内酰胺酶的细菌引起的中、重度感染,包括由耐哌拉西林、产β-内酰胺酶的大肠埃希菌和拟杆菌属所致感染。

【用法用量】

静脉滴注,溶于生理盐水或等渗葡萄糖液中滴注30分钟以上,成人每次3.375g,q6h。

亚胺培南-西司他汀钠(Imipenem and Cilastatin Sodium)

【剂型与规格】

注射剂:1g:亚胺培南 500mg,西司他汀 500mg。

【抗菌谱】

几乎包括了临床上所有的有意义的致病菌,部分耐甲氧西林金黄色葡萄球菌,D 族链球菌对亚胺培南敏感。

【用法用量】

轻度感染:每日 500mg,分两次使用;中度感染:每日 500~1000mg,分两次使用;重度感染:每日 3000~4000mg,分 3~4 次使用。

美罗培南(Meropenem)

【剂型与规格】

注射剂:0.5g,0.25g。

【抗菌谱】

对革兰阳性菌、革兰阴性菌均敏感,尤其对革兰阴性菌有很强的抗菌活性。

【用法用量】

静脉给药,每次 500~1000mg q8h。肾功能不全时需减量:肌酐清除率 26~50ml/min 1000mg q12h,肌酐清除率 10~25ml/min 500mg q12h,肌酐清除率小于 10ml/min 500mg qd。

2. **氨基糖苷类** 包括阿米卡星、依替米星。

【作用机制】

作用于细菌蛋白质合成过程,使其合成异常的蛋白质、阻碍已合成蛋白的释放,使细菌细胞膜通透性增加而导致一些重要生理物质的外漏,引起细菌死亡。为静止期杀菌剂。

【禁忌证】

(1) 有过敏反应者禁用。
(2) 妊娠期妇女禁用。
(3) 有严重肾损害的禁用。
(4) 原有重症肌无力或已接受过肌肉松弛药者禁用。

【不良反应】

(1) 过敏反应。
(2) 耳毒性、肾毒性。
(3) 神经肌肉阻滞。

第六章 呼吸系统急症

【注意事项】

（1）与利尿剂（如呋塞米、依他尼酸等）联用可加强耳毒性。

（2）与其他耳毒性药物（如红霉素）联合应用，可能加强耳毒性。

（3）与头孢菌素类联合应用，加强肾毒性。右旋糖酐可加强其肾毒性。

（4）与神经松弛药联合应用可致神经肌肉阻滞作用加强，新斯的明或其他抗胆碱药均可拮抗神经肌肉阻滞作用。

（5）与碱性药物（如碳酸氢钠、氨茶碱等）联合应用，抗菌效能增加，毒性同时增加。

硫酸阿米卡星（Amikacin Sulfate）

【剂型与规格】

注射剂：1ml:0.1g（1×10^5U）；2ml:0.2g（2×10^5U）。

【抗菌谱】

常用于治疗对庆大霉素和妥布霉素耐药的革兰阴性杆菌引起的感染。

【用法用量】

肌内注射或静脉滴注，全身感染时每 12 小时 7.5mg/kg 或每 24 小时 15mg/kg，成人一日不超过

1.5g,疗程不超过10天。

硫酸依替米星(Etimicin Sulfate)

【剂型与规格】

注射剂：1ml:50mg(5×10^4U);2ml:100mg(1×10^5U)。

【抗菌谱】

对革兰阳性菌、革兰阴性菌均敏感。耳毒性低于其他氨基糖苷类。

【用法用量】

静脉滴注,每日2次,每次0.1~0.15g q12h。滴注1小时以上。

3. **大环内酯类** 阿奇霉素、克拉霉素。

【作用机制】

由链霉菌产生的一类弱碱性抗生素。作用于细菌细胞核糖体50S单位,阻碍细菌蛋白质的合成,属于生长期抑菌剂。对葡萄球菌、化脓性和草绿色链球菌、肺炎链球菌、粪链球菌、白喉杆菌、炭疽杆菌、脑膜炎球菌、百日咳杆菌、产气梭状芽胞杆菌、布鲁氏杆菌、军团菌、螺旋杆菌、钩端螺旋体、肺炎支原体、立克次体和衣原体等的感染。

第六章 呼吸系统急症

【禁忌证】

有过敏史者禁用。

【不良反应】

(1) 肝毒性。
(2) 耳鸣和听觉障碍。
(3) 过敏。
(4) 局部刺激。

【注意事项】

(1) 不宜肌内注射,静脉滴注易引起静脉炎,以低浓度(<0.1%)缓慢滴入。

(2) 与茶碱合用增加茶碱血药浓度,易产生中毒症状,需监测茶碱血药浓度。

阿奇霉素(Azithromycin)

【剂型与规格】

干混悬剂:$2g:0.1g(1\times10^5 U)$。

混悬剂:$0.125g(1.325\times10^5 U)$,$0.25g(2.5\times10^5 U)$。

胶囊、颗粒:$0.125g(1.25\times10^5 U)$,$0.25g(0.25\times10^5 U)$。

片剂:$0.125g(1.25\times10^5 U)$,$0.25g(2.5\times10^5 U)$,$0.5g(5\times10^5 U)$。

糖浆:$25ml:0.5g(5\times10^5 U)$。

注射剂:$0.25g(2.5\times10^5U)$。

【抗菌谱】

适应于敏感细菌引起的下呼吸道感染。

【用法用量】

口服:第1天,0.5g顿服,第2~5天,每日0.25g顿服或每日0.5g顿服,连用3天。治疗肺炎成人静脉用药每日0.5g,每日1次,至少用药2日,继之换为阿奇霉素口服制剂每日0.5g,7~10为一疗程。

克拉霉素(Clarithromycin)

【剂型与规格】

分散片:50mg,125mg,250mg。
干混悬剂:1g:0.125g;2g:0.125g。
片剂、胶囊:$0.125g(1.25\times10^5U)$,$0.25g(2.5\times10^5U)$。

【抗菌谱】

抗菌谱与红霉素相似,对葡萄球菌、肺炎链球菌、化脓性链球菌、卡他球菌、肺炎支原体有抗菌作用,对流感嗜血杆菌有优异的作用,对肝肾无毒性。对敏感菌引起的下呼吸道感染有效。

【用法用量】

口服:250mg q12h,严重者可用500mg q12h,

根据感染的严重程度应连续服用 6~14 日。

4. **糖肽类** 万古霉素、去甲万古霉素、替考拉宁。

【作用机制】

通过作用于细胞壁,与胞壁黏肽合成中的 D-丙氨酰-D-丙氨酸形成复合物,抑制细胞壁的合成。其作用部位与 β-内酰胺类不同,不与青霉素竞争结合部位,因其化学结构与作用机制,与其他抗菌药物无交叉耐药性。为抗革兰阳性菌的一类抗生素,用于治疗 MRSA 和 MRSE 所致系统性感染、难辨梭状芽胞杆菌所致的肠道感染和耐氨苄西林的肠球菌感染。

【禁忌证】

(1) 对本药过敏者禁用。
(2) 对肾功能不全者禁用。

【不良反应】

(1) 耳毒性、肾毒性。
(2) 过敏反应。
(3) 输入过快、剂量过大可产生红斑样或荨麻疹样反应,皮肤发红,称为红颈综合征。

【注意事项】

(1) 严格掌握适应证,合理用药,避免耐药增加。

(2) 对糖肽类抗生素高度耐药的 MRSA 和 MRSE 及肠球菌感染,选用利奈唑胺。

万古霉素(Vancomycin)

【剂型与规格】

胶囊:20mg,250mg。
注射用盐酸万古霉素:0.5g;1.0g。

【抗菌谱】

对金黄色葡萄球菌、表皮葡萄球菌、化脓性链球菌、肺炎链球菌等有较强抗菌活性,对厌氧链球菌、难辨梭状芽胞杆菌、炭疽杆菌、放线菌、白喉杆菌、淋球菌、草绿色链球菌、粪链球菌等有一定的抗菌作用。

【用法用量】

口服:125~500mg,q6h,每日总量不超4g,疗程5~10天。静脉用药:全身感染,成人每6小时7.5mg/kg,或每12小时15mg/kg。严重感染可每日3~4g短期应用。

替考拉宁(Teicoplanin)

【剂型与规格】

粉针:200mg;400mg。

【抗菌谱】

对金黄色葡萄球菌、链球菌、李斯特菌、肠球菌等革兰阳性菌和一些厌氧菌有抗菌作用。

【用法与用量】

静脉或肌内注射:首剂第 1 日 400mg,次日开始每日 200mg。严重感染,每次 400mg,每日 2 次,3 日后减为每日 200~400mg。

5. 喹诺酮类 环丙沙星、左氧氟沙星、莫西沙星。

【作用机制】

以细菌的脱氧核糖核酸为靶,造成染色体不可逆的损害,而使细菌细胞分裂阻断。主要是作用于革兰阴性菌,对革兰阳性菌作用较弱。第 4 代的喹诺酮类具有加强的抗革兰阳性菌的活性,对厌氧菌包括脆弱拟杆菌的作用增强,对典型病原体如肺炎支原体、肺炎衣原体、军团菌以及结核分枝杆菌的作用增强。

【禁忌证】

(1)过敏者禁用。
(2)孕妇、哺乳期妇女及 18 岁以下儿童禁用。

【不良反应】

胃肠道反应;中枢反应;光敏反应;关节损害

及跟腱炎;肝损害;心肌 QT 间期延长引起心脏损害;影响糖代谢。

【注意事项】

（1）不宜与降低胃液酸度的制剂同时服用,如碱性药物、抗胆碱药物、H_2 受体阻滞剂、含铝钙铁等多价阳离子的制剂。

（2）利福平、伊曲康唑、氯霉素降低此类药物的作用。

（3）与茶碱合用,增加茶碱血药浓度,引起毒性。

（4）与华法林合用,增加出血风险。

（5）与抗心律失常药物及三环类抗抑郁药合用,增加心律失常风险。

左氧氟沙星（Levofloxacin）

【剂型与规格】

片剂:100mg;200mg;500mg。

注射液:200mg（100ml）;300mg（100ml）;500mg（100ml）。

【抗菌谱】

对球菌、杆菌有较好抗菌作用,对铜绿假单胞菌和沙眼衣原体有作用,有一定抗结核杆菌作用。

【用法与用量】

口服:100mg,每日2次,感染重,可增至200mg,

每日 3 次。静脉使用 200～600mg，分 1～2 次静滴。

莫西沙星（Moxifloxacin）

【剂型与规格】

片剂：400mg。
注射液：250ml：莫西沙星 0.4g。

【抗菌谱】

对常见呼吸道病原菌以及肺炎支原体、肺炎衣原体和肺炎军团菌等均敏感。

【用法用量】

口服或静脉滴注：每日 400mg，连用 5～10 天。静脉使用时间 90 分钟。

6. 磺胺类 复方磺胺甲噁唑。

【作用机制】

抑制细菌生长繁殖。

【禁忌证】

（1）孕妇禁用。
（2）有过敏反应者禁用。

【不良反应】

（1）恶心、呕吐、眩晕等。

(2) 血液系统改变:粒细胞减少或缺乏、贫血、血小板减少,可致 G-6-P 脱氢酶缺乏者正铁血红蛋白血症和溶血性贫血。

(3) 肝、肾损害。

(4) 周围神经炎。

【注意事项】

(1) 肾功能损害时,慎用或不用。

(2) 服药期间大量饮水,同时不任意增加剂量。

(3) 磺胺类药物之间存在交叉过敏性。

(4) 应用期间需补充 B 族维生素。

(5) 某些局麻药如普鲁卡因、苯佐卡因、丁卡因等,不宜合用。

复方磺胺甲噁唑(Sulfamethoxazole)

【剂型与规格】

片剂:每片 SMZ 0.4g、TMP 0.08g。

【抗菌谱】

对脑膜炎双球菌、肺炎链球菌、淋球菌、溶血性链球菌的抑制作用较强,对葡萄球菌感染疗效差。与增效剂甲氧苄啶合用,增加抗菌作用,应用范围增加。

【用法用量】

成人每日 2 次,每次 2 片,首剂 2~4 片,早饭

第六章 呼吸系统急症

及晚饭后服用。

7. 噁唑酮类 利奈唑胺。

【作用机制】

抑制细菌蛋白质合成,与其他抗菌药无交叉耐药。对多重耐药的革兰阳性球菌,包括MRSA、MRSE、PRSP、CRSP,尤其是对万古霉素耐药的肠球菌最有效。

【禁忌证】

过敏者禁用。

【不良反应】

消化道症状;血液系统症状;肝、肾功能改变;口腔黏膜病变。

【注意事项】

(1) 妊娠期及哺乳期妇女慎用。

(2) 避免食物中成分对其的影响,空腹或饭后服用。

(3) 会引起血压异常,监测血压,避免与拟肾上腺素药物、抗抑郁药物、含酪胺食物、含乙醇饮料合用。

(4) 避免与减少血小板的药物合用。

利奈唑胺（Azithromicin）

【剂型与规格】

片剂：600mg/片。
注射液：600mg（300ml）。

【用法用量】

口服与静脉剂量相同。每次600mg，每12小时1次。耐万古霉素感染疗程达14～28天，肺炎、菌血症、皮肤软组织感染疗程10～14天。

8. 抗真菌药 两性霉素B、伊曲康唑、氟康唑、伏立康唑、卡泊芬净、米卡芬净、阿尼芬净。

【作用机制】

抗真菌药包括多烯类，如两性霉素B；三唑类，如伊曲康唑、氟康唑、伏立康唑；棘白菌素类，如卡泊芬净、米卡芬净。均是通过对细胞膜的抑制、破坏等导致真菌的细胞壁完整性破坏，最终使真菌细胞破裂而死亡。

【禁忌证】

对药品过敏者禁用；严重肝病患者禁用。

【不良反应】

消化道反应；影响血液系统；肝、肾损害；血栓性静脉炎；心律失常。

【注意事项】

（1）肝肾功能不全者慎用。

（2）用药期间监测肝肾功能、血象及血钾。

（3）过敏反应可用抗组胺药物减轻反应,酌情少量应用糖皮质激素。

（4）避免静脉炎的发生。

（5）儿童、孕妇、哺乳期妇女应用需权衡利弊。

两性霉素 B（Amphoteicin B）

【剂型与规格】

注射用两性霉素 B:5mg;25mg;50mg。

【抗菌谱】

用于隐球菌、球孢子菌、荚膜组织胞浆菌、芽生菌、孢子丝菌、念球菌、毛霉、曲霉等引起的内脏或全身感染。

【用法用量】

静滴:开始用小剂量,1日每千克体重 0.1~0.25mg,逐渐增加到 1 日每千克体重 1mg。每日给药一次,用灭菌注射用水溶解后加到 5% 葡萄糖注射液中,浓度不超过每毫升 0.1mg,滴注速度通常为每分钟 1~1.5ml。疗程总量:白色念珠菌感染约 1g,隐球菌脑膜炎约 3g。雾化吸入:适用于肺及支气管感染病人。1日量5~10mg,溶于注射用水100~200ml中,分4次用。局部病源注射:对真菌性脓胸,可局部抽脓后注入药5~10mg,每周1~3次。

伊曲康唑(Itraconazole)

【剂型与规格】

片剂:100mg;200mg。
注射液:25ml:250mg。

【抗菌谱】

主要应用于深部真菌引起的感染,也可用于念珠菌病和曲菌病。

【用法用量】

每日100~200mg,顿服,疗程3个月,可延长至6个月。

氟康唑(Fluconazole,大扶康)

【剂型与规格】

片剂(胶囊):每片(粒)50mg;100mg;150mg或200mg。
注射剂:每瓶200mg/100ml。

【抗菌谱】

应用于敏感菌所致的各种真菌感染。

第六章　呼吸系统急症

【用法用量】

念珠菌感染：首剂 400mg，此后每日 200mg，用至 4 周或症状消失后再用 2 周。肾功能不全者减少用量。

伏立康唑（Voriconazole，
活力康唑、威凡）

【剂型与规格】

片剂：每片 50mg；200mg。
注射剂：每支 200mg。

【抗菌谱】

治疗侵入性曲霉病，对氟康唑耐药的严重念珠菌感染及由足放线病菌属和镰刀菌属引起的严重真菌感染。

【用法用量】

负荷剂量：首日静脉使用 6mg/kg，12 小时 1 次；口服：大于 40kg 者每次 400mg，小于 40kg 者每次 200mg，均 12 小时 1 次。维持剂量：静脉使用 4mg/kg，每日 2 次；口服：大于 40kg 者每次 200mg，小于 40kg 者每次 100mg，每日 2 次。

醋酸卡泊芬净(Caspofungin Acelate,科赛斯)

【剂型与规格】

注射剂:50mg;70mg。

【抗菌谱】

对许多致病性曲霉菌属和念珠菌属真菌具有抗菌活性。

【用法用量】

首剂 70mg 负荷剂量,此后每天 50mg。根据疾病严重程度、免疫功能恢复情况、临床治疗反应性评估判定疗程。

9. **抗病素药** 包括奥司他韦、扎那米韦。

【作用机制】

体内转化为对流感病毒神经氨酸酶具有抑制作用的代谢物,有效地抑制病毒颗粒释放,阻止甲、乙型流感病毒的传播。

【禁忌证】

对成分过敏者禁用。

【不良反应】

恶心、呕吐、头晕;不稳定型心绞痛;假膜性肠炎。

第六章　呼吸系统急症

【注意事项】

(1) 不能取代流感疫苗。
(2) 孕妇、哺乳期妇女权衡利弊使用。

奥司他韦(Oseltamivir,奥塞米韦、达菲、特敏福)

【剂型与规格】

胶囊:75mg。

【用法用量】

成人每次75mg,每日2次,共5日。肌酐清除率<30ml/min者,每日75mg,共5日。

扎那米韦(Zanamivir,依乐韦、乐感清)

【剂型与规格】

吸入粉雾剂:每个泡囊含扎那米韦(5mg)和乳糖(20mg)的混合粉末。

【抗菌谱】

有效抑制A型和B型流感病毒的复制。

【用法用量】

成人,每次5g,q12h,经口吸入,连用5日。

参考文献

1. 陈新谦,金有豫,汤光.新编药物学.第17版.北京:人民卫生出版社,2012.
2. 葛均波,徐永健.内科学.第8版.北京:人民卫生出版社,2013.
3. 周华,周建英,俞云松.多重耐药革兰阴性杆菌感染诊治专家共识解读.中华内科杂志,2014,53(12):984-987.
4. 焦洋,黄怡.《2014NICE临床指南:成人社区和医院获得性肺炎诊断和管理》解读.中国实用内科杂志,2015,35(5):411-413.
5. 周华,周建英.日本"成人社区获得性肺炎治疗指导方针"解读.中华内科杂志,2015,54(4):356-359.

(张剑峰 郑晓文)

第二节 重症哮喘

支气管哮喘(bronchial asthma)简称哮喘,是一种由多种细胞和细胞组分参与的慢性气道炎症性疾病,慢性炎症导致气道反应性增高、可逆性气流受限,引起反复发作的喘息气促、胸闷、咳嗽等症状,常在夜间或清晨发作或加剧,多数患者可自行好转或经治疗好转。

重症哮喘(severe asthma)是指确诊哮喘的患者需要大剂量吸入型糖皮质激素(inhaled corticosteroids,ICS)另加一种控制药物和(或)全身激素以防止其变成未控制哮喘,或在该治疗下仍表现为未控制哮喘的状态,急性发作时严重程度分级为重度和危重,需要立即给予及时有效地紧急治疗。

第六章 呼吸系统急症

未控制哮喘须至少符合以下一条:①症状控制差:哮喘控制问卷(asthma controlquestionnaire, ACQ)评分持续>1.5,哮喘控制测试评分<20 或全球哮喘防治创议(Global initiative for asthma, GINA)指南定义为"非良好控制";②频繁重度发作:在过去1年中2次或以上全身激素治疗(每次超过3天);③严重发作:在过去1年中至少1次住院、入住重症监护室或接受机械通气;④气流受限:适当停用支气管扩张剂后,一秒钟用力呼气容积(force expiratory volume in one second, FEV_1)<80%预计值,同时 FEV_1 与用力肺活量(force vital capacity, FVC)比值(FEV_1/FVC)降至<正常值下限。得到控制的哮喘在上述大剂量 ICS 或全身激素(或联合生物制剂)减量时恶化。

一、相关药物

急诊处理重症哮喘常用药物详见表6-2。

表6-2 重症哮喘治疗相关药物

治疗目的	分类	相关药物
解除支气管痉挛	β_2 受体激动剂	沙丁胺醇、特布他林、非诺特罗
	茶碱类	氨茶碱、多索茶碱、二羟丙茶碱
	M 胆碱能受体阻滞剂 硫酸镁	异丙托溴铵、噻托溴铵

第六章 呼吸系统急症

续表

治疗目的	分类	相关药物
抑制炎症反应和变态反应,降低气道反应性	糖皮质激素	醋酸泼尼松、甲泼尼龙、氢化可的松

二、用药选择

重症哮喘患者需要迅速解除支气管痉挛,尽早打断Ⅰ型变态反应进程,尽快减轻支气管黏膜变态反应性炎症导致的气道高反应性和气道弥漫性、可逆性阻塞,迅速改善急性呼吸衰竭。临床用药以雾化吸入和静脉用药为主,常需要联合用药,以期迅速起效。

1. 雾化吸入治疗 重症患者无法深吸气和屏气,也不能协调喷药与呼吸同步。可供选择的方式包括:借助储雾器使用定量气雾剂给药和以氧气为驱动力,雾化吸入短效 β_2 受体激动剂、抗胆碱能药物和(或)糖皮质激素,一般情况下成人联合吸入沙丁胺醇吸入溶液 5~10mg,每日 3~4 次,异丙托溴铵 500μg,每日 3 次,能更有效的扩张气道,改善 FEV_1 和呼气峰流速(peak expiratory flow,PEF),具有起效时间短、作用时间长和降低住院率等优点。

2. 足量使用短效 β_2 受体激动剂疗效不佳时,可以静脉给予氨茶碱注射液协同改善肺功能和缓解呼吸困难症状。

3. 在使用短效支气管扩张剂的同时,及时足量口服或静脉给予糖皮质激素,建议使用醋酸泼尼松、氢化可的松或甲泼尼龙,同时可将糖皮质激素吸入溶液、$β_2$ 受体激动剂吸入溶液和(或)抗胆碱能吸入溶液联合氧气驱动雾化吸入使用。

4. FEV_1 为预计值的 25%~30%、对初始治疗无效的成人或儿童、初始治疗 1 小时后 FEV_1 仍未达到预计值 60% 的患者,可以静脉使用硫酸镁。最近的系统回顾研究提示,硫酸镁雾化吸入与 $β_2$ 受体激动剂和抗胆碱能药物联用,能更有效的改善重症哮喘肺功能并降低住院率。

三、治疗药物

1. 短效 $β_2$ 受体激动剂 包括吸入用沙丁胺醇、特布他林、非诺特罗等。

【作用机制】

(1) 作用于支气管平滑肌和肥大细胞等细胞膜表面的 $β_2$ 肾上腺素能受体,舒张支气管平滑肌,扩张支气管,逆转支气管痉挛。

(2) 减少肥大细胞和嗜碱性粒细胞脱颗粒和释放炎性介质、降低微血管通透性、增加气道上皮纤毛的摆动,减轻黏膜充血水肿,快速改善通气和氧合。

【禁忌证】

(1) 对本品及其他肾上腺素受体激动药过

敏者禁用。

（2）伴有心血管疾患（冠状动脉供血不足、心律不齐、高血压）、甲状腺功能亢进、糖尿病及惊厥患者慎用。

（3）老人和哺乳期妇女慎用。

【不良反应】

（1）肌肉震颤（通常表现为手颤），头晕，头痛，不安，失眠，心动过速，低钾血症，口咽刺激感。

（2）罕见不良反应：肌肉痉挛，过敏反应（血管性水肿、皮疹、支气管痉挛、低血压）。

【注意事项】

（1）下列情况慎用：伴有心血管疾患（冠状动脉供血不足、心律不齐、高血压）、甲状腺功能亢进、糖尿病及惊厥患者。

（2）反复过量使用可导致支气管痉挛，如有发生应立即停药，更改治疗方案。

（3）长期使用本药，可能产生耐受性。

（4）使用过程中应注意检测血清钾的水平。

吸入用硫酸沙丁胺醇溶液（Salbutamol sulfate solution for inhalation）

【剂型与规格】

片剂：2mg/片。

缓释片：4mg/片，8mg/片。

第六章 呼吸系统急症

糖浆:10ml:4mg。

气雾剂:0.1mg/200喷。

吸入溶液:100mg:20ml;50mg:10ml;2.5mg:2.5ml。

注射液:2ml:0.4mg。

【用法用量】

(1) 口服:每次2~4mg,每日3次,缓释片或控释片每次8mg,每日2次。

(2) 气雾吸入:每次200~500μg,2~4小时/次,或在医生指导下q20min×3。

(3) 喷雾吸入:成人:注射用生理盐水将2.5mg沙丁胺醇稀释至2~2.5ml,稀释后的溶液通过适当的驱动式喷雾器吸入,直到不再有气体产生为止,一般可维持10分钟喷雾。也可不经稀释喷雾使用,剂量最高每次10mg。儿童:12岁以下儿童最小起始剂量同成人起始剂量,某些儿童可能需要高达5mg的剂量,尚无18个月以下儿童使用沙丁胺醇的临床疗效资料。连续疗法:用注射用生理盐水稀释到每ml含50~100μg沙丁胺醇。稀释过的溶液采用喷雾器以气雾方式吸入,常用给药速率为每小时1~2mg。

(4) 肌肉或静脉注射:每次0.4mg,必要时4小时可重复。

【指南推荐】

(1) 短效β_2受体激动剂能快速缓解支气管

哮喘症状（A 级证据）。

（2）急性发作的重症哮喘患者建议使用定量气雾剂给药或氧气驱动雾化吸入方式给药（A 级证据）。

（3）不建议重度哮喘急性发作患者使用静脉制剂（A 级证据）。

特布他林（Terbutaline）

【剂型与规格】

片剂:2.5mg/片,5mg/片。

口服溶液:100ml:30mg。

注射剂:1ml:0.25mg;2ml:0.5mg。

气雾剂: 2.5ml: 25mg; 2.5ml: 50mg; 10ml:100mg。

吸入溶液:2ml:5mg。

注射液:1ml:0.25mg;2ml:0.5mg。

【用法用量】

（1）口服:每次 2.5~5mg,每日 3 次,饭后服用最大剂量 15mg/d。

（2）气雾吸入:每次 250~500μg,4~6 小时/次,两次吸入需间隔 1 分钟。

（3）喷雾吸入:每次 5mg,24 小时内最多给药 4 次。

（4）皮下注射:每次 0.25mg,15~30 分钟后改善不明显可重复 1 次,4 小时内总量≤0.5mg,

第六章 呼吸系统急症

最大剂量≤1mg/d。

(5) 静脉滴注:0.5~0.75mg/d,分2~3次给药。

【指南推荐】

(1) 同沙丁胺醇。

(2) 不建议重度哮喘急性发作患者使用静脉制剂(A级证据)。

2. 糖皮质激素 选用速效药物,足量、短程、全身用药,重症哮喘急性发作建议全身应用糖皮质激素,主要包括醋酸泼尼松、甲泼尼龙片、甲泼尼龙注射液和氢化可的松注射液。地塞米松因作用时间长,对丘脑-垂体-肾上腺轴抑制作用较大,一般不推荐使用。

【作用机制】

(1) 抗过敏作用:减少抗原-抗体反应导致肥大细胞脱颗粒而释放组胺、过敏性慢反应物质、激肽、缓激肽、白三烯、5-羟色胺等变态反应相关介质,抑制因变态反应而产生的支气管平滑肌痉挛和气道黏膜水肿等病理变化。

(2) 抗炎作用:本药通过基因效应增加血管紧张性、减轻充血、降低毛细血管通透性,因此减轻气道渗出和水肿,抑制白细胞的浸润和吞噬反应,减轻炎症症状,降低气道反应性,防止或减轻迟发型哮喘反应,在炎症后期,抑制毛细血管和成纤维细胞的增生,延缓肉芽组织的生成,防止气道重塑。

【禁忌证】

（1）抗感染药物不能控制的感染如麻疹、水痘、全身性霉菌感染等。

（2）现患或曾患严重精神病和癫痫。

（3）禁止对正在接受皮质类固醇类免疫抑制剂量治疗的患者使用活疫苗或减毒活疫苗。

（4）活动性消化性溃疡。

（5）严重高血压、糖尿病、孕妇。

（6）肾上腺皮质功能亢进症。

（7）骨折、新近胃肠吻合术、创伤修复期。

【不良反应】

（1）医源性肾上腺皮质功能亢进：医源性库欣综合征面容和体态、体重增加、下肢水肿、紫纹、易出血倾向、创口愈合不良、痤疮、月经紊乱、肱或股骨头缺血性坏死、骨质疏松或骨折（包括脊椎压缩性骨折、长骨病理性骨折）、肌无力、肌萎缩、低血钾综合征、儿童生长受到抑制、青光眼、白内障、良性颅内压升高综合征、糖耐量减退和糖尿病加重。

（2）精神症状：欣快感、激动、不安、谵妄、定向力障碍，也可表现为抑制。精神症状尤易发生于患慢性消耗性疾病的人及以往有过精神不正常者。

（3）诱发或加重感染：为糖皮质激素的主要不良反应。以真菌、结核菌、葡萄球菌、变形杆菌、铜

第六章 呼吸系统急症

绿假单胞菌和各种疱疹病毒感染为主。多发生在中程或长程疗法时,但亦可在短期用大剂量后出现。

(4) 下丘脑-垂体-肾上腺轴抑制:为激素治疗的重要并发症,其发生与制剂、剂量、疗程等因素有关,短疗程使用不易发生。

(5) 消化系统:胃肠道刺激(恶心、呕吐)、脂肪肝、胰腺炎、消化性溃疡、消化道出血或穿孔。

(6) 心血管系统:高血压、动脉粥样硬化、血管脆性增加等。

【注意事项】

(1) 特殊危险人群应采取严密的监护并尽可能缩短疗程。

(2) 长期每天分次给予会抑制儿童的生长。

(3) 对于糖尿病患者可能引发潜在的糖尿病或增加糖尿病患者对胰岛素和口服降糖药的需求。

(4) 可能使高血压患者动脉性高血压病情恶化。

(5) 精神病患者可能会因应用本品加重原有疾患。

(6) 用药后可能会掩盖感染的若干症状,治疗期间亦可能发生新的感染。

(7) 甲状腺功能减退和肝硬化会增强本品作用。

(8) 慎用于眼部单纯疱疹患者,以免引起角膜穿孔。

第六章 呼吸系统急症

醋酸泼尼松（Prednisone）

【剂型与规格】

片剂：5mg/片。

【用法用量】

急性重度发作或患者超过48小时对治疗无反应，成人给予泼尼松 $1mg/(kg \cdot d)$（最大剂量50mg/d），儿童 $1 \sim 2mg/(kg \cdot d)$（最大剂量40mg/d）。

【指南推荐】

（1）重度急性发作（FEV_1 或 PEF<60%预计值），建议全身性使用糖皮质激素（A级证据），口服糖皮质激素与静脉使用糖皮质激素具有相似的效果。

（2）成人通常使用5~7天，儿童3~5天（D级证据）。

（3）如果口服时间小于2周无须逐步减量（B级证据）。

甲泼尼龙（Methylprednisolone）

【剂型与规格】

片剂：2mg/片，4mg/片。
注射剂：40mg；125mg；500mg。

【用法用量】

(1) 口服 24~32mg/d。

(2) 每次 40~80mg,每日剂量 40~160mg。

【指南推荐】

(1) 同泼尼松(A 级证据)。

(2) 患者呼吸困难严重以致影响吞咽或呕吐或接受机械通气时,考虑使用静脉制剂(A 级证据)。

氢化可的松注射液(Hydrocortisone injection)

【剂型与规格】

注射液:2ml:10mg;5ml:25mg;25ml:100mg。

【用法用量】

静脉滴注 400~1000mg/d(分次给予)。

【指南推荐】

同甲泼尼龙注射液。

布地奈德吸入混悬液(Budesonide inhalation suspension)

【剂型与规格】

吸入溶液:2ml:0.5mg;2ml:1mg。

第六章 呼吸系统急症

【用法用量】

(1) 起始剂量:严重哮喘期或减少口服糖皮质激素时的剂量:成人:1~2mg 氧气驱动雾化吸入,一天2~3次。儿童:0.5~1mg,一天2~3次。

(2) 维持剂量:维持剂量应个体化,应是使病人保持无症状的最低剂量。建议剂量:成人:1mg,一天2次。儿童:0.25~0.5mg,一天2次。

【指南推荐】

(1) 在急诊科,第一个小时给予高剂量的ICS可以降低未口服糖皮质激素患者的住院率(A级证据),但对于全身使用了糖皮质激素的患者,证据是矛盾的(B级证据)。

(2) 急性重度哮喘发作由于呼吸窘迫,药物沉着率较低,故糖皮质激素首选全身应用(A级证据)。

(3) 重症患者推荐使用氧气驱动雾化吸入(A级证据)。

(4) 建议应在使用布地奈德前先用支气管扩张剂,以便增加进入支气管树的布地奈德药量。在使用两种吸入剂之间应间隔几分钟(B级证据)。

3. M胆碱能受体阻滞剂 对支气管平滑肌具有较高选择性作用,舒张支气管作用较 β_2 受体激动剂弱,起效也较缓慢,但长期应用不易产生耐药性,对心血管系统作用不明显,也不影响痰液分泌和痰液黏稠度。2014 年 GINA 推荐联合应用 M 胆碱能受体阻滞剂和 β_2 受体激动剂雾化吸入治疗支气管哮喘急性发作(包括重症哮喘),两者联用较单用更能有效的扩张气道,改善 FEV_1 和 PEF,具有起效快、作用时间长和降低住院率等优点。

【作用机制】

(1) 阻断节后迷走神经传出支,降低迷走神经张力,舒张支气管。

(2) 降低气道反应性,防止支气管平滑肌痉挛。

(3) 用药后痰量和痰液的黏滞性均无明显改变,国外报道,本品可促进支气管黏膜的纤毛运动,利于痰液排出。

【禁忌证】

禁用于对阿托品及其衍生物及对此产品中任何其他成分过敏的病人。

【不良反应】

常见口干、头痛、鼻黏膜干燥、咳嗽、震颤。偶见心悸、支气管痉挛、眼干、眼调节障碍、尿潴留。偶有皮疹、舌、唇和面部血管性水肿及荨麻疹、喉痉挛等过敏反应。

【注意事项】

(1) 有狭角性青光眼倾向、前列腺增生或膀胱癌颈部梗阻的患者慎用。

(2) 有囊性纤维变性的病人更易于出现胃肠动力障碍。

(3) 雾化吸入后可能会立即出现过敏反应,极少病例报道出现荨麻疹、血管性水肿、皮疹、支气管痉挛和口咽部水肿及过敏反应等。

(4) 当异丙托溴铵单独或与肾上腺素 β_2 受体激动剂合用,雾化液进入患者眼睛时,有个别报告眼部可出现并发症(如瞳孔散大、眼压增高、狭角性青光眼、眼痛)。

异丙托溴铵(Ipratropine Bromide)

【剂型与规格】

气雾剂:20μg×200 喷/10ml。

吸入溶液:2ml:250μg;2ml:500μg;20ml:5mg。

【用法用量】

(1) 气雾剂:2 喷/次,3~4 次/天,或每次/4~6 小时,严重发作 2~3 喷/次,每 2 小时可重复。

(2) 雾化吸入:成人 500μg 生理盐水稀释到 4~6ml 氧气驱动雾化吸入,q20min×3,然后每次/2~4 小时。儿童 50~250μg,3~4 次/天,必要时 2 小时重复 1 次。

第六章　呼吸系统急症

【指南推荐】

M 胆碱能受体阻滞剂与短效 β_2 受体激动剂雾化吸入和全身糖皮质激素联用于重症哮喘急性发作的治疗更有助于控制病情（A 级证据）。

4. **茶碱类药物**　具有舒张支气管平滑肌和强心、利尿、扩张冠状动脉等作用，低浓度茶碱具有抗感染和免疫调理作用。作为症状缓解药，它在舒张支气管方面，与足量使用的 β_2 受体激动剂对比，没有任何优势，但它有兴奋呼吸中枢、呼吸肌的作用，临床上对 β_2 受体激动剂控制不佳的重症哮喘时仍然静脉使用。

【作用机制】

（1）通过抑制磷酸二酯酶，使细胞内 cAMP 含量提高。

（2）促进内源性肾上腺素与去甲肾上腺素释放，间接导致支气管扩张。

（3）阻断腺苷受体，对抗内源性腺苷诱发的支气管收缩。扩张支气管平滑肌。

（4）小剂量茶碱类药物可抑制肥大细胞、巨噬细胞、嗜酸性粒细胞等炎性细胞的功能，降低微血管通透性，抑制支气管炎症，降低气道反应性。

（5）增强呼吸肌收缩力，减轻呼吸道阻塞、呼吸负荷增加造成的呼吸肌疲劳。

（6）本类药物尚有微弱舒张冠状动脉、外周血管和胆道平滑肌的作用。

(7) 可轻微增加心肌收缩力并有轻微利尿作用。

【禁忌证】

(1) 对本品过敏的患者,活动性消化溃疡和未经控制的惊厥性疾病患者禁用。

(2) 本品 2ml:0.25g 规格中含苯甲醇,禁止用于儿童肌内注射。

【不良反应】

(1) 茶碱的毒性常出现在血清浓度为 15~20μg/ml,特别是在治疗开始,早期多见的有恶心、呕吐、易激动、失眠等。

(2) 当血清浓度超过 20μg/ml,可出现心动过速、心律失常。

(3) 血清中茶碱超过 40μg/ml,可发生发热、失水、惊厥等症状,严重的甚至引起呼吸、心搏停止致死。

【注意事项】

(1) 应定期监测血清茶碱浓度,以保证最大的疗效而不发生血药浓度过高的危险,茶碱有效而安全的血药浓度范围在 6~15μg/ml。

(2) 肾功能或肝功能不全的患者,年龄超过 55 岁,特别是男性和伴发慢性肺部疾病的患者,任何原因引起的心功能不全患者,持续发热患者,使用某些药物的患者及茶碱清除率减低者,血清茶碱浓度的维持时间往往显著延长,应酌情调整用药剂量或延长用药间隔时间。

（3）茶碱制剂可致心律失常和（或）使原有的心律失常加重,患者心率和（或）节律的任何改变均应进行监测。

（4）高血压或非活动性消化性溃疡患者慎用本品。

氨茶碱(Aminophylline)

【剂型与规格】

片剂:0.1g/片。
注射液:2ml:0.25g;10ml:0.25g。

【用法用量】

（1）口服:成人常用量:每次 0.1~0.2g,0.3~0.6g/d,极量每次 0.5g,1g/d。儿童常用量:,每次 3~5mg/kg,3 次/天。

（2）静脉使用:成人常用量:20 分钟内给予 7mg/kg 基础量,以 50% 葡萄糖注射液稀释至 20~40ml。然后 0.4mg/(kg·h)持续静脉滴注,极量 1g/d。小儿常用量:静脉注射,一次按体重 2~4mg/kg,以 5%~25% 葡萄糖注射液稀释后缓慢注射。

【指南推荐】

（1）因较低的获益和较差的安全性,国际指南不建议静脉使用茶碱类药物治疗重度哮喘复发,不建议已经长期服用缓释剂型茶碱的患者静脉使用茶碱,除非该患者的血清中茶碱浓度较低或者可以进行茶碱浓度的监测。

（2）国内指南仍有使用茶碱类药物的建议，多索茶碱不良反应较少，对氨茶碱有不良反应者可以考虑使用。

多索茶碱（Doxofyline）

【剂型与规格】

片剂：200mg/片，300mg/片，400mg/片。

注射液：10ml：100mg；10ml：300mg；100ml：300mg。

【用法用量】

（1）口服：成人常用量：每次200～400mg，2次/天，餐前或餐后3小时服用。儿童常用量：12～18mg/(kg·d)。

（2）静脉使用：成人常用量：每次200mg，以50%葡萄糖注射液稀释到40ml，20分钟以上缓慢静脉注射，5～10天为一疗程；或每次300mg，加入5%葡萄糖注射液或生理盐水100ml中静脉滴注，时间>30分钟，每日1次。

【指南推荐】

多索茶碱不良反应较少，对氨茶碱有不良反应者可以考虑使用。

5. **硫酸镁** 主要用于中重度妊娠高血压、先兆子痫、子痫和小儿惊厥，但本品也具有舒张支气管平滑肌的作用，但一般不主张对急性发作期的支气管哮喘常规静脉滴注,仅用于常规治疗无效的患者。

【作用机制】

（1）抑制运动神经-肌肉接头乙酰胆碱的释放,阻断神经肌肉连接处的传导,降低或解除肌肉收缩作用。

（2）对支气管平滑肌和血管平滑肌有舒张作用,使痉挛的支气管平滑肌和外周血管扩张,扩张支气管,降低血压,因而对支气管哮喘有治疗作用。

【禁忌证】

（1）心脏传导阻滞。
（2）活动性消化溃疡。
（3）未经控制的惊厥性疾病患者。
（4）心肌损伤患者。
（5）严重肾功能不全,肌酐清除率低于20ml/min。
（6）对本品成分过敏的病人。

【不良反应】

（1）静脉注射硫酸镁常引起潮红、出汗、口干等症状,快速静脉注射时可引起恶心、呕吐、心慌、头晕,个别出现眼球震颤,减慢注射速度症状可消失。

（2）肾功能不全,用药剂量大,可发生血镁积聚,血镁浓度达 5mmol/L 时,可出现肌肉兴奋性受抑制,感觉反应迟钝,膝腱反射消失,呼吸开始受抑制,血镁浓度达 6mmol/L 时可发生呼吸停止和心律失常,心脏传导阻滞,浓度进一步升高,可使心搏停止。

(3) 连续使用硫酸镁可引起便秘,部分病人可出现麻痹性肠梗阻,停药后好转。

(4) 极少数患者血钙降低,出现低钙血症。

【注意事项】

(1) 应用硫酸镁注射液前须查肾功能,如肾功能不全应慎用,用药量应减少。

(2) 有心肌损害、心脏传导阻滞时应慎用或不用。

(3) 每次用药前和用药过程中,定时做膝腱反射检查,测定呼吸次数,观察排尿量,抽血查血镁浓度值,出现膝腱反射明显减弱或消失,或呼吸次数每分钟少于 14~16 次,每小时尿量少于 25~30ml 或 24 小时少于 600ml,应及时停药。

(4) 用药过程中突然出现胸闷、胸痛、呼吸急促,应及时听诊,必要时胸部 X 线摄片,以便及早发现肺水肿。

(5) 如出现急性镁中毒现象,可用钙剂静注解救,常用的为 10% 葡萄糖酸钙注射液 10ml 缓慢注射。

硫酸镁(Magnesium sulfate)

【剂型与规格】

注射液:10ml:2.5g;10ml:1.0g。

【用法用量】

20 分钟内静脉推注硫酸镁 2g。

【指南推荐】

(1) FEV_1<预计值25%~30%,初始治疗无效的成人或儿童经初始治疗 1 小时后,FEV_1 仍未达到预计值60%,可以静脉使用硫酸镁(A 级证据)。

(2) 雾化吸入等张的硫酸镁也许能改善 FEV_1<50%预计值的重度哮喘发作患者的肺功能(B 级证据)。

参 考 文 献

1. Chung KF,Wenzel SE,Brozek JL,et al. International ERS/ATS Guidelines on Definition,Evaluation and Treatment of Severe Asthma. Eur Respir,2014,43:343-73.
2. Chung KF. Managing severe asthma in adults:lessons from the ERS/ATS guidelines. Current Opinion Pulmonary Medicine,2015,21(1):8-15.
3. 中华医学会呼吸病学分会哮喘学组、中华医学会全科医学分会. 中国支气管哮喘防治指南(基层版). 中华结合和呼吸杂志,2013,36(5):331-336.
4. Chung KF. New treatments for severe treatment resistant asthma:targeting the right patient. Lancet Respir Med,2013,1:639-652.
5. Drzaen JM. Asthma:the paradox of heterogeneity. J Allergy Clin Immunol,2012,129:1200-1201.

(尚云波)

第六章 呼吸系统急症

第三节 急性肺栓塞

肺栓塞(pulmonary embolism,PE)是以各种栓子阻塞肺动脉系统为其发病原因的一组疾病或临床综合征的总称,包括肺血栓栓塞症(pulmonary thromboembolism,PTE)、脂肪栓塞综合征、羊水栓塞、空气栓塞等。肺血栓栓塞症为来自静脉系统或右心的血栓阻塞肺动脉或其分支所致的疾病,为肺栓塞中最常见的类型,占肺栓塞中的绝大多数。通常所称的肺栓塞即指肺血栓栓塞症。

一、相关药物

急诊处理肺栓塞常用的药物详见表6-3。

表6-3 肺栓塞治疗相关药物

治疗目的	分类	相关药物
溶栓	溶栓药物	链激酶、尿激酶和重组织型纤溶酶原激活剂
抗栓	抗凝药物(非口服)	普通肝素、低分子肝素、磺达肝素、那屈肝素等
	抗凝药物(口服)	利伐沙班、阿哌沙班、华法林、达比沙群、依度沙班

二、用药选择

评估病情,根据患者是否存在休克、低血

第六章 呼吸系统急症

压、右心室功能不全、心肌损伤,将肺栓塞分为低危、中危、高危三种分型,并迅速给予有效药物治疗。

1. 肺栓塞指南推荐低危患者仅需抗凝治疗,高危患者应同时给予抗凝+溶栓治疗;溶栓治疗选择在肺栓塞发病或复发后 2 周内,症状出现 48 小时内溶栓获益最大。

2. 低危 PE 患者推荐仅抗凝治疗。

3. 普通肝素抗凝多应用于血流动力学不稳定、肾功能不全、高出血风险的患者。其他肺栓塞者低分子肝素可代替普通肝素,磺达肝癸钠与低分子肝素拥有相同抗凝效果,却无须监测。

4. 抗凝治疗时,肝素需与华法林重叠治疗,监测 INR 达 2~3 时,达标 2 日后停用肝素,仅口服华法林。抗凝治疗个体化,一般 3 个月。

5. 高危 PE 患者中右心功能不全、心排血量下降,监测血压。血压尚正常者,可给予具有肺血管扩张作用和正性肌力作用的药物,如多巴胺或多巴酚丁胺;若出现血压下降,可增大剂量或使用其他血管加压药物,如间羟胺或肾上腺素等。

6. 临床常用溶栓药物是尿激酶和 rt-PA,目前首选 rt-PA 溶栓治疗。使用尿激酶溶栓期间勿同时使用肝素,rt-PA 溶栓是否停用肝素无特殊要求,一般也不使用。溶栓使用 rt-PA 在第一小时泵入 50mg 观察有无不良反应,若无不良反应则序贯在第 2 小时泵入另外 50mg。溶栓治疗结束后,每 2~4 小时复查 APTT,其水平低于基线值的 2

倍(或<80秒)时,开始规范肝素治疗。

三、治疗药物

1. 溶栓药物 链激酶、尿激酶和重组织型纤溶酶原激活剂。

【作用机制】

(1) 溶栓药可直接或间接地将纤溶酶原转变成纤溶酶,迅速降解纤维蛋白,使血块溶解。

(2) 溶栓药通过清除和灭活纤维蛋白原、凝血因子Ⅱ、Ⅴ、Ⅷ及系纤溶酶原,干扰血凝。

(3) 溶栓治疗使纤维蛋白原降解产物增多,抑制纤维蛋白原向纤维蛋白转变,并干扰纤维蛋白的聚合。

(4) 溶栓治疗可迅速溶解血栓和恢复肺组织灌注,逆转右心衰竭,增加肺毛细血管血容量及降低病死率和复发率。

【禁忌证】

(1) 绝对禁忌证:①出血性卒中或不明原因卒中;②缺血性卒中的6个月内。③中枢神经系统损伤或肿瘤;④过去创伤/手术/头部外伤3周内;⑤过去1个月内胃肠道出血;⑥存在已知出血风险。

(2) 相对禁忌证:①短暂性脑缺血发作的6个月内;②口服抗凝治疗;③孕期、或产后1周;④非压缩性的穿刺部位;⑤有创性复苏;⑥难治性高血压(收缩压>180mmHg);⑦进行性肝病;⑧感染性心内膜炎;⑨活动性消化性溃疡。

【不良反应】

主要并发症为出血,最严重的是颅内出血。

【注意事项】

(1) 关注禁忌证。

(2) 溶栓绝对禁忌证在高危肺栓塞危机生命时可变为相对禁忌证。

(3) 应用链激酶或尿激酶溶栓时应停用普通肝素,若使用 rt-PA 时可继续使用普通肝素。

(4) 在溶栓治疗开始时,应用低分子量肝素或磺达肝癸钠的患者,应在停止注射低分子量肝素 12 小时后,或者停止注射低分子量肝素或磺达肝癸钠 24 小时后再使用普通肝素。

(5) 溶栓治疗可降低血流动力学不稳定肺栓塞患者的死亡率和复发率,对致命性高危肺栓塞而言绝大多数溶栓禁忌证均是相对的。

(6) 溶栓治疗对血流动力学稳定的急性肺栓塞仍存在争议,应根据患者具体的临床状况、医师的临床经验和急救水平综合考虑。

链激酶(Streptokinase,SK)

【剂型与规格】

注射液:10 万 IU,50 万 IU,150 万 IU。

【用法用量】

静滴:一般用5%葡萄糖稀释后静脉滴注,指南推荐用法:

(1) 常规方案:250 000IU 作为负荷剂量治疗30分钟,再以10 000IU/h 治疗12~24小时。

(2) 递增方案:1 500 000IU 治疗2小时。

【指南推荐】

(1) 对高危PE患者推荐溶栓治疗(ⅠC级推荐)。

(2) 对没有休克或低血压的患者不推荐常规全身溶栓治疗(ⅢB级推荐)。

(3) 推荐对中-高危的PE患者和有血流动力学障碍临床征象的患者行溶栓治疗(ⅡaB级推荐)。

由于链激酶具有抗原性,容易引起过敏,目前临床上较少用。

尿激酶(Urokinase,UK)

【剂型与规格】

注射液:1万IU,5万IU,10万IU,20万IU,25万IU,50万IU,100万IU,150万IU。

【用法用量】

静滴:一般用0.9%生理盐水或5%葡萄糖稀

释后静脉点滴,指南推荐用法:常规方案:4400IU/kg 作为负荷量治疗 10 分钟,再以 4400IU/(kg·h)治疗 12~24 小时。递增方案:300 万 IU 治疗 2 小时。

【指南推荐】

同上。

重组组织型纤溶酶原激活剂(Recombinant tissue plasminogen activator,rt-PA)

【剂型与规格】

注射剂:10mg,20mg,50mg。

【用法用量】

静滴:一般用注射用水稀释至 1mg/ml 的浓度,指南推荐用法:

(1) 100mg 治疗 2 小时:常用的给药方案为:10mg 在 1~2 分钟内静脉推注,90mg 在随后 2 小时持续静脉滴注。

(2) 0.6mg/kg 治疗 15 分钟(最大剂量为 50mg)。

【指南推荐】

同上。

2. **抗凝药物**　肝素、低分子肝素、磺达肝癸钠、华法林、利伐沙班、阿哌沙班、达比加群酯等。

【作用机制】

(1) 肝素在体内、体外均有强大抗凝作用。它是通过抗凝血酶Ⅲ来实现的,对凝血过程的多个环节均有抑制作用,其作用迅速,只能静脉给药,常用于需迅速抗凝治疗者或用作口服抗凝剂前用药,当用量过多引起出血时,可用等量鱼精蛋白中和。

(2) 口服抗凝药是维生素K拮抗剂,在肝脏抑制维生素K由环氧化物向氢醌型转化,从而阻止维生素K的反复利用,影响含有谷氨酸残基的凝血因子Ⅱ、Ⅶ、Ⅸ、Ⅹ的羧化作用,使这些因子停留于无凝血活性的前体阶段,从而影响凝血过程。

【禁忌证】

肝、肾功能不全,有出血倾向,消化性溃疡,严重高血压患者,孕妇都禁用。

【不良反应】

(1) 自发性出血。

(2) 肝素不易通过胎盘,但妊娠妇女应用可引起早产及胎儿死亡。

(3) 连续应用肝素3~6个月,可引起骨质疏松,产生自发性骨折。

(4) 肝素也可引起皮疹、药热等过敏反应。

(5) 口服抗凝药还可能有胃肠反应。

第六章 呼吸系统急症

【注意事项】

(1) 关注禁忌证。
(2) 根据 PT-INR,调整口服抗凝药物剂量。

肝 素

【剂型与规格】

肝素钠:2ml:1.25万U。
低分子肝素钠:0.2ml:2500IU;0.4ml:5000IU。
磺达肝癸钠:0.5ml:2.5mg。

【用法用量】

(1) 静滴:普通肝素首先给予负荷剂量 2000~5000IU 或按 80IU/kg 静脉注射,继之以 18IU/(kg·h)持续静脉滴注。根据 APTT 调整普通肝素剂量。肾功能不全患者选择普通肝素(肌酐清除率<30ml/min)。

(2) 皮下注射:低分子肝素均应按照体重给药(如每次 100IU/kg 或 1mg/kg,皮下注射,每日 1~2 次)方法给药。磺达肝癸钠 5mg(体重<50kg)、7.5mg(体重 50~100kg)、10mg(体重>100kg),一天一次。

【指南推荐】

(1) 对于高危 PE 患者推荐立即静脉给予普通肝素抗凝(ⅠC级推荐)。

（2）对于重度或高度怀疑 PE 诊断的患者推荐立即予以胃肠外抗凝治疗（ⅠC 级推荐）。

（3）对于多数急性期患者推荐予以低分子肝素或磺达肝癸钠（ⅠA 级推荐）。

（4）推荐胃肠外抗凝治疗同时联用维生素 K 拮抗剂，抗凝强度控制 PT-INR 于 2.5（2.0～3.0）（ⅠB 级推荐）。

口服抗凝药

【剂型与规格】

华法林片剂：3mg/片。
利伐沙班片剂：15mg/片。
阿哌沙班片剂：2.5mg/片。
达比加群酯胶囊：150mg/粒。

【用法用量】

（1）口服：华法林初始通常与低分子肝素联合使用，起始剂量 2.5～3mg/d，3～4 天后开始测定 PT-INR，当比值稳定在 2～3，48 小时后停用低分子肝素，继续予华法林治疗。

（2）利伐沙班：15mg/d，每天 2 次，持续治疗 3 周后改为 20mg，每天 1 次。阿哌沙班：10mg/d，每天 2 次，持续治疗 7 天后改为 5mg，每天两次。达比加群酯：50mg 每天 2 次；对于年龄大于 80 岁或使用维拉帕米的患者剂量为 110mg，每天 2 次。

【指南推荐】

(1) 利伐沙班:15mg,每天2次,持续治疗3周后改为20mg,每天1次。替代胃肠外抗凝联合维生素K拮抗剂抗凝治疗(ⅠB级推荐)。

(2) 阿哌沙班:10mg,每天2次,持续治疗7天后改为5mg,每天2次。替代胃肠外抗凝联合维生素K拮抗剂抗凝治疗(ⅠB级推荐)。

(3) 达比加群酯:150mg,一天2次;对于年龄大于80岁或使用维拉帕米的患者剂量为110mg,一天2次。代替维生素K拮抗剂,联合胃肠外抗凝治疗(ⅠB级推荐)。

(4) 推荐可以以依度沙班代替维生素K拮抗剂,联合胃肠抗凝治疗(ⅠB级推荐)。

(5) 有严重肾功能不全者不推荐使用新型口服抗凝药(利伐沙班、阿哌沙班、依度沙班)(ⅢA级推荐)。

(6) 对于继发于短暂的(可逆的)危险因素PE患者,口服抗凝治疗3个月(ⅠB级推荐)。

(7) 对于无诱因的PE患者,推荐口服治疗至少3个月(ⅠA级推荐)。

参 考 文 献

1. 梁峰,胡大一,沈珠军等.2014年欧洲心脏学会急性肺栓塞诊断治疗指南解读.中华心脏与心律电子杂志,2014,2(3):21-26.
2. 徐希奇,荆志成.2014年ESC急性肺栓塞诊治指南解读. 中国循环杂志,2014,29:67-71.
3. Büller HR, Prins MH, Lensing AWA, et al. Oral rivaroxaban for the treatment of symptomatic pulmonary embolism. N Eng J Med,2012,366(14):1287-1297.
4. Guidelines on the diagnosis and management of acute pulmonary embolism. European Heart Journal (2008) 29, 2276-2315.
5. Jill Jin,MD,MPH. Treatment Duration for Pulmonary Embolism. JAMA,2015,314(1):98-98.

(凌　兰)

第七章 消化系统急症

第一节 急性消化道出血

急性消化道出血(acute gastrointestinal hemorrhage)常表现为呕血和便血。如果一次失血量超过全身总血量的20%(出血量大于1000ml),引起休克的症状和体征,称为急性消化道大出血。

急性消化道出血分为急性上消化道出血和急性下消化道出血。上消化道的非静脉曲张性疾病引起的出血,统称为急性非静脉曲张性上消化道出血(acute nonvariceal upper gastrointestinal bleeding, ANVUGIB)。静脉曲张性疾病引起的出血,称为食管胃底静脉曲张出血(esophageal and gastric variceal bleeding)。

一、相关药物

急诊处理急性消化道出血常用的药物详见表7-1。

表7-1 急性消化道出血治疗相关药物

治疗目的	分类	相关药物
抑酸药物	质子泵抑制剂(PPI)	埃索美拉唑、奥美拉唑、兰索拉唑、泮托拉唑等

第七章 消化系统急症

续表

治疗目的	分类	相关药物
止血药物	H_2 受体阻滞剂（H_2RA）	西咪替丁、雷尼替丁、法莫替丁等
	生长抑素及其类似物	14肽生长抑素、奥曲肽等
	血管加压素及其类似物	垂体后叶素、特利加压素等
促凝血药		去甲肾上腺素、凝血酶、氨甲环酸

二、用药选择

监测出血征象和生命体征，评估出血量、活动性出血、病情严重程度；积极补充血容量，针对病因进行治疗。

1. 急性非静脉曲张性上消化道出血的治疗 药物与内镜联合治疗是目前首选的治疗方式。推荐一线使用质子泵抑制剂（PPIs）、生长抑素和抗菌药物的联合用药方法。

2. 食管胃底静脉曲张出血的治疗 药物联合内镜治疗是静脉曲张出血治疗的金标准。静脉曲张出血经内镜明确诊断后，推荐使用生长抑素与抗菌药物联合治疗。

3. 下消化道出血止血药作用不强，推荐使用生长抑素。

4. 对于消化性溃疡性出血和食管静脉曲张

出血,抗纤溶药和凝血酶等止血药物的确切疗效仍有待证实,不作为首选措施。

三、治疗药物

1. 质子泵抑制剂 包括埃索美拉唑、奥美拉唑、兰索拉唑、泮托拉唑等。

【作用机制】

(1) 通过阻碍胃壁细胞 H^+-K^+-ATP 酶发挥抑制胃酸分泌的作用。

(2) 促进血小板聚集和纤维蛋白凝块的形成,避免血凝块过早溶解,有利于止血和预防再出血。

【禁忌证】

(1) 禁忌:对苯并咪唑类化合物过敏者;严重肾功能不全者;婴幼儿;妊娠期妇女。

(2) 慎用:肝肾功能不全者;老年患者;哺乳期妇女。

【不良反应】

本品耐受性良好,不良反应多为轻度和可逆。

(1) 消化系统:常见腹泻、便秘、腹痛、恶心、呕吐、腹胀;罕见胃肠道感染、口干、口炎、味觉障碍;偶见胰腺炎;罕见肝性脑病、肝衰竭、肝坏死。

(2) 代谢/内分泌系统:罕见男性乳房发育、低钠血症、低镁血症;长期应用可导致维生素 B_{12}

缺乏、胃泌素血症。

（3）肌肉骨骼系统：罕见关节痛、肌痛、肌无力、横纹肌溶解；长期或大量使用可导致髋骨、腕骨、脊骨骨折（尤其是老年人）。

（4）神经系统：常见头痛；罕见感觉异常、眩晕、头晕、嗜睡、睡眠障碍、周围神经炎；罕见精神错乱、激动、抑郁、幻觉。

（5）血液系统：可见溶血性贫血；罕见白细胞减少、血小板减少、粒细胞缺乏和全血细胞减少。

（6）皮肤：偶见皮疹、皮炎、瘙痒、荨麻疹；罕见光敏反应、多形性红斑、脱发、Stevens-Johnson 综合征、中毒性表皮坏死溶解。

（7）其他：罕见视物模糊、血管水肿、发热、过敏性休克、多汗、外周水肿。

【注意事项】

（1）使用质子泵抑制剂可增加胃肠道感染（如沙门菌、弯曲杆菌）的风险。

（2）在喷出性或涌出性大量出血、血管暴露等危险性大的情况下，应先采用内镜下止血。

（3）质子泵抑制剂不易长期大量使用。

（4）在治疗期间，轻度不良反应不影响继续用药，但如发生过敏反应、肝功能异常或较为严重的不良反应应及时停药或采取适当措施。

（5）使用泮托拉唑时注意在与含有依地酸二钠的药物合用时应注意锌缺乏风险。

第七章 消化系统急症

埃索美拉唑(Esomeprazole)

【剂型与规格】

片剂:20mg,40mg。
注射液:40mg。

【用法用量】

(1) 大剂量治疗:80mg 静脉推注后,以 8mg/h 持续输注 72 小时。
(2) 常规剂量治疗:40mg 静脉滴注,每 12 小时 1 次。

【指南推荐】

静脉注射 PPIs 剂量的选择:推荐大剂量 PPIs 治疗,如埃索美拉唑 80mg 静脉推注后,以 8mg/h 速度持续输注 72 小时,适用于大量出血患者;常规剂量 PPIs 治疗,如埃索美拉唑 40mg 静脉输注,每 12 小时 1 次,实用性强,适于基层医院开展。

奥美拉唑(Omeprazole)

【剂型与规格】

片剂:10mg,20mg。
注射液:20mg,40mg。

【用法用量】

静滴:80mg 静脉推注后,以 8mg/h 持续输注 72 小时。

【指南推荐】

在没有埃索美拉唑的情况下,奥美拉唑可以作为替代药物。

兰索拉唑(Lansoprazole)

【剂型与规格】

片剂:15mg。
注射液:30mg。

【用法用量】

静滴:一次 30mg,一日 2 次,静脉滴注至少 30 分钟,疗程不超过 7 日。

泮托拉唑(Pantoprazole)

【剂型与规格】

注射液:40mg,60mg,80mg。

【用法用量】

一次 80mg,每 12 小时 1 次。可增至每 8 小时 1 次,一日总量不宜超过 240mg,疗程不宜超过

第七章 消化系统急症

6日。

2. **H_2受体阻滞剂** 包括西咪替丁、雷尼替丁、法莫替丁等。

【作用机制】

可竞争性、可逆地与壁细胞上的H_2受体结合,减少壁细胞对组胺的反应,抑制胃酸分泌。H_2RA口服吸收佳,但生物利用度有差异。

【禁忌证】

(1) 禁忌:对H_2受体阻断药过敏者、严重肾功能不全者、妊娠、哺乳期妇女。

(2) 慎用:肝肾功能不全者、心脏疾病患者、器质性脑病患者、婴幼儿、老年患者、系统性红斑狼疮患者(西咪替丁的骨髓毒性可能增高)。

【不良反应】

(1) 消化系统:常见的有腹泻、腹胀、口苦和口干;突然停药可能引起慢性消化性溃疡穿孔,可能为停药后回跳的胃酸浓度所致。

(2) 心血管系统:可出现心动过缓、面部潮红等。静脉注射时偶见血压骤降、房性期前收缩、心跳呼吸骤停。

(3) 泌尿生殖系统:有轻度抗雄性激素作用,偶见肌酐升高。

(4) 神经系统:常见头晕、嗜睡、头痛,少数患者可出现感觉迟钝、语言含糊不清、局部抽搐或癫痫样发作、锥体外系反应等。

(5) 皮肤:较常见皮疹。偶见严重皮疹、瘙痒、可逆性脱发的报道,可发生史-约综合征及中毒性表皮坏死溶解。

(6) 其他:较常见乏力,罕见发热,偶见不明原因的出血或瘀斑、异常倦怠无力、水肿。

【注意事项】

(1) 应用前应排除恶性病变的可能。

(2) 治疗上消化道出血时,通常先用注射剂,一般可在 1 周内奏效,可内服时改为口服给药。

(3) 雷尼替丁可对抗胃酸引起的胃黏膜损害,但会加重乙醇引起的胃黏膜损害。

西咪替丁(Cimetidine)

【剂型与规格】

片剂:200mg,400mg,800mg。
注射液:200mg,400mg。

【用法用量】

(1) 口服给药:一次 200~400mg,一日 2~4 次,餐后及睡前服用。

(2) 肌内注射:一次 200mg,4~6 小时后可重复给药。

(3) 静脉注射:一次 200mg,可间隔 3~6 小

第七章 消化系统急症

时重复给药。注射时间不少于5分钟。

(4) 静脉滴注:间隔注射一次200mg,滴注15~20分钟,每4~6小时重复1次;静脉连续滴注24小时内滴注速度不应超过75mg/h。

雷尼替丁(Ranitidine)

【剂型与规格】

片剂:0.2g,0.35g,0.4g。

【用法用量】

口服:一次0.35或0.4g,一日2次。

法莫替丁(Fmotidine)

【剂型与规格】

片剂:10mg,20mg,40mg。
注射液:20mg。

【用法用量】

(1) 静脉注射:一次20mg,一日2次,以0.9%氯化钠注射液或葡萄糖注射液20ml稀释后缓慢静脉注射(不少于3分钟)。

(2) 静脉滴注:一次20mg,一日2次,以5%葡萄糖注射液250ml稀释后静脉滴注(不少于30分钟)。

(3) 肌内注射:一次20mg,一日2次,以注射用水 1~1.5ml 溶解后肌内注射。

3. 生长抑素及其类似物 包括 14 肽生长抑素、奥曲肽等。

【作用机制】

生长抑素及其类似物可抑制生长激素及扩血管物质,如胃泌素、缩胆囊素、胰高血糖素、促胰液素、胃动素等的分泌;抑制胃酸分泌,促进血管收缩、减少内脏血流量,抑制多种组织血管生成。对于肝硬化食管静脉曲张出血的成功率可达70%~87%。

【禁忌证】

(1) 禁忌:过敏者;妊娠期妇女;哺乳期妇女。

(2) 慎用:对奥曲肽过敏者;糖尿病患者。

【不良反应】

(1) 心血管系统:罕有直立性低血压的报道,卧位注射有助于预防;罕有心律失常的报道;静脉给药期间,正常人的血压和脉搏有短暂的升高,但在高血压患者中,血压反而降低。

(2) 代谢内分泌系统:本药可抑制胰岛素及胰高血糖素的分泌,在治疗初期可导致血糖水平的短暂降低。也有研究报道Ⅰ型糖尿病患者用本药治疗后胰岛素的需要量下降,血糖控制改善;有发生危及生命的水潴留伴低钠血症的个案报道。

(3) 呼吸系统:有单次剂量(0.25mg)静脉注射本药的患者出现呼吸困难伴全身广泛烧灼感的报道。

(4) 神经系统:少见眩晕。罕有头痛的报道。

(5) 胃肠道:少见恶心、腹痛、腹泻、呕吐。有腹部痉挛性疼痛的报道。

(6) 血液:有银屑病关节炎患者静脉用药期间出现白细胞增多的报道。

(7) 皮肤:少见面部潮红。有银屑病关节炎患者静脉滴注本药20小时后出现红皮病,停药后症状消失的个案报道。

(8) 其他:停药反应。停药后常出现生长激素和其他激素反跳性分泌过多,有肠外瘘的患者一旦停药,漏出量会产生反跳效应的报道。

【注意事项】

(1) 当注射速度超过 50μg/min 时,患者会出现恶心和呕吐现象。

(2) 动脉出血不作为本药适应证。

14 肽生长抑素(Somatostatin)

【剂型与规格】

注射剂:250μg,750μg,2mg,3mg。

【用法用量】

静脉给药:①治疗食管静脉曲张破裂出血:起

始静脉内弹丸式注射250μg,随后持续静脉滴注250~500μg/h,共1~5日。静脉注射本药500μg/h共120h的给药方式比250μg/h共120h或250μg/h共48小时的给药方式更有效。在急性静脉曲张性出血时,1日持续静脉滴注250μg/h,随后在2分钟内弹丸式注射本药250μg,共5日。此给药方式与硬化疗法同样有效且并发症较少。②治疗胃肠道非静脉曲张破裂性出血:给予本药250μg/h静脉滴注共48~72小时。

【指南推荐】

(1) 生长抑素是由14个氨基酸组成的环状活性多肽,能够减少内脏血流、降低门静脉压力、抑制胃酸和胃蛋白分泌、抑制胃肠道及胰腺肽类激素分泌等,是肝硬化急性食管胃底静脉曲张出血的首选药物之一,也被用于急性非静脉曲张出血的治疗。

(2) 使用生长抑素可显著降低消化性溃疡出血患者的手术率,预防早期再出血的发生。同时,可有效预防内镜治疗后肝静脉压力梯度(HVPG)的升高,从而提高内镜治疗的成功率。

奥曲肽(Octreotide)

【剂型与规格】

注射剂:0.05mg,0.1mg,0.15mg,0.2mg,0.3mg。

第七章　消化系统急症

【用法用量】

静脉滴注:初始剂量为一次 0.1mg;静脉推注(5min),随后以 0.6mg 溶于 5% 葡萄糖 500ml 中,通过输液泵以 50μg/h 的速度连续静脉滴注,每 12 小时 1 次,最多治疗 5 日。

【指南推荐】

奥曲肽是人工合成的 8 肽生长抑素类似物。皮下注射后吸收迅速而完全,30 分钟血浆浓度可达到高峰,消除半衰期为 100 分钟,静脉注射后其消除呈双相性,半衰期分别为 10 分钟和 90 分钟。

4. 血管加压素及其类似物　垂体后叶素、特利加压素(类似物)。

【作用机制】

血管加压素通过直接刺激平滑肌 V_1 受体而发挥收缩血管作用,可非选择性收缩全身血管,从而起到降低门脉压力的止血作用。

【禁忌证】

(1) 禁忌:有过敏或有过敏史者,妊娠高血压综合征患者,高血压患者,动脉硬化患者,冠心病患者,心力衰竭患者,肺源性心脏病患者,胎位不正、骨盆过窄、产道阻碍及有剖宫产史的妊娠期妇女。

(2) 慎用:水电解质紊乱患者,具有颅内压升高风险的患者,高血压性心血管病者,冠状动脉疾病者,年幼患者。

【不良反应】

血管加压素:

(1) 心血管系统:血压升高、心悸、胸闷、心绞痛。

(2) 代谢/内分泌系统:多汗。

(3) 呼吸系统:支气管哮喘。

(4) 泌尿生殖系统:尿量减少、尿急。

(5) 神经系统:有渗透性脱髓鞘综合征的报道。

(6) 胃肠道:恶心、腹痛。

(7) 过敏反应:荨麻疹、过敏性休克。

(8) 其他:面色苍白、血管神经性水肿。

特利加压素:

(1) 具有收缩血管作用,患者会出现面部和体表苍白,以及血压轻微升高(高血压患者较为明显)。

(2) 少数患者会出现心律失常,心动变缓或冠状动脉供血不足。

(3) 偶见头痛或出现局部坏死。

(4) 可能会加强胃肠蠕动而引致腹痛、恶心、腹泻。

(5) 个别病例出现支气管肌肉痉挛而可能导致呼吸困难。

(6) 可能会出现子宫肌肉痉挛,子宫肌肉和子宫内膜的血液循环障碍。

(7) 极个别病例出现低钠血症和低钙血症,尤其是体液失衡患者。

【注意事项】

(1) 垂体后叶素:因垂体后叶素对子宫颈有强烈的兴奋作用,还有升压作用,故不宜用于引产或催产。

(2) 特利加压素:增压与抗利尿作用虽较赖氨酸加压素及精氨酸加压素低,但高血压、心功能紊乱或肾功能不全者仍应慎用;使用时应经常对患者血压、血清中钠、钾平衡进行监测。

垂体后叶素(Pituitrin)

【剂型与规格】

注射液:1ml:5U;1ml:10U。

【用法用量】

静滴:0.2~0.4U/min 连续静滴(不超过24小时),最大剂量可增至0.8U/min。必须合用硝酸甘油,起始剂量40μg/min,最大剂量可增至400μg/min,可调整剂量收缩使收缩压维持在90mmHg 以上(对食管静脉曲张出血及结肠憩室出血有效,对胃或小肠黏膜损伤出血效果较差)。

第七章 消化系统急症

【指南推荐】

血管加压素是最强效的内脏血管收缩药,能降低所有内脏器官的血流量,从而降低门脉血流量和门脉压。

特利加压素(Telipressinum)

【剂型与规格】

注射液:1mg。

【用法用量】

静脉注射:对急性食管静脉曲张出血,起始注射用量为2mg。每1mg注射粉针用5ml氯化钠注射液溶解。缓慢进行静脉注射(超过1分钟),同时对血压及心率监测。维持剂量为每4小时静脉给药1~2mg,延续24~36小时,直至出血得到控制。已配制的溶液应在12小时内用完。

【指南推荐】

特利加压素是一种合成的血管加压素类似物,生物学活性作用时间长,副作用少,能有效控制急性静脉曲张出血,降低死亡率。

5. 促凝血药 止血药物的疗效尚未证实,不推荐作为一线药物使用,对没有凝血功能障碍的患者,应避免滥用此类药物。消化道出血常用药物有:去甲肾上腺素、凝血酶、氨甲环酸等。

第七章 消化系统急症

去甲肾上腺素（Norepinephrine）

【作用机制】

去甲肾上腺素能激动血管肾上腺素 α_1 受体，使血管（特别是小动脉和小静脉）收缩。对全身各部分血管收缩的程度与血管中所含 α_1 受体的多少和所用去甲肾上腺素的剂量有关。

【剂型与规格】

注射液：1mg，2mg。

【用法用量】

口服给药（或胃管注入）：去甲肾上腺素 8mg，加入冰生理盐水 100～200ml。

【禁忌证】

（1）禁忌：缺血性心脏病患者，少尿或无尿患者，失血性休克及微循环障碍的休克患者，可卡因中毒者，心动过速者。

（2）慎用：缺氧，闭塞性血管病，血栓形成，甲状腺功能亢进者，高血压患者。

【不良反应】

（1）心血管系统：本药强烈的血管收缩作用可使器官血流减少，组织供血不足导致缺氧和酸中毒；持久或大量使用时，可使回心血流量减少,外周血管阻力增高,心排血量减少。在缺氧、电解质平衡失调,器质性心脏病患者中若过量时,可出现心律失常;血压升高后可出现反射性心率减慢。

(2) 泌尿生殖系统:本药滴注时间过长或剂量过大时,可使肾脏血管剧烈收缩,产生无尿和肾实质损伤,以致出现急性肾衰竭。

(3) 过敏反应:个别患者因过敏而出现皮疹、面部水肿。

凝血酶(Thrombin)

【作用机制】

凝血酶是凝血机制中的关键酶,能直接作用于血液凝固过程的最后一步,促使血浆中的可溶性凝血因子Ⅰ转变成不溶的纤维蛋白。局部给药后作用于伤口表面,使血液很快形成不稳定的血凝块,可用于控制毛细血管、静脉出血。

【剂型与规格】

凝血酶冻干粉针:100U,200U,500U,1000U,2000U,5000U,10 000U。

【用法用量】

(1) 口服给药:用适当的缓冲液或生理盐水或牛奶(温度不超过37℃为宜)溶解凝血酶,使之成 50~500U/ml 的溶液,一次 2000~20 000U,每

1~6小时口服1次。病情严重者可增加用量,可根据出血部位和程度适当增减浓度、剂量和次数。

(2) 灌注给药:同口服给药。

【禁忌证】

(1) 禁忌:对本药有过敏史者。
(2) 慎用:尚不明确。

【不良反应】

(1) 过敏反应:偶可致过敏反应。
(2) 其他:外科止血中应用本药曾有致低热反应的报道。

氨甲环酸(Tranexamic acid)

【作用机制】

氨甲环酸是一种人工合成的抗纤溶药物,可以阻止纤溶酶和纤维蛋白结合,使纤维蛋白的降解减少,并且不会增加纤维蛋白的合成,还具有减少出血的作用。

【剂型与规格】

注射液:0.1g,0.25g,0.4g,0.5g,1g。

【用法用量】

静脉滴注:1次0.2~0.5g,1日0.75~2g。用5%或10%葡萄糖注射液稀释后静脉滴注。

【禁忌证】

（1）禁忌：获得性色觉缺失患者,活动性血管内凝血者,活动性血栓栓塞性疾病,有血栓形成或血栓栓塞史者。

（2）慎用：心、肝、肾功能损害者,有血栓形成倾向者,肾盂实质病变发生大量血尿患者,前列腺或尿路手术患者,弥散性血管内凝血所致的继发性高纤溶状态,上尿路出血者,妊娠期妇女,哺乳期妇女。

【不良反应】

（1）泌尿生殖系统：较少见经期不适。

（2）神经系统：偶有药物过量所致的颅内血栓形成和出血。注射后极少见视物模糊、头痛、头晕、疲乏等中枢神经系统症状,与注射速度有关。

（3）胃肠道：可见腹泻、恶心及呕吐。

参 考 文 献

1. 戈之铮,刘文忠. 消化道出血的诊断和处理. 北京:人民卫生出版社,2014.
2. 沈红. 急诊与灾难医学. 第 2 版. 北京:人民卫生出版社,2013.
3. 卫生部合理用药专家委员会. 中国医师药师临床用药指南. 第 2 版. 重庆:重庆出版集团重庆出版社,2014.
4. Garcia-Tsao G,Sanyal AJ,Grace Nd,et al. Prevention and management of gastroesophageal varices and variceal hemorrhage in cirrhosis. Am J Gastroenterol,2007,102(9):

2086-2102.
5. 《中华内科杂志》编委会,《中华消化杂志》编委会,《中华消化内镜杂志》编委会.急性非静脉曲张性上消化道出血诊治指南(2009,杭州).中华内科杂志 2009,48(10):891-894.
6. 中国医师协会急诊医师分会.急性上消化道出血急诊诊治流程专家共识(修订稿).中国急救医学,2011,31(1):1-8.

(项和平)

第二节 急性胰腺炎

急性胰腺炎(acute pancreatitis,AP)是指多种病因引起的胰酶启动,继以胰腺局部炎症反应为主要特征,病情较重者可发生全身炎症反应综合征(systemic inflammatory response syndrome,SIRS),并可伴有器官功能障碍的疾病。可分为轻症急性胰腺炎(mild acute pancreatitis,MAP):占AP的多数,不伴有器官功能衰竭及局部或全身并发症,通常在1~2周内恢复,病死率极低;中重症急性胰腺炎(moderately severe acute pancreatitis,MSAP):伴有一过性(≤48小时)的器官功能障碍。早期病死率低,后期如坏死组织合并感染,病死率增高;重症急性胰腺炎(severe acute pancreatitis,SAP):占AP的5%~10%,伴有持续(>48小时)的器官功能衰竭。SAP早期病死率高,如后期合并感染则病死率更高。

第七章 消化系统急症

一、相关药物

急诊处理急性胰腺炎常用的药物详见表7-2。

表7-2 急性胰腺炎治疗相关药物

治疗目的	分类	相关药物
抑制胰酶分泌	生长抑素类	生长抑素、奥曲肽
抑制胃酸分泌	H_2受体拮抗药	雷尼替丁、法莫替丁、西咪替丁、尼扎替丁、罗沙替丁
	质子泵抑制剂	奥美拉唑、兰索拉唑、泮托拉唑、埃索美拉唑
蛋白酶抑制剂	非肽类蛋白酶抑制剂	加贝酯
	广谱蛋白酶抑制剂	乌司他汀
镇痛	阿片类镇痛药	盐酸哌替啶
改善微循环物质	抗凝药	低分子肝素
	前列腺素E_1制剂	前列地尔
抗生素	碳青霉烯类	亚胺培南—西司他丁
	第三、四代头孢菌素	头孢他啶、头孢吡肟
恢复肠道功能	导泻	硫酸镁

第七章 消化系统急症

二、用药选择

评估病情,明确是轻症急性胰腺炎还是重症急性胰腺炎。急性胰腺炎的一般治疗原则是尽量减少胰液分泌,即胰腺休息疗法:常规禁食及胃肠减压、抑制胰液分泌及抗胰酶的药物应用,及镇痛、解痉,防止感染,防止向重症发展。重症急性胰腺炎的治疗除了一般治疗原则外,还要加强监护,及时进行液体复苏及相应的脏器功能支持治疗。

1. 抑制胰液分泌及抗胰酶的药物应用 生长抑素及其类似物(奥曲肽)可以通过直接抑制胰腺外分泌而发挥作用。H_2受体拮抗药和质子泵抑制剂可通过抑制胃酸分泌而间接抑制胰腺分泌,还可预防应激性溃疡的发生。

胰酶抑制剂仅适用于重症急性胰腺炎早期,如加贝酯、抑肽酶、5-氟尿嘧啶等,但临床疗效均不理想。

2. 镇痛和解痉 疼痛剧烈时考虑镇痛治疗。在观察病情下,可注射盐酸哌替啶。不推荐应用吗啡或胆碱能受体拮抗药,如阿托品、山莨胆碱等。

3. 防止感染 选择广谱覆盖肠道杆菌及厌氧菌的抗生素。不建议预防性使用抗生素,预防性使用抗生素不改善患者预后,不能减少胰外感染,不能降低需手术患者比例。对于胆源性 AP 伴胆道感染或胆道梗阻患者,宜早期应用抗生素。

4. 恢复肠道功能,防止肠道菌群移位及营养支持治疗　25%硫酸镁10~20ml鼻饲或中药生大黄15g,胃管内灌注,每天2次。MAP患者只需短期禁食,故不需肠内营养或肠外营养。MSAP或SAP患者常先施行肠外营养,待患者胃肠动力能够耐受,及早(发病48小时内)实施肠内营养。输注能量密度为4.187J/ml的要素营养物质,如能量不足,可辅以肠外营养。

三、治疗药物

1. 胰酶抑制类药物　包括生长抑素、奥曲肽等。

【作用机制】

(1) 可以抑制生长激素分泌。

(2) 可以抑制由试验餐和5肽胃泌素刺激的胃酸分泌,可抑制胃蛋白酶、胃泌素的释放、胰腺内分泌(胰岛素、胰高血糖素)和外分泌(胰酶)在基础或应激状态下的分泌,降低酶的活性,对胰腺细胞有保护作用。

(3) 可以显著减少内脏血流,抑制小肠和胆囊的分泌。

(4) 可影响胃肠道吸收、运动和营养功能。

【禁忌证】

(1) 禁忌:用于对本类过敏者,以及妊娠和哺乳期妇女。

(2) 慎用:给药开始时可引起暂时性血糖下降,对于胰岛素依赖性糖尿病患者应慎用。

【不良反应】

(1) 少数静脉注射时偶有暂时性的眩晕、耳鸣、脸红,注射本品的速度超过 50μg/分时,则会产生恶心、呕吐。慢速注射或调整注射速度,可减少这些反应的发生。

(2) 体位性低血压鲜有报道,卧位注射有助于避免。

【注意事项】

(1) 长期治疗有形成胆石的报道。

(2) 生长抑素可以延长环己巴比妥的催眠作用时间,加剧戊烯四唑的作用,不宜同时使用。本品不宜与其他药物配伍给药。

(3) 奥曲肽可减少环孢素的吸收,延缓对西咪替丁的吸收。

生长抑素(Somatostatin)

【剂型与规格】

粉针剂:250μg,750μg,3000μg。

【用法用量】

(1) 急性胰腺炎应尽早使用,静滴 250μg/h,继以 250μg/h 维持。

(2) 预防胰腺手术并发症,在手术开始时以 250μg/h 速度连续静脉滴注。

(3) 预防 ERCP 术后并发症,检查者应于术前 1 小时就开始使用本品。

(4) 停药指征为:临床症状改善、腹痛消失和/或血清淀粉酶活性降至正常。

【指南推荐】

2013 中国急诊急性胰腺炎临床实践指南(中国急诊医师协会)建议生长抑素 250μg/h,连续 72~120 小时,静滴维持。通过抑制胃泌素、胃酸及胃蛋白酶分泌,减少胰腺内分泌和外分泌,保护胰腺细胞,有助于缓解病情进展。

中国急性胰腺炎诊治指南(2013 年,上海)建议生长抑素可以通过直接抑制胰腺外分泌而发挥作用,对于预防 ERCP 术后胰腺炎也有积极作用。

ERCP 术后胰腺炎的预防指南(欧洲胃肠内镜协会,2014 年):部分荟萃分析的结果似乎支持生长激素抑制素对防治 PEP 有益,但临床上却不推荐使用,仅限于严格挑选的病例,因为不同的给药途径或不同剂量所得到的结果不同,NNT 值也非常高(A 级推荐)。

奥曲肽(Octreotide)

【剂型与规格】

注射液:0.1mg(1ml)。

第七章 消化系统急症

【用法用量】

急性胰腺炎应尽早使用,首次剂量推注 0.1mg,继以 25～50μg/h 维持治疗。

预防胰腺手术并发急性胰腺炎,在手术前 1 小时,给予 0.1mg 皮下注射;以后 0.1mg 皮下注射,每日 3 次。

停药指征为:临床症状改善、腹痛消失和/或血清淀粉酶活性降至正常。

【指南推荐】

2013 中国急诊急性胰腺炎临床实践指南(中国急诊医师协会)建议奥曲肽 25～50μg/h,静滴维持。通过抑制胃泌素、胃酸及胃蛋白酶分泌,减少胰腺内分泌和外分泌,保护胰腺细胞,有助于缓解病情进展。

中国急性胰腺炎诊治指南(2013 年,上海)奥曲肽可以通过直接抑制胰腺外分泌而发挥作用,对于预防 ERCP 术后胰腺炎也有积极作用。

ERCP 术后胰腺炎的预防指南(欧洲胃肠内镜协会,2014 年):部分荟萃分析的结果似乎支持奥曲肽对防治 PEP 有益,但临床上却不推荐使用,仅限于严格挑选的病例,因为不同的给药途径或不同剂量所得到的结果不同,NNT 值也非常高(A 级推荐)。

2. 抑制胃酸分泌类药物 H_2 受体拮抗药和质子泵抑制剂,包括雷尼替丁、法莫替丁、西咪替

丁等 H_2 受体拮抗药及奥美拉唑、兰索拉唑、埃索美拉唑等质子泵抑制剂通过抑制胃酸分泌而间接抑制胰腺分泌胰酶。

雷尼替丁(Ranitidine)

【作用机制】

通过抑制胃酸分泌而间接抑制胰腺分泌胰酶。

【剂型与规格】

片(胶囊)剂:每片(粒)150mg,泡腾颗粒:0.15g/1.5g,糖浆剂:1.5g/100ml,注射剂:每支50mg(2ml);50mg(5ml)。

【用法用量】

以每小时 25mg 的速率间歇静脉滴注 2 小时,每天 2 次或每 6~8 小时 1 次。

【指南推荐】

2013 中国急诊急性胰腺炎临床实践指南(中国急诊医师协会)建议可使用 H_2 受体拮抗药,减少胰酶的分泌。但老年患者应注意过度抑制。

中国急性胰腺炎诊治指南(2013 年,上海)建议 H_2 受体拮抗剂可通过抑制胃酸分泌而间接抑制胰腺分泌,还可以预防应激性溃疡的发生。

【禁忌证】

（1）禁忌：孕妇及哺乳期妇女禁用。8岁以下儿童禁用。

（2）慎用：对肝有一定毒性，但停药后即可恢复。肝、肾功能不全患者慎用。

【不良反应】

（1）部分病人出现面热感、头晕、恶心、出汗及胃刺激，持续10余分钟可自行消失。有时在静注部位出现瘙痒、发红，有时还可产生焦虑、兴奋、健忘等。

（2）肝功能不全者偶见出现定向力障碍、嗜睡、焦虑等。

（3）可降低维生素 B_{12} 的吸收，长期使用可致 B_{12} 缺乏。

【注意事项】

（1）男性乳房女性化少见，发生率随年龄的增加而升高。

（2）血清肌酐及转氨酶可轻度升高，治疗后期可恢复到原来水平。

（3）长期使用可降低胃液酸度，有利于细菌在胃内繁殖。

第七章 消化系统急症

奥美拉唑(Omeprazole)

【作用机制】

通过抑制胃酸分泌而间接抑制胰腺分泌胰酶。

【剂型与规格】

胶囊剂:每粒20mg。肠溶片:每片20mg。注射剂:每支40mg。

【用法用量】

静脉注射,1次40mg,每12小时1次,连用3天。

【指南推荐】

2013中国急诊急性胰腺炎临床实践指南(中国急诊医师协会)建议可使用质子泵抑制剂,通过减少胃酸进入十二指肠时对胰腺的刺激作用,减少胰酶的分泌。但老年患者应注意过度抑制。

中国急性胰腺炎诊治指南(2013年,上海)建议质子泵抑制剂可通过抑制胃酸分泌而间接抑制胰腺分泌,还可以预防应激性溃疡的发生。

【禁忌证】

(1) 禁忌:对本品过敏者禁用,婴幼儿童禁用。

(2) 慎用：妊娠期和哺乳期妇女慎用，肝功能受损者慎用，根据需要酌情减量。

【不良反应】

(1) 消化系统：腹泻、便秘、腹痛、恶心、呕吐和胀气。

(2) 中枢和外周神经系统：头痛、头晕、感觉异样、嗜睡、失眠和眩晕。

(3) 肝脏：肝酶升高。

(4) 皮肤：皮疹和(或)瘙痒、荨麻疹。

【注意事项】

(1) 本品由于抑酸作用强，维持作用时间长，故一般不宜与其他抗酸剂合用。

(2) 本药可延长地西泮、华法林及苯妥英钠及其他经肝氧化代谢药物在肝内的灭活，可延长药效，如合用应酌情减少后者的剂量。

(3) 与双香豆素等可能有相互作用，可延长其半衰期。与地西泮、苯妥英钠、华法林、硝苯地平等药一起使用时，应减少后者的用量。

3. 蛋白酶抑制剂　加贝酯、乌司他丁。

加贝酯（Gabexate）

【作用机制】

可抑制胰蛋白酶、激肽释放酶、纤溶酶、凝血酶的活性。在动物实验急性胰腺炎模型中,可抑制活化的胰蛋白酶,减轻胰腺损伤,同时血清淀粉酶、脂肪酶活性和尿素氮升高情况也明显改善。

【剂型与规格】

粉针剂:0.1g。

【用法用量】

本药仅供静脉滴注使用,每次100mg,治疗开始3天每日用量300mg,症状减轻后改为100mg/d。疗程6~10天,先以5ml注射用水注入盛有加贝酯冻干粉针瓶内,待溶解后即移注于5%葡萄糖液或林格液500ml中,供静脉滴注用。速度不宜过快,应控制1mg/(kg·h)以内,不宜超过2.5mg/(kg·h)。

【指南推荐】

2013中国急诊急性胰腺炎临床实践指南(中国急诊医师协会)建议可使用加贝酯300mg静脉滴注1日1次,根据病情早期足量应用。

中国急性胰腺炎诊治指南(2013年,上海)建议加贝酯早期足量应用。

【禁忌证】

禁忌:对多种药物有过敏者,以及妊娠妇女和儿童禁用。

第七章 消化系统急症

【不良反应】

可能出现注射血管局部疼痛,皮肤发红及轻度浅表静脉炎。偶有皮疹、颜面潮红,极个别病例可有过敏性休克。

【注意事项】

(1) 谨防过敏,一旦发现应及时停药抢救。
(2) 勿将药液注入血管外。
(3) 多次使用应更换注射部位。
(4) 药液应新鲜配制,随配使用。

乌司他丁(Ulinastatin)

【作用机制】

(1) 是一种广谱的蛋白酶抑制剂,具有多种特殊的药理作用,对胰蛋白酶、α-糜蛋白酶等丝氨酸蛋白酶及粒细胞弹性蛋白酶、透明质酸酶、巯基酶、纤溶酶等多种酶有抑制作用。

(2) 具有稳定溶酶体膜、抑制溶酶体酶释放、抑制心肌抑制因子产生、清除氧自由基及抑制炎症介质释放的作用,阻断炎症级联反应。

【剂型与规格】

注射剂(冻干粉)2.5万IU,5万IU,10万IU。

【用法用量】

初期每次 100 000IU 溶于 500ml 5% 葡萄糖注射液或 0.9% 生理盐水注射液中静脉滴注,每次静滴 1~2 小时,每日 1~3 次,以后随症状消退而减量。

【指南推荐】

2013 中国急诊急性胰腺炎临床实践指南(中国急诊医师协会)建议选择乌司他丁 10 万 IU 静脉滴注一日 3 次。

中国急性胰腺炎诊治指南(2013 年,上海)建议乌司他丁早期足量应用。

【禁忌证】

(1) 禁忌:对本药过敏者禁用。
(2) 慎用:对有药物过敏史或过敏体质患者慎用,哺乳期妇女原则上不使用。

【不良反应】

偶见白细胞减少、嗜酸性粒细胞减少或嗜酸性粒细胞增多,AST、ALT 上升,恶心、呕吐、腹泻,注射部位血管疼痛、发红、瘙痒感、皮疹等,偶见过敏等。

【注意事项】

(1) 用药过程中应充分观察,当出现血压下降、脉搏加快、胸闷、呼吸困难、皮肤潮红、荨麻疹等症状时,应终止给药,并给予适当处理。

（2）用药过程中应充分定期观察实验室检查白细胞等指标,出现异常时,终止给药,并给予适当处理。

（3）本品溶解后应迅速使用。

（4）高龄患者应适当减量。

（5）本品避免与加贝酯或 globulin 制剂混合使用。

4. 镇痛药物

哌替啶（Pethidine）

【作用机制】

麻醉性镇痛药,通过激动中枢神经系统的 μ 及 κ 受体而产生镇痛、镇静作用。本品有轻微的阿托品样作用,可引起心搏增快。用于急性胰腺炎的疼痛治疗。

【剂型与规格】

注射液:每支 50mg(1ml);100mg(2ml)。

【用法用量】

用法:成人肌内注射常用量:一次 25～100mg,一日 100～400mg;极量:一次 150mg,一日 600mg。静脉注射成人一次按体重以 0.3mg/kg 为限。

第七章 消化系统急症

【指南推荐】

2013中国急诊急性胰腺炎临床实践指南(中国急诊医师协会)建议可使用哌替啶50mg肌注,疼痛剧烈时使用,应尽量避免使用。

【禁忌证】

(1) 禁忌:颅脑损伤、颅内占位性病变、慢性阻塞性肺疾患、支气管哮喘、严重肺功能不全等禁用。

(2) 慎用:严禁与单胺氧化酶抑制剂同用。肝功能损伤、甲状腺功能不全者慎用。

【不良反应】

(1) 有头昏、头痛、出汗、口干、恶心、呕吐等。

(2) 过量可致瞳孔散大、惊厥、幻觉、心动过速、血压下降、呼吸抑制、昏迷等。

【注意事项】

(1) 成瘾性比吗啡轻,但连续应用亦会成瘾。

(2) 不宜皮下注射,因对局部有刺激性。

(3) 儿童慎用。

(4) 不宜与异丙嗪多次合用。

5. 改善微循环物质　低分子肝素、前列地尔。

第七章 消化系统急症

低分子肝素(Low molecular heparin)

【作用机制】

通过与抗凝血酶Ⅲ及其复合物结合,加强对Xa因子和凝血酶的抑制作用。此外还能促进组织型纤溶酶启动物(t-PA)的释放,发挥纤溶作用,并保护血管内皮,增强抗栓作用。

【剂型与规格】

注射剂:2500IU(0.5ml);5000IU(0.5ml);3075IU(0.3ml);4100IU(0.4ml);6150IU(0.6ml)。

【用法用量】

低分子肝素5000IU每12小时皮下注射。

【指南推荐】

2013中国急诊急性胰腺炎临床实践指南(中国急诊医师协会)建议高血脂性AP可使用低分子肝素5000IU每12小时皮下注射,增加脂蛋白酶的活性,加速乳糜微粒的降解。

中国急性胰腺炎诊治指南(2013年,上海)建议出现弥散性血管内凝血时可使用肝素。

【禁忌证】

(1) 禁忌:对肝素及低分子量肝素过敏;严重的凝血障碍;有低分子量肝素或肝素诱导的血

小板减少症史;活动性消化道溃疡或有出血倾向的器官损伤;急性感染性心内膜炎(心脏瓣膜置换术所致的感染除外)。

(2) 慎用:有出血倾向者,孕妇、产后妇女慎用;严重的肾功能损害;出血性脑卒中;难以控制的动脉高压。

【不良反应】

(1) 出血,部分注射部位瘀点、瘀斑、轻度血肿和坏死。

(2) 局部或全身过敏反应。

(3) 血小板减少症(血小板计数异常降低)。

【注意事项】

(1) 宜皮下注射,不能肌内注射。皮下注射时,注射部位为前外侧或后外侧腹壁的皮下组织内,左右交替。

(2) 给药过量时,可用鱼精蛋白拮抗,1mg硫酸鱼精蛋白可中和100IU本品。

(3) 不同的低分子肝素制剂特性不同,并不等效,切不可在同一疗程中使用两种不同产品。

前列地尔(Alprostadil)

【作用机制】

外源性前列腺素 E_1,具有舒张血管、抑制血小板聚集、抑制胃肠道分泌、刺激肠道和子宫平滑肌收缩等作用,还可改善红细胞变形性、抑制白细胞启动、溶解血栓而改善微循环。适用于慢性动脉闭塞症、心绞痛、视网膜中央静脉血栓等,对胰腺炎微循环障碍有改善作用。

【剂型与规格】

注射用前列地尔:100μg/支,200μg/支。

【用法用量】

每次 100~200μg,静脉滴注,每日 1 次。

【指南推荐】

中国急性胰腺炎诊治指南(2013 年,上海)建议血管活性物质如前列腺素 E_2 制剂可考虑在 SAP 中选择性应用。

【禁忌证】

(1) 禁忌:严重心衰(心功能不全)患者、妊娠或可能妊娠的妇女、多发性骨髓瘤者、既往对本制剂有过敏史的患者。

(2) 慎用:心功能不全者;活动性胃溃疡;慢性阻塞性肺病者;肝功能损害者。

【不良反应】

(1) 偶见休克。

(2) 有时出现血管痛、血管炎、发红,偶见发硬,瘙痒等。

（3）有时出现心衰加重、肺水肿、胸部发紧感、血压下降等症状,偶见脸面潮红、心悸。

（4）有时出现腹泻、腹胀,偶见腹痛、食欲不振、呕吐、便秘、转氨酶升高等。

（5）有时头晕、头痛、发热、疲劳感,偶见发麻。

（6）偶见嗜酸性粒细胞增多、白细胞减少。

（7）偶见视力下降、口腔肿胀感、脱发、四肢疼痛、水肿、荨麻疹。

【注意事项】

（1）出现不良反应时,应采取减慢给药速度,停止给药等措施。

（2）本制剂与输液混合后在 2 小时内使用,残液不能再使用。

（3）不能使用冻结的药品。

6. 抗生素

亚胺培南-西司他丁(Imipenemand Cilastatin)

【作用机制】

本品为具有碳青霉烯环的硫霉素类抗生素,通过与多种青霉素结合蛋白结合,抑制细菌细胞壁的合成,对 β 内酰胺酶高度稳定。对大多数革兰阳性、阴性的需氧菌和厌氧菌具有抗菌作用。

【剂型与规格】

注射剂:0.25g/支,0.5g/支,1g/支

【用法用量】

每次0.5g,每6~8小时1次,对重度感染每次1g,每8小时1次。

【指南推荐】

2013年国际胰腺协会/美国胰腺协会循证医学基础上的急性胰腺炎处理指南:在急性胰腺炎时,不推荐静脉预防性应用抗生素以防止感染性并发症(GRADEIB)。

急诊急性胰腺炎临床实践指南2013(中国急诊医师协会)、中国急性胰腺炎诊治指南(2013年,上海)建议:不建议预防性使用抗生素,一旦并发感染,应尽早开始经验性覆盖肠道杆菌及厌氧菌的广谱抗生素治疗,如早期应用第一类的碳青霉烯类或第三、四代头孢菌素等抗生素。

【禁忌证】

(1) 禁忌:本品过敏者禁用。12岁以前忌用。

(2) 慎用:孕妇、哺乳妇女慎用。

【不良反应】

(1) 可有恶心、呕吐、腹泻、皮疹、发热、瘙

痒、低血压、头晕、嗜睡、肝肾功能异常、血象改变、静脉炎和血栓性静脉炎、假膜性肠炎等不良反应。

（2）可致过敏反应，如皮肤瘙痒、皮疹、荨麻疹、药物热等。

【注意事项】

（1）肾功能不全患者应适当调整剂量。

（2）本品应在使用前溶解，用盐水溶解的药液只能在室温存放10小时，含葡萄糖的药液只能存放4小时。

（3）本品不可与含乳酸钠的输液或其他碱性药液相配伍。

7. 恢复肠道功能药

硫酸镁（Magnesium sulfate）

【作用机制】

本品为一些不易被肠壁吸收而又易溶于水的盐类离子，服后在肠内形成高渗盐溶液，因此能吸收大量水分并阻止肠道吸收水分，使肠内容积增大，对肠黏膜产生刺激，引起肠管蠕动增强而排便。

【剂型与规格】

注射液：1g(10ml)/支，2.5g(10ml)/支。

【用法用量】

导泻：每次鼻饲5~20g。

第七章 消化系统急症

【指南推荐】

2013年国际胰腺协会/美国胰腺协会循证医学基础上的急性胰腺炎处理指南：急性胰腺炎患者行选择性肠道清洗对于预防感染性并发症显示了一些益处，但仍需进一步的研究（GRADE2B）。

急诊急性胰腺炎临床实践指南2013（中国急诊医师协会）：使用硫酸镁有利于恢复肠道功能，防止肠道菌群移位,发生内源性感染。

【禁忌证】

（1）禁忌：心脏传导阻滞；心肌损伤；严重肾功能不全,肌酐清除率低于20ml/min；肠道出血病人；经期妇女；孕妇禁用本药导泻。

（2）慎用：孕妇慎用。

【不良反应】

（1）静脉注射硫酸镁常引起潮红、出汗、口干等症状，快速静脉注射时可引起恶心、呕吐、心慌、头晕，个别出现眼球震颤，减慢注射速度症状可消失。

（2）肾功能不全，用药剂量大，可发生血镁积聚,血镁浓度达5mmol/L时,可出现肌肉兴奋性受抑制,感觉反应迟钝,膝腱反射消失,呼吸开

第七章 消化系统急症

始受抑制,血镁浓度达6mmol/L时可发生呼吸停止、心律失常和心脏传导阻滞,浓度进一步升高,可使心搏停止。

(3) 连续使用硫酸镁可引起便秘,部分病人可出现麻痹性肠梗阻,停药后好转。

(4) 极少数血钙降低,再现低钙血症。

(5) 镁离子可自由透过胎盘,造成新生儿高镁血症,表现为肌张力低,吸吮力差,不活跃,哭声不响亮等,少数有呼吸抑制现象。

(6) 少数孕妇出现肺水肿。

【注意事项】

(1) 每次用药前和用药过程中,定时做膝腱反射检查,测定呼吸次数,观察排尿量,抽血查血镁浓度至出现膝腱反射明显减弱或消失,或呼吸次数每分钟少于14~16次,每小时尿量少于25~30ml或24小时少于600ml,应及时停药。

(2) 用药过程中突然出现胸闷、胸痛、呼吸急促,应及时听诊,必要时胸部X线摄片,以便及早发现肺水肿。

(3) 如出现急性镁中毒现象,可用钙剂静注解救,常用的为10%葡萄糖酸钙注射液10ml缓慢注射。

参考文献

1. 中华医学会消化病学会胰腺疾病学组,中华胰腺病杂志编辑委员会,中华消化杂志编辑委员会分会. 中国急性胰腺炎诊治指南(2013,上海). 中国消化杂志,2013,33(4):217-222.
2. Jafri NS, Mahid SS, Idstein SR, et al. Antibiotic prophylaxis is not protective in severe acute pancreatitis: a systematic review and meta-analysis. Am J Surg, 2009, 197(6):806-813.
3. Mirtallo JM, Forbes A, McClave SA, et al. International consensus guidelines for nutrition therapy in pancreatitis, JPEN J Parenter Enteral Nutr, 2012, 36:284-291.
4. 雷淑芬,周晓霞,魏以新. 乌司他丁降低急性重症胰腺炎并发肺损伤的临床研究. 中国药业,2010,19(11):85-86.
5. Wittau M, Mayer B, Scheele J, et al. Systematic review and meta-analysis of antibiotic prophylaxis in severe acute pancreatitis. Scand J Gastroenterol, 2011, 46(3):261-270.

(郑悦亮)

第三节 急性胃肠炎

急性胃肠炎(acute gastroenteritis)是胃肠黏膜的急性炎症,临床表现为恶心、呕吐、腹痛、腹泻,严重者可伴发热、脱水、电解质紊乱、酸碱平衡失调,甚至休克。依其病因可分为感染性胃肠炎和非感染性胃肠炎。

第七章 消化系统急症

一、相关药物

急诊处理急性胃肠炎的常用药物详见表7-3。

表7-3 急性胃肠炎治疗相关药物

分类		相关药物
止吐	多巴胺受体拮抗剂	甲氧氯普胺、多潘立酮、氯丙嗪、奋乃静等
	$5\text{-}HT_4$ 受体激动剂	西沙必利、莫沙必利等
解痉	胆碱受体阻断剂	阿托品、山莨菪碱、溴丙胺太林（普鲁本辛）等
止泻	阿片类及其衍生物	阿片酊、复方樟脑酊、复方地芬诺酯、洛哌丁胺等
	收敛剂	鞣酸蛋白、次水杨酸铋、次碳酸铋等
	吸附剂	药用炭、白陶土、蒙脱石等
	微生态制剂	枯草杆菌二联活菌、双歧杆菌乳杆菌三联活菌、蜡样芽胞杆菌活菌、酪酸梭菌活菌、酪酸梭菌双歧杆菌二联活菌、酪酸梭菌糖化菌肠球菌活菌、双歧杆菌活菌、双歧杆菌四联活菌、凝结芽胞杆菌活菌、地衣芽胞杆菌活菌等
维持水电解质平衡及抗休克		口服补液盐，给予葡萄糖注射液、氯化钠注射液及碳酸氢钠注射液等

第七章 消化系统急症

续表

分类		相关药物
青霉素类	阿莫西林、氨苄西林等	
三代头孢类	头孢曲松等	
喹诺酮类	左氧氟沙星、环丙沙星等	
氨基糖苷类	奈替米星等	
其他	小檗碱(黄连素)	
抑酸剂	H_2 受体阻断剂	西咪替丁、雷尼替丁、法莫替丁等
	质子泵抑制剂	奥美拉唑、兰索拉唑、泮托拉唑、雷贝拉唑等
保护胃肠黏膜	氨基酸类	谷氨酰胺等

二、用药选择

仔细观察患者一般情况,根据患者临床症状和体征,并结合病史给予有效药物治疗。

1. 根据恶心、呕吐、腹痛、腹泻等症状的严重程度给予止吐、解痉、止泻等对症治疗。

2. 注意观察患者一般情况,及时给予补液治疗。

3. 根据体温、化验结果或病史等,判断是否为感染性腹泻,决定是否给予抗感染治疗。

4. 症状严重者可适当给予抑酸和保护胃肠黏膜的药物。

三、治疗药物

1. 多巴胺受体拮抗剂 包括甲氧氯普胺、多潘立酮、氯丙嗪等。

【作用机制】

(1) 阻断中枢或外周的多巴胺受体,降低中枢的神经活动,加强胃肠运动,从而发挥止吐作用。

(2) 甲氧氯普胺具有中枢及外周双重作用。它阻断中枢化学催吐感受区(CTZ)的多巴胺(D2)受体发挥止吐作用,较大剂量时也作用于5-HT3受体,产生止吐作用;其外周作用表现为阻断胃肠多巴胺受体,增加胃肠运动,可引起从食管到近端小肠平滑肌运动,增加贲门括约肌张力,松弛幽门,加速胃的正向排空。

(3) 多潘立酮主要作用于外周,阻断胃肠D2受体,加强胃肠蠕动,加速胃的排空,发挥止吐作用。

(4) 氯丙嗪与奋乃静阻断CTZ的多巴胺(D2)受体,降低呕吐中枢的神经活动。

【禁忌证】

(1) 禁忌:对以上药物成分过敏、肝功能不全、血液病、骨髓抑制、青光眼、帕金森病及帕金森

第七章 消化系统急症

综合征、癫痫病史及昏迷(特别是应用中枢神经抑制药后)者。甲氧氯普胺还禁用于胃肠道出血、机械性肠梗阻或穿孔、嗜铬细胞瘤及因行化疗和放疗而呕吐的乳癌患者。多潘立酮还禁用于分泌催乳素的垂体肿瘤(催乳素瘤)患者及合用酮康唑口服制剂、红霉素或其他可能会延长 QT 间期的 CYP3A4 酶强效抑制剂者。

(2) 慎用:重症慢性肾功能衰竭者。

【不良反应】

(1) 镇静作用,如嗜睡、倦怠、眩晕等。
(2) 催乳素分泌增加,导致溢乳、男性乳房发育等。
(3) 锥体外系反应,如震颤、僵直等。
(4) 可引起直立型低血压。
(5) 其他,如头痛、口干、视物不清、皮疹等。

【注意事项】

(1) 孕妇慎用,哺乳期妇女使用本品期间应停止哺乳。

(2) 多潘立酮含有乳糖,可能不适用于乳糖不耐受、半乳糖血症或葡萄糖/半乳糖吸收障碍的患者。

(3) 当抗酸剂或抑制胃酸分泌药物与多潘立酮合用时,前两类药不能在饭前服用,应于饭后服用,即不宜与多潘立酮同时服用。

(4) 严重肾功能不全(血清肌酐>6mg/

100ml,即>0.6mmol/L)患者多潘立酮的消除半衰期由 7.4 小时增加到 20.8 小时,但其血药浓度低于健康志愿者。由于经肾脏排泄的原形药物极少,因此肾功能不全的患者单次服药可能不需调整剂量,但需重复给药时,应根据肾功能损害的严重程度将服药频率减为每日 1~2 次,同时剂量酌减,此类患者长期用药时需定期检查。

(5)甲氧氯普胺不宜与吩噻嗪类药物合用。

(6)抗胆碱药(阿托品、溴化丙胺太林、颠茄等)能减弱甲氧氯普胺的止吐效应,两药合用时应予注意。

(7)甲氧氯普胺可降低西咪替丁的口服生物利用度,两药若必须合用,服药时间应至少间隔 1 小时。

(8)甲氧氯普胺能增加对乙酰氨基酚、氨苄青霉素、左旋多巴、四环素等的吸收速率,地高辛的吸收因合用本品而减少。

(9)肝功能不全、尿毒症及高血压、冠心病患者慎用氯丙嗪,长期用药时应定期检查肝功能。

(10)氯丙嗪刺激性大,静脉注射时可引起血栓性静脉炎,肌内注射局部疼痛较重,可加 1% 普鲁卡因作深部肌内注射。

(11)氯丙嗪有时可引起抑郁状态,用药时应注意。

(12)老年人对本类药物的耐受性降低,且易产生低血压、过度镇静及不易消除的迟发性运

第七章 消化系统急症

动障碍。

甲氧氯普胺(胃复安、盐酸甲氧氯普胺注射液、甲氧氯普胺片)

【剂型与规格】

片剂:5mg。
注射液:1ml:10mg。

【用法用量】

(1) 口服:成人常用量:每次 5~10mg,每日 3 次。用于糖尿病性胃排空功能障碍患者,于症状出现前 30 分钟口服 10mg;或于餐前及睡前服 5~10mg,每日 4 次。成人总剂量每日不得超过 0.5mg/kg。小儿常用量:5~14 岁每次用 2.5~5mg,每日 3 次,餐前 30 分钟服,宜短期服用。小儿总剂量每日不得超过 0.1mg/kg。

(2) 肌内或静脉注射:成人:一次 10~20mg(1 支~2 支),一日剂量不超过 0.5mg/kg;小儿:6 岁以下每次 0.1mg/kg,6~14 岁一次 2.5~5mg(0.25 支~0.5 支)。肾功能不全者,剂量减半。

多潘立酮(吗丁啉、益动、优玛琳、邦能、恒邦)

【剂型与规格】

片剂:10mg。

混悬液:1ml:1mg。

【用法用量】

（1）片剂口服:成人:每次1片,每日3次,饭前15~30分钟服用。

（2）混悬液口服:成人一次10ml,一日3次,饭前15~30分钟服用。儿童用量见表7-4。

表7-4 多潘立酮儿童用量

年龄（岁）	体重（kg）	一次用量（ml）	用药次数
1~3	10~15	3~4	一日3次,餐前15~30分钟服用
4~6	16~21	5~6	
7~9	22~27	7~8	
10~12	28~32	9~10	

氯丙嗪(盐酸氯丙嗪片,冬眠灵)

【剂型与规格】

片剂:25mg,50mg。

【用法用量】

口服:一次12.5~25mg,一日2~3次。

2. **5-HT$_4$受体激动剂** 包括西沙必利、莫沙必利等。

【作用机制】

促进肠壁肌层神经丛释放乙酰胆碱,从而促进食管、胃、小肠甚至结肠的运动。

【禁忌证】

(1) 禁用对本药过敏、胃肠道出血、穿孔、梗阻者。

(2) 慎用:肝、肾功能不全,有心力衰竭、传导阻滞、室性心律失常、心肌缺血等心脏病史者,电解质紊乱者(尤其是低钾血症),青少年。

【不良反应】

(1) 可出现心电图的异常改变。

(2) 莫沙必利主要表现为腹泻、腹痛、口干、皮疹、倦怠、头晕、不适、心悸等不良反应。

(3) 西沙必利偶见瞬时性腹部痉挛、腹鸣和腹泻。

(4) 西沙必利偶有过敏、轻度短暂的头痛或头晕以及与剂量相关的尿频。

【注意事项】

(1) 在肝、肾功能不全时,建议开始日用量减半。

(2) 药物对儿童的影响:儿童用药的安全性尚未确定(无使用经验),建议儿童慎用本药。

(3) 药物对老人的影响:老年人用药时需注

意观察,出现不良反应时应立即给予适当的处理(如减量用药)。

(4) 药物对妊娠的影响:孕妇用药的安全性尚未确定,建议孕妇应避免使用本药。

(5) 药物对哺乳的影响:哺乳妇女用药的安全性尚未确定,建议哺乳期妇女应避免使用本药。

(6) 药物对检验值或诊断的影响:用药后可致嗜酸性粒细胞增多以及血清甘油三酯、丙氨酸氨基转移酶(ALT)、天门冬氨酸氨基转移酶(AST)、碱性磷酸酶(ALP)和 γ-谷氨酰转移酶(γ-GT)等检验值升高。

(7) 用药前后及用药时应当检查或监测。治疗过程中应常规作血生化检查,有心血管病史者或联用抗心律失常药的患者应定期做心电图检查。

3. **胆碱能受体阻断剂** 阿托品、山莨菪碱等。

【作用机制】

竞争性拮抗 M 胆碱受体,阻断 ACh 与受体结合,从而抑制胃肠道平滑肌痉挛,降低蠕动的幅度和频率,缓解胃肠绞痛。

【禁忌证】

(1) 禁忌:青光眼、前列腺肥大者。

(2) 慎用:脑损害,尤其是儿童;心脏病,特别是心律失常、充血性心力衰竭、冠心病、二尖瓣狭窄等;返流性食管炎、食管与胃的运动减弱、下食管括约肌松弛,可使胃排空延迟,从而促成胃潴留,并增加胃-食管的返流;溃疡性结肠炎,用量大时肠能动度降低,可导致麻痹性肠梗阻,并可诱发加重中毒性巨结肠症。

【不良反应】

(1) 常有口干、眩晕,严重时瞳孔散大、皮肤潮红、心率加快、兴奋、烦躁、谵语、惊厥。

(2) 少有眼压升高、过敏性皮疹或疱疹。

(3) 随剂量增大,可出现明显中枢中毒症状。

(4) 心律失常。在成人以房室脱节为常见,而在儿童则为房性心律紊乱。有些患者发生心动过速甚至室颤。

(5) 过敏反应最常见的是接触性皮炎和结膜炎。

【注意事项】

(1) 孕妇静脉注射阿托品可使胎儿心动过速。

(2) 该品可分泌入乳汁,并有抑制泌乳作用。

(3) 婴幼儿对该品的毒性反应极为敏感,特别是痉挛性麻痹与脑损伤的小儿反应更强,环境温度较高时,因闭汗有体温急骤升高的危险,应用时要严密观察。

（4）老年人容易发生抗 M-胆碱样副作用,如排尿困难、便秘、口干(特别是男性),也易诱发未经诊断的青光眼,一经发现,应立即停药。该品对老年人尤易致汗液分泌减少,影响散热,故夏天慎用。

阿托品(atropine)

【剂型与规格】

片剂:0.3mg。

注射液:1ml:0.5mg;1ml:1mg;1ml:5mg。

【用法用量】

（1）口服:成人用量:一次 0.3~0.6mg,一日 3 次。极量:一次 1mg,一日 3mg。小儿常用量:按体重 0.01mg/kg,每 4~6 小时 1 次。

（2）皮下、肌内或静脉注射:成人常用量:每次 0.3~0.5mg,一日 0.5~3mg;极量:一次 2mg。儿童皮下注射:每次 0.01~0.02mg/kg,每日 2~3 次。

山莨菪碱(654-2 针,654-2,消旋山莨菪碱片)

【剂型与规格】

片剂:5mg,10mg。

注射液:1ml:10mg。

【用法用量】

(1) 口服:成人每次 5~10mg,每日 3 次。小儿 0.1~0.2mg/kg,每日 3 次。

(2) 肌注:成人每次肌注 5~10mg,小儿 0.1~0.2mg/kg,每日 1~2 次。

4. 阿片类及其衍生物　复方地芬诺酯、洛哌丁胺等。

【作用机制】

(1) 激动 μ 阿片受体,减慢胃肠蠕动。

(2) 提高小肠及大肠平滑肌张力,减弱推进性蠕动,延缓肠内容物通过。

(3) 促使水分吸收增加,并抑制消化腺的分泌。

(4) 提高回盲瓣及肛门括约肌张力。

(5) 抑制中枢,使便意和排便反射减弱。

(6) 洛哌丁胺还可与钙调蛋白结合,降低许多钙依赖的酶的活性,还可阻止乙酰胆碱和前列腺素释放,拮抗平滑肌收缩而抑制肠蠕动和分泌。

【禁忌证】

(1) 禁忌:肠炎或巨结肠急性炎症、严重肝功能不全、肺源性心脏病、支气管哮喘、婴儿及哺乳期妇女、严重溃疡性结肠炎病人、伴有高热和脓血便的急性细菌性痢疾、广谱抗生素引起的假膜性肠炎、2岁以下的儿童等。

（2）慎用:肝病患者及正在服用成瘾性药物者、腹泻早期和腹胀者。

【不良反应】

复方地芬诺酯和洛哌丁胺偶见口干、恶心、呕吐、头痛、嗜睡、抑郁、烦躁、失眠、皮疹、腹胀及肠梗阻等。

【注意事项】

（1）致依赖性,不应持续服用。

（2）对于急性腹泻,如服用本品48小时后,临床症状无改善,应停用本品。

复方地芬诺酯(止泻宁)

【剂型与规格】

片剂:每片含盐酸地芬诺酯2.5mg,硫酸阿托品25mg。

【用法用量】

口服:成人:每次1~2片,每日2~3次,首剂加倍,饭后服。至腹泻控制时,即可减少剂量。小儿:8~12岁,每次1片,每日4次;6~8岁,每次1片,每日3次;2~5岁,每次1片,每日2次。

第七章 消化系统急症

洛哌丁胺(易蒙停)

【剂型与规格】

胶囊:2mg。

【用法用量】

口服:适用于成人和五岁以上儿童。

(1) 急性腹泻:起始剂量,成人为 2 粒,5 岁以上的儿童为 1 粒,以后每次不成形便后 1 粒。

(2) 慢性腹泻:起始剂量,成人为 2 粒,5 岁以上的儿童为 1 粒,以后可调节每日剂量至维持在一日 1~2 次正常大便。一般维持剂量一日 1~6 粒。

(3) 每日最大剂量:成人不超过 8 粒,儿童不超过 3 粒/20kg 体重。

(4) 如有其他病史者应在医生指导下使用。

5. 吸附剂 蒙脱石等。

【作用机制】

(1) 吸附消化道内的病毒、病菌及其产生的毒素、气体等,使其失去致病作用。

(2) 在消化道黏膜形成保护层,修复、提高黏膜屏障对攻击因子的防御功能。

【禁忌证】

无明确禁忌证。

【不良反应】

偶见恶心、便秘。

【注意事项】

（1）治疗急性腹泻时,应注意纠正脱水。

（2）服用药用炭可影响小儿营养,禁止长期用于3岁以下小儿。

（3）能吸附并减弱其他药物的作用,影响消化酶活性。

蒙脱石散(必奇、思密达)

【剂型与规格】

粉剂:3g。

【用法用量】

口服:成人每次1袋(3g),一日3次。儿童1岁以下每日1袋,分3次服;1~2岁每日1~2袋,分3次服;2岁以上每日2~3袋,分3次服。服用时将本品倒入半杯温开水(约50ml)中混匀快速服完。治疗急性腹泻时首次剂量应加倍。

6. **微生态制剂** 枯草杆菌二联活菌、双歧杆菌乳杆菌三联活菌等。

【作用机制】

可直接补充正常生理活菌,抑制肠道内有害

细菌过度繁殖,调整肠道菌群。

【禁忌证】

对微生态制剂过敏者。

【不良反应】

偶可见恶心、头痛、头晕、心慌。

【注意事项】

（1）如因病情需要必须使用抗生素时,需与抗生素错开2小时服用。

（2）治疗一个月,症状仍无改善时,应停止用药。

枯草杆菌二联活菌(美常安)

【剂型与规格】

胶囊:250mg。

【用法用量】

口服:12岁以上儿童及成人,一次1～2粒,一日2～3次,或遵医嘱。

双歧杆菌乳杆菌三联活菌
（金双歧、培菲康）

【剂型与规格】

片剂:500mg。

胶囊：1g。

【用法用量】

口服：一次 1~2g，一日 2~3 次。温开水或温牛奶冲服。

7. 维持水电解质平衡及抗休克 口服补液盐等。

【作用机制】

及时补充液体，维持有效循环血量，维持电解质和酸碱平衡。

【禁忌证】

（1）禁忌：少尿或无尿、严重腹泻或呕吐、葡萄糖吸收障碍、肠梗阻、肠麻痹及肠穿孔。

（2）慎用：脑、肾、心功能不全及高钾血症者、过敏体质者。

【不良反应】

口服补液可致恶心等胃肠刺激症状。

【注意事项】

腹泻停止后应立即停用。

口服补液盐（延力、博叶、Ⅰ、Ⅱ）

【剂型与规格】

粉末。

第七章　消化系统急症

【用法用量】

临用时,将一袋量溶于500ml温水中,一般每日服用3000ml,直至腹泻停止。

8. 抗感染治疗——青霉素类　包括阿莫西林、氨苄西林等。

【作用机制】

作用于细菌菌体内的青霉素结合蛋白,抑制细菌细胞壁合成,菌体失去渗透屏障而膨胀、裂解,同时借助细菌的自溶酶溶解而产生抗菌作用。

【禁忌证】

青霉素过敏者禁用。

【不良反应】

(1) 变态反应:以皮肤过敏(荨麻疹、药疹等)和血清病样反应较多见。严重者可致过敏性休克。

(2) 恶心、呕吐等消化道反应。

(3) 少数病人可见血清转氨酶升高、嗜酸性粒细胞增多、白细胞减低等。

【注意事项】

应用青霉素前需进行皮试。

第七章 消化系统急症

阿莫西林(阿莫仙、铿锵、艾可儿等)

【剂型与规格】

片剂:0.25g。
胶囊:0.25g。
颗粒:0.125g。
注射液:0.5g,1.0g,2.0g。

【用法用量】

(1) 口服:成人一次 0.5~1.0g,一天 3~4 次;小儿按 20~40mg/kg,分为一天 3 次口服。

(2) 肌注或静滴:成人一次 0.5~1.0g,每 6~8 小时次;小儿按体重一日剂量为 50~100mg/kg,分 3~4 次给药。

氨苄西林

【剂型与规格】

片剂:0.125g。
胶囊:0.1g,0.25g。
注射液:0.5g,1.0g,2.0g。

【用法用量】

(1) 口服:成人一次 0.25~0.75g,一日 4 次;小儿按体重一日剂量为 25mg/kg,分 2~4 次给药。

（2）肌注：成人一日 2~4g，分 4 次给药；小儿每日按体重 50~100mg/kg，分 4 次给药。

（3）静滴：成人一日 4~8g，分 2~4 次给药；小儿每日按体重 100~200mg/kg，分 2~4 次给药。

9. 抗感染治疗——三代头孢类 包括头孢曲松等。

【作用机制】

抗菌原理与青霉素类相同。

【禁忌证】

（1）禁用：妊娠前 3 个月及对头孢菌素类药物过敏者。

（2）慎用：对青霉素过敏者，妊娠和哺乳期妇女。

【不良反应】

（3）过敏反应：多为荨麻疹、皮疹等，过敏性休克罕见。

（4）口服给药可发生胃肠道反应，静脉给药可发生静脉炎。

（5）其他：如头痛、头晕等。

【注意事项】

（1）与青霉素有交叉过敏现象。

（2）与乙醇同时应用可产生"醉酒样"反应。

故本类药物在治疗期间或停药3天内应忌酒。

头孢曲松(泛生舒复、罗氏芬等)

【剂型与规格】

注射液:0.25g,0.5g,1.0g,2.0g。

【用法用量】

肌注或静脉给药:成人每天1~2g,一天1次;小儿每日按体重20~80mg/kg给药,一天1次。

10. 抗感染治疗——喹诺酮类 包括左氧氟沙星、环丙沙星等。

【作用机制】

作用于细菌DNA复制过程中的相关酶,干扰细菌DNA复制,发挥抗菌作用。

【禁忌证】

(1) 禁忌:喹诺酮过敏者、孕妇和哺乳期妇女。

(2) 慎用:儿童、有精神病或癫痫病史者、糖尿病患者。

【不良反应】

(1) 胃肠道反应:可见胃部不适、恶心、呕吐、腹痛、腹泻等症状。

(2) 中枢神经系统毒性:轻症者表现为失

第七章 消化系统急症

眠、头昏、头痛,重症者可出现精神异常、抽搐、惊厥等。

(3) 光敏反应:光照部位的皮肤出现瘙痒性红斑等。

(4) 心脏毒性:罕见,可见 QT 间期延长、尖端扭转型室性心动过速、室颤等。

(5) 软骨损害、跟腱炎、肝毒性、过敏反应等。

【注意事项】

(1) 避免与抗酸药、含金属离子的药物同时服用。

(2) 慎与茶碱类、NSAID 合用。

左氧氟沙星(乐朗、恒奥、可乐必妥等)

【剂型与规格】

片剂:0.1g。
胶囊:0.1g。
注射液:0.1g,0.2g,0.5g。

【用法用量】

(1) 口服:成人一次 1 片,一天 2~3 次。

(2) 静滴:成人每天 0.4g,分 2 次静滴,或 0.5g,每 24 小时 1 次。

环丙沙星(华昱、悦康舒达、悉复欢、巴美洛、西普乐等)

【剂型与规格】

片剂:0.5g。
胶囊:0.25g。
注射液:0.1g,0.2g,0.4g。

【用法用量】

(1) 口服:一日1g,分2次服用。
(2) 静滴:一次0.1~0.2g,每12小时1次。

11. 抗感染治疗——氨基糖苷类 包括依替米星等。

【作用机制】

主要是抑制细菌蛋白质合成,还能破坏细菌胞浆膜的完整性。

【禁忌证】

无特殊禁忌证。

【不良反应】

(1) 耳毒性:表现为头昏、视力减退、眼球震颤、眩晕、恶心、呕吐、共济失调、耳鸣、听力减退、永久性耳聋等。
(2) 肾毒性:表现为蛋白尿、管型尿、血尿等。

(3) 神经肌肉麻痹:表现为心肌抑制、血压下降、肢体瘫痪、呼吸衰竭等。

(4) 过敏反应:如皮疹、发热、血管神经性水肿、口周发麻等。

【注意事项】

肾功能减退的患者必须适当调整剂量。

依替米星(创成、希能、爱益等)

【剂型与规格】

注射液:0.1g。

【用法用量】

静脉滴注:一次 0.1~0.15g,每 12 小时 1 次;或一次 0.2~0.3g,每天 1 次。

12. 小檗碱(黄连素)

【作用机制】

(1) 对多种病原微生物具有抑制作用。
(2) 具有抗炎作用。

【禁忌证】

溶血性贫血,葡萄糖-6-磷酸脱氢酶缺乏患者及对黄连素过敏者禁用。

【不良反应】

(1) 最常见的副作用是便秘。

(2) 大量应用后偶有恶心、呕吐、皮疹及发热。

(3) 可能导致横纹肌溶解症及乳酸中毒症。

(4) 常服黄连素可能会导致 B 族维生素吸收障碍,从而出现周围神经炎。

小檗碱(黄连素、苋菜黄连素胶囊)

【剂型与规格】

片剂:0.1g,每片含盐酸小檗碱 30mg。
胶囊:0.4g。

【用法用量】

口服:成人一次 1~3 片,一日 3 次。胶囊:成人每次 4 粒,每天 3 次。

13. H2 受体阻断剂 包括西咪替丁、雷尼替丁、法莫替丁等。

【作用机制】

竞争性阻断壁细胞基底膜的 H2 受体,从而抑制胃酸分泌。

【禁忌证】

妊娠和哺乳期妇女禁用。

第七章 消化系统急症

【不良反应】

(1) 可见轻微腹泻、眩晕、乏力、便秘、肌肉痛等。

(2) 较少见中枢神经系统反应,如头痛、意识混乱、幻觉、谵妄、语速加快等。

(3) 偶可见男性乳腺发育,女性溢乳。

14. 质子泵抑制剂 包括奥美拉唑、埃索美拉唑等。

【作用机制】

抑制胃 H^+-K^+-ATP 酶,从而抑制胃酸分泌。

【禁忌证】

对本品过敏者禁用。

【不良反应】

(1) 头痛、头昏、失眠、外周神经炎等神经系统症状。

(2) 口干、恶心、呕吐、腹胀等消化系统症状。

(3) 男性乳房发育、皮疹、溶血性贫血等。

【注意事项】

肝功能减退者用量酌减。

奥 美 拉 唑

【剂型与规格】

片剂:10mg,20mg。

第七章 消化系统急症

胶囊:20mg。

注射液:40mg。

【用法用量】

(1) 口服:成人,一次20mg,一日1次,必要时可加服1粒,用温开水送服。

(2) 静滴:临用前将瓶中的内容物溶于100ml 0.9%氯化钠注射液或100ml 5%葡萄糖注射液中,本品溶解后静脉滴注时间应在20~30分钟或更长。

埃索美拉唑

【剂型与规格】

片剂:20mg,40mg。

注射液:40mg。

【用法用量】

(1) 口服:一日1次,一次20mg,或酌情加量。

(2) 静滴:一日1次,一次20~40mg。

15. 胃肠黏膜保护药 包括谷氨酰胺等。

【作用机制】

改善肠道的吸收、分泌及运动功能;增强肠黏膜屏障功能,阻止或减少肠内细菌及毒素入血;促进受损肠黏膜的修复及功能重建。

【禁忌证】

(1) 禁用:对本品过敏者、2-葡萄糖-6-磷酸酶缺乏的儿童禁用。

(2) 慎用:孕妇及哺乳期妇女。

【不良反应】

尚无明确不良反应。

谷氨酰胺(谷参)

【剂型与规格】

胶囊:0.2g。

【用法用量】

口服:一日3次,一次2~3粒。治疗1周后症状可能会有明显改善。对于病程较长,病情较重的患者,获得较理想的治疗结果可能需4周以上时间。

参 考 文 献

1. 陈灏珠,林果为,王吉耀.实用内科学.北京:人民卫生出版社,2013.
2. 中华医学会外科学分会.应激性黏膜病变预防与治疗——中国普通外科专家共识.中国实用外科杂志,2015,37(7):728-730.

3. 中国医师协会急诊医师分会.中国急性胃黏膜病变急诊专家共识.中国急救医学,2015,35(9):769-775.
4. Floch MH, Walker WA, Sanders ME, Recommendations for Probiotic Use—2015 Update: Proceedings and Consensus Opinion. J Clin Gastroenterol. 2015, 49 Suppl 1: S69-73.

(刘东兴)

第四节 消化性溃疡病

消化性溃疡病(peptic ulcer disease)是指在各种致病因子的作用下,黏膜发生的炎症与坏死性病变,病变深达黏膜肌层,常发生与胃酸分泌有关的消化道黏膜病变,其中以胃、十二指肠为最常见。上腹痛、反酸是消化性溃疡病的典型症状,腹痛发生与餐后时间的关系被认为是鉴别胃与十二指肠溃疡病的临床依据。胃溃疡的腹痛多发生在餐后半小时左右,而十二指肠溃疡则常发生在空腹时。近年来,由于抗酸剂、抑酸剂等药物广泛使用,症状不典型的患者日益增多。由于非甾体抗炎药(Nonsteroidal anti-inflammatory drug, NSAID)有较强的镇痛作用,NSAID 溃疡临床上无症状者居多,部分以上消化道出血为首发症状,也有表现为恶心、厌食、纳差、腹胀等非特异性消化道症状。

一、相关药物

急诊处理消化性溃疡常用的药物详见表 7-5。

第七章 消化系统急症

表 7-5 消化性溃疡治疗相关药物

治疗目的	分类	相关药物
减少胃酸分泌类	PPI 类	奥美拉唑、兰索拉唑、雷贝拉唑,埃索美拉唑,泮托拉唑等
胃黏膜保护剂类	H_2RA	西咪替丁,雷尼替丁,法莫替丁等
	铋剂	果胶铋,枸橼酸铋钾等
	铝制剂	铝碳酸镁,硫糖铝等
抗 HP 药物	抗生素	克拉霉素,甲硝唑,阿莫西林,呋喃唑酮,左氧氟沙星,莫西沙星等

注:PPI:质子泵抑制剂;H_2RA:组胺受体阻断剂

二、用药选择

1. PPI 是首选药物。胃内酸度降低与溃疡愈合有直接的关系。消化性溃疡病治疗通常采用标准剂量的 PPI,每日 1 次,早餐前半小时服药。治疗十二指肠溃疡疗程为 4 周,胃溃疡为 6~8 周,对于幽门螺杆菌(*H. pylori*,HP)阳性的消化性溃疡病,应常规行 HP 根除治疗。在抗 HP 治疗结束后,仍应继续应用 PPI 至疗程结束。

2. PPI 治疗胃泌素瘤引起的消化性溃疡病效果优于 H_2-RA。对胃泌素瘤的治疗,通常服用标准剂量的 PPI,但需每日 2 次用药。对胃泌素瘤根治性手术患者,由于术前患者长期处于高胃泌素状态,术后仍需继续采用抑酸治疗,维持一段时间。

3. H_2-RA、中和胃酸药有助于缓解消化性溃疡病腹痛、反酸等症状,促进溃疡愈合。H_2-RA通常采用标准剂量,每日2次,疗程同PPI,但溃疡愈合率低于PPI。

4. 杀灭HP应为消化性溃疡病的基本治疗,它是溃疡愈合及预防复发的有效防治措施。由于PPI能增强抗生素杀灭HP的作用,目前推荐的各类根除HP治疗方案中最常用的是以PPI为基础的三联治疗方案(PPI、阿莫西林、克拉霉素),三种药物均采用常规剂量,疗程7~14天。为提高根除率,在治疗消化性溃疡病时建议采用10天疗法。

5. 对于首次根除失败者,应采用二、三线方案进行治疗。二、三线方案常用四联疗法,可根据既往用药情况并联合药敏试验,采取补救治疗措施(PPI+铋剂+2种抗生素)或选用喹喏酮类、呋喃唑酮、四环素等药物,疗程多采用10天或14天。

6. 联合应用黏膜保护剂可提高消化性溃疡病的愈合质量,有助于减少溃疡的复发率。对老年人消化性溃疡病、巨大溃疡、复发性溃疡建议在抗酸、抗HP治疗同时,应用黏膜保护剂。

7. PPI是防治NSAID溃疡的首选药物。对NSAID溃疡的预防及治疗应首选PPI,通过它高效抑制胃酸分泌作用,能显著改善患者的胃肠道症状、预防消化道出血、提高胃黏膜对NSAID的耐受性,并能促进溃疡愈合。PPI疗程与剂量同消化性溃疡病。H_2RA 仅能预防 NSAID 十二指肠溃疡的发生,但不能预防 NSAID 胃溃疡的发生。

8. 长期服用 NSAID 是导致消化性溃疡病复发的另一重要因素,如因原发的病情需要不能停药者,可更换环氧合酶(COX)-2 抑制剂,并同时服用 PPI。对不能停用 NSAID 药物者,长期使用 PPI 预防溃疡复发的效果显著优于 H_2RA。对有心脏病危险者不建议使用 COX-2 抑制剂。

三、治疗药物

1. PPI 类药物 包括奥美拉唑、兰索拉唑、雷贝拉唑、埃索美拉唑、泮托拉唑等。

【作用机制】

(1) 作用在胃内壁细胞的分泌小管上,不可逆性的抑制有活性的质子泵(H^+-K^+-ATP 酶)。

(2) 在酸性环境下被激活,在停药后仍有延续作用,随着储存的静息泵的补充和新合成的质子泵而药效逐渐消退。

【禁忌证】

(1) 禁忌:对本品过敏者禁用。
(2) 慎用:严重肝肾功能不全者慎用。

【不良反应】

(1) 眼睛:偶见视力模糊。
(2) 耳和迷路:偶见眩晕。

(3) 皮肤和皮下组织:偶见皮炎、瘙痒、皮疹、荨麻疹;罕见脱发、光过敏;十分罕见多形红斑、Stevens-Johnson综合征、中毒性表皮坏死松解症(TEN)。

(4) 骨骼肌、结缔组织和骨骼:罕见关节痛、肌痛;十分罕见肌无力。

(5) 呼吸系统:罕见支气管痉挛。

(6) 消化系统:常见腹痛、便秘、腹泻、腹胀、恶心/呕吐;偶见口干;罕见口炎、胃肠道念珠菌病。

(7) 肝胆系统:偶见肝酶升高;罕见伴或不伴黄疸的肝炎;十分罕见肝衰竭、先前有肝病的患者中出现脑病。

(8) 肾脏和泌尿系统:十分罕见间质性肾炎。

(9) 血液和淋巴系统:罕见白细胞减少症、血小板减少症;十分罕见粒细胞缺乏症、全血细胞减少症。

(10) 免疫系统:罕见超敏反应如发热、血管性水肿和过敏反应/休克。

(11) 代谢和营养紊乱:偶见。

(12) 水肿:罕见低钠血症。

(13) 神经系统:常见头痛;偶见头晕、感觉异常、嗜睡;罕见味觉障碍。精神状态:偶见失眠;罕见:激动、意识错乱、抑郁;十分罕见攻击、幻觉。

(14) 生殖系统和乳房:十分罕见,男子女性型乳房。

【注意事项】

(1) 当怀疑和治疗胃溃疡时,应先排除胃癌可能性再使用本药品,因用本药品可减轻其症状,从而延误诊断治疗。

(2) 肝肾功能不全者慎用。

(3) 本药品具有酶抑制作用,可延缓经肝脏细胞色素 P450 系统代谢的药物(如双香豆素、地西泮、苯妥英钠、华法林、硝苯定)在体内的消除。当本药品与上述药物一起使用时,应酌情减少后者用量。

(4) 不良反应主要有恶心、上腹痛等。皮疹也有发生,一般是轻微和短暂的,大多不影响治疗。

奥美拉唑(Omeprazole)

【剂型与规格】

片剂:20mg。
肠溶胶囊:20mg。
注射液:40mg 干粉。

【用法用量】

(1) 口服:每次 20mg,每天 1~2 次,饭前 15~30 分钟服用。

(2) 静滴:临用前将瓶中的内容物溶于100ml 0.9%氯化钠注射液或100ml 5%葡萄糖注射液中,本品溶解后静脉滴注时间应在 20~30 分钟或更长。禁止用其他溶剂或其他药物溶解和稀释。

【指南推荐】

(1) 溃疡患者,若 HP 阳性,在根除 HP 期间,配合抗生素,每日早晚各用药 1 次。其后根据情况可每日用药 1~2 次。

(2) 卓-艾综合征(Zollinger-Ellison 综合征)患者推荐静脉滴注奥美拉唑 60mg 作为起始剂量,每日 1 次。该类患者每日剂量可能要求更高,剂量应个体化。当每日剂量超过 60mg 时分两次给药。

2. H_2 受体拮抗剂类药物　西咪替丁、雷尼替丁、法莫替丁等。

【作用机制】

(1) 选择性地竞争结合壁细胞膜上的组胺受体,使壁细胞内胃酸分泌减少。

(2) 部分地抑制胃泌素和乙酰胆碱刺激的胃酸分泌。

(3) 对于减少夜间胃酸分泌效果优于 PPI 类药物。

【禁忌证】

(1) 禁忌:对本品过敏者禁用。
(2) 慎用:严重肝肾功能不全者慎用。

【不良反应】

(1) 常见的有恶心、皮疹、便秘、乏力、头痛、头晕等。

（2）有一定的损伤肾功能、性腺功能和中枢神经的不良作用。

（3）偶见静脉注射后出现心动过缓。

（4）少数患者服药后引起轻度肝功能损伤，停药后症状即消失，肝功能也恢复正常。曾怀疑可能系药物过敏反应，与药物的用量无关。

（5）长期服用可持续降低胃液酸度，有利于细菌在胃内繁殖，从而使食物内硝酸盐还原为亚硝酸盐，形成 N-亚硝基化合物。

（6）可降低维生素 B_{12} 的吸收，长期使用可致维生素 B_{12} 缺乏。

【注意事项】

（1）对本品过敏者、严重肾功能不全者禁用。

（2）应排除胃癌后才能使用。

（3）肝肾功能不全者慎用。

（4）孕妇、哺乳期妇女禁用。

（5）婴幼儿慎用。

雷尼替丁（Ranitidine）

【剂型与规格】

片剂，胶囊：150mg。
注射液：50mg（2ml）。

【用法用量】

（1）口服：每次150mg，每天2次，饭前顿服。

（2）静滴：上消化道出血：每次50mg（1支），稀释后缓慢静滴（1~2小时），或缓慢静脉推注（超过10分钟），或肌注50mg（1支），以上方法可每日2次或每6~8小时给药1次；小儿：静注：每次1~2mg/kg，每8~12小时一次；静滴：每次2~4mg/kg，24小时连续滴注，8岁以下小儿慎用。

3. 胃黏膜保护剂类药物　　果胶铋，硫糖铝，铝碳酸镁。

【作用机制】

（1）在胃黏膜上形成保护性薄膜。

（2）并能刺激胃黏膜上皮细胞分泌黏液，增加对黏膜的保护作用。

（3）铋剂还能杀灭幽门螺杆菌，促进胃炎愈合。

【禁忌证】

孕妇、肾功能不全者禁用。

【不良反应】

（1）服药铋剂后，粪便可呈无光泽的黑褐色，但无其他不适，当属正常反应，停药后1~2天内粪便色泽转为正常。

（2）铝制剂大剂量服用可导致胃肠道不适，

第七章 消化系统急症

可能出现软糊状大便。

【注意事项】

(1) 妊娠期初 3 个月,严重心、肾功能不全者,高镁血症、高钙血症者慎用。

(2) 儿童用量请咨询医师或药师。

(3) 急腹症患者应在医师指导下使用。

(4) 持续、复发的胃病可能是严重疾病的体征,例如胃或十二指肠溃疡。因此在没有进行医学检查的情况下,本品连续使用不得超过 7 天。

(5) 本品连续使用不得超过 7 天,症状未缓解,请咨询医师或药师。

(6) 如服用过量或出现严重不良反应,应立即就医。

(7) 对本品过敏者禁用,过敏体质者慎用。

(8) 本品形状发生改变时禁止使用。

(9) 请将本品放在儿童不能接触的地方。

(10) 儿童必须在成人监护下使用。

(11) 如正在使用其他药品,使用本品前请咨询医师或药师。

(12) 糖尿病和高血压患者。由于每片仅含有相当于 0.0086 碳水化合物(CE),以及极低量的钠,不会影响糖尿病和高血压患者的使用。

(13) 孕妇及哺乳期妇女应咨询医生。药代动力学研究显示服用本品后铝的血药浓度在正常范围内,为使胎儿的铝暴露量低至最低,孕妇应短期应用。目前尚无铝碳酸镁通过乳汁分泌的资料。

（14）尚无儿童用药和老年用药的安全性和有效性资料,应在医师指导下使用。

果胶铋(Pectic bismuth)

【剂型与规格】

胶囊:50mg。

【用法用量】

口服:每次150mg,每天4次,餐前半小时与睡前服用。

铝碳酸镁(Aluminum magnesium carbonate)

【剂型与规格】

片剂:500mg。

【用法用量】

口服:每次500~1000mg,每天3次,餐后2小时嚼服或必要时嚼服。

参 考 文 献

1. 中华消化杂志编委会. 消化性溃疡病诊断与治疗规范建议. 中华消化杂志,2014,34(2):73-76.
2. 葛均波,徐永健. 内科学. 北京:人民卫生出版社,2013.
3. 杨宝峰. 药理学. 北京:人民卫生出版社,2008.

4. Al Dhahab H, McNabb-Baltar J, Al-Taweel T, State-of-the-art management of acute bleeding peptic ulcer disease. Saudi J Gastroenterol, 2013, 19: 195-204.
5. Leontiadis GI, Howden CW, Barkun AN. High-dose versus low-dose intravenous proton pump inhibitor treatment for bleeding peptic ulcers. Expert Rev Gastroenterol Hepatol, 2012, 6: 675-677.
6. Yoshino J, Inui K, Wakabayashi T, et al. Guideline of prevention and treatment for NSAIDs induced ulcer. Nihon Rinsho, 2011, 69: 1024-31.

（刘东兴）

第五节 胆石症

胆石症是指胆道系统任何部位发生的结石，胆石症的发病率随着人民生活水平的提高和饮食卫生习惯的改变呈上升趋势，是发病率高、并发症多、复发率高，并与胆道癌密切相关联的消化系统常见疾病。胆石依据其组成成分可分为：胆固醇结石、胆色素结石和混合性结石，其中以混合性结石为多见；依据胆石发病部位分为：胆囊结石、胆总管结石和肝内胆管结石，而胆囊结石80%为胆固醇结石，胆管结石90%为胆色素结石；按病因分可分为：感染性结石、代谢性结石、潴留性结石和混合性结石。胆石症的发病率和结石类型与年龄、性别、遗传、饮食和妊娠等因素有关。胆石症在临床上的主要表现为：胆绞痛、梗阻性黄疸、急性胆囊炎、急性肝功能损害等。以上症状均为急诊常见的症状,因此胆石症的急症药物治疗主要表现在:缓解症状、控制炎症,利胆、保护肝细胞、降转氨酶。

一、相关药物

急诊处理胆石症常用的药物详见表7-6。

表7-6 胆石症治疗相关药物

治疗目的	分类	相关药物
解除痉挛	胆碱受体阻断药	硫酸阿托品、氢溴酸山莨菪碱、氢溴酸东莨菪碱
缓解疼痛	阿片受体激动药	盐酸吗啡、盐酸哌替啶
控制炎症	三代头孢类	头孢他啶、头孢地嗪
	抗厌氧菌类	甲硝唑
	喹诺酮类	左氧氟沙星
利胆		熊去氧胆酸、鹅去氧胆酸、腺苷蛋氨酸等
护肝		还原性谷胱甘肽、多烯磷脂酰胆碱、异甘草酸镁

二、用药选择

评估病情,并根据胆石症临床表现,迅速给予有效药物治疗。

1. 胆石症胆绞痛发作时,应首选胆碱受体阻断药,如阿托品肌内注射解除痉挛,并配合阿片类止痛药,如哌替啶肌内注射止痛。

2. 胆石症出现感染炎症反应时,需立即同时使用两联或三联对抗需氧菌和厌氧菌的抗生素,常用第三代头孢菌素、第三代喹诺酮类抗菌药,以及抗厌氧菌的甲硝唑等,待血培养和胆汁培养结果报告后,需要根据结果做出用药方案或用药剂量的调整。

3. 胆石症出现胆道梗阻、胆汁淤积时,应立即使用利胆、促进胆汁分泌的药物,如熊去氧胆酸、鹅去氧胆酸、腺苷蛋氨酸等。

4. 胆石症出现急性肝肝功能损害时,应立即使用保护肝细胞类药物如还原性谷胱甘肽及降转氨酶药物如异甘草酸镁等。

三、治疗药物

1. 胆碱受体阻断药物 包括硫酸阿托品、氢溴酸山莨菪碱、氢溴酸东莨菪碱等。

【作用机制】

对多种内脏平滑肌有松弛作用,尤其对过度活动或痉挛的平滑肌作用更为显著,适用于各种内脏绞痛。

【禁忌证】

青光眼及前列腺肥大者禁用,可加重后者排尿困难。

【不良反应】

口干、视力模糊、心率加快、瞳孔扩大及皮肤潮红等,随着剂量增大,其不良反应逐渐加重,甚至出现明显中枢中毒症状。

【注意事项】

(1) 单一胆碱受体阻断药物对胆绞痛缓解不明显,需与阿片类镇痛药合用,效果方佳。

(2) 若出现阿托品中毒,解救方法主要为对症治疗。如口服中毒,应立即洗胃、导泻,促进毒物排出,并可用扁豆碱(成人 1~4mg,儿童 0.5mg)缓慢静脉注射,可迅速对抗阿托品中毒症状。

硫酸阿托品(Atropine sulfate)

【剂型与规格】

片剂:0.3mg/片。
注射液:0.5mg(1ml),1mg(2ml),5mg(1ml)。

【用法用量】

(1) 口服:每次 0.3~0.6mg,每天 3 次;极量:每次 1mg,3mg/d。

(2) 肌内注射或静脉注射:每次 0.5mg;极量:2mg/次。

第七章　消化系统急症

氢溴酸山莨菪碱(Anisodamine hydrobromide,654-2)

【剂型与规格】

片剂:5mg/片,10mg/片。
注射液:5mg(1ml),10mg(1ml),20mg(1ml)。

【用法用量】

(1) 口服:可每次 5~10mg,每日 3 次。
(2) 肌内注射或静脉注射:每次 5~10mg,每天 1~2 次。

氢溴酸东莨菪碱 (Scopolamine hydrobromide)

【剂型与规格】

片剂:0.2mg/片。
注射液:0.3mg(1ml),0.5mg(1ml)。

【用法用量】

(1) 口服:可每次 0.2~0.3mg,每日 3 次;极量:每次 0.6mg,2mg/d。
(2) 肌内注射或皮下注射:每次 0.2~0.5mg;极量:每次 0.5mg,1.5mg/d。

2. **阿片受体激动药**　包括盐酸吗啡、盐酸哌替啶等。

【作用机制】

抑制痛觉上行传入通路,减弱或阻滞痛觉信号的传递,并激活痛觉下行控制环路,增加中枢下行抑制系统对脊髓背角感觉神经元的抑制作用,而产生镇痛作用。

【禁忌证】

禁用于分娩止痛和哺乳期妇女止痛,禁用于支气管哮喘及肺心病,禁用于颅脑损伤所致颅内压增高的患者、肝功能严重减退患者及新生儿、婴儿。

【不良反应】

(1) 治疗量可引起眩晕、恶心、呕吐、便秘、呼吸抑制、尿少、排尿困难(老年人多见)、胆道压力升高甚至胆绞痛(与胆碱受体阻断药物联用可避免)、直立性低血压和免疫抑制等,偶可见烦躁不安等情绪改变。

(2) 耐受性及依赖性。长期反复应用易产生耐受性和药物依赖性甚至成瘾性。

(3) 急性中毒。过量可引起急性中毒,主要表现为昏迷、深度呼吸抑制以及瞳孔极度缩小,常伴有血压下降、严重缺氧以及尿潴留。

【注意事项】

(1) 胆绞痛时单一使用阿片类镇痛药可能

加重胆绞痛,需与胆碱受体阻断药物联合使用。

(2) 若出现阿片类止痛药中毒,解救方法主要为人工呼吸、适量给氧以及静脉注射阿片受体阻断药纳洛酮。

盐酸吗啡(morphine hydrochloride)

【剂型与规格】

片剂:5mg/片。

注射液:10mg(1ml)。

【用法用量】

(1) 口服:每次 5~10mg;极量:每次 30mg,100mg/d。

(2) 皮下注射:每次 5~15mg,一日 15~40mg;极量:每次 20mg,60mg/d。

(3) 静脉注射:每次 5~10mg(常用量)。

盐酸哌替啶(pethidine hydrochloride)

【剂型与规格】

注射液:50mg(1ml),100mg(2ml)。

【用法用量】

肌内注射:每次 50~100mg,每天 1~2 次;极量:每次 150mg,600mg/d。

3. 控制炎症药物 包括三代头孢类、抗厌氧菌类、喹诺酮类等抗生素。

【作用机制】

通过特异性干扰细菌的生化代谢过程,影响其结构和功能,使其失去正常生长繁殖能力,达到抑制或杀灭细菌的作用。

【禁忌证】

过敏者禁用,严重肾功能损害者禁用。

【不良反应】

过敏反应,严重者可导致过敏性休克,口服药物可发生胃肠道反应,静脉用药可发生静脉炎。

【注意事项】

头孢类抗生素使用前需皮试。

头孢他啶(Ceftazidime)

【剂型与规格】

注射粉剂:0.5g,0.75g,1g,1.5g,2g。

【用法用量】

静脉注射或静脉滴注:剂量依感染的严重程度、微生物敏感性及患者机体状态而定,每日4~6g,分2~3次静脉滴注或静脉注射,疗程10~14日。

第七章 消化系统急症

头孢地嗪(Cefodizine)

【剂型与规格】

注射粉剂:1.0g,1.5g。

【用法用量】

(1) 静脉注射:1.0g 头孢地嗪溶于 4ml 生理盐水或 2.0g 头孢地嗪溶于 10ml 生理盐水于 3~5 分钟内注射。

(2) 静脉滴注:1.0~2.0g 头孢地嗪溶于 40ml 生理盐水、注射用水、林格液内,20~30 分钟滴注完。

(3) 肌内注射:1.0g 头孢地嗪溶于 4ml 生理盐水或 2.0g 头孢地嗪溶于 10ml 生理盐水,臀肌深部注射。

甲硝唑(Metronidazole,灭滴灵)

【剂型与规格】

片剂:0.2g/片。
注射液:甲硝唑氯化钠注射液 0.5g(100ml)。

【用法用量】

(1) 口服:可每次 0.2~0.4g,每日 3~4 次。
(2) 静脉滴注:首次按千克体重,每次 15mg/kg,维持量,按 7.5mg/kg,每 6~8 小时滴注 1 次。

第七章 消化系统急症

左氧氟沙星(Levofloxacin)

【剂型与规格】

片剂:0.1g/片,0.2g/片。
注射液:0.1g(2ml),0.2g(2ml)。

【用法用量】

(1) 口服:可每次0.1~0.2g,每日3次。
(2) 静脉滴注:每次0.1~0.2g,溶于5%葡萄糖注射液或0.9%氯化钠注射液250~500ml中,每日0.4g,分2次滴注;极量:0.6g/d。

【指南推荐】

4. 利胆药物 包括熊去氧胆酸、鹅去氧胆酸、去氢胆酸、腺苷蛋氨酸、硫酸镁等。

【作用机制】

(1) 促进胆汁分泌或胆囊排空。
(2) 降低胆汁的胆固醇饱和指数,降低胆固醇分泌,抑制肠道吸收胆固醇,降低胆固醇合成从而降低胆固醇含量,促进胆固醇结石溶解。
(3) 松弛胆总管括约肌、收缩胆囊,促进胆道小结石排出。
(4) 增加胆汁水分含量,使胆汁稀释,流动性提高,发挥胆道冲洗作用。

第七章 消化系统急症

【禁忌证】

(1) 以下情况禁用熊去氧胆酸:急性胆囊炎和胆管炎,胆道梗阻(胆总管和胆囊管),胆囊不能在X线下被看到,胆结石钙化、胆囊不能正常收缩以及经常性的胆绞痛。

(2) 以下情况禁用鹅去氧胆酸:孕妇、肠炎、肝病患者忌用。

(3) 以下情况禁用去氢胆酸:胆道空气梗阻和严重肝肾功能减退者。

【不良反应】

胃肠道紊乱、肝胆功能紊乱、过敏反应。

【注意事项】

利胆类药物其各个种类的利胆机制各不相同,使用前需详细研读说明书。

熊去氧胆酸(Ursodexycholic acid)

【剂型与规格】

胶囊:250mg/粒。

【用法用量】

口服:0.5~0.75g/d,或按千克体重每日剂量为10mg/kg,于早晚进餐时分两次服用,疗程为6~12个月,结石清除后每晚口服50mg,可防止结石复发。

鹅去氧胆酸(Chenodeoxycholic acid)

【剂型与规格】

片剂:250mg/片,50mg/片。

【用法用量】

口服:根据病情调整,一般为按千克体重每日12~15mg/kg,肥胖者应稍增量,可达每日18~20mg/kg,分早晚两次,与进餐或牛奶同服,疗程6个月以上。

去氢胆酸(dehydrocholic acid)

【剂型与规格】

片剂:250mg/片。

【用法用量】

口服:成人每次1~2片,一日3次,饭后服。

注射用丁二磺酸腺苷蛋氨酸(ademetionine 1,4-butanedisulfonate for injection,思美泰)

【剂型与规格】

片剂:0.5g/片。

注射用粉剂:0.5g(以腺苷蛋氨酸计)。

【用法用量】

初始治疗:使用注射用丁二磺酸腺苷蛋氨酸,每天 500～1000mg,肌肉或静脉注射,共两周,静脉注射必须非常缓慢。

维持治疗:使用丁二磺酸腺苷蛋氨酸肠溶片,每天 1000～2000mg,口服。

硫酸镁(Magnesium sulfate)

【剂型与规格】

粉剂:500g/包。

【用法用量】

利胆:每次 2～5g,每日 3 次,饭前或两餐间服,也可服用 33% 溶液,每次 100ml。

5. **护肝药物** 包括还原性谷胱甘肽、多烯磷脂酰胆碱、异甘草酸镁等。

【作用机制】

(1) 清除自由基、抑制胞膜脂质过氧化作用,减轻肝损伤。

(2) 降低血清转氨酶。

(3) 与生物膜结合,起到修复、稳定、保护生物膜的作用。

第七章 消化系统急症

【禁忌证】

（1）以下情况禁用还原性谷胱甘肽：对还原性谷胱甘肽过敏者。

（2）以下情况禁用多烯磷脂酰胆碱：新生儿、早产儿及对该药过敏者。

（3）以下情况禁用异甘草酸镁：严重低钾血症、高钠血症、心力衰竭、肾功能衰竭和未能控制的中度高血压患者禁用。

【不良反应】

（1）胃肠道反应和头痛，罕见皮疹，停药后皮疹可消失。

（2）异甘草酸镁可出现：假性醛固酮症状，存在增加低血钾、升高血压、水钠潴留、水肿等风险。

【注意事项】

护肝类药物其各个种类的护肝机制各不相同，使用前需详细研读说明书。

还原性谷胱甘肽（Reduced glutathione sodium）

【剂型与规格】

片剂：0.1g/片。

注射粉剂：0.6g，1.5g。

第七章　消化系统急症

【用法用量】

口服:成人常用量为每次400mg,每日3次,疗程12周。

静脉滴注或注射:1.2~2.4g/d,将之溶解于注射用水后,加入100ml生理盐水中静脉滴注,或加入少于20ml的生理盐水中缓慢静脉注射。

肌内注射给药:1.2~2.4g/d,将之溶解于注射用水后肌内注射。

多烯磷脂酰胆碱(polyene phosphatidylcholine,易善复)

【剂型与规格】

胶囊:228mg/粒。
注射液:232.5mg(5ml)。

【用法用量】

口服:12岁以上的儿童、青少年和成年人开始时每次456mg(2粒),每日3次;极量:每日1368mg(6粒)。一段时间后,剂量可减至每日3次,每次1粒(228mg)维持剂量。需随餐服用,用足够量的液体整粒吞服,不要咀嚼。

静脉注射:成人和青少年一般每日缓慢静注1~2安瓿,严重病例每日注射2~4安瓿,一次可同时注射两安瓿的量,只可使用澄清的溶液,不可与其他任何注射液混合注射。

第七章 消化系统急症

静脉滴注:严重病例每天输注 2～4 安瓿,如需要每天剂量可增加至 6～8 安瓿,严禁用电解质溶液(生理氯化钠溶液、林格液等)稀释,若要配制静脉输液,只能不含电解质的葡萄糖溶液稀释(如:5%、10% 葡萄糖溶液;5% 木糖醇溶液)。若用其他输液配制,混合液 pH 不得低于 7.5。配制好的溶液在输注过程中保持澄清,只可使用澄清的溶液。在进行静脉注射或静脉输注治疗时,建议尽早用口服多烯磷脂酰胆碱胶囊进行治疗。

异甘草酸镁(Magnesium isoglycyrrhizinate)

【剂型与规格】

注射液:50mg(10ml)。

【用法用量】

静脉滴注:0.1～0.2g/d,每天 1 次,以 10%、5% 葡萄糖注射液 250ml 或 0.9% 氯化钠注射液稀释后静脉滴注,4 周为一疗程。

参考文献

1. 葛均波,徐永健. 内科学. 第 8 版. 北京:人民卫生出版社,2013.
2. 陈灏珠. 实用内科学. 北京:人民卫生出版社,2005.
3. 肖冰,青青,智发朝. 胆石症的药物治疗. 现代消化及介入诊疗. 2010,1986,15(6):358-362.
4. Morgan R, Lauffer G, Northfield T, et al. Radiological as-

pects of solvent dissolution of gallstones. Clin Radiol, 1993, 48(3):172-175.
5. Hellstern A, Leuschner M, Frenk H, et al. Gallstone dissolution with MTBE: how to avoid complication. Gut, 1990, 31:922-925.

（金桂云）

第八章 神经系统急症

第一节 急性缺血性脑血管病

急性缺血性脑卒中(脑梗死)是最常见的脑卒中类型,占全部脑卒中的60%~80%。其急性期的时间划分尚不统一,一般指发病后2周内。急性缺血性脑卒中的急诊处理强调早期诊断、早期治疗、早期预防再发。对急性缺血性脑卒中患者进行病因分型有助于判断预后、指导治疗和选择二级预防措施。当前国际广泛使用TOAST病因分型,将缺血性脑卒中分为:大动脉粥样硬化型、心源性栓塞型、小动脉闭塞型、其他明确病因型和不明原因型5型。

一、相关药物

急诊处理缺血性脑卒中常用的药物详见表8-1。

表8-1 急性缺血性脑卒中治疗药物

治疗目的	分类	相关药物
降血压	硝酸酯类	硝酸甘油
	β受体阻滞剂	拉贝洛尔
	钙通道阻滞剂	尼卡地平

第八章 神经系统急症

续表

治疗目的	分类	相关药物
溶栓		重组组织型纤溶酶原激活剂(rtPA)、尿激酶(UK)
抗血小板		拜阿司匹林、氯吡格雷
降纤		降纤酶
抗凝		低分子肝素、华法林
调脂、稳定斑块	他汀类	阿托伐他汀、瑞舒伐他汀
神经保护	神经节苷酯类	申捷

二、用药选择

1. 积极寻找急性缺血性脑卒中的病因，根据病因制定血压处理和再灌注治疗措施，包括溶栓、抗血小板、抗凝、降纤等方法。

2. 急性缺血性脑卒中的血压处理

（1）约70%的缺血性脑卒中患者急性期血压升高，主要原因包括：疼痛、恶心呕吐、颅内压增高、意识模糊、焦虑、脑卒中后应激状态、病前存在高血压等。多数患者在脑卒中后24小时内血压自发降低。病情稳定而无颅内高压或其他严重并发症的患者，24小时后血压水平基本可反映其病前水平。

（2）急性缺血性脑卒中发病24小时内血压升高的患者应谨慎处理，除非SBP≥180mmHg或DBP≥100mmHg或伴有严重心功能不全、主动脉夹层、高血压脑病者,一般不予降压。

(3) 急性缺血性脑卒中溶栓前血压应控制在<180/110mmHg。

(4) 有高血压病史且正在服用降压药物者,如神经功能平稳,可于脑卒中后24小时开始使用降压药物。降压的合理目标是24小时内血压降低约15%。严密观察血压变化,推荐静脉使用短效降压药物(拉贝洛尔、尼卡地平等),推荐微量输液泵,避免血压降得过低过快。

(5) 低血压:脑卒中患者应避免低血压,低血压导致脑低灌注,加重缺血性脑损伤。低血压可能的原因有主动脉夹层、血容量减少以及心输出量减少等。应积极查明原因,积极处理低血压。

3. 溶栓治疗是目前最重要的恢复脑血流灌注的措施,重组组织型纤溶酶原激活剂(rt-PA)和尿激酶(UK)是主要溶栓药。

急性缺血性脑卒中静脉溶栓的适应证:

(1) 年龄18~80岁;

(2) 有效抢救半暗带组织的时间窗分别是rt-PA 4.5小时内或UK 6小时内;

(3) 脑功能损害的体征持续存在超过1小时,且比较严重;

(4) 脑CT已排除颅内出血,且无早期大面积脑梗死影像学改变;

(5) 患者或家属签署知情同意书。

4. 血糖控制

(1) 高血糖:约40%的急性缺血性脑卒中患

第八章 神经系统急症

者存在卒中后高血糖,对预后不利。目前认为应该对卒中后高血糖进行控制,但是采用何种降糖措施以及目标血糖值尚无最后结论。指南推荐意见:血糖超过 11.1mmoL/L 时给予胰岛素治疗。

(2) 低血糖:脑卒中后低血糖可直接导致脑缺血损伤和脑水肿加重,对预后不利,故应尽快纠正低血糖。在急性期尤其要注意监测血糖,避免低血糖。难以纠正的低血糖提示预后不良。血糖低于 2.8mmol/L 时给予 20% 葡萄糖口服或注射治疗。

5. **扩张血管** 对一般缺血性脑卒中患者,不推荐扩血管治疗(Ⅱ级推荐,B 级证据)。目前缺乏血管扩张剂能改善缺血性脑卒中临床预后的大样本高质量 RCT 证据。

三、治疗药物

1. **血压控制** 见本章第二节。
2. **纤溶酶(Fibrinogenase)类药物** 包括重组组织型纤溶酶原激活剂(rt-PA)、尿激酶(UK)。

重组人组织型纤溶酶原激活剂(Alteplase,
阿替普酶、阿太普酶、阿特普酶、爱通立、
栓体舒、重组阿替普酶)

【作用机制】

(1) 本药为血栓溶解药,主要成分是糖蛋白,含有 526 个氨基酸。可通过赖氨酸残基与纤

第八章 神经系统急症

维蛋白结合,并激活与纤维蛋白集合的纤溶酶原,使之转变为纤溶酶,这一作用较其激活循环中的纤溶酶原更强。

(2) 因本药选择性的激活血栓部位的纤溶酶原,故不产生应用链激酶时常见的出血并发症。

(3) 本药可抑制血小板活性。

【剂型与规格】

注射粉剂:20mg,50mg。

【用法用量】

急性缺血性脑卒中:

静脉给药:推荐剂量为 0.9mg/kg(最大剂量为 90mg),先静脉注射总剂量的 10%,随后 60 分钟内静脉滴注剩余剂量。在本药治疗的 24 小时以内应避免使用阿司匹林或静脉给予肝素。若给予肝素以防治其他症状(如防止深静脉栓塞发生),则剂量不得超过 10 000U,并由皮下注射给药。

【指南推荐】

重组人组织型纤溶酶原激活剂(rt-PA)已有多个临床试验对急性脑梗死 rt-PA 静脉溶栓疗效和安全性进行了评价,其治疗时间窗包括发病后 3 小时内、3~4.5 小时、6 小时。NINDS 试验显示,3 小时内 rt-PA 静脉溶栓组 3 个月完全或接近完全神经功能恢复者显著高于安慰剂组,两组病

第八章 神经系统急症

死率相似。症状性颅内出血发生率治疗组高于对照组。ECASS Ⅲ试验显示,在发病后 3~4.5 小时静脉使用 rt-PA 仍然有效。Cochrane 系统评价 rt-PA 溶栓的亚组分析显示:6 小时内静脉 rt-PA 溶栓明显降低远期死亡或残疾率,但显著增加致死性颅内出血率,每治疗 1000 例患者可减少 55 例死亡或残疾。用 MRI 或 CT 帮助选择发病超过 3 小时但是存在半暗带可以溶栓的患者仍处于研究阶段。rt-PA 除出血风险外,报道指出有出现血管源性水肿引起呼吸道不全梗阻。

【禁忌证】

(1) 禁忌
1) 对本药物过敏者。
2) 有高危出血倾向(包括目前或 6 个月内有明显的出血疾病、已知出血体质、口服抗凝药、明显的或近期的严重出血、有颅内出血史或疑有颅内出血、疑有蛛网膜下腔出血或因动脉瘤导致的蛛网膜下腔出血、中枢神经系统病变史或创伤史、近 10 日内曾进行有创胸外按压、分娩或有创性血管穿刺、严重的未控制的高血压、细菌性心内膜炎或心包炎、急性胰腺炎、近 3 个月内有胃肠溃疡史、食管静脉曲张、动脉瘤或动静脉畸形史、出血倾向的肿瘤、近 3 个月内有严重创伤或大手术)者。
3) 用于治疗急性缺血性脑卒中时尚有如下禁忌:①缺血性脑卒中症状发作已超过 3 个小时

且尚未开始静脉滴注治疗或无法确知症状发作时间者;②开始治疗前神经功能缺陷轻微或症状迅速改善者;③经临床或影像学检查评定为严重脑卒中者;④脑卒中发作时伴癫痫发作者;⑤CT扫描显示有颅内出血迹象者;⑥CT扫描显示无异常,但怀疑有蛛网膜下腔出血者;⑦48小时内曾使用肝素且凝血酶原时间高于实验室正常值上限者;⑧有脑卒中史并伴有糖尿病者;⑨近3个月有脑卒中发作者;⑩血小板计数低于$100×10^9$/L,血糖<2.7mmol/L;⑪血压:收缩压>185mmHg,或舒张压>110mmHg,或需静脉内给药控制血压者;⑫18岁以下儿童;⑬80岁以上老年患者。

(2) 慎用:其他高血压患者;活动性经期出血者;感染性血栓性静脉炎患者;75～80岁老年患者;妊娠期及哺乳期患者。

【不良反应】

(1) 心血管系统　极常见再缺血损伤、心绞痛、低血压、心力衰竭、肺水肿、再灌注后心律失常。常见心脏停搏、心源性休克、再梗死。

(2) 肌肉骨骼系统　膝部出血性滑膜囊炎。

(3) 胃肠道　常见恶心、呕吐。

(4) 血液　极常见血管损伤处出血,注射部位出血。常见颅内出血、呼吸道出血、胃肠道出血、瘀斑、泌尿道出血。

(5) 其他　常见体温升高、中毒。

第八章　神经系统急症

【注意事项】

(1) 使用本药一日最大剂量不宜超过100mg,否则可增加颅内出血的危险性。

(2) 用药后,如出现心律失常,通过抗心律失常治疗可以控制,但可能引起再次心肌梗死或梗死面积扩大。

(3) 由于可导致出血风险增加,使用本药溶栓后24小时内不得使用血小板聚集抑制药治疗。

(4) 如出现注射给药部位出血,不影响继续用药,若发现出血迹象则应停药。

(5) 用药期间应监测激活的APTT、纤维蛋白降解产物(FDP)、D-二聚体、心电图。

尿激酶(urokinase,嘉泰、洛欣、尿活素、雅激酶)

【作用机制】

尿激酶为内源性纤溶酶原激活物,是从健康人尿液中提取的一种蛋白水解酶。

(1) 尿激酶本身不和纤维蛋白结合,而是直接作用于血块表面的纤溶酶原,使纤溶酶原分子中的精氨酸560-缬氨酸561键断裂,产生纤溶酶,从而使纤维蛋白凝块以及凝血因子Ⅰ、Ⅴ和Ⅷ降解,而发挥溶栓作用。

(2) 尿激酶可提高血管二磷酸腺苷(ADP)酶活性,抑制ADP诱导的血小板聚集,预防血栓形成。

【剂型与规格】

注射(粉针)剂:1000U,1万U,2万U,5万U,10万U,20万U,25万U,50万U,150万U。

【用法用量】

尿激酶使用剂量为100万~150万IU。必须在短时间(15~30分钟)内给予足够的尿激酶初量以中和体内尿激酶抗体。但初量过大,能使体内纤溶酶原库及凝血因子Ⅰ、Ⅴ、Ⅷ耗竭而影响溶栓效果。

尿激酶只供静脉注射,不可作肌内注射或局部注射。溶栓治疗后必须给予抗血小板及抗凝药物以抑制潜在性血栓复发倾向。因此,在开始溶栓治疗之初,宜将尿激酶与低剂量阿司匹林(150mg)合用,待溶栓后,继续使用阿司匹林1个月,以降低急性期及15个月内的死亡率,但出血倾向会略加重。

【指南推荐】

我国九五攻关课题"急性缺血性脑卒中6小时内的尿激酶静脉溶栓治疗"试验结果显示:急性缺血性脑卒中6小时内采用尿激酶溶栓相对安全、有效,并确定了尿激酶使用剂量为100万~150万U。

第八章　神经系统急症

【禁忌证】

（1）禁忌：对本药过敏者；急性内脏或颅内出血患者，陈旧性脑梗死或有脑血管意外史者；近2个月内进行过颅内或脊髓手术患者；血液凝固异常或出血倾向者；严重难控制的高血压患者。

（2）慎用：进行过组织活检、静脉穿刺、大手术的患者；严重胃肠道出血患者；左房室瓣狭窄合并心房颤动伴左房血栓者；亚急性细菌性心内膜炎患者，急性心包炎患者；出血性视网膜病变患者；高血压（收缩压≥175mmHg和/或舒张压≥110mmHg）患者；严重肝肾功能不全者；感染性血栓静脉炎患者；动静脉插管部位严重感染的患者；老年高龄患者；近10日内分娩妇女，妊娠期妇女。

【不良反应】

（1）合并冠状动脉血栓时可产生再灌注综合征或室性心律失常，需紧急处理。

（2）可见输注反应，如寒战、低氧、苍白病、呼吸困难、心动过速、血压升高或降低、酸中毒、背痛，常于输注1小时内发生。

（3）可见头痛、头重。恶心、呕吐、食欲缺乏。丙氨酸氨基转移酶（ALT）升高。

（4）极常见出血倾向（如注射部位出血），可见浅表部位出血、内脏出血。可见凝血障碍、血小板聚集。

（5）过敏反应：少见且表现较轻，如支气管

第八章 神经系统急症

痉挛、皮疹等。偶可见过敏性休克。

【注意事项】

(1) 本品是一种蛋白酶抑制剂,有一定的抗原性。临床应用前应用 0.9% 氯化钠注射液稀释成 1U/ml 进行皮试,15 分钟观察结果,红晕直径不超过 1cm 或伪足不超过 3 个为阴性。

(2) 用前应检测出血时间:①部分凝血活酶生成时间;②凝血酶原时原时间;③凝血酶时时间、血小板计数、血红蛋白、血细胞比容等,以排除出血体质。

(3) 尿激酶在酸性药液中易分解降效,故所用的稀释液宜接近中性。

(4) 尿激酶溶液必须在临用前新鲜配制,随配随用。尿激酶用灭菌注射用水 5ml 溶解(不可用其他溶液溶解)。溶解时应将瓶轻轻转动,切勿用力振摇(因可产生不溶物),制得的药液要求通过 0.45μm 终端过滤器或小型赛璐珞过滤器,以除去不溶性颗粒,再按用法内的要求进行稀释备用。

(5) 使用尿激酶并发出血时,轻度出血采取相应措施症状可缓解,严重出血应立即停药,失血时输全血(最好用鲜血,不要用代血浆)能得到有效控制,紧急状态下可考虑用氨基己酸、氨甲苯酸对抗尿激酶作用。

(6) 用药过程中若出现发热,可用对乙酰氨基酚对症退热处理,但不可用阿司匹林或其他有

第八章　神经系统急症

抗血小板作用的退热药。

（7）尿激酶可引起注射部位针孔出血，在用药期间一般不宜作深静脉穿刺或者动脉穿刺等操作。

3. 抗血小板药物　拜阿司匹林，氯吡格雷。

拜阿司匹林（Bayaspirin）

【作用机制】

（1）抑制血小板聚集：可使血小板的环氧合酶乙酰化，减少血栓素 A2 生成；对二磷酸腺苷（ADP）或肾上腺素（ADR）诱导的 Ⅱ 相聚集也有阻抑作用；减少血栓的形成。

（2）抗炎：尚不明确其机制。可能抑制前列腺素或其他可引起炎症性反应的物质的合成而产生抗炎作用。

【剂型与规格】

肠溶片：100mg。

【用法用量】

成人口服给药：

（1）降低急性心肌梗死疑似患者的发病风险：建议首次剂量 300mg，嚼碎后服用以快速吸收。之后每日 100~200mg。

（2）预防心肌梗死复发，脑卒中的二级预防，降低短暂性脑缺血发作（TIA）及其继发脑卒

第八章 神经系统急症

中的风险,降低稳定型和不稳定型心绞痛患者的发病风险,预防经皮冠脉腔内成形术(PTCA)、冠状动脉旁路术(CABG)、颈动脉内膜剥离术、动静脉分流术后血栓形成:每日100~300mg。

(3) 预防大手术后深静脉血栓和肺栓塞:每日100~200mg。

(4) 降低心血管危险因素者(冠心病家族史、糖尿病、血脂异常、高血压、肥胖、抽烟史、年龄大于50岁者)心肌梗死发作的风险:每日100mg。

【指南推荐】

大样本试验(中国急性脑卒中试验和国际脑卒中试验)研究了脑卒中后48小时内口服阿司匹林的疗效,结果显示,阿司匹林能显著降低随访期末的病死或残疾率,减少复发,仅轻度增加症状性颅内出血的风险。一个预试验提示轻型脑梗死或TIA患者早期联用氯吡格雷与阿司匹林是安全的,可能减少血管事件但差异无统计学意义。目前尚无评价其他抗血小板药物在脑卒中急性期临床疗效的大样本RCT报道。

推荐意见:①对于不符合溶栓适应证且无禁忌证的缺血性脑卒中患者应在发病后尽早给予口服阿司匹林150~300mg/d(Ⅰ级推荐,A级证据)。急性期后可改为预防剂量(50~150mg/d),详见二级预防指南。②溶栓治疗者,阿司匹林等抗血小板药物应在溶栓24小时后开始使用(Ⅰ级推荐,B级证据)。③对不能耐受阿司匹林者,可

第八章 神经系统急症

考虑选用氯吡格雷等抗血小板治疗(Ⅲ级推荐,C级证据)。

【禁忌证】

(1) 禁忌:使用水杨酸盐或含水杨酸物质、非甾体抗炎药(NSAIDs)等诱发哮喘、荨麻疹或过敏反应史的患者;使用 NSAIDs 后出现胃肠道出血或穿孔,或者有活动性消化性溃疡和有溃疡出血病史者;出血体质或出血倾向者(如血友病、血小板减少患者);严重的肝、肾、心功能衰竭患者;妊娠期、哺乳期的妇女。

(2) 慎用:花粉热或慢性呼吸道感染患者,葡萄糖-6-磷酸脱氢酶缺陷者,痛风患者;肝、肾、心功能不全者;慢性或复发性胃和十二指肠病变患者有溶血性贫血史患者;月经过多者;脱水患者,糜烂性胃炎患者。

【不良反应】

常规剂量较少引起不良反应。长期大量用药(尤其当血药浓度>200μg/ml 时)较易出现不良反应。血药浓度愈高,不良反应愈明显。

(1) 胃肠道反应:口服阿司匹林对胃黏膜有刺激作用,可引起上腹部不适、消化不良、厌食、恶心、呕吐等,大剂量可引起糜烂性胃炎、溃疡及出血。长期服用可致不同程度胃黏膜损伤,如糜烂性胃炎、胃溃疡和出血。也可见穿孔、消化不良、牙龈出血。

(2) 肝损害(阿司匹林肝炎)：与剂量大小有关，大剂量(血药浓度达 250μg/ml)可引起黄疸、转氨酶升高、肝大、肝细胞坏死等。肝损害一般是可逆的，停药后可恢复。

(3) 对血液系统影响：每天用量 3g 以上时，使凝血因子不易释出，凝血时间延长，因而延长出血时间。长期滥用还可抑制骨髓造血功能，使全血细胞减少。各种贫血、血小板减少、中性粒细胞缺乏、经血增多等。

(4) 过敏反应：表现为荨麻疹、多形性红斑、剥脱性皮炎、血管性水肿、结膜充血、过敏性鼻炎、哮喘、过敏性休克等，其中以哮喘最多见，称为阿司匹林哮喘。支气管痉挛性过敏反应：表现为呼吸短促、呼吸困难或哮喘、胸闷。

皮肤：过敏反应，皮疹、荨麻疹、皮肤瘙痒等。也可引起剥脱性皮炎、Stevens-Johnson 综合征(SJS)、中毒性表皮坏死松解症(TEN)。

(5) 心血管疾病：可使严重的心血管血栓性不良反应、心肌梗死、出血性脑卒中发生的危险增加，新发高血压或已有高血压加重。

(6) 代谢/内分泌系统：小剂量可引起血糖浓度降低，痛风发作。中到大剂量引起血清胆固醇浓度受抑制。

(7) 泌尿生殖系统：肾功能损害与剂量大小相关，损害是可逆性的，停药可恢复。可引起慢性间质性肾炎及肾乳头坏死，尿中可出现蛋白、上皮细胞管型，重者有肾小管坏死及肾功能不全。

（8）神经系统：水杨酸样反应，用于风湿病治疗时（长期大量），可引起慢性水杨酸盐中毒，表现为头痛、头晕、耳鸣、视力减退，重者有精神错乱、呼吸加快、酸碱平衡失调，皮疹或出血等。此时应立即停药，并用碳酸氢钠的葡萄糖液静脉滴入，以加速水杨酸盐从尿中排泄。

（9）其他：偶有血压下降、急性肺水肿、低血糖、味觉改变、致畸等。12 岁以下儿童服用本品有发生瑞氏综合征（Reys Syndrome）的危险。

【注意事项】

（1）长期大量用药时应定期检查血细胞比容、肝功能及血清水杨酸含量。监测凝血指标。

（2）轻度肝、肾、心功能不全者定期检查，密切监测血压。

（3）西咪替丁、米索前列醇和硫糖铝可保护减轻本药所致的胃黏膜的损伤。

（4）依据控制症状的要求，在最短时间内使用最低有效剂量可使不良反应降至最低。

（5）对本药过敏时可能对其他 NSAIDs 药物也过敏。

氯吡格雷（Clopidogrel Bisulfate，波立维，硫酸氢氯吡格雷，泰嘉，氯匹多瑞）

【作用机制】

本药为血小板聚集抑制药，能选择性地抑制

二磷酸腺苷(ADP)与血小板受体的结合,随后抑制激活 ADP 与血小板糖蛋白 Ⅱb/Ⅲa(GPⅡb/Ⅲa)复合物,从而抑制血小板聚集;也可抑制非 ADP 引起的血小板的聚集。此外,本药还通过不可逆的改变血小板 ADP 受体,使血小板的寿命受影响。

【剂型与规格】

片剂:25mg,75mg。

【用法用量】

近期心肌梗死、缺血性脑卒中患者或确诊外周动脉性疾病的患者,推荐剂量为每天 75mg。与或不与食物同服。

【指南推荐】

近期缺血性卒中:此种患者再次发生缺血性事件的风险较高。阿司匹林和氯吡格雷联合用药没有显示出比单用氯吡格雷更有效,但是增加出血风险。由于缺乏数据,在急性缺血性卒中发作 7 天内不推荐使用氯吡格雷。对不能耐受阿司匹林者,可考虑选用氯吡格雷等抗血小板治疗(Ⅲ级推荐,C 级证据)。

【禁忌证】

对本药过敏者;严重肝损害者;近期有活动性出血(如消化性溃疡或颅内出血)者;哺乳期

第八章 神经系统急症

妇女。

【不良反应】

(1) 心血管系统:极罕见(1/10 000)脉管炎、低血压。

(2) 呼吸系统:极罕见支气管痉挛、间质性肺炎。

(3) 肌肉骨骼系统:极罕见关节疼痛、关节炎、肌痛。

(4) 泌尿生殖系统:极罕见肾小球肾炎、血肌酐水平升高。

(5) 免疫系统:极罕见过敏反应。

(6) 神经系统:极罕见味觉紊乱。

(7) 精神:极罕见意识混乱、幻觉。

(8) 肝脏:极罕见肝功能实验异常,急性肝衰竭、肝炎。

(9) 胃肠道:极罕见胰腺炎、结肠炎(包括溃疡性或淋巴细胞性结肠炎)、口腔炎。

【注意事项】

(1) 出血及血液异常:由于出血和血液学不良反应的危险性,在治疗过程中一旦出现出血的临床症状,就应立即考虑进行血细胞计数和其他检查。

(2) 需要进行择期手术的患者,则应在术前7天停用氯吡格雷。

(3) 停药:应避免中断治疗,如必须停用,需尽早恢复。

（4）血栓性血小板性紫癜(TTP)：应用氯吡格雷时极少出现TTP，有时在短时间内(<2周)出现，可能威胁病人生命，需紧急治疗，包括进行血浆置换。

4. 抗凝 华法林(Warfarin，苄丙酮香豆素钠、华发林钠、酮苄香豆素钠、苯丙酮香豆素钠、华福灵、可蜜定、玛尔维、华法令钠、苄酮香豆素钠、华法林钠)。

【作用机制】

华法林钠或4-氢氧香豆素，抑制维生素K依赖的凝血因子合成，是一种抗凝血剂。对映体S-华法林约比R-华法林抗凝有效5倍。其作用通过抑制维生素K依赖的凝血因子Ⅱ、Ⅶ、Ⅸ及Ⅹ合成。在治疗剂量下，华法林钠能降低30%~50%相关凝血因子的合成率及削弱凝血因子的生理活性。华法林钠需2~7日才达到最大药效，这段时间内体循环的凝血因子已经被清除。

【剂型与规格】

片剂：2.5mg，3mg，5mg。
注射液：5mg。

【用法用量】

血栓栓塞性疾病、静脉血栓形成、预防血栓并发症：

第八章 神经系统急症

口服给药:避免冲击治疗。第 1~3 日,一日 3~4mg(年老体弱及糖尿病患者半量即可),3 日后可给予维持量一日 2.5~5mg(可参考凝血时间调整剂量使 INR 达 2~3)。因本药起效缓慢,治疗初 3 日内,由于血浆抗凝蛋白细胞被抑制可以存在短暂高凝状态,如需立即产生抗凝作用,可在开始同时应用肝素,待本药充分发挥抗凝效果后再停用肝素。

缺血性脑血栓形成或一过性脑缺血发作

口服给药:全量肝素继之以本药(使 INR 达 2~3)抗凝减少 TIA 发作,但不减低与 TIA 相关的死亡率,故这类患者不宜采用本药作为长期治疗。对进展性缺血性脑卒中患者采用抗凝治疗必须个体化。

【指南推荐】

急性期抗凝治疗虽已应用 50 多年,但一直存在争议。Cochrane 系统评价纳入 24 个 RCT 共 23 748 例患者,药物包括普通肝素、低分子肝素、类肝素、口服抗凝剂和凝血酶抑制剂。其 meta 分析显示:抗凝药治疗不能降低随访期末病死率;随访期末的残疾率亦无明显下降;抗凝治疗能降低缺血性脑卒中的复发率、降低肺栓塞和深静脉血栓形成发生率,但被症状性颅内出血增加所抵消。因此认为超早期抗凝不应替代溶栓疗法。

对于心房颤动合并缺血性卒中和(或)TIA 的患者,根据危险分层、出血风险评估和患者意愿,决定是否进行抗凝治疗。如有抗凝适应证,应常

第八章 神经系统急症

规进行抗凝治疗。使用华法林需要监测凝血酶原时间国际标准化比值,新一代抗凝药物沙班类有不用监测凝血酶原时间国际标准化比值的优点。

对于既往有阵发性或持续性心房颤动的缺血性卒中和(或)TIA 病史的患者,推荐使用华法林进行抗凝治疗,以预防再发血栓栓塞事件;对于非心源性缺血性卒中和(或)TIA 患者,某些特殊情况下可考虑给予抗凝治疗,如主动脉弓粥样硬化斑块、基底动脉梭形动脉瘤、颈动脉夹层、卵圆孔未闭伴深静脉血栓形成或房间隔瘤等。

【禁忌证】

(1) 禁忌:严重过敏者;近期手术及手术后3日内,脑、脊髓及眼科手术者;凝血功能障碍疾病(如血友病、血小板减少性紫癜、真性红细胞增多症、白血病等)患者;肝肾功能损害,肝脏或泌尿生殖系统出血患者;活动性溃疡患者;脑血管出血及动脉瘤患者;外伤患者;心包炎、心包积液、亚急性细菌性心内膜炎、血管炎患者;多发性关节炎患者;内脏肉瘤、出血性肉芽肿患者;严重高血压患者;维生素 C 或维生素 K 缺乏患者;先兆流产者;妊娠期妇女。

(2) 慎用:恶病质、衰弱或发热者,慢性酒精中毒(如嗜酒)者,活动性肺结核患者,充血性心力衰竭患者,未控制的恶性高血压患者;月经过多者;精神病患者;急性感染或胃肠道正常菌群遭破坏的患者;甲状腺疾病患者;月经期妇女;老年患者。

第八章 神经系统急症

【不良反应】

(1) 泌尿系统:偶见肾病。

(2) 肝脏:可见丙氨酸氨基转移酶(ALT)升高、天门冬氨酸氨基转移酶(AST)升高、碱性磷酸酶升高、胆红素升高等。

(3) 胃肠道:不常见恶心、呕吐、腹泻。

(4) 血液:出血是主要不良反应(可见轻微局部瘀斑至大出血),最常见的为鼻出血,此外有齿龈、胃肠道、泌尿生殖系统、脊髓、大脑、心包、肺、肾上腺、或肝脏,其中部分原因是用药过量或PT延长。若PT没有超过治疗允许范围而发生出血者,可能存在隐性病灶。也可以表现为偏瘫、头、胸、腹、关节或其他部位的疼痛,呼吸急促,呼吸困难,吞咽困难,不能解释的水肿或休克。

(5) 皮肤:不常见瘙痒性皮疹。

(6) 过敏反应:不常见过敏反应。

【注意事项】

若需要快速抗凝,先用肝素治疗。之后,开始华法林钠及同时延续肝素治疗最少5~7日直至INR在目标范围内2日以上。

患有遗传抗凝蛋白C或S缺乏症者预防香豆素引起的坏死,需首先用肝素治疗5~7日,华法林钠起始剂量不能超过5mg。

当治疗老年人需特别注意。必须确定病人依从性及病人是否有能力严格执行剂量指示服用。在老年人,华法林钠肝代谢率及凝血因子合成均有所下降,这容易导致华法林钠的抗凝效果增强。

甲状腺功能亢进,发热及非代偿性心力衰竭会增加华法林钠效果。甲状腺功能减退症会减少华法林钠效果。在中度肝功能损害,华法林钠效果会增加。在肾功能损害及肾病综合征,血清华法林钠的游离部分增加,及视乎患者的其他伴随疾病可使华法林钠效果增加或减少。在任何情况下都必须小心监测病人的临床情况及其 INR 值。

本品含 90mg 乳糖,不适用于患有罕见的半乳糖不耐,遗传性乳糖酶缺乏症,或葡萄糖/半乳糖吸收不良人群。

5. 降纤药物

纤溶酶(Fibrinogenase,胞浆素,胞质素,灵特,溶血酶,赛百,纤维蛋白溶酶,灭栓灵)

【作用机制】

(1) 作用于凝血因子 I 及纤维蛋白,使其降解为小分子可溶片段,容易分解和从血液中清除,从而产生去纤维蛋白效应。

(2) 促使组织纤溶酶原激活物(t-PA)由内皮细胞释放,并增强其活性,具有抗血栓作用。

(3) 可降低血小板聚集及血液黏度。

(4) 还具有降低心肌耗氧量,改善微循环的功能。

第八章 神经系统急症

【剂型与规格】

注射液:100U。

【用法用量】

成人常规剂量,静脉滴注:

(1) 高凝血状态:一次100U,一日1次。以适量注射用水溶解后,加入至0.9%氯化钠注射液或5%葡萄糖注射液250ml中稀释,滴注速度为45~50滴/分。14日为一疗程,疗程之间应间隔5~7日。

(2) 其他:若患者一般情况较好,第一次100U,以后一次200~300U,一日一次,加入至0.9%氯化钠注射液或5%葡萄糖注射液500ml中稀释;若患者一般情况较差,第一次100U,以后一次200U,隔日1次。7~10日为一疗程,疗程之间应间隔5~7日。

【指南推荐】

很多研究显示脑梗死急性期血浆纤维蛋白原和血液黏滞度增高,蛇毒酶制剂可显著降低血浆纤维蛋白原,并有轻度溶栓和抑制血栓形成的作用。推荐意见:对不适合溶栓并经过严格筛选的脑梗死患者,特别是高纤维蛋白血症者可选用降纤治疗(Ⅱ级推荐,B级证据)。

2000年国内发表的多中心、随机、双盲、安慰剂对照试验(n=2244)显示,国产降纤酶可改善神经功能,降低脑卒中复发率,发病 6 小时内效果更佳,但纤维蛋白原降至 1.3g/L 以下时增加出血倾向。2005 年发表的中国多中心降纤酶治疗急性脑梗死随机双盲对照试验纳入 1053 例发病 12 小时内的患者,结果显示治疗组 3 个月结局优于对照组,3 个月病死率较对照组轻度增高。治疗组颅外出血显著高于对照组,颅内出血无明显增加。

【禁忌证】

有凝血机制障碍、出血倾向患者禁用;严重肝肾功能损伤、活动性肺结核空洞及消化溃疡患者禁用;皮试阳性反应者应禁用;孕妇及哺乳期妇女禁用。

【不良反应】

(1) 可发生创面、注射部位、皮肤黏膜出血。

(2) 可引起头痛、头晕或氨基转移酶(转氨酶)升高。极少数患者可致过敏反应。

【注意事项】

(1) 本品是一种蛋白酶抑制剂,有一定的抗原性,临床应用前应用 0.9% 氯化钠注射液稀释成 1U/ml 进行皮试,15 分钟观察结果,红晕直径不超过 1cm 或伪足不超过 3 个为阴性。

(2) 用药过程中如出现患肢胀痛、酸痛、头胀痛、发热感、出汗、多眠等,可自行消失或缓解,不需特殊处理。

（3）用药过程中如出现血尿或皮下出血点，应立即停止使用，并对症处理。

6. 他汀类药物　包括阿托伐他汀、瑞舒伐他汀等。

【作用机制】

（1）降血脂作用：他汀类药物属于 HMG-CoA 还原酶抑制剂。通过抑制 HMG-CoA 还原酶活性，降低体内的内源性胆固醇合成，从而降低血浆中胆固醇和血清脂蛋白的浓度。通过增加细胞表面的肝脏低密度脂蛋白胆固醇（LDL）受体的活性，以增强 LDL 摄取和代谢，同时使 VLDL 转化成 LDL 减少，降低 LDL 水平。同时能升高 HDL 的水平。故他汀类药物能显著降低血胆固醇和低密度脂蛋白水平。

（2）抗动脉粥样硬化作用：他汀类药物降低高脂血症患者血清内皮黏附分子水平，并可调节白细胞黏附分子的表达和细胞因子的生成，长期应用可延缓动脉粥样硬化进展，甚至可使粥样硬化病灶缩小或消退；他汀类药物还可不依赖其降脂特性而参与影响粥样硬化形成的重要环节，直接抑制平滑肌细胞增殖和促进细胞凋亡而稳定粥样斑块，延缓动脉粥样硬化的发生、发展。

【禁忌证】

对本品任何成分过敏者；活动性肝病患者，包

第八章 神经系统急症

括原因不明的血清转氨酶持续升高和任何血清转氨酶升高 3 倍的正常值上限的患者;严重的肾功能损害者(肌酐清除率<30ml/min);肌病患者;妊娠期间、哺乳期间以及有可能怀孕而未采用适当避孕措施的妇女。

【不良反应】

按照惯例,不良反应的估计频率排序为:常见(>1/100,<1/10);不常见(>1/1000,<1/100);罕见(>1/10 000,<1/1000);非常罕见(<1/10 000)。

(1) 消化系统:常见便秘,胃肠胀气,腹痛腹泻,还可出现消化不良、恶心。

(2) 血液和淋巴系统:不常见,有血小板减少症。

(3) 免疫系统:常见,变态反应;不常见,过敏反应。

(4) 呼吸系统:可见咳嗽,呼吸困难。还可出现鼻咽炎。咽炎、鼻炎、鼻窦炎、上呼吸道感染。

(5) 代谢/内分泌系统:不常见,脱发。可引起血糖异常、高糖血症、低糖血症、胰腺炎。也可见代谢综合征。

(6) 肌肉骨骼系统:常见肌痛,可见肌酸激酶(CK)呈剂量相关性的升高,罕见肌病(包括肌炎),横纹肌溶解,极罕见关节痛。还可出现背痛、肌肉障碍、重症肌无力、肌腱断裂、肌腱炎。

(7) 泌尿生殖系统:常见尿蛋白轻度升高,极罕见血尿。还可出现肾毒性、泌尿系统感染性

(3) 用药过程中如出现血尿或皮下出血点,应立即停止使用,并对症处理。

6. 他汀类药物 包括阿托伐他汀、瑞舒伐他汀等。

【作用机制】

(1) 降血脂作用:他汀类药物属于 HMG-CoA 还原酶抑制剂。通过抑制 HMG-CoA 还原酶活性,降低体内的内源性胆固醇合成,从而降低血浆中胆固醇和血清脂蛋白的浓度。通过增加细胞表面的肝脏低密度脂蛋白胆固醇(LDL)受体的活性,以增强 LDL 摄取和代谢,同时使 VLDL 转化成 LDL 减少,降低 LDL 水平。同时能升高 HDL 的水平。故他汀类药物能显著降低血胆固醇和低密度脂蛋白水平。

(2) 抗动脉粥样硬化作用:他汀类药物降低高脂血症患者血清内皮黏附分子水平,并可调节白细胞黏附分子的表达和细胞因子的生成,长期应用可延缓动脉粥样硬化进展,甚至可使粥样硬化病灶缩小或消退;他汀类药物还可不依赖其降脂特性而参与影响粥样硬化形成的重要环节,直接抑制平滑肌细胞增殖和促进细胞凋亡而稳定粥样斑块,延缓动脉粥样硬化的发生、发展。

【禁忌证】

对本品任何成分过敏者;活动性肝病患者,包

第八章 神经系统急症

括原因不明的血清转氨酶持续升高和任何血清转氨酶升高3倍的正常值上限的患者；严重的肾功能损害者（肌酐清除率<30ml/min）；肌病患者；妊娠期间、哺乳期间以及有可能怀孕而未采用适当避孕措施的妇女。

【不良反应】

按照惯例，不良反应的估计频率排序为：常见（>1/100,<1/10）；不常见（>1/1000,<1/100）；罕见（>1/10 000,<1/1000）；非常罕见（<1/10 000）。

(1) 消化系统：常见便秘，胃肠胀气，腹痛腹泻，还可出现消化不良、恶心。

(2) 血液和淋巴系统：不常见，有血小板减少症。

(3) 免疫系统：常见，变态反应；不常见，过敏反应。

(4) 呼吸系统：可见咳嗽，呼吸困难。还可出现鼻咽炎。咽炎、鼻炎、鼻窦炎、上呼吸道感染。

(5) 代谢/内分泌系统：不常见，脱发。可引起血糖异常、高糖血症、低糖血症、胰腺炎。也可见代谢综合征。

(6) 肌肉骨骼系统：常见肌痛，可见肌酸激酶（CK）呈剂量相关性的升高，罕见肌病（包括肌炎），横纹肌溶解，极罕见关节痛。还可出现背痛、肌肉障碍、重症肌无力、肌腱断裂、肌腱炎。

(7) 泌尿生殖系统：常见尿蛋白轻度升高，极罕见血尿。还可出现肾毒性、泌尿系统感染性疾病。不常见,阳痿。

(8) 神经系统:常见头痛、头晕,可见睡眠障碍(包括失眠、梦魇),极罕见多发性神经病、记忆丧失。还可出现肌萎缩性脊髓侧索硬化症、认知障碍、知觉障碍、嗜睡、困倦。

(9) 精神:可见抑郁。还可出现易怒、情绪异常、萎靡不振。

(10) 皮肤:偶见瘙痒、皮疹和荨麻疹,还可见 Stevens-Johnson 综合征。非常罕见,血管神经性水肿,大疱性皮疹(包括多形性红斑,毒性表皮松解症)。

(11) 耳-迷路异常:不常见,耳鸣。

(12) 眼:白内障、复视、眼肌麻痹、眼睑下垂。

【注意事项】

(1) 肝功能影响:开始治疗前及开始后第 3 个月进行肝功能检查。并做定期复查。患者出现任何提示有肝功能损害的症状或体征时应检查肝功能。转氨酶水平升高的患者应加以监测直至恢复正常。若转氨酶升高超过正常值 3 倍以上,建议减低剂量或停用本药。并进行标准的胆固醇饮食控制。

(2) 肌肉骨骼的影响:若出现原因不明的肌肉疼痛、无力或痉挛,尤其是伴有不适合发热时,应监测 CK 水平。若 CK 值明显升高($>5*ULN$)或肌肉症状严重并引起整日的不适,应停止治疗。

(3) 肾脏影响:若出现持续不明原因的蛋白尿和(或)血尿(常见剂量40mg),应考虑减量。

(4) 本类药物某些制剂含有乳糖,半乳糖不耐受、乳糖酶缺乏、葡萄糖-半乳糖吸收不良患者不应使用。

(5) 药物使用应遵循个体化原则,考虑患者的胆固醇水平、预期的心血管危险性及发生的不良反应的潜在风险。本药不良反应发生率有随剂量增加而增加的趋势。

阿托伐他汀(Atorvastatin)

【剂型和规格】

片剂:10mg,20mg,40mg。
胶囊:10mg,20mg。

【用法用量】

治疗前应进行标准的低胆固醇饮食控制,期间合理膳食。遵循个体化治疗原则。

常用起始剂量10mg,每天1次。剂量调整时间间隔应为4周或更长。本品最大的剂量为80mg,每天1次。阿托伐他汀可在一天的任何时间一次服用,并不受进餐影响。

(1) 原发性高胆固醇血症和混合性高脂血症的治疗:口服给药。大多数患者10mg、每天1次,其血脂水平可得到控制。治疗2周内可见明显疗效,4周见最大疗效。长期治疗可维持治疗。

(2) 杂合子型家族性高胆固醇血症的治疗：口服给药。初始剂量每日 10mg。应遵循剂量的个体化原则，根据需要并每周为时间间隔逐步调整剂量至每日 40mg。

(3) 纯合子型家族性高胆固醇血症的治疗：推荐剂量每日 10~80mg。阿托伐他汀应作为其他降脂治疗措施（如 LDL 血浆透析法）的辅助治疗。或当无这些治疗条件时，本品可单独用。

(4) 肾功能不全者无须调整剂量。

【推荐指南】

颅内外动脉粥样硬化是缺血性卒中发生的独立危险因素。阿托伐他汀与颈动脉斑块的致血栓作用研究（ATROCAP）、降胆固醇治疗的血管生物学研究（ARBITER）等多项他汀类药物对 CIMT 影响的研究均显示，在胆固醇水平并不高（LDL-C 3.5~3.9mmol/L）的情况下，强化他汀类药物治疗能够稳定易损的颈动脉粥样硬化斑块，逆转动脉粥样硬化进程。

胆固醇水平升高的缺血性卒中/TIA 患者，应该按照《中国成人血脂异常防治指南》进行生活方式的干预及药物治疗。药物建议使用他汀类药物，目标 LDL-C 水平降至 2.6mmol/L 以下或使 LDL-C 下降幅度达到 30%~40%。

伴有多种危险因素的下述人群（伴有冠心病、糖尿病、吸烟、代谢综合征、脑动脉粥样硬化病变但

第八章 神经系统急症

无确切的易损斑块或动脉源性栓塞证据、外周动脉疾病之一者),视为缺血性卒中/TIA极高危Ⅱ类人群,如果LDL-C>2.08mmol/L。应将LDL-C降至<2.08mmol/L或使LDL-C下降幅度>40%(Ⅰ,A)。

对于有颅内外大动脉粥样硬化性易损斑块或动脉源性栓塞证据的缺血性卒中/TIA患者。视为极高危Ⅰ类人群。无论是否伴有胆固醇水平的升高,推荐尽早启动强化他汀类药物治疗。建议目标LDL-C<2.08mmol/L或使LDL-C下降幅度>40%(Ⅱa,C)。

瑞舒伐他汀(Rosuvastatin)

【剂型和规格】

片剂:5mg,10mg,20mg,40mg。
胶囊:5mg,10mg,20mg。

【用法用量】

(1) 成人常规剂量:混合性高胆固醇血症(Ⅱa型),包括杂合子家族性高胆固醇血症、混合型血脂异常(Ⅱb型)、纯合子家族性高胆固醇血症。口服给药。起始剂量为一次5mg,一日1次。

对于需要更有效地降低低密度脂蛋白胆固醇(LDL)的患者,起始剂量可增至10mg,一日1次,该剂量可有效控制大多数患者的血脂水平。必要时,可在用药4周后增加剂量。最大剂量为20mg。

(2) 肾功能不全者,轻至中度时无须调整剂量。

(3) 老年人,无须调整剂量。

(吕菁君)

第二节 急性出血性脑血管病

脑出血(intracerebral hemorrhage,ICH)是指原发性非外伤性脑实质内出血。高血压是脑出血最常见的原因。绝大多数为高血压伴脑小动脉病变在血压骤升时破裂所致,称高血压性脑出血。其他病因包括:脑动脉粥样硬化、血液病、脑淀粉样血管病变、动脉瘤、动静脉畸形、Moyamoya 病、脑动脉炎、硬膜静脉窦血栓形成、夹层动脉瘤病、原发或转移性肿瘤、梗死性脑出血、抗凝或溶栓治疗后等。

一、相关药物

急诊处理出血性脑卒中常用的药物详见表8-2。

表8-2 急性出血性脑卒中治疗药物

治疗目的	分类	相关药物
降血压	硝酸酯类	硝普钠
	钙通道阻滞剂	尼卡地平、地尔硫䓬
	β受体阻滞剂	拉贝洛尔、美托洛尔

第八章 神经系统急症

续表

治疗目的	分类	相关药物
抗脑水肿	高渗脱水剂 髓袢利尿剂	20%甘露醇、甘油果糖 呋塞米
防治再出血	纤溶酶原抑制剂	氨甲环酸、6-氨基己酸
防治迟发性 血管痉挛	二氢吡啶类钙 通道阻滞剂	尼莫地平
抗癫痫药物		丙戊酸钠、卡马西平、左乙拉西坦

二、用药选择

1. 积极寻找急性出血性脑卒中的病因,根据病因制定治疗措施。

ICH 的外科治疗方法:

(1) 小脑出血伴神经功能恶化、脑干受压和或脑室梗阻致脑积水者应尽快手术清除血肿(I 类推荐,B 级证据);不推荐以脑室引流作为这些患者的初始治疗(Ⅲ类推荐,C 级证据)。

(2) 对于大多数幕上 ICH 患者而言,手术的有效性尚不明确(Ⅱb 类推荐,A 级证据),以下 3~6 条列出了例外以及可能可以考虑手术的亚组患者。

(3) 当患者恶化时早期进行血肿清除术并没有显著优势(Ⅱb 类推荐,A 级证据)。

(4) 进行性恶化的患者可考虑幕上血肿清除术,以挽救生命(Ⅱb 类推荐,C 级证据)。

(5) 对于伴有以下情况的幕上 ICH 患者可采用去骨瓣减压术(DC)联合或不联合血肿清除术治疗以减少死亡率:昏迷、显著中线移位的大面积血肿、ICP 升高且药物治疗无效(Ⅱb 类推荐,C 级证据)。

(6) 使用立体定向设备进行微创血肿清除术,单用内镜或与溶栓药物联用,这些方式的疗效尚不明确(Ⅱb 类推荐,B 级证据)。

(7) 强烈推荐对大多数破裂的动脉瘤尽早行手术夹闭或血管内栓塞,且尽可能完全闭塞动脉瘤,以降低 aSAH 后再出血的风险(Ⅰ类推荐,B 级证据)。新《指南》提出:对血管内栓塞和手术夹闭均可行者应考虑血管内栓塞(Ⅰ类推荐,B 级证据),特别是年龄较大(>70 岁)、临床分级较差(世界神经外科医师联盟(WVNS)分级Ⅳ/Ⅴ级)和基底动脉顶端动脉瘤者(Ⅱb 类推荐,C 级证据);而脑实质内血肿量较大(>50ml)和大脑中动脉瘤更适合显微外科手术夹闭。

2. 急性出血性脑卒中的血压控制

(1) 控制高血压根据患者年龄,发病前有无高血压,病后血压情况等确定最适目标血压。

(2) 一般而言,SBP>200mmHg,或者 DBP>140mmHg,或者 MBP>150mmHg 可考虑使用静脉降压药物(表 8-3)。推荐静脉泵入,降血压的同时注意监测血压和颅内压。如果合并颅内压升高,要考虑降低颅内压的治疗。如果没有颅内压升高的证据,适度降低血压,目标血压为 160/90mmHg 或者 MBP 110mmHg。

第八章 神经系统急症

表8-3 高血压急症静脉注射或肌内注射用降压药物

药名	剂量	起效时间	持续时间	不良反应
硝普钠	0.25~10μg/(kg·min) iv	立即	1~2分钟	恶心、呕吐、肌颤、出汗
硝酸甘油	5~100μg/min iv	2~5分钟	5~10分钟	头痛、呕吐
酚妥拉明	2.5~5mg iv, 0.5~1mg/min iv	1~2分钟	10~30分钟	心动过速、头痛、潮红
尼卡地平	0.5~10μg/(kg·min) iv	5~10分钟	1~4小时	心动过速、头痛、潮红
艾司洛尔	250~500μg/kg iv,此后50~300μg/(kg·min) iv	1~2分钟	10~20分钟	低血压、恶心
乌拉地尔	10~50μg iv;6~24mg/h iv	5分钟	2~8小时	头晕、恶心、疲倦
地尔硫䓬	10mg iv;5~15μg/(kg·min) iv	5分钟	30分钟	低血压、心动过缓
二氮嗪	200~400mg/(kg·min) iv,累计不超过600mg	1分钟	1~2小时	血糖过高、水钠潴留

第八章 神经系统急症

续表

药名	剂量	起效时间	持续时间	不良反应
拉贝洛尔	20~100mg iv,0.5~2.0mg/min iv,24小时不超过300mg	5~10分钟	3~6小时	恶心、呕吐、头麻、支气管哮喘、传导阻滞、体位性低血压
依那普利拉	1.25~5mg 每6小时1次 iv	15~30分钟	6~12小时	高肾素状态血压陡降、变异度较大
肼屈嗪	10~20mg iv 10~40mg im	10~20分钟 20~30分钟	1~4小时 4~6小时	心动过速、潮红、头痛、呕吐、心绞痛加重
非诺多泮	0.03~1.6μg/(kg·min) iv	<5分钟	30分钟	心动过速、头痛、恶心、潮红

注：iv：静脉注射；im：肌内注射；急症降压药使用详见各种药物说明书

(3) SBP 180~200mmHg 或 DBP 105~140mmHg，宜口服降压药物或者静脉降压。

(4) SBP<180mmHg 以内或 DBP<105mmHg 以内，可观察，不用降压药。

(5) 急性期后颅内压增高不明显而血压持续升高者，应进行抗高血压系统治疗。较理想的血压水平是 160/100mmHg 以内。

3. 出凝血障碍的出血性脑卒中防治再出血

(1) 出凝血障碍的出血性脑卒中患者可以使用6-氨基己酸、氨甲环酸(止血环酸)。

(2) 合并严重凝血因子缺乏或严重血小板减少的患者应该适当补充凝血因子或血小板(Ⅰ类推荐，C级证据)。

(3) 由于服用维生素 K 拮抗剂而导致 INR 升高的 ICH 患者，应停用维生素 K 拮抗剂，补充维生素 K 依赖的凝血因子，纠正 INR 值，并静脉应用维生素 K(Ⅰ类推荐，C级证据)；使用 PCCs(凝血酶原复合物)比使用 FFP(冰冻新鲜血浆)并发症更少，纠正 INR 更为迅速，作为首选考虑(Ⅱb类推荐，B级证据)。

(4) 对于服用肝素的急性 ICH 患者可考虑采用鱼精蛋白治疗(Ⅱb类推荐，C级证据)。

(5) 曾经应用抗血小板药物治疗的 ICH 患者，血小板输注的有效性并不确定(Ⅱb类推荐，B级证据)。

4. 出血性脑卒中继发性癫痫的处理

(1) 临床出现抽搐的患者应使用抗癫痫药

第八章 神经系统急症

物（Ⅰ类推荐，A级证据）。

（2）精神状态改变且EEG显示痫样放电的患者可应用抗癫痫药物（Ⅰ类推荐，C级证据）。

（3）持续EEG监测可被用于神志受抑制程度超过脑损伤程度的ICH患者（Ⅱa类推荐，B级证据）。

（4）常规应用抗癫痫药的副作用发生率高达23%。除有迟发性癫痫危险因素（曾有痫性发作、脑内血肿、难治性高血压、脑梗死或大脑中动脉动脉瘤等）的患者之外（Ⅱb级推荐，B级证据），不建议预防性应用抗癫痫药物（Ⅲ类推荐，B级证据）。

（5）动脉瘤性蛛网膜下腔出血（aneurysmal subarachnoid hemorrhage, aSAH）后癫痫发生率为20%。大多发生在24小时内。鉴于aSAH后非痉挛性癫痫持续状态是不良预后的重要预测因子，推荐aSAH后使用预防性抗癫痫药物（Ⅱb类推荐，B级证据）。动脉瘤再出血的危险因素包括接受治疗的时间较晚、入院时神经功能状态较差、发病时有意识丧失、有先兆头痛、动脉瘤的体积较大和SBP>160mmHg。因此，在动脉瘤闭塞之前应控制血压。力求在避免再出血和维持脑灌注压中取得平衡（Ⅰ类推荐，B级证据），建议将SBP控制在160mmHg以下（Ⅱa类推荐，C级证据）。对于动脉瘤的处理不可避免地要推迟．有较高再出血风险且无绝对禁忌证者建议短期（<72小时）使用氨甲环酸或6-氨基己酸以降低动脉瘤的再出血

风险(Ⅱa类推荐,B级证据)。

三、治疗药物

1. 降血压药物 硝普钠,地尔硫䓬,盐酸尼卡地平,拉贝洛尔,美托洛尔。

硝普钠(Sodium Nitroprusside)

【剂型与规格】

硝普钠注射用浓溶液:2ml:50mg。
注射用硝普钠:25mg,50mg。

【用法用量】

高血压急症、麻醉期间控制性降压、急性心力衰竭,静脉滴注。

起始剂量为 $0.5\mu g/(kg \cdot min)$,根据疗效逐渐以 $0.5\mu g/(kg \cdot min)$ 递增,常用维持剂量为 $3\mu g/(kg \cdot min)$,极量为 $10\mu g/(kg \cdot min)$,24小时总量为 $3500\mu g/kg$。开始用量宜小,逐渐递增。停药时应逐渐减量,以免出现病状"反跳"。

【作用机制】

本药为速效、短时的血管扩张药。

(1) 对动静脉平滑肌均有直接扩张作用,通过扩张血管使周围血管阻力减低,产生降压作用。

(2) 扩张血管作用还能减低心脏前后负荷,改善心输出量,以及减轻瓣膜关闭不全时的血液

第八章 神经系统急症

反流,从而使心力衰竭症状缓解。

(3) 本药不影响子宫、十二指肠或心肌的收缩,对局部血流分布的影响也不大。

【禁忌证】

(1) 禁忌:对本药过敏者;代偿性高血压(如伴动静脉分流或主动脉缩窄的高血压)患者,外周血管阻力降低者,症状性低血压患者,视神经萎缩者,烟草中毒性弱视患者;妊娠期妇女。

(2) 慎用:脑血管或冠状动脉供血不足者;颅内压增高者;肝功能损害者,甲状腺功能减退者,肺功能不全者,肾功能不全者;维生素 B_{12} 缺乏者。

【不良反应】

(1) 心血管系统:血压下降过快过剧,可出现眩晕、大汗、头痛、肌肉抽搐、神经紧张或焦虑、烦躁、胃痛、反射性心动过速、心律不齐,症状与给药速度有关,与总量关系不大;麻醉期间突然停药,可引起反射性血压升高;有引起体循环血流量减少、肺-体循环血流量比率增加的报道。

(2) 代谢/内分泌系统:可引起甲状腺功能减退。还可能导致代谢性酸中毒,可作为氰化物中毒最早和最可靠的指征。

(3) 呼吸系统:可引起血二氧化碳分压、pH、碳酸氢盐浓度降低。

(4) 泌尿生殖系统:有导致尿量减少、氮质血症(肾功能不全)报道。

(5) 神经系统:可见头痛、头晕、嗜睡。

(6) 精神:可见精神亢奋、幻觉。

(7) 胃肠道:可引起恶心、呕吐、腹部痉挛。

(8) 血液:有引起高铁血红蛋白症的报道。

(9) 皮肤:可能引起光敏感反应,过敏性皮疹。

(10) 其他:由代谢物引起,硫氰酸盐中毒,氰化物中毒,还有产生耐药性报道。

【注意事项】

(1) 用药前后及用药期间应检测血压、心率。患者如有贫血或左心衰竭时,须同时加用心肌正性肌力药物;撤药时应给予口服降压药巩固疗效。

(2) 肾功能不全者应用本药超过 48~72 小时,须每日监测血浆氰化物或硫氰酸盐浓度,保持硫氰酸盐浓度不超过 100ug/ml,氰化物不超过 3μmol/ml。

(3) 应用本药时偶可产生明显耐药性,应视为中毒的先兆征象,此时应减慢滴速可使其消失。

【指南推荐】

一般而言,SBP > 200mmHg,或者 DBP > 140mmHg,或者 MBP>150mmHg 可考虑使用静脉泵入硝普钠。本药为速效、短时的血管扩张药。

第八章 神经系统急症

地尔硫䓬(Diltiazem,硫氮䓬酮、乎尔兴、蒂尔丁、恬尔心、合贝爽、合心爽)

【作用机制】

（1）地尔硫䓬为非二氢吡啶类钙通道阻滞剂,可抑制心肌或血管平滑肌膜除极时的钙离子内流。

（2）可有效地扩张心包脏层和心内膜下的冠状动脉,缓解自发性心绞痛或由麦角新碱诱发冠状动脉痉挛所致心绞痛。

（3）地尔硫䓬还可减慢心率和降低血压,减少心肌需氧量,增加运动耐量并缓解劳累性心绞痛。

（4）地尔硫䓬可使血管平滑肌松弛、周围血管阻力降低、血压下降,其降压的幅度与高血压的程度有关,血压正常者仅使血压轻度下降。

（5）地尔硫䓬有负性肌力作用,并可减慢窦房结和房室结的传导。

【禁忌证】

（1）禁忌:对本药过敏者;病态窦房结综合征患者［持续窦性心动过缓（心率小于 50 次/分）、窦性停搏、窦房阻滞等］,二度以上房室传导阻滞者（安装心室起搏器者除外）,心源性休克患者,严重充血性心力衰竭患者,严重心肌病患者;妊娠期妇女或可能妊娠的妇女。

(2) 慎用:充血性心力衰竭患者;哺乳期妇女;心肌病患者,一度房室传导阻滞者,伴有预激综合征(WPW)的房颤、房扑患者;明显心功能减退者,严重肝、肾功能不全者。

【不良反应】

国外研究表明以安慰剂对照试验,本品不良反应并不比安慰剂多。

(1) 临床观察到最常见的不良反应和发生率为:水肿(2.4%)、头痛(2.1%)、恶心(1.9%)、眩晕(1.5%)、皮疹(1.3%)、无力(1.2%)。

(2) 不常有的(<1%)有以下情况。

1) 心血管系统:心绞痛、心律失常、房室传导阻滞(一、二、三度),心动过缓、束支传导阻滞,充血性心力衰竭、心电图异常、低血压、心悸、晕厥、心动过速、室性期前收缩。

2) 神经系统:多梦、遗忘、抑郁、步态异常、幻觉、失眠、神经质、感觉异常、性格改变、嗜睡、震颤。

3) 消化系统:厌食、便秘、腹泻、味觉障碍、消化不良、口渴、呕吐、体重增加、碱性磷酸酶、门冬氨酸氨基转移酶、丙氨酸氨基转移酶和乳酸脱氢酶轻度升高。

4) 皮肤:瘀点、光敏感性、瘙痒、荨麻疹,注射局部发红。

5) 其他:弱视、呼吸困难、鼻衄、眼激惹、高血糖、高尿酸血症、阳痿、肌痉挛、鼻充血、耳鸣、夜尿、多尿、骨关节痛。

6）不常有的尚有脱发、多形性红斑、锥体外系综合征、齿龈增生、溶血性贫血、出血时间延长、白细胞减少、紫癜、视网膜病和血小板减少,亦有报道发生剥脱性皮炎。

【注意事项】

(1) 本品可延长房室结不应期,除病态窦房结综合征外不明显延长窦房结恢复时间。罕见情况下此作用可异常减慢心率(特别在病态窦房结综合征患者)或致二或三度房室传导阻滞。本品与β受体阻滞剂或洋地黄合用可导致对心脏传导的协同作用。有报道一例变异性心绞痛患者口服本品60mg致心脏停搏2~5秒。

(2) 本品有负性肌力作用,在心室功能受损(如充血性心力衰竭)的患者需谨慎。

(3) 单用或与β受体阻滞剂合用的经验有限,因而这些患者应用本品须谨慎。

(4) 使用本品偶可致症状性低血压。

(5) 本品罕见出现急性肝损害,表现为碱性磷酸酶、乳酸脱氢酶、门冬氨酸氨基转移酶、谷丙转氨酶明显增高及其他急性肝损害征象。停药可恢复。

(6) 在肝脏代谢,由肾脏和胆汁排泄,长期给药应定期监测肝肾功能。肝肾功能受损者应用本品应谨慎。

(7) 反应多为暂时的,继续应用本品也可消失。有少数报道皮肤反应可进展为多型红斑和/或剥脱性皮炎。如果皮肤反应为持续性应停药。

(8) 由于可能与其他药物有协同作用,同时使用对心脏收缩和/或传导有影响的药物时应谨慎,并仔细调整所用剂量。

(9) 在体内经细胞色素 P450 氧化酶进行生物转化,与经同一途径进行生物转化的其他药物合用时可导致代谢的竞争抑制。故在开始或停止同时使用本品时,对相同代谢途径的药物剂量,特别是治疗指数低的药物或有肝肾功能受损的患者,须加以调整以维持合理的血药浓度。

【剂型与规格】

片剂:30mg。

缓释片:90mg。

胶囊:60mg,90mg,120mg,180mg,240mg。

控释胶囊:120mg,180mg。

注射用盐酸地尔硫䓬:10mg,50mg。

盐酸地尔硫䓬注射液:1ml:10mg,2ml:10mg,10ml:50mg。

【用法用量】

(1) 高血压急症

静脉滴注:通常以每分钟 1~5μg/kg 的速度静脉滴注。应从小剂量开始,可根据病情适当增加,最大用量为每分钟 15μg/kg。

(2) 手术时异常高血压的急救处置

静脉注射:通常为单次10mg,约3分钟缓慢注射,可根据年龄和症状适当增减。

(3) 控制心房颤动的心室率

静脉给药:初始10mg 或 0.15~0.25mg/kg,临用前用氯化钠注射液或葡萄糖注射液溶解、稀释为1%的溶液,在3分钟内缓慢注射。15分钟后可重复,也可按每分钟5~15μg/kg的速度静脉滴注。

盐酸尼卡地平(Nicardipine Hydrochloride)

【剂型与规格】

片剂:10mg,20mg,40mg。

缓释片:10mg,20mg。

缓释胶囊:20mg,40mg。

分散片:100mg:10mg。

注射液:2ml:2mg,5ml:5mg,10ml:10mg。

注射用盐酸尼卡地平:5mg,10mg,20mg。

盐酸尼卡地平氯化钠注射液:100ml(盐酸尼卡地平10mg,氯化钠0.9g),100ml(盐酸尼卡地平20mg,氯化钠0.9g)。

盐酸尼卡地平葡萄糖注射液:100ml(盐酸尼卡地平10mg,葡萄糖5.5g),100ml(盐酸尼卡地平10mg,葡萄糖5.7g),250ml(盐酸尼卡地平25mg,葡萄糖12.5g)。

【用法用量】

成人常规剂量:

第八章 神经系统急症

(1) 口服给药:高血压:起始剂量每次20mg,一日3次,可随反应调整剂量至每次40mg,一日3次。增加剂量前至少连续给药3日以上,以保证达到稳态血药浓度。可与利尿剂、β受体阻滞剂等抗高血压药物合用。

(2) 缓释制剂:推荐剂量为一次20~40mg,一日2次,整片吞服,不可嚼碎。

(3) 手术时异常高血压的急救处置:本品用生理盐水或5%葡萄糖注射液稀释后,以盐酸尼卡地平0.01%~0.02%(1ml中的含量为0.1~0.2mg)的浓度进行静脉滴注。以2~10μg/(kg·min)的滴注速度开始给予,边监测血压边调节滴注速度,将血压降到目标值。如有必要迅速降低血压时,则将本品以盐酸尼卡地平10~30μg/kg的剂量进行静脉给予。高血压急症时,开始以0.5~6μg/(kg·min)的速度静脉滴注,应同时监测血压并调整滴速,将血压降到目标值。

(4) 肝功能不全的剂量:应低剂量(一次20mg,一日2次)开始用药。

(5) 老年人用药:无须调整剂量,使用本药注射液应从0.5μg/(kg·min)开始静脉滴注。

【作用机制】

本品为强效、水溶性扩血管药物,属第二代新型二氢吡啶类钙通道阻滞药。

(1) 抑制心肌与血管平滑肌的跨膜钙离子内流而不改变血钙浓度,可引起冠状动脉及周围

第八章　神经系统急症

血管扩张,可增加慢性稳定型心绞痛患者的运动耐受量,减少心绞痛发作频率,并使血压下降。可降低轻至中度高血压的收缩压与舒张压,但是不改变血压的昼夜节律改变。本药对血管平滑肌的钙离子拮抗作用强于心肌的作用,具有高度的血管选择性。

（2）本药还有重度利钠作用,可减少利尿药的使用,但这种利钠作用在长期口服时逐渐消失。

（3）本药既可增加冠状动脉血流量又可以改善心肌慢性缺氧区的灌注和需氧代谢,因此可明显改善患者的心功能。

（4）本药无抗心律失常作用。对健康人或心脏病患者的心电图无影响,对窦房结和房室结功能也无影响。

（5）本药还可以扩张脑血管,增加脑血流量,并且持续时间长。无论临时给药还是长期给药对肾血流量及肾小球滤过率均无明显影响。

【禁忌证】

（1）禁忌:对本品有过敏反应者;重度主动脉瓣狭窄者;颅内出血尚未完全止血者;脑卒中急性期等颅内压增高患者。

（2）慎用:肝功能障碍者,肾功能障碍者;青光眼患者,充血性心力衰竭患者,梗阻性肥厚型心肌病患者;胃肠高动力状态或胃肠道梗阻时慎用缓释型;嗜铬细胞瘤或门脉高压慎用注射液;儿童。

第八章　神经系统急症

【不良反应】

（1）较常见者有脚肿、头晕、头痛、脸红。均为血管扩张结果。

（2）少见者有心悸、心动过速、心绞痛加重，常是反射性心动过速的结果，减小剂量或加用 β 受体阻滞药可以纠正。另有恶心、口干、便秘、乏力、皮疹等。

（3）严重不良反应

1）麻痹性肠梗阻（发生率未知）：有可能出现麻痹性肠梗阻，在发现这些异常时要停止给药，进行适当的处置。

2）低氧血症（0.1%~5%以下）：有可能会出现低氧血症，在发现这些异常时要停止给药，进行适当处置。

3）肺水肿、呼吸困难（各在 0.1% 以下）：有可能出现肺水肿、呼吸困难，在发现这些症状时要停止给药，进行适当的处置。

4）心绞痛（发生率未知）：在国外有报告指出，使用本注射液治疗后，有不到 1% 的冠状动脉疾病患者出现心绞痛或病情加重。在出现这些症状时要停止给药，进行适当的处置。

5）血小板减少（0.1% 以下）：有可能出现血小板减少，所以应该认真观察，当发现这些异常时，停止用药，并给予适当的处置。

6）肝功能异常（0.1%~5%以下）、黄疸（发生率未知）：有可能出现 AST（GOT）、ALT（GPT）、γ-

第八章 神经系统急症

GTP升高的肝功能异常和黄疸,所以应充分观察,当发现这些异常时,停止给药,并给予适当处置。

【注意事项】

(1) 对于高血压急症,停止给药后有时会出现血压再度升高的现象,所以在停止给药时要逐渐减量,停止给药后也要密切注意血压的变化。另外,改为口服给药后也要注意血压的反弹。

(2) 长期给予本品时,注射部位如果出现疼痛、发红等,应改变注射部位。

(3) 药品的作用会有个体差异,所以在给药时应密切注意血压和心率的变化。

(4) 肝、肾功能受损的患者和主动脉瓣狭窄的患者,需慎重给药。

(5) 心功能减弱的患者,与β受体阻断剂合用时需谨慎。

(6) 充血性心力衰竭患者慎用,特别是在与β受体阻滞剂合用时。

(7) 本品对光不稳定,使用时应避免阳光直射。

(8) 高血压急症患者给予此药将血压降至目标血压后,尚需继续治疗且可口服时,应改为同名口服制剂。

β受体阻滞剂

【作用机制】

(1) 本药为非选择性β受体拮抗药,具有部

第八章 神经系统急症

分内源性拟交感作用和膜稳定性。

（2）代谢：$β_1$受体阻滞可抑制交感神经所引起的脂肪分解，$β_2$受体阻滞则可拮抗肝糖原的分解。β受体阻滞药与α受体阻滞药合用可拮抗肾上腺素的升高血糖作用。

（3）支气管平滑肌：$β_2$受体阻滞可使支气管平滑肌收缩而增加呼吸道阻力，故在支气管哮喘或慢性阻塞性肺疾病患者，有时可加重或诱发哮喘的急性发作。

（4）心血管系统：阻滞心脏$β_1$受体而表现为负性变时、负性变力、负性传导作用而使心率减慢，心肌收缩力减弱，心排血量下降，血压略降而导致心肌氧耗量降低，延缓窦房结和房室结的传导，抑制心肌细胞的自律性，使有效不应期相对延长。降压的同时伴有冠状动脉血流量增加、外周血管阻力下降。降压强度与剂量及体位相关，对降低立位血压较卧位明显。

（5）肾素：通过阻滞肾小球旁器细胞的$β_1$受体抑制肾素的释放而形成其降压机制之一。

【禁忌证】

（1）禁忌：支气管哮喘患者；对本药过敏者；心源性休克患者，急性肺水肿患者，二至三度房室传导阻滞患者，重度或急性心力衰竭患者，重度窦性心动过缓患者。

（2）慎用：对本药过敏者；充血性心力衰竭患者，糖尿病患者，肺气肿或非过敏支气管炎患

第八章 神经系统急症

者;肝肾功能不全者,甲状腺功能减退者;雷诺综合征或其他周围血管疾病患者,重症肌无力患者;有精神病史者;麻醉或外科手术患者;妊娠期、哺乳期妇女。

【不良反应】

(1) 中枢神经系统不良反应:多梦、幻觉、失眠、疲乏、眩晕以及抑郁等症状,特别是脂溶性高的β受体阻滞剂,易通过血脑屏障引起不良反应,如普萘洛尔。

(2) 消化系统不良反应:腹泻、恶心、胃痛、消化不良、便秘等消化系统症状。少数患者可致脏腹膜纤维大量增生。

(3) 肢端循环障碍:少数患者出现四肢冰冷、发绀、脉搏消失,以普萘洛尔发生率最高。

(4) 支气管痉挛:当服用非选择性β受体阻滞剂时,由于$β_2$受体被阻断,使支气管收缩,增加呼吸道阻力,诱发或加重支气管哮喘的急性发作。

(5) 低血糖反应:β受体阻滞剂不影响胰岛素的降血糖作用,但对正在使用胰岛素治疗的糖尿病患者,使用β受体阻滞剂能延缓胰岛素引起低血糖反应后的血糖恢复,即产生低血糖反应,故糖尿病患者或低血糖患者应慎用此类药品。

(6) 心血管系统不良反应:临床较为常见的心血管系统不良反应有体位性低血压、心动过缓等。

第八章　神经系统急症

【注意事项】

（1）β受体阻滞剂具有负性变力性作用,因此在心力衰竭治疗中要从小剂量开始,依据患者反应而逐渐缓慢增加剂量并达到靶剂量。

（2）在心肌梗死后应尽早使用β受体阻滞剂。

（3）对有阻塞性肺病或支气管哮喘患者应选用高选择性β受体阻滞剂,并注意防止诱发支气管痉挛。

（4）β受体阻滞剂具有负性变时性及负性变传导作用,在病态窦房结综合征、房室阻滞时不宜使用。

（5）临床上应选用脂溶性β受体阻滞剂,因为其不仅有良好外周β受体阻滞作用,而且能迅速通过血脑屏障,达到中枢系统β受体阻断效应,发挥更好的抗心律失常作用。

（6）联合应用抗心律失常药物应注意以下几点:①应以达到疗效高、副作用少为目的;②最好不联合用同类抗心律失常药物;③Q-T间期延长,在选用有可能进一步延长Q-T间期的药物时更需慎重;④最好避免与可能增加其不良反应的药物合用;⑤β受体阻滞剂不可与维拉帕米(异搏定)合用。

（7）静脉用药应于卧位,滴注时切勿过速,以防降压过快。

拉贝洛尔(Labetalol)

【剂型和规格】

片剂:50mg,100mg,200mg。
注射液:25mg,50mg。

【用法用量】

(1) 口服:常用量为每次 100~200mg,每日 2~3 次,于饭后服用。严重高血压时剂量可增至每次 400mg,每日 3~4 次。每日剂量不超过 2400mg。

(2) 静脉推注:每次 50~100mg,加入 25% 葡萄糖液 20ml 内缓慢注射,15 分钟后无效者可重复注射同样剂量 1 次。本品也可以用 1~4mg/min 速度静脉滴注。

(3) 静脉滴注:本品 100mg,加 5% 葡萄糖注射液或 0.9% 氯化钠注射液稀释到 250ml,静脉滴注速度为 1~4mg/min,直至取得最好效果,然后停止滴注,有效剂量为 50~200mg,但对嗜铬细胞瘤患者可能需 300mg 以上。

(4) 静注速度不宜过快,静注结束后至少躺卧 1 小时,以防体位性低血压。若发生严重低血压或心动过缓应静注去氧肾上腺素(苯肾上腺素)或阿托品纠正。

第八章　神经系统急症

美托洛尔（Metoprolol）

【剂型和规格】

酒石酸美托洛尔片剂:25mg,50mg,100mg。
酒石酸美托洛尔缓释片:50mg,100mg,150mg。
琥珀酸美托洛尔缓释片:23.75mg,47.25mg,95mg,190mg。
酒石酸美托洛尔控释片:100mg。
酒石酸美托洛尔胶囊:50mg。
酒石酸美托洛尔注射液:2ml:2mg（另含氯化钠18mg）,5ml:5mg（另含氯化钠45mg）。
注射用酒石酸美托洛尔:2mg,5mg。

【用法用量】

（1）高血压:每次100~200mg,一日2次的疗效相当于阿替洛尔每次100mg,一日1次,在血流动力学稳定后立即使用。

（2）稳定型心绞痛:也主张早期使用,用法与用量可参照急性心肌梗死。急性心肌梗死发生心房纤颤时若无禁忌可静脉使用美托洛尔,其方法同上。心肌梗死后若无禁忌应长期使用,因为已经证明这样做可以降低心性死亡率,包括猝死。一般每次50~100mg,一日2次。

（3）在治疗高血压、心绞痛、心律失常、肥厚型心肌病、甲状腺功能亢进等症时一般每次25~50mg,一日2~3次,或每次100mg,一日2次。

（4）心力衰竭：应在使用洋地黄和/或利尿剂等抗心衰的治疗基础上使用本药。起初每次6.25mg，一日2~3次，以后视临床情况每数日至一周增加至每次6.25~12.5mg，一日2~3次，最大剂量可用至每次50~100mg，一日2次。最大剂量不应超过300~400mg/d。

（5）肾功能不全无须调整剂量。

（6）肝功能不全仅在肝功损害严重时才考虑减量。

（7）慢性阻塞性肺疾病、支气管哮喘患者：以上患者宜使用小剂量，尚且剂量一般应小于同等效力的阿替洛尔。对于支气管哮喘患者应同时加用β2肾上腺素受体激动药，剂量可按本药剂量调整。

（8）低血压或心动过缓患者：可能需要减少本药或合用药物的用量。

2. 控制脑水肿药物

甘露醇（Mannitol，甘露糖醇，己六糖、木蜜醇）

【作用机制】

本药是组织脱水药，为单糖，在体内不被代谢，经肾小球滤过后在肾小管内较少被重吸收，从而起到渗透利尿作用。具体表现为：

（1）组织脱水作用。通过提高血浆胶体渗透压，使组织内（包括眼、脑、脑脊液等）水分进入血管内，从而减轻组织水肿，降低眼压、颅内压和脑脊液容量及其压力。1g甘露醇可产生渗透浓度为5.5mmol/L,注射甘露醇100g可使2000ml细胞内水分转移至细胞外,尿钠排泄50g。

(2) 利尿作用。通过增加血容量,促进前列腺素I_2分泌,从而扩张肾血管、增加肾血流量(包括肾髓质血流量);此外,本药自肾小球滤过后极少(小于10%)由肾小管重吸收,故可提高肾小管内液渗透浓度,减少肾小管对水及Na^+、Cl^-、K^+、Ca^{2+}、Mg^{2+}和其他溶质的重吸收。

(3) 动物穿刺实验发现,应用大剂量甘露醇后,通过近端小管的水、Na^+仅分别增多10%~20%和4%~5%,从而达远端肾小管的水、Na^+则分别增加40%和25%(可能因肾髓质血流量增加,使髓质内尿素和Na^+流失增多,从而破坏了髓质渗透压梯度差),提示亨氏袢减少对水、Na^+的重吸收在本利尿药作用中占重要地位。

【剂型与规格】

甘露醇注射液:50ml:10g,100ml:20g,250ml:50g。

甘露醇注射液(5%冲洗专用):5%(2000ml:100g),5%(3000ml:150g)。

甘露醇吸入剂:5mg,10mg,20mg,40mg。

【用法用量】

(1) 脑水肿、颅内高压、青光眼

静脉滴注:一次 0.25~2g/kg,于 30~60 分钟内滴完,衰弱者剂量应减至 0.5g/kg。

(2) 利尿

静脉滴注:一次 1~2g/kg,一般用 20% 注射液 250ml,并调整剂量使尿量维持在每小时 30~50ml。

(3) 预防急性肾小管坏死

静脉滴注:先给药 12.5~25g,10 分钟内滴完,如无特殊情况,再 50g,于 1 小时内滴完,如尿量能维持在每小时 50ml 以上,则可继续应用 5% 溶液,如无效则立即停药。

(4) 鉴别肾前性少尿和肾性少尿

静脉滴注:一次 0.2g/kg,以 20% 注射液于 3~5 分钟内滴完,如用药 2~3 小时后每小时尿量仍低于 30~50ml,最多再试用 1 次,如仍无反应则应停药。

(5) 治疗药物、毒物中毒

静脉滴注:本药 20% 注射液 50g 静脉滴注,调整剂量使尿量维持在每小时 100~500ml。

【指南推荐】

20% 甘露醇:每次 125~250ml,每 6~8 小时 1 次,疗程 7~10 天,如有脑疝形成征象,可快速加压经静脉推注。冠心病、心肌梗死、心力衰竭和肾功能不全者慎用。

第八章 神经系统急症

【禁忌证】

（1）禁忌：对本药过敏者；已确诊为急性肾小管坏死的无尿患者，包括使用本药物反应者（因本药聚积可引起血容量增多，加重心脏负担）；严重脱水患者；急性肺水肿或严重肺淤血患者；存在减轻诱发性支气管痉挛或影响反复呼吸实验结果的疾病（主动脉或脑动脉瘤、未控制的高血压、近期心肌梗死、脑卒中）患者禁用本药的吸入剂。

（2）慎用：明显心肺功能损害者（因本药所致血容量突然增多可引起充血性心力衰竭）；高钾血症或低钠血症患者；低血容量患者（可因利尿而加重病情，或使原来低血容量情况被暂时性扩容所掩盖）；严重肾衰竭者（因排泄减少使本药在体内积聚，引起血容量明显增加，加重心脏负荷，诱发或加重心力衰竭）；对本药不耐受者。

【不良反应】

（1）水和电解质紊乱最常见：①快速大量静注甘露醇可引起体内甘露醇积聚，血容量迅速大量增多（尤其是急慢性肾功能衰竭时），导致心力衰竭（尤其有心功能损害时），稀释性低钠血症，偶可致高钾血症；②不适当的过度利尿导致血容量减少，加重少尿；③大量细胞内液转移至细胞外可致组织缺水，并引起中枢神经系统症状。

（2）寒战、发热。

（3）排尿困难。

第八章　神经系统急症

（4）血栓性静脉炎。

（5）甘露醇外渗可致组织水肿、皮肤坏死。

（6）过敏引起皮疹、荨麻疹、呼吸困难、过敏性休克。

（7）头晕、视力模糊。

（8）高渗引起口渴。

（9）渗透性肾病（也称甘露醇肾病）主要见于大剂量快速静脉滴注时。其机制尚未完全阐明，可能与甘露醇引起肾小管液渗透压上升过高，导致肾小管上皮细胞损伤有关。病理表现为肾小管上皮细胞肿胀，空泡形成。临床上出现尿量减少，甚至急性肾衰竭。渗透性肾病常见于老年肾血流量减少及低钠、脱水患者。

【注意事项】

（1）除做肠道准备用，均应静脉内给药。

（2）过敏体质患者应用时应严密观察，出现对甘露醇过敏反应应立即停药。

（3）不宜长期使用甘露醇，剂量不宜过大，使用期间注意肾功能及水、电解质平衡，出现肾毒性有必要时应行体外透析。

（4）使用温度过低出现结晶析出时，要加热完全溶解才能使用。

（5）使用过程中出现头痛、恶心、呕吐者，应排除颅低压综合征。

（6）冬季常析出结晶，可用80℃热水温热，溶解后应用。

(7) 大剂量长期使用可引起肾小管损害及血尿。

(8) 用于治疗水杨酸盐或巴比妥类药物中毒时,应合用碳酸氢钠以碱化尿液。

甘油果糖(Glycerol and Fructose)

【作用机制】

本药是一种复方制剂,为高渗性脱水药。

(1) 静脉滴注后能提高血浆渗透压,导致组织内的水分进入血管内,从而减轻水肿,降低颅内压、眼压、脑脊液容量及压力。

(2) 促使组织中水分流向血液,降低毛细血管周围的水肿,改善微循环,使脑灌注压降低,增加缺血部位的供血量及供氧量。

(3) 本药为高能量输液,在体内产生热量,增加脑组织耗氧量,促进脑代谢,增强细胞活力。代谢后,对血浆渗透压及尿渗透压无明显影响。

【剂型与规格】

甘油果糖氯化钠注射液:250ml(甘油25g、果糖12.5g、氯化钠2.25g);500ml(甘油50g、果糖25g、氯化钠4.5g)。

【用法用量】

成人常规剂量:

(1) 颅内压增高、脑水肿:,静脉滴注:一次

250～500ml,一日1～2次,250ml须滴注1～1.5小时,500ml需滴注2～3小时。用量可根据年龄、症状适当增减。

(2) 脑外科手术时减少脑容积:静脉滴注:一次500ml,30分钟内滴完。

(3) 降低眼压或减少眼容积:静脉滴注:一次250～500ml,45～90分钟内滴完。

【指南推荐】

静脉滴注:成人一般每次200～500ml,每天1～2次,500ml需2.5～3小时滴完,疗程1～2周,剂量可视年龄和症状调整。宜在症状较轻或好转期使用,用量过大或过快易发生溶血。

【禁忌证】

(1) 禁忌:对本药任意成分过敏者;遗传性果糖不耐受症患者;无尿患者,严重脱水者,高钠血症患者,心功能不全者。

(2) 慎用:严重循环系统功能障碍者,肾功能障碍者;尿崩症患者,糖尿病患者,溶血性贫血患者;老年患者。

【不良反应】

(1) 代谢/内分泌系统:高钠血症、低钾血症。
(2) 泌尿生殖系统:肾脏损害。
(3) 神经系统:偶见头痛,较少出现倦怠感。
(4) 胃肠道:偶见恶心、口渴。

(5) 血液:偶见溶血。

(6) 皮肤:偶见瘙痒、皮疹。

(7) 其他:大量、快速输入时可产生乳酸中毒。

【注意事项】

(1) 严重循环系统功能障碍、肾功能障碍,尿崩症、糖尿病和溶血性贫血患者慎用。

(2) 严重活动性颅内出血患者无条件时慎用。

(3) 本品含有0.9%氯化钠,用药时注意患者食盐摄入量。

(4) 怀疑有急性硬膜下、硬膜内血肿时,应先处理出血源并确认不再出血后方可应用本品。

(5) 滴注过快可发生溶血、血红蛋白尿。

(6) 伴有严重肾功能不全的患者,因排泄减少使本品在体内蓄积,可因其血容量明显增加,加重心脏负荷,诱发或加重心脏衰竭。

(7) 使用前必须认真检查,如发现容器渗漏,药液浑浊变色切勿使用。

(8) 在外界温度较低时,使用本品前应将其加热至室温。

呋塞米(Furosemide)

【作用机制】

(1) 对水和电解质排泄的作用:本药为强效

的髓袢利尿药,能增加水、钠、氯、钾、钙、镁、磷等的排泄。本类药物主要通过抑制肾小管髓袢厚壁段对 NaCl 的主动重吸收,结果管腔液 Na^+、Cl^- 浓度升高,而髓质间液 Na^+、Cl^- 浓度降低,使渗透压梯度差降低,肾小管浓缩功能下降,从而导致水、Na^+、Cl^- 排泄增多。由于 Na^+ 重吸收减少,远端小管 Na^+ 浓度升高,促进 Na^+/K^+ 和 Na^+/H^+ 交换增加,K^+ 和 H^+ 排出增多。至于呋塞米抑制肾小管髓袢升支厚壁段重吸收 Cl^- 的机制,过去曾认为该部位存在氯泵,目前研究表明该部位基底膜外侧存在与 Na^+/K^+ ATP 酶有关的 Na^+、Cl^- 配对转运系统,呋塞米通过抑制该系统功能而减少 Na^+、Cl^- 的重吸收。另外,呋塞米可能尚能抑制近端小管和远端小管对 Na^+、Cl^- 的重吸收,促进远端小管分泌 K^+。呋塞米通过抑制亨氏袢对 Ca^{2+}、Mg^{2+} 的重吸收而增加 Ca^{2+}、Mg^{2+} 排泄。短期用药能增加尿酸排泄,而长期用药则可引起高尿酸血症。

(2) 对血流动力学的影响:呋塞米能抑制前列腺素分解酶的活性,使前列腺素 E_2 含量升高,从而具有扩张血管作用。扩张肾血管,降低肾血管阻力,使肾血流量尤其是肾皮质深部血流量增加,在呋塞米的利尿作用中具有重要意义,也是其用于预防急性肾功能衰竭的理论基础。另外,与其他利尿药不同,袢利尿药在肾小管液流量增加的同时肾小球滤过率不下降,可能与流经致密斑的氯减少,从而减弱或阻断了球-管平衡有关。呋塞米能扩张肺部容量静脉,降低肺毛细血管通透性,加上其利尿作用,使回心血量减少,左心室舒张末期压力降低,有助于急性左心衰竭的治疗。由于呋塞米可降低肺毛细血管通透性,为其治疗成人呼吸窘迫综合征提供了理论依据。

【剂型与规格】

片剂:20mg,40mg。
呋塞米注射液:2ml:20mg。
注射用呋塞米:20mg,40mg。

【用法用量】

(1) 成人常规剂量

1) 水肿性疾病:①口服给药:起始剂量为20~40mg,每日1次,必要时6~8小时后追加20~40mg,直至出现满意利尿效果。最大剂量虽可达每日600mg,但一般应控制在100mg以内,分2次服用。以防过度利尿和副作用发生。②静脉注射:紧急情况或不能口服者,可静脉或肌内注射,开始20~40mg,必要时每2小时追加剂量,直至出现满意疗效。

2) 治疗急性左心衰竭时,起始40mg静脉注射,必要时每小时追加80mg,直至出现满意疗效。

3) 治疗急性肾功能衰竭时,可用200~400mg加于氯化钠注射液100ml内静脉滴注,滴注速度每分钟不超过4mg。有效者可按原剂量重复应用或酌情调整剂量,每日总剂量不超过1g。利尿效果差时不宜再增加剂量,以免出现肾毒性,

第八章 神经系统急症

对急性肾衰功能恢复不利。

4）治疗慢性肾功能不全时,一般每日剂量 40~120mg。

5）高血压:①口服给药:起始每日 40~80mg,分 2 次服用,并酌情调整剂量。②静脉注射:高血压危象时,起始 40~80mg 静注,伴急性左心衰竭或急性肾功能衰竭时,可酌情增加用量。

(2) 儿童常规剂量

水肿性疾病:①口服给药:起始按体重 2mg/kg,口服,必要时每 4~6 小时追加 1~2mg/kg。②静脉给药:起始剂量 1mg/kg,必要时每隔 2 小时追加 1mg/kg。最大剂量可达每日 6mg/kg。新生儿应延长用药间隔。

【指南推荐】

呋塞米每次 40mg,每天 2~4 次静脉注射,可以与甘露醇合用,增强脱水效果。

【禁忌证】

(1) 禁忌:有本药过敏史者;低钾血症患者,肝性脑病患者。

(2) 慎用:无尿或严重肾功能损害者;糖尿病患者;高尿酸血症或有痛风病史者;严重肝功能损害者,急性心肌梗死者;胰腺炎或有胰腺病史者;有低钾血症倾向(尤其是应用洋地黄药物或有室性心律失常)者;红斑狼疮患者,前列腺肥大者;哺乳期妇女;老年患者。

第八章　神经系统急症

【不良反应】

（1）常见者与水、电解质紊乱有关，尤其是大剂量或长期应用时，如体位性低血压、休克、低钾血症、低氯血症、低氯性碱中毒、低钠血症、低钙血症以及与此有关的口渴、乏力、肌肉酸痛、心律失常等。

（2）少见者有过敏反应（包括皮疹、间质性肾炎、甚至心脏骤停）、视觉模糊、黄视症、光敏感、头晕、头痛、纳差、恶心、呕吐、腹痛、腹泻、胰腺炎、肌肉强直等，骨髓抑制导致粒细胞减少、血小板减少性紫癜和再生障碍性贫血，肝功能损害，指、趾感觉异常，高糖血症，尿糖阳性，原有糖尿病加重，高尿酸血症。

（3）耳鸣、听力障碍多见于大剂量静脉快速注射时（每分钟剂量大于 4~15mg），多为暂时性，少数为不可逆性，尤其当与其他有耳毒性的药物同时应用时。

（4）在高钙血症时，可引起肾结石。尚有报道本药可加重特发性水肿。可引起低钾血症、低氯血症、血镁降低，恶心、呕吐、腹泻、皮疹、瘙痒、肌肉痉挛、眩晕、乏力、嗜睡、口干，注入过快可引起暂时性耳聋。个别病例白细胞减少，血小板减少，多形性红斑，体位性低血压。长期用可致胃及十二指肠溃疡，产生尿酸过多症，可引起胃肠道刺激或不适，急性胰腺炎，黄疸，个别病例幻视。静脉注射可有心脏停搏，甚至死亡。

第八章 神经系统急症

（5）心血管系统：呋塞米除利尿作用外，还有短暂但肯定的血管扩张作用。该品使肾损害的病人的静脉血容量和外周血管阻力改变，出现体位性低血压和昏厥，和其他降压药合并使用时，症状更严重。

（6）内分泌、代谢：该品对脂代谢的影响与噻嗪类药物相似。呋塞米会引起抗利尿激素失调综合征（IADHS），患者血浆中抗利尿激素（ADH）浓度升高，机体总钠量正常，总钾量大幅度下降。如果快速使用该品，会造成高血蛋白酶原和醛固酮分泌急剧增加。

（7）与噻嗪类药物类似，该品也会导致高血尿酸、促发痛风，且出现的频率和发作程度更甚，老年病人，服用 3 个月有可能出现痛风。

【注意事项】

（1）交叉过敏：对磺胺药和噻嗪类利尿药过敏者，对本药可能亦过敏。

（2）对诊断的干扰：可致血糖升高、尿糖阳性，尤其是糖尿病或糖尿病前期患者，过度脱水可使血尿酸和尿素氮水平暂时性升高。血 Na^+、Cl^-、K^+、Ca^{2+} 和 Mg^{2+} 浓度下降。

（3）下列情况慎用：①无尿或严重肾功能损害者，后者因需加大剂量，故用药间隔时间应延长，以免出现耳毒性等副作用；②糖尿病；③高尿酸血症或有痛风病史者；④严重肝功能损害者，因水电解质紊乱可诱发肝性脑病；⑤急性心肌梗死，过度利尿可促发休克;⑥胰腺炎或有此病史者;⑦有低钾血症倾向者,尤其是应用洋地黄药物或有室性心律失常者;⑧红斑狼疮,本药可加重病情或诱发活动;⑨前列腺肥大。

(4) 随访检查:①血电解质,尤其是合用洋地黄类药物或皮质激素类药物、肝功损害者;②血压,尤其是用于降压,大剂量应用于老年人;③肾功能;④肝功能;⑤血糖;⑥血尿酸;⑦酸碱平衡;⑧听力。

(5) 药物剂量应从最小有效剂量开始,然后根据利尿反应调整剂量,以减少水、电解质紊乱等副作用的发生。

(6) 存在低钾血症或低钾血症倾向时。应注意补充钾盐。

(7) 与降压药合用时,后者剂量应酌情调整。

(8) 少尿或无尿患者应用最大剂量后 24 小时仍无效时停药。

3. 防治再出血

氨基己酸(Aminocaproic Acid,
氨己酸、凯乃银)

【作用机制】

本药是一种单氨基羧酸,为赖氨酸类似物,是特异性的抗纤维蛋白溶解药,能抑制纤维蛋白溶解原的激活因子,使纤溶酶原不能激活为纤溶酶,从而抑制纤维蛋白的溶解,产生止血作用。高浓度时,本药对纤溶酶还有直接抑制作用,对于纤溶酶活性增高所致的出血有较好疗效。

【剂型与规格】

氨基己酸片:0.5g。

氨基己酸注射液:10ml:1g,10ml:2g,20ml:4g。

氨基己酸氯化钠注射液:100ml(氨基己酸4g、氯化钠0.9g)。

【用法用量】

防止纤维蛋白原溶解亢进引起的出血,成人常规剂量:

(1) 静脉滴注:初始剂量为4~6g,15~30分钟内滴完,维持量为每小时1g。维持时间依病情而定,一日不超过20g,可连用3~4日。氨基己酸注射液使用前应先用5%~10%葡萄糖注射液或生理盐水100ml稀释。

(2) 口服给药:一次2g,一日3~4次,依病情服用7~10日或更久。

(3) 术后膀胱出血者,用0.5%溶液冲洗膀胱。

【禁忌证】

(1) 禁忌:对本药过敏者;弥散性血管内凝血(DIC)的高凝期(此时尚未出现继发性纤维蛋

白溶解亢进)的患者;有血栓形成倾向或有血栓栓塞性疾病病史者;早产儿禁用本药注射剂。

(2) 慎用:肾功能不全者;泌尿道术后出血的患者(本药可抑制尿激酶的纤溶作用而有血栓形成,可引起尿路阻塞);心、肝功能不全者;妊娠期妇女,哺乳期妇女。

【不良反应】

(1) 本药有一定的副作用,剂量增大,不良反应增多,症状加重,而且药效维持时间较短,现已逐渐少用。

(2) 常见的不良反应为恶心、呕吐和腹泻,其次为眩晕、瘙痒、头晕、耳鸣、全身不适、鼻塞、皮疹、红斑、不泄精等。当每日剂量超过 16g 时,尤其发生。快速静注可出现低血压、心动过速、心律失常,少数人可发生惊厥及心脏或肝脏损害。大剂量或疗程超过四周可产生肌痛、软弱、疲劳、肌红蛋白血尿,甚至肾功能衰竭,停药后可缓解恢复。

(3) 本品从尿排泄快,尿浓度高,能抑制尿激酶的纤溶作用,可形成血凝块,阻塞尿路。

(4) 易发生血栓和心、肝、肾功能损害,有血栓形成倾向或有栓塞性血管病史者禁用或慎用。

【注意事项】

(1) 本品排泄快,需持续给药,否则难以维持稳定的有效血浓度。

(2) 在 DIC 早期,血液呈高凝趋势,继发性纤溶尚未发生,不应使用抗纤溶药。DIC 进入低凝期并有继发性纤溶时,肝素与抗纤溶药可考虑使用。

(3) 链激酶或尿激酶的作用可被氨基己酸对抗,故前者过量时亦可使用氨基己酸对抗。

(4) 本品不能阻止小动脉出血,术中有活动性出血,仍需结扎止血。

(5) 使用避孕药或雌激素的妇女,服用氨基己酸时可增加血栓形成的倾向。

(6) 本品静脉注射过快可引起明显血压降低,心动过速和心律失常。

氨甲环酸(Tranexamic Acid)

【作用机制】

纤溶现象与机体在生理或病理状态下的纤维蛋白分解、血管通透性增加等有关,也与纤溶引起的机体反应,各种出血症状及变态反应等的发生发展和治愈相关联。本品可抑制这种纤溶酶的作用,而显示止血、抗变态反应、消炎效果。

(1) 抗纤溶酶的作用:氨甲环酸能与纤溶酶和纤溶酶原上的纤维蛋白亲和部位的赖氨酸结合部位(LBS)强烈吸附,阻抑了纤溶酶、纤溶酶原与纤维蛋白结合,从而强烈地抑制了由纤溶酶所致纤维蛋白分解;另外,在血清中巨球蛋白等抗纤溶酶的存在下,氨甲环酸抗纤溶作用更加

第八章　神经系统急症

明显。

(2) 止血作用:异常亢进的纤溶酶将会引起血小板的凝集抑制及凝固因子的分解。轻度的亢进首先导致纤维蛋白的分解。因而考虑在一般出血时,氨甲环酸可阻抑纤维蛋白分解而起到止血作用。

(3) 抗变态反应、消炎作用:氨甲环酸可抑制引起血管渗透性增强、变态反应及炎症性病变的激肽及其他活性肽的产生。

(4) 本品尚能直接抑制纤溶酶活力,减少纤溶酶激活补体的作用,从而达到防止遗传性血管神经性水肿的发生。

【剂型与规格】

氨甲环酸片:0.125g,0.25g。

氨甲环酸胶囊:0.25g。

氨甲环酸注射液:2ml:0.1g,2ml:0.2g,5ml:0.2g,5ml:0.25g,5ml:0.5g,10ml:1g。

注射用氨甲环酸:0.2g,0.25g,0.4g,0.5g,1g。

氨甲环酸氯化钠注射液:100ml(氨甲环酸0.5g、氯化钠0.84g);100ml(氨甲环酸0.5g、氯化钠0.85g);100ml(氨甲环酸1g、氯化钠0.68g);100ml(氨甲环酸1g、氯化钠0.7g)。

【用法用量】

成人常规剂量:

第八章 神经系统急症

(1) 口服给药:一次 1~1.5g,一日 2~6g。为防止手术前后出血,可参考上述剂量,为治疗原发性纤维蛋白溶解所致出血,剂量可酌情加大。

(2) 静脉滴注:一次 0.25~0.5g,一日 0.75~2g。以 5%~10% 葡萄糖液稀释后静脉滴注。为防止手术前后出血,可参考上述剂量。治疗原发性纤维蛋白溶解所致出血时,剂量可酌情加大。

(3) 静脉注射:以 25% 葡萄糖液稀释后缓慢注射,用量同静脉滴注。

(4) 肾功能不全时按血清肌酸酐浓度做适量调节。

(5) 肝功能不全时,由于本药仅有一小部分在体内代谢,故肝功能不全者无须调整剂量。

(6) 老年患者生理功能减退应减量用药。

【禁忌证】

(1) 禁忌:对本药过敏者;获得性色觉缺失患者禁用本药注射液;活动性血管内凝血者禁用本药注射液;活动性血栓栓塞性疾病者禁用本药口服制剂;有血栓形成或血栓栓塞使者禁用本药口服制剂。

(2) 慎用:心、肝、肾功能损害者;有血栓形成倾向者;肾盂实质病变发生大量血尿的患者;前列腺或尿路手术患者;弥散性血管内凝血所致的继发性高纤溶状态患者;上尿路出血患者;妊娠期、哺乳期妇女。

第八章 神经系统急症

【不良反应】

本品不良反应较6-氨基己酸为少。

(1) 神经系统:偶有药物过量所致颅内血栓形成和出血。由于本品可进入脑脊液,注射后可有视力模糊、头痛、头晕、疲乏等中枢神经系统症状,特别与注射速度有关,但很少见。

(2) 胃肠道:可有腹泻、恶心及呕吐。

(3) 泌尿生殖系统:较少见的有经期不适(经期血液凝固所致)。

【注意事项】

(1) 应用本品要监护患者以降低血栓形成并发症的可能性。有血栓形成倾向及有心肌梗死倾向者慎用。纤维蛋白沉积患者不宜使用本药。

(2) 用药时不能经同一静脉通道输血。

(3) 本品一般不单独用于弥散性血管内凝血(DIC)所致的继发性纤溶性出血,以防进一步血栓形成,影响脏器功能,特别是急性肾功能衰竭,故应在肝素化的基础上应用本品。在DIC晚期,以纤溶亢进为主时也可单独应用本品。

(4) 如与其他凝血因子(如因子Ⅸ)等合用,应警惕血栓形成。应在凝血因子使用后8小时再用本品较为妥善。

(5) 由于本品可导致继发肾盂和输尿管凝血块阻塞,大量血尿患者禁用或慎用。

(6) 慢性肾功能不全时用量酌减,给药后尿液浓度常较高。治疗前列腺手术出血时,用量也应减少。

(7) 宫内死胎导致低凝血因子Ⅰ血症,使用肝素治疗出血,较使用本药安全。

(8) 应用本品时间较长者,应做眼科检查监护(视力、视觉、视野和眼底检查)。

(9) 本品与青霉素或输注血液有配伍禁忌。

4. 防治迟发性血管痉挛

尼莫地平(Nimodipine,宝一恬、北青、博士多元、布瑞喜、恩通、尔平、迈特令、耐孚、尼达尔、尼力苏、尼莫同、平通、瑞立安、维尔思)

【作用机制】

尼莫地平为双氢吡啶类钙拮抗剂,具有以下药理作用:

(1) 对脑血管的作用:正常情况下,平滑肌的收缩依赖于 Ca^{2+} 进入细胞内,引起跨膜电位的去极化。本药通过有效地阻止 Ca^{2+} 进入细胞内,抑制平滑肌收缩,达到解除血管痉挛的作用。在全身各部位的动脉中,本药对脑动脉的作用更强,具有较高的亲脂性,易透过血-脑脊液屏障。当用于蛛网膜下腔出血的治疗时,脑脊液中的浓度可达 12.5ng/ml。

(2) 对神经系统的作用:本药可选择性扩张脑血管,增加脑血流量,从而起到脑保护的作用。可显著降低老化过程中血管周围常见的纤维变性、基底膜变厚、淀粉样多肽和脂质沉积的发生率。

（3）对老年痴呆的作用：本药作用于电压依赖性钙通道的双氢吡啶类受体，引起受体构型发生变化，使钙通道稳定在不活动状态，从而阻断钙离子内流，降低细胞内钙离子浓度，缓解神经细胞内能量消耗，减少自由基产生，减少细胞死亡。

【剂型与规格】

尼莫地平片：10mg，20mg，30mg。

尼莫地平分散片：20mg，30mg。

尼莫地平缓释片：60mg。

尼莫地平控释片：60mg。

尼莫地平胶囊：20mg，30mg。

尼莫地平缓释胶囊：60mg。

尼莫地平胶丸：10mg，20mg，30mg。

尼莫地平注射液：10ml：2mg；20ml：4mg；40ml：8mg；50ml：10mg；50ml：25mg；100ml：20mg。

注射用尼莫地平：2mg，4mg，8mg，10mg。

【用法用量】

（1）急性脑血管病恢复期

口服给药：一次30～40mg，一日4次，或每4小时1次。

（2）缺血性脑血管病

口服给药：①片剂：一日30～120mg，分3次服用，连服1个月。②缓释胶囊或缓释片：一次

第八章 神经系统急症

60mg,一日2次,12周为一疗程。

(3) 蛛网膜下腔出血所致脑血管痉挛

口服给药:①片剂:一次40~60mg,一日3~4次,3~4周为一疗程。如需手术的患者,手术当日应停药,以后可继续服用。②胶囊:作为注射液的后续治疗,一次60mg,一日6次,服用7日,连续服药间隔不少于4小时。③缓释胶囊或缓释片:一次60mg,一日2次,3~4周为一疗程。如需手术的患者,手术当日应停药,以后可继续服用。

(4) 多型痴呆

口服给药:一次30~60mg,一日3次,1个月为一疗程。

(5) 轻中度原发性高血压

口服给药:开始一次40mg,一日3次,一日最大剂量为240mg。

(6) 蛛网膜下腔出血所致血管痉挛

静脉滴注:预防性给药于出血后4日内开始,在血管痉挛最危险期连续给药(持续到出血后10~14日)。如果已出现缺血后继发神经元损伤,应尽早开始治疗,用药需持续5~14日;如经外科手术去除出血原因后,应继续静脉滴注本药,至少持续到术后第5日;此后,建议改为口服给药7日,每隔4小时一次,一次60mg。静脉具体给药如下:①体重低于70kg(或血压不稳定)者,开始2小时可按0.5mg/h[约0.0075mg/(kg·h)]给药。如耐受良好,2小时后,剂量可增至1mg/h约[0.015mg/(kg·h)]。②体重大于70kg者,开始

第八章 神经系统急症

2小时可按1mg/h给药。如耐受良好,2小时后,剂量可增至2mg/h约[0.03mg/(kg·h)]。若患者发生不良反应,应减量或停药。

(7) 急性脑供血不足

静脉滴注:每分钟0.5μg/kg,同时应监测血压,以血压不降或略降为宜。病情稳定后,改为口服,一次30~60mg,一日3次。

【禁忌证】

(1) 禁忌:对本药过敏者;严重肝功能损害者,脑水肿或颅内压明显升高者;妊娠期妇女,哺乳期妇女。

(2) 慎用:肝功能损害者,严重肾功能损害者,严重心血管功能损害者,严重低血压者,特发性肥厚性主动脉瓣下狭窄(IHSS)患者。

【不良反应】

(1) 血压下降,血压下降的速度与药物剂量有关。

(2) 肝炎。

(3) 皮肤刺痛。

(4) 胃肠道出血。

(5) 血小板减少。

(6) 偶见一过性头晕、头痛、面色潮红、呕吐、胃肠不适等。

(7) 口服尼莫地平后,个别病人可发生碱性磷酸酶(ALP)、乳酸脱氢酶(LDH)、AKP的升高,

第八章 神经系统急症

血糖升高以及个别人的血小板数的升高。

【注意事项】

(1) 脑水肿及颅内压增高患者须慎用。

(2) 尼莫地平的代谢产物有毒性反应,肝功能损害者应当慎用。

(3) 本品可引起血压的降低。在高血压合并蛛网膜下腔出血或脑卒中患者中,应注意减少或暂时停用降压药物,或减少本品的用药剂量。

(4) 可产生假性肠梗阻,表现为腹胀、肠鸣音减弱。当出现上述症状时应减少用药剂量和保持观察。

(5) 避免与β阻断剂或其他钙拮抗剂合用。

5. 继发性癫痫的处理

丙戊酸钠(Sodium Valproat,德巴金、癫扑净、典泰、定百痉、二丙乙酸、扑癫灵)

【作用机制】

丙戊酸钠为一种不含氮的广谱抗癫痫药。

动物实验证明,丙戊酸钠对多种方法引起的惊厥,均有不同程度的对抗作用。对人的各型癫痫均有效。抗癫痫作用的机制尚未阐明,可能与增加抑制性神经递质γ-氨基丁酸(GABA)的合成和减少其降解,从而升高 GABA 浓度,降低神经元的兴奋性而抑制发作。

另外,电生理实验中发现本药可产生与苯妥

第八章 神经系统急症

英钠相似的抑制钠通道的作用。

【剂型与规格】

丙戊酸钠片剂：100mg，200mg。
丙戊酸钠肠溶片：250mg，500mg。
丙戊酸钠缓释片：200mg。
丙戊酸钠胶囊：200mg，250mg。
丙戊酸钠糖浆：5ml：200mg；5ml：500mg；100ml：5000mg。
丙戊酸钠口服溶液：300ml：12g。
丙戊酸钠注射剂：400mg。

【用法用量】

（1）口服给药：①起始剂量为 5～10mg/kg，1 周后递增，直至癫痫发作得以控制。常规剂量为一日 15mg/kg 或每天 600～1200mg，分 2～3 分次服用。当一日用量超过 250mg 时，应分次服用，以减少胃肠道刺激。最大日剂量不超过 30mg/kg 或 1800～2400mg。一般宜从小量开始。②若开始使用本药时患者已经使用其他抗癫痫药物：后者需缓慢撤药，同时逐渐增加本药物的剂量，一般在 2 周后加至目标剂量。若与诱导肝酶活性的抗癫痫药物（如苯妥英、苯巴比妥、卡马西平）合用，本药的加药速度应为一日 5～10mg/kg。如撤除肝酶诱导药，本药的剂量也应减小。

（2）静脉给药：①癫痫发作需快速达到有效血药浓度并维持时：以 15mg/kg 缓慢静脉注射，注射时间应大于5分钟;然后以1mg/(kg·h)的速度静脉滴注,使本药血药浓度达到75mg/L,并根据患者症状调整滴注速度。②临时替代口服给药治疗癫痫发作:口服给药后4~6小时可开始静脉给药,剂量范围为平均一日20~30mg/kg。可分4次静脉滴注,每次滴注时间至少1小时,也可持续滴注24小时。

【禁忌证】

(1) 禁忌:对本药过敏者;急慢性肝炎、个人或家族有严重肝炎病史者(尤其与药物有关的);肝卟啉病患者,鸟氨酸循环障碍者。

(2) 慎用:血液疾病(肝卟啉病患者除外)患者,肾功能损害者,器质性脑病患者;儿童;妊娠期妇女,哺乳期妇女;老年人。

【不良反应】

(1) 常见不良反应表现为腹泻、消化不良、恶心、呕吐、胃肠道痉挛、可引起月经周期改变。

(2) 较少见短暂的脱发、便秘、嗜睡、眩晕、疲乏、头痛、共济失调、轻微震颤、异常兴奋、不安和烦躁。

(3) 长期服用偶见胰腺炎及急性重型肝炎。

(4) 可使血小板减少引起紫癜、出血和出血时间延长,应定期检查血象。

(5) 对肝功能有损害,引起血清碱性磷酸酶和氨基转移酶升高,服用2个月要检查肝功能。

第八章　神经系统急症

（6）偶有过敏。

（7）偶有听力下降和可逆性听力损坏。

【注意事项】

（1）本药有引起自杀想法和行为的风险,用药过程中应密切观察患者行为是否有明显变化。

（2）本药禁止与圣约翰草提取物合用。

（3）本药在体内可转化为丙戊酸,不应与其他具有相同转化产物的药物(如丙戊酸盐、丙戊酰胺等)合用以防治丙戊酸过量。

（4）本药可引起嗜睡(尤其与其他抗癫痫药或苯二氮䓬类药合用时),可能影响驾驶和机械操作。

（5）本药一旦停止静滴,需立刻口服给药,以补充有效成分。口服剂量可用以前的剂量或调整后的剂量。

（6）本药停药时应逐渐减量,以防止癫痫再次发作。

（7）本药可引起出血时间延长,并增加中枢神经系统抑制药的作用,进行外科手术或其他急症治疗时应注意。

（8）因丙戊酸有导致高氨血症的风险,当怀疑患者有鸟氨酸循环酶缺陷时,治疗前应做代谢方面的检查。

（9）药物对儿童的影响:3岁以下的儿童使用丙戊酸钠有肝脏中毒的危险,应避免同时使用水杨酸盐。

第八章 神经系统急症

（10）药物对哺乳的影响：丙戊酸钠可分泌入乳汁,浓度为母体血药浓度的1%～10%,哺乳期妇女应予以注意。

（11）药物对检验值或诊断的影响：①因丙戊酸钠的酮性代谢产物随尿排出,尿酮试验可出现假阳性；②甲状腺功能试验可能受影响；③乳酸脱氢酶、丙氨酸氨基转移酶、门冬氨酸氨基转移酶可能轻度升高。并提示无症状性肝脏中毒；④血清胆红素可能升高,提示潜在的严重肝脏中毒。

（12）用药前后及用药时应当检查或监测：①全血细胞（包括血小板）计数；②肝、肾功能检查,肝功能在最初半年内最好每1～2月复查1次,半年后复查间隔酌情延长；③监测血浆丙戊酸钠浓度。

卡马西平（Carbamazepine）

【作用机制】

（1）抗惊厥作用　本药为钠通道调节药,可通过增强钠通道的灭活效能,阻断神经递质的释放,调节神经兴奋性,产生抗惊厥作用。

（2）抗外周神经作用　可能是作用于γ-氨基丁酸B受体而产生镇痛作用,并与调节钙通道有关。

（3）抗躁狂抑郁作用　可能与增强中枢的去甲肾上腺素能的神经的活性有关。

（4）抗利尿作用　可能与促进ADH分泌或

提高效应对 ADH 的敏感性有关。

【剂型与规格】

片剂:100mg,200mg,400mg。
缓释片:200mg,400mg。
咀嚼片:100mg,200mg。
胶囊:200mg。
缓释胶囊:100mg。
混悬液:100mg/5ml。
栓剂:125mg,250mg。

【用法用量】

(1) 成人常规剂量

1) 癫痫、惊厥:口服给药:起始剂量为一次 100~200mg,一日 1~2 次。以后逐渐增加剂量,直至最佳疗效,通常一次 400mg,一日 2~3 次。维持时应根据情况快速调整至最低的有效量,分次服用。要注意剂量个体化,一日总量不宜超过 1200mg,少数可用 1600~2000mg/d。

2) 镇痛:口服给药:起始剂量为一次 100mg,一日 2 次,第 2 日起,隔日增加 100~200mg,直至疼痛缓解,维持量为一日 400~800mg,分次服用,一日最高剂量不超过 1200mg。

3) 尿崩症:口服给药:单用时 300~600mg/d,如与其他抗利尿药合用,一日 200~400mg,分 3 次给药。

4) 躁狂、精神病:口服给药:起始剂量为 200~

第八章 神经系统急症

400mg/d,以后每周逐渐增加剂量至最大剂量1600mg/d,分 3~4 次服用。

(2) 儿童常规剂量

抗惊厥:口服给药:4 岁及 4 岁以下儿童,起始剂量为一日 20~60mg,然后每隔 1 日增加 20~60mg。4 岁以上的儿童,起始剂量为一日 100mg,然后每周增加 100mg。维持剂量为一日 10~20mg/kg:1 岁以下儿童,一日 100~200mg;1~5 岁儿童,一日 200~400mg;6~10 岁儿童,一日 400~600mg;11~15 岁儿童一日 600~1000mg。分次服用。

【禁忌证】

(1) 禁忌:对本药过敏者;心脏房室传导阻滞者;血象严重异常、血清铁严重异常或有卟啉病史者;有骨髓抑制病史者;严重肝功能不全者。

(2) 慎用:酒精中毒者,冠状动脉硬化等心脏病患者,肝脏疾病者,肾脏疾病或尿潴留者,糖尿病患者,青光眼患者;使用其他药物有血液系统不良反应史者;血管升压素(ADH)分泌异常或有其他内分泌紊乱者;典型或非典型失神发作的混合性发作患者;HLA-B*1502 等位基因阳性者;妊娠早期妇女。

【不良反应】

(1) 心血管系统:常见高血压、低血压。罕见心律失常、房室阻滞、充血性心力衰竭、血栓栓塞、晕厥等。

（2）代谢/内分泌系统：常见体重增加。10%~15%的有尿潴留、低钠血症。罕见低钙血症、甲状腺功能减退。

（3）呼吸系统：罕见过敏反应，主要表现为发热、呼吸困难、局限性肺炎和肺炎。

（4）肌肉骨骼系统：罕见肌无力、骨质疏松。极罕见关节痛、肌痛、骨软化病。

（5）泌尿生殖系统：可使血尿素氮、尿糖、尿蛋白升高。罕见肾毒性。

（6）免疫系统：少见变态反应。罕见淋巴结病。

（7）神经系统：常见头痛、头晕、共济失调、嗜睡、疲乏、少见儿童行为障碍。罕见周围神经炎、中枢神经系统中毒、感觉异常。

（8）精神：常见精神错乱。

（9）肝脏：少见肝功能异常、胆汁淤积、肝细胞性黄疸，偶见中毒性肝炎。

（10）胃肠道：极常见恶心、呕吐。常见口干。少见腹泻、便秘。罕见腹痛。

（11）血液：常见嗜酸性粒细胞增多。偶见粒细胞减少、可逆性血小板减少、再生障碍性贫血。

（12）皮肤：可见剥脱性皮炎。少见 SJS、TEN、红斑性狼疮。

（13）眼：常见视物模糊、复视、眼球震颤。

（14）耳：极罕见听觉障碍。

（15）其他：罕见血管神经性水肿、腺体瘤、淋巴瘤。

【注意事项】

（1）本药对癫痫典型或不典型失神发作、肌阵挛或失神发作无效，对锂剂、抗精神药、抗抑郁药无效的或不能耐受的双相障碍有效。

（2）本药的止痛效应限于神经源性疼痛。

（3）本药有引起自杀想法和行为的风险，用药中应密切观察患者行为是否有明显改变。

（4）服用本药应避免大量饮水，以防发生水中毒。

（5）开始时应小剂量，然后逐渐加量，直至获得良好疗效或不出现不良反应。已用其他抗癫痫药治疗时患者加用本药时，用量也逐渐增加。在开始4周左右可能需要增加剂量，以避免由自身诱导所致的血药浓度降低。

（6）漏服时应尽快补服，不可一次服双倍的量，可一日内分次补足。

（7）用作特异性疼痛综合征的止痛药时，如果疼痛完全缓解，应逐渐减量或停药。

（8）癫痫患者突然撤药可引起惊厥或癫痫持续状态。

（9）本药可引起眩晕、嗜睡，特别是用药初期或剂量调整期，故驾驶或操作机器时应谨慎。

（10）本药与三环类抗抑郁药、奥卡西平、苯妥英钠等可能存在交叉过敏反应。

第八章　神经系统急症

左乙拉西坦（Levetiracetam）

【作用机制】

本药为吡咯烷酮衍生物，其抗癫痫的机制尚不明确。体内及体外实验显示，本药可抑制海马癫痫样突发放电，但对正常的神经元兴奋性无影响，这提示本药可能选择性抑制癫痫样突发放电同步性和癫痫发作的传播。

【剂型与规格】

片剂：0.25g，0.5g，0.75g，1g。
缓释片：0.5g，0.75g。
口服溶液：100mg/ml。
注射液：5ml：0.5g。
氯化钠注射液：100ml：0.5g；100ml：1g；100ml：1.5g。

【用法用量】

成人常规剂量：

（1）癫痫部分性发作的辅助治疗，口服给药：起始剂量为一次0.5g，一日2次。根据临床效果及耐受性，一日剂量可增至一次1.5g，一日2次。剂量的变化应每2~4周1次增加或减少0.5g，一日2次。

（2）肝功能不全时用量：轻至中度肝功能受损患者，无须调整给药剂量。中度肝功能患者，日剂量应减半。

(3) 对于正在进行透析的晚期肾病患者,一次 0.5~1g。一日 1 次。透析后,推荐给予 0.25~0.5g 附加剂量。

【禁忌证】

(1) 禁忌:对本药过其他吡咯烷酮衍生物过敏者。

(2) 慎用:肝功能不全者,肾功能不全者。

【不良反应】

(1) 代谢/内分泌系统:可见体重增加。

(2) 呼吸系统:常见咳嗽加重。还可见咽炎、鼻炎、支气管炎。

(3) 肌肉骨骼系统:可见关节痛、背痛。

(4) 神经系统:成人治疗最开始阶段最常见($>10\%$)嗜睡、头晕。儿童最常见嗜睡、头痛。常见健忘、共济失调、惊厥、运动过度。震颤、眩晕、思维异常。

(5) 精神:常见敌意、神经质、情绪不稳、易激怒、抑郁、失眠、人格改变。

(6) 肝脏:可见肝衰竭。

(7) 胃肠道:常见腹泻、消化不良、恶心、呕吐、食欲减退。还可见腹痛、便秘。

(8) 血液:有出现白细胞减少、中性粒细胞减少、全血细胞减少、血小板减少的报道。

(9) 皮肤:常见皮疹。也可见脱发,但某些患者停药后可恢复。还可见瘀斑。

（10）眼：常见复视。还可出现弱视的报道。

（11）其他：最常见乏力。常见感染、意外伤害。也可见困倦、虚弱、疲劳、疼痛。

【注意事项】

（1）本药有自杀想法和行为的风险，用药中应密切观察患者行为是否有明显改变。

（2）对加用本药有治疗效应的患者，应停止抗癫痫作用。

（3）如需停药，建议逐渐停药。

（4）由于个体敏感性的差异，在治疗初始阶段或剂量增加时，会产生嗜睡或其他中枢神经症状，故对于这些需要用药的患者，不推荐驾驶或操作机械。

（5）对其他吡咯烷酮衍生物过敏者，也可能对本药过敏。

（吕菁君）

第三节 癫痫持续状态

癫痫持续状态（status epilepticus，SE）是临床最为常见的神经科急危重症，不仅对脑部神经元造成重大打击，且因合并感染、水电解质酸碱平衡紊乱及脏器功能衰竭而加速患者死亡。因此应尽早、安全地结束SE，正确处理并发症，以改善患者预后及生存质量。2001年，国际抗癫痫联盟提出

第八章 神经系统急症

了新的 SE 定义,即超过大多数这种发作类型患者的发作持续时间后,发作仍然没有停止的临床征象,或反复的癫痫发作,在发作间期中枢神经系统的功能没有恢复到正常基线。大多数患者的发作持续时间难以确定时,一般认为连续发作超过5分钟就是 SE。

在所有癫痫持续状态发作类型中惊厥性癫痫持续状态(convulsive status epilepticus,CSE)最急、最重,表现为持续的肢体强直、阵挛或强直-阵挛,并伴有意识障碍(包括意识模糊、嗜睡、昏睡、昏迷)等。CSE 的治疗目标是迅速终止临床惊厥发作和脑电图痫性放电。

一、相关药物

2010 年欧洲指南推荐 CSE 初始治疗药物为劳拉西泮,或地西泮后续苯妥英钠。2012 年美国指南推荐初始治疗药物为劳拉西泮,或地西泮,或咪达唑仑,或左乙拉西坦,或苯巴比妥,或丙戊酸。

(一)苯二氮䓬类药物

包括地西泮、劳拉西泮、咪达唑仑等,具有镇静、催眠、抗焦虑、抗惊厥及肌肉松弛等作用。通过促进 GABA 与脑内不同部位 $GABA_A$ 受体结合,增加配体门控性 Cl^- 通道(ligand-gated Cl^- ion channel)开放的频率,使细胞膜对 Cl^- 通透性增加,Cl^- 大量进入细胞膜内引起膜超极化,神经兴奋性降低,发挥中枢抑制效应。

1. 地西泮(diazepam,安定) 具有很强的抗惊厥、抗癫痫作用,增强中枢抑制性递质 GABA 的突触传递功能,抑制癫痫病灶异常放电扩散。能迅速缓解癫痫大发作,对 CSE 疗效显著。

2. 劳拉西泮(lorazepam,罗拉、氯羟安定)　有显著地催眠和较强的中枢镇静、广谱抗癫痫和肌松作用,具有抗激动和抗焦虑作用。抗惊厥作用比地西泮强 5 倍,且起效迅速。

3. 咪达唑仑(midazolam,多美康、速眠安、力月西)　具有抗焦虑、镇静催眠、肌松、抗惊厥等作用;具有起效迅速、灭活快、持续时间短等特点。

(二) 巴比妥类药物

苯巴比妥(phenobarbital,鲁米那)是巴比妥类中最有效的一种抗癫痫药物。既能提高病灶周围正常组织的兴奋阈值、限制异常放电扩散,又能降低病灶内细胞的兴奋性,从而抑制病灶的异常放电。起效快、疗效好、毒性低、价格低廉,用于防止癫痫大发作及治疗癫痫持续状态。

(三) 其他

1. 苯妥英钠(phenytoin sodium,大仑丁)　控制癫痫大发作和局限性发作的首选药物之一,因起效慢,常先用苯巴比妥等起效较快的药物控制发作后改用本品,并逐步停用苯巴比妥。其药理作用为:可限制异常放电病灶向周围正常脑组织扩散,可能与抑制突触传递的强直后增强(posttetanic potentiation,PTP)有关。也可稳定神经元细胞膜,降低其对 Na^+ 和 Ca^{2+} 的通透性,抑制 Na^+ 和 Ca^{2+} 的内流,抑制动作电位的产生。高浓度的苯

第八章 神经系统急症

妥英钠也可抑制5-羟色胺和去甲肾上腺素的释放,促进多巴胺的摄取,并且抑制单胺氧化酶活性。苯妥英钠与膜脂相互作用,这种结合可能提高膜的稳定性。另外,苯妥英钠减少对Ca^{2+}的通透性,抑制Ca^{2+}通过细胞膜内流。

2. 丙戊酸钠(sodium valproate,德巴金) 新型广谱抗癫痫药。不抑制癫痫病灶放电,但能阻止病灶异常放电的扩散。其作用机制主要表现在:①增强GABA能神经元的突触传递功能;②抑制Na^+通道和L型Ca^{2+}通道。对各类型癫痫有效。

3. 左乙拉西坦(levetiracetam,开浦兰) 为吡咯烷酮衍生物,其化学结构不同于传统的抗癫痫药物。左乙拉西坦具有较强的抗癫痫作用,其作用机制尚不明确。左乙拉西坦对癫痫部分性和全身性发作有效。有效量和中毒量相差远,安全性较好。

二、用药选择原则及指南推荐

1. 初始治疗首选劳拉西泮0.1mg/kg(1~2mg/min)静脉注射。若无劳拉西泮,可选地西泮10mg(2~5mg/min)后续苯妥英钠18mg/kg(<50mg/min)静脉输注。若无苯妥英钠,可选地西泮10mg(2~5mg/min)静脉注射后续4mg/h静脉泵注,或丙戊酸15~45mg/kg[<6mg/(kg·min)]静脉推注后续1~2mg(kg·h)静脉泵注,或苯巴比妥15~20mg/kg(50~100mg/min)静脉注射,或

第八章　神经系统急症

左乙拉西坦1000~3000mg静脉注射,或咪达唑仑10mg肌内注射(静脉通路无法建立时;B级推荐)。

2. 首选药物失败,可后续其他AEDs(D级推荐)。

3. CSE终止标准为临床发作终止,脑电图痫性放电消失,患者意识恢复。CSE终止后,即刻予以同种或同类肌内注射或口服药物过渡治疗,如苯巴比妥、丙戊酸、左乙拉西坦、氯硝西泮等;注意口服药物的替换需达到稳态血药浓度(5~7个半衰期),在此期间,静脉药物至少持续24小时,并根据替换药物的血药浓度监测结果逐渐减量(A级推荐)。

4. 另外,CSE治疗期间推荐脑电图监测,以指导药物治疗(A级推荐)。

三、治疗药物

地西泮(diazepam)

【剂型与规格】

片剂:2.5mg。
注射液:10mg(2ml)。

【禁忌证】

孕妇、妊娠期妇女;新生儿;本品含苯甲醇,禁止用于儿童肌内注射。

第八章　神经系统急症

【注意事项】

(1) 对苯二氮䓬类药物过敏者,可能对本药过敏。

(2) 肝肾功能损害者能延长本药清除半衰期。

(3) 癫痫患者突然停药可引起癫痫持续状态。

(4) 严重的精神抑郁可使病情加重,甚至产生自杀倾向,应采取预防措施。

(5) 避免长期大量使用而成瘾,如长期使用应逐渐减量,不宜骤停。

(6) 对本类药耐受量小的患者初用量宜小,逐渐增加剂量。

(7) 以下情况慎用:①严重的急性乙醇中毒,可加重中枢神经系统抑制作用。②重度重症肌无力,病情可能被加重。③急性或隐性发生闭角型青光眼可因本品的抗胆碱能效应而使病情加重。④低蛋白血症时,可导致易嗜睡难醒。⑤多动症者可有反常反应。⑥严重慢性阻塞性肺部病变,可加重呼吸衰竭。⑦外科或长期卧床病人,咳嗽反射可受到抑制。⑧有药物滥用和成瘾史者。

劳拉西泮(diazepam)

【剂型与规格】

片剂:0.5mg,1mg,2mg。

注射液:2mg(2ml),4mg(2ml)。

【禁忌证】

急性闭角型青光眼患者,睡眠呼吸暂停综合征患者;对苯二氮䓬类药物、聚乙二醇、丙二醇及苯甲醇过敏者;严重呼吸功能不全者(除非有机械通气)。

【注意事项】

(1) 最常见的不良反应为嗜睡、镇静和运动失调。

(2) 大剂量或肠外给药可产生呼吸抑制及低血压。

(3) 极个别病例服用劳拉西泮后发生各类血细胞减少或血小板减少。

(4) 常规应用即可产生依赖性,突然停药可出现戒断症状;症状发生较早,且特别严重。

(5) 对其他苯二氮䓬类药物过敏者也可对劳拉西泮过敏。

(6) 慎用:①中枢神经系统处于抑制状态的急性酒精中毒。②有药物滥用或成瘾史者。③癫痫患者(突然停药可导致发作)。④肝、肾功能损害者(可延长劳拉西泮的清除半衰期)。⑤运动过多症患者。⑥低蛋白血症患者(可导致患者嗜睡难醒)。⑦严重精神抑郁者(可使病情加重,甚至产生自杀倾向)。⑧严重慢性阻塞性肺病患者(可加重呼吸衰竭)。⑨重症肌无力者(可使病情加重)。⑩老年人。⑪同时使用神经系统药物如吩噻嗪类、麻醉镇痛药、巴比妥类,抗抑郁药,东莨菪碱及单胺氧化化酶抑制剂者。⑫因劳拉西泮可损伤精神运动功能,故服药后24小时内不宜驾车及操纵机器。

咪达唑仑(midazolam)

【剂型与规格】

片剂:每片7.5mg。
注射液:10mg(2ml);15mg(3ml)。

【禁忌证】

对苯二氮䓬过敏的患者;重症肌无力患者;精神分裂症患者、严重抑郁状态患者禁用。

【注意事项】

(1) 本品不能用6%葡聚糖注射液或碱性注射液稀释或混合。

(2) 长期静脉注射咪达唑仑,突然撤药可引起戒断综合征,推荐逐渐减少剂量。

(3) 肌内或静脉注射咪达唑仑后至少3个小时不能离开医院或诊室,之后应有人伴随才能离开。至少12个小时内不得开车或操作机器等。

(4) 慎用于体质衰弱者或慢性病、肺阻塞性疾病、慢性肾衰、肝功能损害或充血性心衰病人,若使用咪达唑仑应减小剂量并进行生命体征的监测。

苯巴比妥(phenobarbital)

【剂型与规格】

注射液:0.1g(1ml)。

【禁忌证】

肝、肾功能不全者,呼吸功能障碍者;卟啉病患者;对本品过敏者。

【注意事项】

常有嗜睡、眩晕、头痛、乏力、精神不振等延续效应。偶见皮疹、剥脱性皮炎、中毒性肝炎、黄疸等。也可见巨幼红细胞贫血,关节疼痛,骨软化。久用可产生耐受性与依赖性,突然停药可引起戒断症状,应逐渐减量停药。

用药期间避免驾驶车辆、操作机械和高空作业,以免发生意外。

苯妥英钠(phenytoin sodium)

【剂型与规格】

片剂:50mg,100mg。
注射剂:0.1g,0.25g。

【禁忌证】

对乙内酰脲药有过敏史者;阿斯综合征、二～

第八章 神经系统急症

三度房室传导阻滞、窦房结传导阻滞、窦性心动过缓等心功能损害者。

【注意事项】

(1) 本品副作用小,常见齿龈增生,儿童发病率高,应加强口腔卫生和按摩齿龈。

神经系统不良反应与剂量相关,常见眩晕、头痛,严重时可引起眼球震颤、共济失调、语言不清和意识模糊,调整剂量或停药可消失;较少见的神经系统不良反应有头晕、失眠、一过性神经质、颤搐、舞蹈症、肌张力不全、震颤、扑翼样震颤等。

(2) 可影响造血系统,致粒细胞和血小板减少,罕见再障,常见巨细胞贫血,可用叶酸加维生素 B_{12} 防治。

(3) 可引起过敏反应,常见皮疹伴高热,罕见严重皮肤反应,如剥脱性皮炎、多形糜烂性红斑、系统性红斑狼疮。一旦出现症状,应立即停药并采取相应措施。

(4) 抑制抗利尿激素分泌;抑制胰岛素分泌使血糖升高;有致癌的报道;小儿长期应用可加速维生素 D 代谢,造成软骨病或骨质异常。

(5) 对乙内酰脲类中一种药过敏者,对本品也过敏。

(6) 有酶诱导作用,可对某些诊断产生干扰,如地塞米松试验、甲状腺功能试验、使血清碱性磷酸酶、谷丙转氨酶、血糖浓度升高。

(7) 用药期间需检查血象、肝功能、血钙、口腔、脑电图、甲状腺功能并经常随访血药浓度,防止毒性反应;其妊娠期每月测定一次、产后每周测定一次血药浓度以确定是否需要调整剂量。

(8) 本品个体差异很大,用量需个体化。

(9) 下列情况应慎用:嗜酒,使本品的血药浓度降低;贫血,增加严重感染的危险性;心血管病(尤其老人);糖尿病,可能升高血糖;肝肾功能损害,改变本药的代谢和排泄;甲状腺功能异常者。

丙戊酸钠(sodium valproate)

【剂型与规格】

片剂:200mg,德巴金缓释片500mg(每片含333mg丙戊酸钠,145mg丙戊酸)。

糖浆剂:300ml(40mg/ml)。

注射剂:400mg/瓶。

【禁忌证】

对丙戊酸钠过敏或本品中任何成分过敏者;急、慢性肝炎患者,个人或家族有严重肝炎史者,尤其是与药物有关的严重肝炎史患者禁用;肝卟啉病患者禁用;合用甲氟喹者禁用。

【注意事项】

(1) 注射最初几分钟,会有恶心和眩晕,但几分钟后症状会自行消失。重复注射可能发生局部组织坏死。常见恶心、呕吐、食欲减退,中枢神经系统方面的反应主要表现为嗜睡、平衡失调、乏力、精神不集中、不安和震颤等,但并不多见,减量即可减轻。严重毒性为肝功能损害。有持续皮疹的病例报告,极少数病例出现肾功能紊乱。体重增加,闭经,月经周期不规律。

(2) 应严格应用静脉给药途径,不可肌内注射。

(3) 与大多数抗癫痫药一样,此药会引起单独发生的一过性的转氨酶升高,特别是在治疗的初期,但无临床症状。在这在情况下,建议对这些患者进行全面的实验室检查(特别是凝血酶原时间),必要时,需调整剂量并重复检查。

(4) 对于驾驶员和机器操作者要特别告知有嗜睡的危险,特别是当多药合用抗癫痫治疗时或与其他嗜睡药物合用时。

左乙拉西坦(levetiracetam)

【剂型与规格】

片剂:0.25g,0.5g,1.0g。
注射剂:0.5g(5ml)。

【禁忌证】

对左乙拉西坦过敏或者对吡咯烷酮衍生物或者其他任何成分过敏的患者禁用。

第八章 神经系统急症

【注意事项】

（1）最常见的不良反应有嗜睡,乏力和头晕,常发生在治疗的开始阶段。随时间的推移,中枢神经系统相关的不良反应发生率和严重程度会随之降低。左乙拉西坦不良反应没有明显的剂量相关性。

（2）对于严重肝功能损害的病人,应先行检查肾功能,然后进行调整。

（3）目前没有研究关于服药后对机器驾驭能力和驾驶车辆能力的影响。

（4）由于个体敏感性差异,在治疗初始阶段或者剂量增加后,会产生嗜睡或者其他中枢神经系统症状。因而,对于这些需要服用药物的病人,不推荐操作需要技巧的机器,如驾驶汽车或者操纵机械。

参 考 文 献

1. 吴江.神经病学.第 2 版.北京:人民卫生出版社,2010.
2. 中华医学会神经病学分会神经重症协作组.惊厥性癫痫持续状态监护与治疗(成人)中国专家共识.中华神经科杂志,2014,47(9):661-666.
3. 杨世杰.药理学.第 2 版.北京:人民卫生出版社,2010.
4. 国家药典委员会.中华人民共和国药典.第 2 版.北京:中国医药科技出版社,2010.

（郑 雯）

第八章 神经系统急症

第四节 颅内感染

颅内感染是各种生物性病原体侵犯中枢神经系统实质、被膜及血管等引起的急性或慢性炎症性(或非炎症性)疾病。病原体包括细菌、病毒、真菌、螺旋体、立克次体、寄生虫、朊蛋白等引起的疾病。

一、相关药物

颅内感染常用的药物详见表8-4。

表8-4 颅内感染治疗相关药物

治疗目的	分类	相关药物
抗生素	青霉素类	青霉素、氨苄西林
	头孢菌素类	头孢曲松、头孢吡肟、头孢他啶
	碳青霉烯类	美罗培南
	多肽类	万古霉素
	噁唑烷类	利奈唑胺
	氯霉素类	氯霉素
抗结核分枝杆菌	抗结核类	异烟肼、利福平、吡嗪酰胺、乙胺丁醇
	氨基糖苷类	链霉素
	喹诺酮类	莫西沙星、左氧氟沙星、环丙沙星
抗病毒	抗病毒类	阿昔洛韦、更昔洛韦、膦甲酸钠
抗真菌	抗真菌类	两性霉素B、氟康唑

二、用药选择

1. 化脓性脑膜炎 尽早使用抗生素,若病原菌未明,可经验使用广谱抗生素,依据脑脊液病原学检查进一步调整药物治疗。革兰阴性菌常用青霉素、氨苄西林、头孢曲松、头孢噻肟。革兰阳性球菌,常用头孢曲松或头孢噻肟联合万古霉素。青霉素及头孢类药物过敏者,可应用美罗培南、氨曲南、氯霉素治疗。

2. 病毒性脑膜脑炎 单纯疱疹性病毒性脑炎常用阿昔洛韦,巨细胞病毒常用更昔洛韦,若耐药,可应用膦甲酸钠。

3. 结核性脑膜炎 用药原则是早期、联合、足量、长程,常用药物;常用异烟肼、利福平、吡嗪酰胺、乙胺丁醇联合用药,重症可联合链霉素、非甾体糖皮质激素。若怀疑异烟肼、利福平耐药者,可联合应用喹诺酮类药物。

4. 真菌感染 常见新型隐球菌感染,可用两性霉素 B、氟康唑、5-氟胞嘧啶治疗。

5. 注意对症支持治疗,对颅内压高者,加用甘露醇、甘油果糖治疗。

三、治疗药物

1. 细菌性颅内感染药物治疗

【作用机制】

(1) β-内酰胺类抗生素(β-lactam antibiotic):是一种种类很多的抗生素,其中包括青霉素及其衍生物、头孢菌素、单酰胺环类、碳青霉烯类和青霉烯类酶抑制剂等。其作用机制相似,都能抑制胞壁粘肽合成酶,即青霉素结合蛋白,从而阻碍细胞壁粘肽合成,使细菌胞壁缺损,菌体膨胀裂解。触发细菌的自溶酶活性。

(2) 氯霉素:通过脂溶性弥散进入细菌细胞内,主要作用于细菌70s核糖体的50s亚基,抑制转肽酶,使肽链的增长受阻,抑制了肽链的形成,从而阻止蛋白质的合成。高浓度时或对本品高度敏感的细菌也呈杀菌作用。氯霉素一般对革兰阴性菌作用较革兰阳性菌强。

(3) 万古霉素:能够抑制细菌细胞壁的合成,具有杀菌作用,另外还可以改变细菌细胞壁的通透性,阻碍细菌RNA的合成。

【禁忌证】

(1) 禁忌:对所应用药物有明确药物过敏史者;青霉素类药物过敏史或青霉素皮肤试验阳性患者;严重肝、肾功能不全者,孕妇及哺乳期妇女禁用万古霉素;新生儿、精神病患者禁用氯霉素。

(2) 慎用:对一种青霉素过敏者可能对其他青霉素类药物、青霉胺过敏,与头孢类、碳青霉烯类有交叉过敏的可能,有哮喘、湿疹、枯草热、荨麻疹等过敏性疾病患者应慎用本品。

【不良反应】

(1) 青霉素的毒性很低,除其钾盐大量静注易引起高钾血症、肌内注射疼痛外,最常见的为过敏反应,有过敏性休克、药疹、血清病型反应、溶血性贫血及粒细胞减少等。青霉素制剂中的青霉噻唑蛋白、青霉烯酸等降解物、青霉素或 6-APA 高分子聚合物均可成为致敏原。应用青霉素应做好抗过敏性休克的准备。

(2) 头孢类抗生素与含硫药物、酒类等可出现双硫仑(disulfiram)样反应。

(3) 应用广谱抗生素,容易形成二重感染、假膜性肠炎。

氯霉素可抑制骨髓造血功能。一种为可逆的各类血细胞减少,其中粒细胞首先下降,与剂量和疗程有关。一旦发现,应及时停药,可以恢复;第二种是不可逆的再生障碍性贫血,虽然少见,但死亡率高。此反应属于变态反应与剂量疗程无直接关系。可能与氯霉素抑制骨髓造血细胞内线粒体中的与细菌相同的 70S 核蛋白体有关。

(4) 万古霉素可见过敏反应、休克、肾毒性、耳毒性、造血异常、皮肤粘膜综合征(Stevens-Johnson 综合征)、中毒性表皮坏死症(Lyell 综合征)、肝功能损害。

【注意事项】

(1) 应用 β-内酰胺类抗生素前需详细询问药物过敏史并依据相应的药物进行药敏试验。

(2) 水溶液在室温不稳定,因此应用本品须新鲜配制。

(3) 大剂量应用青霉素,应注意青霉素脑病的可能。

第八章　神经系统急症

（4）应用头孢类抗生素期间,禁酒。

（5）应用氯霉素,应密切监测血常规、避免与大环内酯类、克林霉素类同用,因为存在药物竞争。与秋水仙碱、保泰松和青霉胺等同用,可增加骨髓毒性。可干扰降糖药、口服抗凝药、维生素B_6、维生素B_{12}的作用。

（6）万古霉素与氨基糖苷类、两性霉素B、阿司匹林及其他水杨酸盐类、注射用杆菌肽及布美他尼、卷曲霉素、卡莫司汀、顺铂、环孢素、依他尼酸、巴龙霉素及多粘菌素类药物等合用或先后应用,可增加耳毒性及肾毒性。抗组胺药、布克利嗪、赛克力嗪、吩噻嗪类、噻吨类及曲美苄胺等与本品合用时,可能掩盖耳鸣、头昏、眩晕等耳毒性症状。

（7）万古霉素与碱性溶液有配伍禁忌,遇重金属可发生沉淀。不宜肌内注射,静脉滴注时尽量避免药液外漏,以免引起疼痛或组织坏死,且应经常更换注射部位,滴速不宜过快,可使血栓性静脉炎发生的频率及严重程度减至最少。

（8）肝肾功能障碍者根据具体情况调整用药剂量。

青霉素钠（Benzylpenicillin）

【剂型与规格】

注射制剂:0.48g(80万单位),0.6g(100万单位),0.96g(160万单位),2.4g(400万单位)。

【用法用量】

静滴:每日总量24mU,每4小时给药1次。

第八章 神经系统急症

氨苄西林(Ampicillin)

【剂型与规格】

注射制剂:0.5g,1.0g,2.0g。

【用法用量】

静滴:每日总量12g,每4小时给药1次。

头孢曲松(Ceftriaxone)

【剂型与规格】

注射制剂:1g。

【用法用量】

静滴:每日总量4g,每12~24小时给药1次。

头孢噻肟(Cefotaxime)

【剂型与规格】

注射制剂:0.5g,1.0g,2.0g。

【用法用量】

静滴:每日总量8~12g,每4~6小时给药1次。

美罗培南(Meropenem)

【剂型与规格】

注射制剂:0.5g。

【用法用量】

静滴:每日总量6g,每8小时给药一次。

氯霉素(Chloromycetin,Chloramphenicol)

【剂型与规格】

注射制剂:0.25g。

【用法用量】

静滴:每日总量4~6g,每6小时给药1次,肺炎链球菌感染推荐用更大剂量。

万古霉素(Vancomycin)

【剂型与规格】

注射制剂:0.5g。

【用法用量】

静滴:每日总量30~40mg/kg,每8~12小时给药1次。

【指南推荐】

成年患者通过革兰染色确定可能致病菌后,推荐抗菌治疗方法见表8-5。

第八章 神经系统急症

表8-5 推荐抗菌治疗方法

致病菌	推荐治疗	备选治疗
肺炎链球菌	万古霉素+三代头孢(头孢曲松或头孢噻肟)	美罗培南(C-Ⅲ)、氟喹诺酮类(加替沙星或莫西沙星)(B-Ⅱ)
脑膜炎奈瑟菌	三代头孢(头孢曲松或头孢噻肟)	青霉素、氨苄西林、氯霉素、氟喹诺酮类、氨曲南
单核细胞增多性李斯特菌	氨苄西林或青霉素(应考虑联合氨基糖苷类)	复方磺胺甲噁唑、美罗培南(B-Ⅲ)
无乳链球菌	氨苄西林或青霉素(应考虑联合氨基糖苷类)	三代头孢(头孢曲松或头孢噻肟)(B-Ⅲ)
流感嗜血杆菌	三代头孢(头孢曲松或头孢噻肟)(A-Ⅰ)	氯霉素、头孢吡肟(A-Ⅰ)、美罗培南(A-Ⅰ)、氟喹诺酮类
大肠埃希菌	三代头孢(头孢曲松或头孢噻肟)(A-Ⅱ)	头孢吡肟、美罗培南、氨曲南、氟喹诺酮类、复方磺胺甲噁唑

注:除特殊注明外,所有建议都是 A-Ⅲ级。儿童患者当致病菌为单核细胞增多性李斯德菌时,在标准治疗方法(头孢曲松或头孢噻肟联合万古霉素)的基础上再联合氨苄西林,如果是革兰阴性杆菌感染则考虑联用氨基糖苷类

2. 病毒性颅内感染药物治疗

【作用机制】

阿昔洛韦、更昔洛韦抑制病毒 DNA 合成的机制在于竞争抑制脱氧鸟苷的三价磷酸盐与 DNA 聚合酶的结合,抑制病毒 DNA 的合成;药物的磷酸盐化与病毒 DNA 的结合最终导致 DNA 延长的停止。

膦甲酸钠在病毒特异性 DNA 聚合酶的焦磷酸盐结合位点产生选择性抑制作用,从而表现出抗病毒活性。膦甲酸钠不需要被胸腺嘧啶激酶或其他激酶激活(磷酸化),因此在体外对特定病毒株有活性。所以,耐阿昔洛韦的 HSV 株或耐更昔洛韦的 CMV 株可能会对膦甲酸钠敏感。但是,伴有 DNA 聚合酶改变的耐阿昔洛韦和更昔洛韦突变株可能也耐膦甲酸钠。

【禁忌证】

(1) 禁忌:对药物成分过敏者及孕妇。
(2) 慎用:肝肾功能不全、老年人合并精神异常者。

【不良反应】

抗病毒药物常见不良反应有肝转氨酶升高、肾功能损害、阻塞性肾病、眩晕、关节痛、腹泻、皮疹、痤疮、失眠、月经紊乱等。静脉应用可出现静脉炎。膦甲酸钠还可见低钾、低钙、低镁、低磷或高磷血症。更昔洛韦需注意骨髓抑制,中性粒细胞、血小板减少的可能。

第八章　神经系统急症

【注意事项】

(1) 抗病毒药物使用时应注意水化,与氨基糖苷类、两性霉素 B 肾毒性药物合用可加重肾损害。

(2) 阿昔洛韦与干扰素或甲氨蝶呤(鞘内)合用,可能引起精神异常,应慎用。丙磺舒、β 内酰胺类可因减少该药物自肾小管的分泌,而使毒性增加。

(3) 阿昔洛韦或更昔洛韦与齐多夫定合用可引起肾毒性。

(4) 膦甲酸钠不能采用快速或弹丸式静脉推注方式给药,静脉滴注速度不得大于 1mg/(kg·min)。与已知能影响血钙的药物合用时应慎重。避免与皮肤、眼接触,若不慎接触,应立即用清水洗净。

阿昔洛韦(Acyclovir)

【剂型与规格】

注射制剂:0.25g,0.5g。
片剂:0.1g。

【用法用量】

(1) 口服:成人常用量为一次 0.2g,一日 5 次,共 14~21 日。

(2) 静滴:按体重 10mg/kg,每 8 小时 1 次,共 14~21 日。

第八章 神经系统急症

【指南推荐】

对单纯疱疹病毒治疗是推荐选择(IA)。

膦甲酸钠(Foscarnet sodium)

【剂型与规格】

注射制剂:2.4g(100ml);6g(250ml)。

【用法用量】

静滴:60mg/kg,每 8 小时一次,或 90mg/kg,每 12 小时一次,共 14~21 日,维持治疗为 60~120mg/(kg·d)。

【指南推荐】

对巨细胞病毒治疗推荐膦甲酸钠与更昔洛韦联合应用(IV),单用不能减少病死率。

更昔洛韦(Ganciclovir)

【剂型与规格】

注射制剂:0.125g。

【用法用量】

静脉用药:5mg/kg,每 12 小时 1 次,静滴,连用 14~21 天,维持治疗为 5mg/(kg·d)。

第八章 神经系统急症

【指南推荐】

对巨细胞病毒治疗推荐膦甲酸钠与更昔洛韦联合应用(Ⅳ),单用不能减少病死率。

3. 结核性颅内感染药物治疗

【作用机制】

异烟肼是最强的抗结核药物之一,能杀死细胞内外生长代谢旺盛和几乎静止的结核菌,是一个全效杀菌剂。杀菌作用可能通过多种方式进行,包括阻碍结核分枝杆菌细胞壁中磷脂和分枝菌酸的合成以致细胞壁通透性增加,并干扰烟酰胺腺核苷酸(NAD)和烟酰胺嘌呤二核苷酸磷酸盐(NADP)脱氢酶的活性,可能增加降解烟酰胺腺核苷酸(NAD),还可能与铜离子结合使酶失去活性。

利福平为半合成广谱杀菌剂,本品属于全效杀菌剂。能与依赖于 DNA 的 RNA 多聚酶的 β 亚单位牢固结合,抑制细菌 RNA 的合成,从而阻断 RNA 转录过程。

吡嗪酰胺为烟酰胺的衍生物,具有抑菌或杀菌作用,取决于药物浓度和细菌敏感度。本品仅在 pH 偏酸时(pH≤5.6)有抗菌活性,为半效杀菌剂。

乙胺丁醇为合成抑菌抗结核药。只对生长繁殖期的结核菌有效。其作用机制尚未完全阐明,可能为抑制 RNA 合成或增加细胞壁的通透性从而抑制细菌的繁殖。

链霉素属于氨基糖苷类抗生素,只能杀灭细胞外的结核菌,在 pH 中性时起作用,不易通过血

第八章 神经系统急症

脑屏障及透入细胞内,属于半效杀菌剂。其抗菌机制为通过干扰氨酰基-tRNA 和核蛋白体 30S 亚单位结合,抑制 70S 复合物形成,从而抑制肽链的延长,影响合成蛋白质,最终导致细菌死亡。

【禁忌证】

（1）禁忌:对药物成分过敏者;肝功能严重不全、胆道阻塞者和 3 个月以内孕妇禁用利福平;妊娠、哺乳者、重症肌无力禁用链霉素。

（2）慎用:儿童慎用乙胺丁醇。

【不良反应】

（1）异烟肼常见肝功能损害、周围神经病变。

（2）利福平常见消化系统症状(厌食、呕吐、腹泻),肝功能异常,高胆红素血症、流感样综合征、过敏反应。

（3）吡嗪酰胺常见消化道症状、肝功能异常、高尿酸血症。

（4）乙胺丁醇常见视神经炎、红绿色觉丧失、周围神经炎。

（5）链霉素易见耳毒性及肾毒性。

（6）可见血液系统异常、皮疹、头晕等。

【注意事项】

（1）维生素 B_6 可防治异烟肼的周围神经炎,每日用量 10～20mg,分 1～2 次服,若异烟肼常规剂量情况下,不应常规应用。

（2）用药期间,监测 AST>正常值 3～5 倍,应暂时停用或减量应用异烟肼、利福平等药物。用药期间,避免饮酒,减少肝毒性的发生率。

（3）异烟肼可增强香豆素类药物的抗凝作用,可抑制卡马西平的代谢,增强其毒性反应,不宜与酮康唑或咪康唑合用,因可使后两者的血药浓度降低。可增加苯妥英钠、氨茶碱的毒性。不宜与颠茄、麻黄碱同用,增加不良反应。

（4）服用利福平,尿液、汗液、泪液等体液可呈现为橙棕色。

（5）吡嗪酰胺影响糖尿病患者血糖控制。

（6）与氢氧化铝同用能降低乙胺丁醇的吸收。

（7）定期监测血常规、尿液分析、肝肾功能。

异烟肼(Isoniazid INH)

【剂型与规格】

注射制剂:0.1g。
片剂:50mg,100mg,300mg。

【用法用量】

注射制剂:10～20mg/kg,成人常用剂量600mg,每日 1 次。

口服:与其他抗结核药合用,按体重每日口服 5mg/kg,最高 0.3g;或每日 15mg/kg,最高 900mg,每周 2～3 次。

第八章 神经系统急症

利福平(Rifampin,甲哌利福霉素)

【剂型与规格】

片剂:150mg。

【用法用量】

口服:成人,一日 0.45g~0.60g,空腹顿服,每日不超过 1.2g。

吡嗪酰胺(Pyrazinamide)

【剂型与规格】

片剂:250mg。

【用法用量】

口服:成人,20~30mg/(kg·d),常用剂量一日 1500mg。

乙胺丁醇(Ethambutol)

【剂型与规格】

片剂:250mg。

【用法用量】

口服:15~20mg/(kg·d),常用剂量一日 750mg。

链霉素(Streptomycin)

【剂型与规格】

注射制剂:0.75g(75万单位),1g(100万单位),2g(200万单位),5g(500万单位)。

【用法用量】

肌注:成人,常用剂量为一日750mg。

【指南推荐】

新结核病患者的标准治疗方案(假定或已知患有药敏结核病)(强烈/充分证据)及新结核病例中异烟肼耐药水平很高的地区和继续期开始前没有进行异烟肼药敏试验(或未得出结果)的地区(不充分证据,专家建议)强化期2个月的HRZE(H=异烟肼,R=利福平,Z=吡嗪酰胺,E=乙胺丁醇),继续期4个月的HR。世界卫生组织不再推荐HIV阴性无空洞患者、涂阴肺结核患者或肺外结核患者在强化期治疗期间省去乙胺丁醇。对于结核性脑膜炎来说,应当使用链霉素取代乙胺丁醇。

4. 真菌性颅内感染药物治疗

【作用机制】

两性霉素B作用机制为药物与敏感真菌细胞膜上的固醇结合,损伤膜的通透性,导致细胞内重

第八章 神经系统急症

要物质如钾离子、核苷酸和氨基酸等外漏,从而破坏了细胞的正常代谢而抑制其生长。

(1) 5-氟胞嘧啶通过,抑制真菌细胞中嘧啶合成,从而阻断核酸和蛋白质的合成,起到杀菌作用。

(2) 氟康唑高度选择性干扰真菌的细胞色素 P-450 的活性,从而抑制真菌细胞膜上麦角固醇的生物合成。

【禁忌证】

(1) 禁忌:对药物过敏者;孕妇;严重肝病患者。
(2) 慎用:肾功能损害者;骨髓抑制、血液系统疾病或同时接受骨髓抑制药者慎用 5-胞嘧啶。

【不良反应】

(1) 两性霉素 B 可引起静脉炎、寒战、发热、肌痛、厌食、恶心等症状,有时可出现血压下降、心律失常、眩晕等。几乎所有患者均可出现不同程度的肾功能损害,也可引起肾小管性酸中毒。定期检查肾功能。由于大量钾离子排出所致的低钾血症(失钾性肾病)。

(2) 此类药物可出现贫血,血小板减少、肝毒性、骨髓抑制和再生障碍性贫血、皮疹、消化系统症状。

【注意事项】

(1) 两性霉素 B 最好避光用药,5% 葡萄糖配制成 0.1mg/ml 的溶液,以防止沉淀,静滴 6 小时。

(2) 两性霉素 B 极易出现低钾血症可增强潜在的洋地黄毒性反应,两者同用时应经常监测血钾浓度和心脏功能。

(3) 氨基糖苷类、抗肿瘤药、卷曲霉素、多粘菌素类、万古霉素等药物与两性霉素 B 同用时肾毒性增强。

(4) 尿液碱化药可增加两性霉素 B 的排泄,并防止或减少肾小管酸中毒发生的可能。

(5) 此类药物用药期间要定期追查血常规、尿常规、肝肾功能和电解质、心电图等,原有肾功能轻中度损害者,如病情需要仍可选用。如肝肾功能明显异常则需短期停药,待好转后再继续用药。

两性霉素 B(Amphotericin B)

【剂型与规格】

注射制剂:5mg(5000 单位),25mg(2.5 万单位),50mg(5 万单位)。

脂质体注射制剂:10mg(1 万单位)。

【用法用量】

静脉用药:开始静脉滴注时先试以 1~5mg 或按体重一次 0.02~0.1mg/kg 给药,以后根据患者耐受情况每日或隔日增加 5mg,当增至一次 0.5~

第八章　神经系统急症

0.8mg/kg 时即可暂停增加剂量,此为一般治疗量。成人最高一日剂量不超过 1mg/kg,每日或隔 1~2 日给药 1 次,累计总量 3.0g,疗程 1~3 个月,也可长至 6 个月,视病情及疾病种类而定。

5-氟胞嘧啶(Flucytosine)

【剂型与规格】

注射制剂:2.5g。
片剂:0.25g,0.5g。

【用法用量】

口服:每次 1.0~1.5g,每日 4 次。
静滴:静脉滴注一日 0.1~0.15g/kg,分 2~3 次给药,静滴速度 4~10ml/min。

氟康唑(Fluconazole)

【剂型与规格】

胶囊:0.1g,0.15g,0.2g。
注射制剂:0.4g。

【用法用量】

一次 0.4g,一日 1 次,直至病情明显好转,然后一次 0.2~0.4g,一日 1 次,用至脑脊液病毒培养转阴后至少 10~12 周。或一次 0.4g,一日 2 次,持续 2 天,然后一次 0.4g,一日 1 次。

第八章 神经系统急症

参考文献

1. 吴江. 神经病学. 北京:人民卫生出版社,2005.
2. Solomon T, Hart IJ, Beeching NJ. Viral encephalitis: a clinician's guide. Pract Neurol, 2007, 7(5):288-305.
3. Steiner I, Budka H, Chaudhuri A, et al. Viral meningoencephalitis: a review of diagnostic methods and guidelines for management. European Journal of Neurology, 2010, 17(8):999.
4. Perfect JR, Dismukes WE, Dromer F, et al. Clinical Practice Guidelines for the Management of Cryptococcal Disease: 2010 Update by the Infectious Diseases Society of America. Clinical Infectious disease, 2010, 50(3):291-322.
5. World Health Organization. Guidelines for Treatment of Tuberculosis (fourth edition). 2010.

（曲 芸）

第五节 三叉神经痛

三叉神经痛(trigeminal neuralgia, TN)是局限于三叉神经一支或多支分布区的以突发突止的、短暂的电击样疼痛为特点的单侧疾病。主要分为原发性(特发性)三叉神经痛(classic or idiopathic TN, CTN)和继发性(症状性)三叉神经痛(symptomatic or secondary TN, STN)。

一、相关药物

急诊处理三叉神经痛常用的药物详见表8-6。

第八章 神经系统急症

表8-6 三叉神经痛治疗相关药物

治疗目的	分类	相关药物
止痛	抗癫痫药物	卡马西平、苯妥英钠、奥卡西平、普瑞巴林、加巴喷丁、氯硝西泮等
其他类	三环类抗焦虑类药物	阿米替林等
	其他类药物	巴氯芬等

二、用药选择

1. 治疗以止痛为目的,药物治疗为主,无效时可用神经阻滞疗法或手术治疗。

2. 首选抗癫痫药物,首推卡马西平,不耐受者,可考虑苯妥英钠、奥卡西平、加巴喷丁抗癫痫药物,或巴氯芬、阿米替林等。

三、治疗药物

拟 GABA 类抗癫痫药物

【作用机制】

作用于 γ-氨基丁酸(GABA)受体而产生镇痛效应,并调节 Na^+ 通道和部分 Ca^{2+} 通道,稳定神经膜,阻止钠离子通路和减少高频冲击后的突触易化或递质的失衡。

【禁忌证】

禁忌:对药物任一成分过敏者;房室传导阻滞,窦房结传导阻滞、阿-斯综合征、有骨髓抑制病史或急性间歇性卟啉症;对乙内酰脲类药有过敏史不能应用苯妥英钠;急性胰腺炎患者禁服加巴喷丁胶囊。

【不良反应】

(1) 皮疹、重症可出现多形性红斑、剥脱性皮炎;可出现头晕、走路不稳,可影响骨髓造血障碍,可出现肝脏损害等。

(2) 苯妥英钠还常见齿龈增生。

【注意事项】

(1) 服药期间注意监测血常规、肝肾功能、心电图。

(2) 注意有无皮疹等超敏反应,及时停用药物。

(3) 卡马西平、苯妥英钠药物间相互作用多,需注意定期监测血药浓度。

卡马西平(Carbamazepine, CBZ)

【剂型与规格】

片剂:100mg,200mg,400mg。
缓释片:200mg,400mg。

第八章 神经系统急症

【用法用量】

首剂 200mg/d,以后每天增加 100mg,根据症状逐步调整剂量,最大 1000mg/d。典型的维持剂量 300~800mg/d。

【指南推荐】

卡马西平在三叉神经痛患者中对止痛有效果(多项Ⅰ级和Ⅱ级研究),疗效确切(A级)。

奥卡西平(Oxcarbazepine)

【剂型与规格】

片剂:300mg。

【用法用量】

起始剂量 150mg,每天 2 次,可每隔 3~4 天增加 300mg,最高不超过 2400mg/d,最小有效剂量维持治疗,一般为 300~600mg,每天 2 次。奥卡西平起效时间较卡马西平更早,不良反应发生率更少。

【指南推荐】

奥卡西平在原发性三叉神经痛治疗中很可能有效(一项荟萃分析,一项Ⅱ级研究,B级推荐)。

苯妥英钠(Phenytoin Sodium)

【剂型与规格】

片剂:50mg,100mg。

【用法用量】

首剂 100mg,每日 3 次,以后每天增加 100mg,根据症状逐步调整剂量,最大 600mg/d。疼痛消失后,逐渐减量。

加巴喷丁(Gabapentin)

【剂型与规格】

胶囊:0.1g。

【用法用量】

第一天一次性服用加巴喷丁 0.3g,第二天服用 0.6g,分 2 次服完;第三天服用 0.9g,分 3 次服完。随后,根据缓解疼痛的需要,可逐渐增加剂量至每天 1.8g,分 3 次服用。

普瑞巴林(Pregabalin)

【剂型与规格】

胶囊:150mg。

第八章 神经系统急症

【用法用量】

起始剂量可为每次 75mg,每日 2 次。可在 1 周内根据疗效及耐受性增加至每次 150mg,每日 2 次。服用 300mg/d,每日 2 次。

氯硝西泮(Clonazepam)

【剂型与规格】

片剂:2mg。

【用法用量】

初始剂量 1mg/d,逐渐加量至 4~8mg/d。

巴氯芬(Baclofen)

【剂型与规格】

片剂:10mg,25mg。

【用法用量】

推荐初始剂量为 5mg,每日 3 次,应逐渐增加剂量,每隔 3 天增服 5mg,直至所需剂量,但应根据病人的反应具体调整剂量。对本品作用敏感的患者初始剂量应为每日 5~10mg,剂量递增应缓慢。常用剂量为每日 30~75mg,根据病情可达每日 100~120mg。

第八章 神经系统急症

参 考 文 献

1. 吴江. 神经病学. 北京:人民卫生出版社,2005.
2. Cruccu G, Gronseth G, Alksne J, et al. AAN-EFNS guidelines on trigeminal neuralgia management. Eur J Neurol, 2008,15(10):1013-1028.
3. May A, Leone M, Afra J, et al. EFNS guidelines on the treatment of cluster headache and other trigeminalautonomic cephalagias. Eur J Neurol,2006,13:1066-1077.

(曲　芸)

第六节　重症肌无力

重症肌无力全名为"获得性自身免疫性重症肌无力",重点累及神经—肌肉接头处突触后膜上乙酰胆碱受体,主要由乙酰胆碱受体抗体介导、细胞免疫依赖性、补体参与的自身免疫性疾病。临床特点为活动后加重、休息后减轻、晨轻暮重的随意肌无力;药理学特点是胆碱酯酶抑制剂治疗有效、对箭毒类药物具过度敏感性。

一、相关药物

急诊处理重症肌无力常用的药物详见表8-7。

表8-7　重症肌无力治疗相关药物

治疗目的	分类	相关药物
对抗肌无力发作	胆碱酯酶抑制剂	新斯的明、溴吡斯的明

第八章　神经系统急症

续表

治疗目的	分类	相关药物
免疫抑制剂治疗	肾上腺皮质激素类	泼尼松、地塞米松、甲基泼尼松龙
	其他	硫唑嘌呤、环孢素、环磷酰胺
免疫增强剂治疗	大剂量静脉免疫球蛋白	免疫球蛋白

二、用药选择

1. 激素类药物慎用，肾上腺皮质激素和甲状腺素可使病情暂时恶化。有些使安全系数降低药物只有在迫不得已时才用，并需相应调节胆碱酯酶抑制剂用量。

2. 吗啡和镇静剂等呼吸抑制剂应慎用，但地西泮相对较安全。

3. 氨基糖苷类抗生素，如链霉素、双氢链霉素、卡那霉素、庆大霉素、新霉素、西索米星、杆菌肽、多粘菌素等慎用。

4. 乙酰胆碱产生抑制剂和释放抑制剂应慎用。

5. β-肾上腺能阻滞剂甚至滴眼也会使重症肌无力加重。

6. 肌肉松弛剂（箭毒和 D-筒箭毒碱）、去极化药物（十甲季胺、丁二酰胆碱）和膜稳定剂（乙酰内脲类、奎宁、奎宁丁、普鲁卡因胺）等神经-肌肉接头处传导阻滞剂应小心应用,麻醉可考虑使用阿曲库铵。

7. 胆碱酯酶抑制剂使肠道张力增高,其猝死可能与张力增高肠道突然牵张所引起的反射有关。

三、治疗药物

1. 胆碱酯酶抑制剂 包括新斯的明、溴吡斯的明等。

【作用机制】

主要是通过动用乙酰胆碱贮存部分中的"过剩部分"和使乙酰胆碱降解速度减慢,结果使神经-肌肉接头处乙酰胆碱量增加一倍,从而增加乙酰胆碱击中乙酰胆碱受体的机会,提高其安全系数,有利于神经肌肉接头处的传导,而使肌力有所恢复。

【禁忌证】

禁忌:过敏体质者;癫痫、心绞痛、室性心动过速、机械性肠梗阻或泌尿道梗阻及哮喘患者;心律失常、窦性心动过缓、血压下降、迷走神经张力升高者。

【不良反应】

胆碱酯酶抑制剂有毒蕈碱样(M)和烟碱样(N)胆碱系两方面作用。

（1）N-胆碱系作用：当用量适当时，对重症肌无力起治疗作用，使肌力增加；当过量时，轻者表现为肌束震颤，重者可因脑内胆碱能神经元持续去极化性传导阻滞而表现为不同程度意识障碍，甚至昏迷。

（2）M-胆碱系作用：在治疗重症肌无力中纯属副作用。重者可因心搏骤停、血压骤降而致死亡。故在治疗过程中，一般可同时应用 M-胆碱系的拮抗剂；因轻度的 M-胆碱系作用有时可能是严重副作用的先兆，应引起病人和医生的警惕。

【注意事项】

（1）过量，常规给予阿托品对抗之。过量时可导致胆碱能危象，甚至心脏停搏。

（2）本品可致药疹，大剂量时可引起恶心、呕吐、腹泻、流泪、流涎等，严重时可出现共济失调、惊厥、昏迷、语言不清、焦虑不安、恐惧甚至心脏停搏。

（3）甲状腺功能亢进症和帕金森病等患者慎用。

（4）孕妇及哺乳期妇女用药尚不明确。

甲硫酸新斯的明（Neostigmine）

【剂型与规格】

注射液：0.25mg（1ml），0.5mg（1ml），1.0mg（2ml）。

【用法用量】

(1) 用于确诊重症肌无力:成人肌内注射适量(一般为1.5mg)后几分钟肌张力即应改善并持续1小时,同时配合体征和肌电图等,明确诊断。

(2) 治疗重症肌无力:成人肌内或皮下注射按体重0.01~0.04mg/kg,静脉注射用量减半。

溴吡斯的明(Pyridostigmine Bromide)

【剂型与规格】

片剂:60mg/片。
缓释片剂:180mg/片。
注射液:5mg(1ml),10mg(2ml)。
糖浆:1.2%,12mg(1ml)。

【用法用量】

治疗重症肌无力:①糖浆剂口服,成人初量60~120mg,每3~4小时1次,用量按需调整,维持量一般每日60mg。小儿每日按体重7mg/kg或按体表面积200mg/m^2。②缓释片口服,治疗严重的重症肌无力,成人一次180~540mg,一日1~2次,间隔不得短于6小时,小儿一般不用;由于缓释片的用量大,毒性危象的发生也较多。③肌内或静脉注射,成人一次2mg,每2~3小时一次,按需延长间隔时间,小儿肌注按体重一次0.05~0.15mg/kg,每4~6小时一次。

2. 静脉人免疫球蛋白

【作用机制】

静脉大剂量免疫球蛋白治疗重症肌无力的作用机制迄今尚未完全明确,可能通过以下机制发挥作用:①减少乙酰胆碱受体抗体产生;②通过与乙酰胆碱受体竞争性结合而妨碍乙酰胆碱受体与乙酰胆碱受体抗体的结合,而非由于乙酰胆碱受体抗体滴度下降或通过机制尚不太清楚的负反馈而减少乙酰胆碱受体抗体的合成;③阻止细胞毒性T细胞上的Fc受体与乙酰胆碱受体抗体上Fc端的结合,从而减轻细胞毒作用;④降低$CD4^+T$细胞活性;⑤干扰中和补体;⑥其他作用。

【剂型与规格】

静注用人免疫球蛋白(pH 4):1g,1.25g,2.5g,4g。

【用法用量】

用法:冻干制剂采用严格的无菌操作,按规定量加入灭菌注射用水,轻轻旋摇(避免出现大量泡沫)使完全溶解。使用时,用带有滤网的输液器进行静脉滴注。输注速度:首次使用本品开始要慢,成人每分钟1ml(10~20滴);15分钟后,可增加到每分钟2ml(20~30滴);30分钟后,每分钟3~5ml(40~50滴)。儿童滴速酌情减慢。在输注过程中要观察患者的血压、脉搏、呼吸及其他症状和

第八章　神经系统急症

体征,特别要注意有无过敏反应的临床表现。

用量:具体疾病用量各家报道不一,一般应用大剂量免疫球蛋白 $0.4g/(kg \cdot d)$,静脉滴注,连续 5 天为一疗程。

【禁忌证】

对人免疫球蛋白过敏或有其他严重过敏史者;有 IgA 抗体的选择性 IgA 缺乏者。

【不良反应】

(1) 一般反应:少数病人在输注过程中出现中度头痛,或发生寒战、肌痛及胸部不适、恶心、乏力、发热、关节痛和血压升高。减慢输液速度或停止输注可缓解。

(2) 输注 IVIG 可使大多数患者的血黏滞性增加。伴有心血管或肾脏疾病的老年患者,输注者应特别注意减慢速度,保证溶液量充足,以防发生卒中、肺栓塞或心肌梗死。

(3) 无菌性脑膜炎:极少数患者在输注 IVIG 后 48~72 小时内可发生无菌性脑膜炎伴有脑脊液细胞数增加。症状可自行缓解,应用强止痛剂有效。

(4) 由于本品的原料为人血浆,故有传播血源病毒性疾病的可能。严格筛查献血员和在加工工艺中引入去除、灭活病毒的步骤,可使产品传播病毒性传染病的概率大大减少。

第八章　神经系统急症

【注意事项】

(1) 本品专供静脉注射。

(2) 应严格单独输注,禁止与其他药物混合输用。

(3) 制品显现絮状物、混浊、沉淀、或有异物,及瓶子有裂纹,有过期失效等情况不可使用。

(4) 制品开启后需一次输完,不得分次或给第二人输用。

(5) 有严重酸碱代谢紊乱的病人,应慎用。

(6) 制品颜色异常者,严禁使用。

(7) 2~8℃避光保存及运输,严禁冷冻。

(8) 一般无不良反应,极个别病人在输注时出现的一过性头痛、心慌、恶心等反应,可能与输注速度过快或个体差异有关。上述反应大多轻微,且常发生在输注开始后 1 小时。建议在输注全过程定期观察病人的一般情况和生命体征,必要时减慢或暂停输注,一般无须特殊处理可自行恢复。个别病人可在输注结束后发生上述反应,一般在 24 小时内均自行恢复。

3. 肾上腺皮质激素类　包括泼尼松、地塞米松、甲泼尼龙等。

【作用机制】

(1) 具有抗炎、抗过敏和免疫抑制作用。

(2) 稳定溶酶体膜。

(3) 抑制吞噬作用。

(4) 减少前列腺素和相关物质的产生。

(5) 抑制结缔组织增生。

(6) 改善神经传导功能:使突触前膜易释放乙酰胆碱,使兴奋易于传递。

(7) 促进再生:使终板再生,使突触后膜乙酰胆碱受体数目成倍增加。

【禁忌证】

(1) 禁忌:全身性真菌感染和已知对甲泼尼龙过敏者。

(2) 相对禁忌证:儿童;糖尿病患者,高血压患者;有精神病史者;有明显症状的某些细菌感染性疾病,如结核病;或有明显症状的某些病毒性疾病,如波及眼部的疱疹及带状疱疹。

【不良反应】

虽疗效较好,但不良反应及危险性也不容忽视。约66.7%的病人有不同程度的不良反应,如库欣体型(满月脸、水牛背、向心性肥胖等)(33%)、白内障(26%)、体重增加(18%)、糖尿病和高血压(12%)。

(1) 水、电解质平衡紊乱:浮肿,水、钠潴留,低钾血症。

(2) 肌肉骨骼系统:骨质疏松、肌肉萎缩等。

(3) 胃肠道:诱发或加剧胃、十二指肠溃疡,甚至造成消化道出血或穿孔。

(4) 皮肤:黑斑、皱纹、毛细血管扩张、多毛、

第八章 神经系统急症

痤疮、红斑反应、激素依赖性皮炎等。

（5）神经系统：可见欣快感、激动、不安、谵妄、定向力障碍、失眠、情绪异常、诱发或加重精神分裂症、类躁狂抑郁症等，大剂量还可诱发癫痫发作或惊厥。

（6）内分泌系统：诱发或加重糖尿病。

（7）眼部：长期使用会引起眼内压升高，可诱发青光眼、白内障、眼色素层发炎及角膜变厚、角膜伤口愈合减慢等。

（8）代谢：抑制蛋白质合成，延缓伤口愈合；促进糖原异生，对抗胰岛素，抑制组织对葡萄糖的利用，引起血糖升高和糖尿，还可能加重高糖诱导的胰岛素抵抗。

（9）免疫系统：可抑制机体防御功能，长期应用常可诱发或加重感染，或使体内潜在病灶扩散，还可使原来已静止的结核病灶扩散恶化。

【注意事项】

（1）肾上腺皮质激素使用总则：①引起不良反应严重，应严格掌握适应证，防止滥用。②孕妇及肝功能不全者不宜使用泼尼松，可考虑用甲泼尼龙。③甲泼尼龙注射液在紫外线和荧光下易分解破坏，故应避光。

（2）肾上腺皮质激素选用基本原则：①当其他治疗无反应时使用。②长期治疗者，应选用钠潴留作用小、下丘脑-垂体-肾上腺轴抑制作用小、生物半衰期短、能1天1次使用、可转换成隔日疗

第八章 神经系统急症

法的中效制剂。③应选用最小、最有效剂量和最短程治疗。一天一次在早晨使用。甲泼尼龙剂量:0.3~1mg/(kg·d)。短程治疗:最长10天以内的治疗,可以突然停药。如果治疗时间更长,则采用隔天疗法,并逐渐停药。④剂量递减原则:每10天减10%。

甲泼尼龙(Methylprednisolone,甲基强的松龙)

【剂型与规格】

甲泼尼龙片:2mg,4mg。

注射用甲泼尼龙琥珀酸钠:53mg(相当于甲泼尼龙40mg)。

【用法用量】

(1) 口服:开始时一般为一日16~40mg,分次服用。维持剂量为一日4~8mg。

(2) 静脉滴注或推注(甲泼尼龙琥珀酸钠):一般剂量(相当于甲泼尼龙),每次10~40mg,最大剂量,可用至按体重30mg/kg,大剂量静脉输注时速度不应过快,一般控制在10~20分钟左右,必要时每隔4小时可重复用药。

(3) 大剂量冲击治疗:适应于危重重症肌无力病例,已经用气管插管及人工机械通气者。800~1000mg加入5%葡萄糖注射液250~500ml,一日滴注1次,4小时以内滴完,连续3天。

第八章　神经系统急症

醋酸泼尼松(Prednisone Acetate,强的松)

【剂型与规格】

醋酸泼尼松片:5mg。

【用法用量】

(1) 口服:一般一次 5～10mg,一日 10～60mg。

(2) 对于重症肌无力、系统性红斑狼疮、溃疡性结肠炎、自身免疫性溶血性贫血等自身免疫性疾病,一般一日 40～60mg,病情稳定后逐渐减量。

【注意事项】

因其需经肝脏转化后方具有生物活性,故用于肝功能不全者效差。

地塞米松(Dexamethasone,氟美松)

【剂型与规格】

地塞米松片:0.75mg。
地塞米松磷酸钠注射液:1mg(1ml),2mg(1ml),5mg(1ml)。

【用法用量】

(1) 口服:开始剂量为一次 0.75～3mg,一日

2~4次。维持量约一日0.75mg,视病情而定。

(2) 静脉给药:①用于危重疾病,如严重休克等的治疗,一般剂量,静脉注射地塞米松磷酸钠,一次2~20mg;②静脉滴注时,应以5%葡萄糖注射液稀释,可2~6小时重复给药至病情稳定,但大剂量连续给药一般不超过72小时。

【注意事项】

(1) 本品为长效制剂,其抗炎、抗休克和抗过敏作用比泼尼松更为显著。

(2) 其潴钠作用微弱,不宜用作肾上腺皮质功能不全的替代治疗。

(3) 本品较大剂量易引起糖尿病和类库欣综合征症状。

(4) 本品对下丘脑-垂体-肾上腺轴抑制作用较强。

参考文献

1. 匡培根. 神经系统疾病药物治疗学. 北京:人民卫生出版社,2002.
2. 国家药典委员会. 临床用药须知:化学药和生物制品卷. 北京:人民卫生出版社,2005.
3. 杨世杰. 药理学. 第2版. 北京:人民卫生出版社,2010.

(单 亮)

第七节 药物性急性肌张力障碍

药物性急性肌张力障碍,亦称药物性锥体外系反应,某些药物在其中毒过程中或机体对药物反应敏感,可产生一系列肌张力障碍综合征(即锥体外系反应),根据用药后症状出现和持续时间的不同,可分为急性和迟发性两种。引起急性肌张力障碍的常见药物主要有某些抗精神病药和止吐药胃复安,前者较常见有氟哌啶醇(丁酰苯类)、氯丙嗪(吩噻嗪类)、奋乃静(哌嗪类)、丙米嗪(三环类)、泰必利(其他类抗精神失常药),其他如盐酸氟桂利嗪、利血平等亦可引起。近年文献报道的以胃复安和氟哌啶醇发病率较高。

一、相关药物

急诊处理药物性急性肌张力障碍常用的药物详见表8-8。

表8-8 重症肌无力治疗相关药物

治疗目的	分类	相关药物
控制症状	中枢性抗胆碱药	东莨菪碱、苯海拉明
	苯二氮䓬类	地西泮、氯硝西泮、咪达唑仑

二、治疗药物

1. 丁溴东莨菪碱(Scopolamine butylbromide)

【作用机制】

本品为抗胆碱药,除对平滑肌有解痉作用外,尚有阻断神经节及神经肌肉接头的作用,故可对抗药物性肌张力障碍。

【剂型与规格】

片剂:10mg。
胶囊:10mg。
口服溶液:5mg(5ml)。
注射液:10mg(1ml),20mg(1ml),20mg(2ml)。

【用法用量】

成人常用量:

(1) 口服给药:①片剂、胶囊剂:一次 10~20mg,一日 3~5 次,应整片或整粒吞服;②口服溶液剂:一次 10mg,一日 3~5 次。

(2) 肌内注射:一次 20~40mg,或一次用 20mg 间隔 20~30 分钟后再用 20mg。

(3) 静脉注射:一次 20~40mg,或一次用 20mg 间隔 20~30 分钟后再用 20mg。

(4) 静脉滴注:将本药溶于 5% 葡萄糖注射液或 0.9% 氯化钠注射液中静脉滴注,一次 20~

40mg,或一次用 20mg 间隔 20～30 分钟后再用 20mg。

【禁忌证】

严重心脏病,器质性幽门狭窄与麻痹性肠梗阻,青光眼,前列腺增生。

【不良反应】

本品的不良反应大多与其抗胆碱特性有关,可出现口渴、视力调节障碍、嗜睡、心悸、面部潮红、恶心、呕吐、眩晕、头痛等反应。本药还可降低下食管括约肌压力,故可助长胃食管反流。大剂量时,易出现排尿困难,甚至出现精神失常。

【注意事项】

(1) 婴幼儿与低血压患者慎用。
(2) 不宜用于因胃张力低下和胃运动障碍(胃轻瘫)及胃食管反流所引起的上腹痛、烧心等症状。

2. **盐酸苯海索**(Trihexyphenidyl Hydrochloride,安坦)

【作用机制】

本药作为中枢抗胆碱剂发挥作用:一般认为该药可部分阻滞中枢(纹状体)的胆碱受体,使黑质纹状体部位的胆碱能神经与多巴胺能神经的功能获得平衡。用药后帕金森病症状及药物诱发的锥体外系症状可缓解,流涎可减少,但抗精神病药引起的迟发性运动障碍不会减轻,用抗胆碱药后反而会加重。此外苯海索对平滑肌有松弛作用,小量时可有抑制中枢神经系统作用,大量则引起中枢神经系统兴奋。

【剂型与规格】

片剂:2mg。

【用法用量】

(1) 用于药物诱发的锥体外系反应,第一日1mg,以后视需要及耐受力逐渐加至5~10mg。老年患者对本品可更敏感,应酌情减量。儿童用量尚未定。

(2) 抗帕金森病,成人常用量:第一日1~2mg,一日2次,口服,逐渐增加至疗效满意而不出现明显副作用为止,一般有效治疗量为2mg,一日3次,最大每日不超过10mg,分3~4次。需长期服用。

【不良反应】

本品的常见不良反应有头晕、视物模糊、便秘、出汗减少、排尿困难、嗜睡、口鼻或喉干燥、畏光、恶心、呕吐等。长期用药可有失眠、精神错乱、幻觉、记忆认知障碍等。

第八章 神经系统急症

【注意事项】

(1) 老年患者长期应用容易促发青光眼。治疗期间应定期测定眼压,特别对有闭角型青光眼的患者。

(2) 下列情况应慎用:①心血管功能不全有发生心律失常的危险;②迟发性多动症可能加剧;③锥体外系反应如由吩噻嗪类及利血平引起者,以及有精神病的患者,可加重精神症状及促发中毒性精神病;④已有或倾向于有闭角型青光眼者,因散瞳可引起眼压升高,并可促使急性发作;⑤肝功能障碍;⑥完全性或部分性肠梗阻或有此病史者可使肠道运动减弱及张力减低,加重或促发肠梗阻;⑦重症肌无力可因乙酰胆碱的作用受抑制而病情加重;⑧中度或重度前列腺肥大或尿潴留可促使排尿困难;⑨肾功能障碍时排泄减少,有增加副作用的危险;⑩高血压可能加重。

3. 苯二氮䓬类

【作用机制】

苯二氮䓬类是一类镇静催眠药,同时也具有抗焦虑、中枢性肌肉松弛、抗惊厥、抗震颤等作用。苯二氮䓬类药物有几十种之多,这些药物的药理作用大同小异,药动学上亦仅在程度上的差异,而临床应用则各有不同。因其具有松弛骨骼肌、抗震颤等作用,因此亦可用于药物性急性肌张力障碍的治疗。

第八章 神经系统急症

【不良反应】

（1）较少见的不良反应有：精神错乱、情绪抑郁、头痛、恶心、呕吐、排尿障碍等。老年、体弱、幼儿、肝病和低蛋白血症患者，对本类药的中枢性抑制较敏感。注射给药时容易引起呼吸抑制、低血压、肌无力、心动过缓、或心脏停搏。高龄衰老、危重、肺功能不全以及心血管功能不稳定等患者，静注过速或与中枢抑制药合用时，发生率更高，情况也更严重。

（2）突然停药后要注意可能发生撤药症状。

【注意事项】

（1）对某一苯二氮䓬类药物过敏者，对其他同类药也可能过敏。

（2）本类药大都可以通过胎盘。

（3）氯氮䓬、地西泮及其代谢产物可分泌入乳汁，氯硝西泮、氟西泮、奥沙西泮及其代谢产物也有此可能，由于新生儿代谢本类药较成人慢，哺乳期妇女服用可使婴儿体内该药及其代谢产物积聚，使婴儿嗜睡，甚至喂养困难，体重减轻。

（4）苯二氮䓬类药对小儿特别是幼儿的中枢神经异常敏感，新生儿不易将本类药代谢为无活性的产物，因此中枢神经可持久的抑制。

（5）老年人中枢神经对本类药也较敏感，静注亦可出现呼吸暂停、低血压、心动过缓甚至心脏停搏。

第八章　神经系统急症

地西泮(Diazepam)

【剂型与规格】

片剂:2.5mg,5mg。
注射液:10mg(2ml)。

【用法用量】

(1) 口服:①成人常用量:抗焦虑,一次2.5~10mg,一日2~4次。老年或体弱患者应减量。②小儿常用量:6个月以下不用。6个月以上,一次1~2.5mg,或按体重40~200μg/kg或体表面积1.17~6mg/m^2,一日3~4次,用量根据情况酌量增减。

(2) 肌内或静脉注射:成人常用量:10~30mg,分次应用。老年或体弱患者,用量减半。静注宜缓慢,每分钟2~5mg。

咪达唑仑(Midazolam)

【剂型与规格】

咪达唑仑片:7.5mg,15mg。
咪达唑仑注射液:5mg(5ml),15mg(3ml)。

【用法用量】

(1) 口服:一般剂量为15mg,每晚1次。连续7~10天后续间断停用,连续应用后作用减效。

老年人剂量减半,7.5mg 开始,每晚 1 次。年龄 18 岁以下,剂量按体重酌定。

(2) 肌内或静脉注射:成人常用量:10～30mg,分次应用。老年或体弱患者,用量减半。静脉注射速度必须缓慢,忌用快速静脉注射。一般为每分钟 1mg/ml。

参 考 文 献

1. 匡培根. 神经系统疾病药物治疗学. 北京:人民卫生出版社,2002.
2. 国家药典委员会. 临床用药须知:化学药和生物制品卷. 北京:人民卫生出版社,2005.
3. 杨世杰. 药理学. 第 2 版. 北京:人民卫生出版社,2010.

(单 亮)

第九章 代谢性与内分泌系统急症

第一节 糖尿病酮症酸中毒

糖尿病酮症酸中毒(diabetic ketoacidosis, DKA)是由于胰岛素不足及升糖激素不适当升高引起的糖、脂肪和蛋白质代谢紊乱,通常伴随有水、电解质和酸碱平衡失调。DKA 是高血糖、高血酮和代谢性酸中毒为主要表现的临床综合征,是急诊常见急症之一,属于糖尿病的急性并发症。

一、相关药物

急诊处理 DKA 常用的药物详见表 9-1。

表 9-1 DKA 治疗相关药物

治疗目的	分类	相关药物
补充胰岛素	内分泌激素	普通胰岛素
补液	水电解质	生理盐水,5%葡萄糖或葡萄糖盐水
纠正电解质紊乱	水电解质	氯化钾(浓度不一)
纠正酸中毒	碱性药物	碳酸氢钠(5%)

第九章 代谢性与内分泌系统急症

二、用药选择

评估病情,并根据 DKA 的严重程度迅速给予有效药物治疗。

1. 对单有酮症者,仅需要胰岛素治疗和补充液体,直到酮体消失。

2. 对发生了 DKA 患者,应该按照补充胰岛素,补充液体,纠正电解质紊乱和纠正酸中毒的治疗原则进行积极治疗。

三、治疗药物

1. 补充胰岛素 急诊最常使用的是普通胰岛素。

【作用机制】

(1) 抑制肝糖原分解及糖原异生作用,减少肝输出葡萄糖。

(2) 促使肝摄取葡萄糖及肝糖原的合成。

(3) 促使肌肉和脂肪组织摄取葡萄糖和氨基酸,促使蛋白质和脂肪的合成和贮存。

(4) 促使肝脏生成极低密度脂蛋白并激活脂蛋白脂酶,促使极低密度脂蛋白的分解。

(5) 抑制脂肪及肌肉中脂肪和蛋白质的分解,抑制酮体的生成并促进周围组织对酮体的利用。

第九章　代谢性与内分泌系统急症

【禁忌证】

对胰岛素严重过敏者。

【不良反应】

(1) 对胰岛素敏感而导致的低血糖症,出现饥饿感、出汗、心跳加快、焦虑、震颤等症状。严重者引起昏迷,惊厥甚至休克直至死亡。

(2) 局部过敏反应:注射部位红肿、瘙痒、荨麻疹、血管神经性水肿。

(3) 胰岛素抵抗耐受:日剂量需超过200单位以上。急性耐受常常由于并发感染、创伤等应激事件时,此时血中抗胰岛素物质增多或在酮症酸中毒时由于血中存在大量的游离脂肪酸和酮体而妨碍了葡萄糖的摄取利用。急性耐受情况下,需短时间内增加胰岛素用量达到数百甚至数千单位。慢性耐受产生的原因较为复杂,一般认为是由于体内产生了胰岛素受体抗体所致。

(4) 眼屈光失调。

【注意事项】

(1) 低血糖反应:严重者低血糖昏迷。在有严重肝、肾病变等的患者应密切观察血糖。

(2) 病人伴有下列情况胰岛素需要量减少:肝功能不正常、甲状腺功能减退、恶心呕吐、肾功能异常者。

(3) 病人伴有下列情况时胰岛素需要量增

第九章 代谢性与内分泌系统急症

加:高热、甲状腺功能亢进、肢端肥大症、糖尿病酮症酸中毒、严重感染或外伤、重大手术等。

(4)用药期间应定期检查血糖、尿常规、肝肾功能、视力、眼底视网膜血管、血压以及心电图等,以了解病情及糖尿病并发症情况。

普通胰岛素(regular insulin)

【剂型与规格】

注射液:10ml:400U。

【用法用量】

DKA患者最常采用胰岛素持续静脉滴注。治疗第一阶段,成人4～6U/h(一般不超过10U/h)胰岛素加入生理盐水中持续静脉滴注,每1～2小时测定血糖,根据血糖下降情况进行调整:如果血糖下降幅度达到治疗前水平的15%/h(或者按照每小时3.3～5.5mmol/L速度下降)可维持原滴注速度;如果血糖无明显下降胰岛素剂量应加倍;如果血糖下降速度达到每小时5.6mmol/L以上,应当减慢胰岛素输注速度;如果出现了低血糖反应,应该立即停止胰岛素输注。治疗第二阶段:当血糖下降至14.0mmol/L时,应该将原输液的生理盐水更换为5%葡萄糖或葡萄糖盐水,按照葡萄糖与胰岛素比例2:1～4:1加入胰岛素持续静脉滴注直至酮体转阴。

如果DKA的诱因没有去除,应该将胰岛素治

第九章 代谢性与内分泌系统急症

疗持续相应的时间以避免 DKA 反复。

【指南推荐】

普通胰岛素静脉输注剂量与速度可以按照体重进行参考计算,一般按照 0.1U/kg 体重计算每小时胰岛素静脉使用量。

2. **补液** 急诊最常使用的是生理盐水和 5% 葡萄糖或糖盐水。

【用法用量】

DKA 发生时脱水严重,可建立两条静脉输液通道:一条用来补液;另外一条用来补充胰岛素。治疗第一阶段通常首先补给生理盐水,避免输入低渗液而使血浆渗透压下降过速造成脑水肿;治疗第二阶段补充 5% 葡萄糖或糖盐水。补液总量可按患者原体重的 10% 进行估计。补液的速度遵循先快后慢原则:如果没有心力衰竭可以在最初治疗的第一个 2 小时内输入 1000~2000ml;3~6 小时输入 1000~2000ml;第一个 24 小时输液总量根据患者的脱水情况可以达到 4000~8000ml。

如果患者存在休克,还应该按照休克的治疗原则采取其他抗休克的治疗措施。

【指南推荐】

(1) 一般成人 DKA 液体补充量计算:水 100ml/kg;钠 7~10mmol/kg;氯 3~5mmol/kg;钾 3~5mmol/kg。

(2) 针对于不同的患者以及存在心、肾功能不全等基础疾病和老年患者应该实现个体化治疗管理。

3. 纠正电解质紊乱　急诊最常使用的纠正低钾血症的药物是氯化钾注射液。通过输注生理盐水,患者低钠、低氯血症一般可以获得纠正。

【作用机制】

(1) 维持正常人体血钾浓度。

(2) 供给机体细胞膜上 Na^+-K^+-ATP 酶活动需要的离子以维持细胞内外正常的 Na^+-K^+ 浓度差,以维持正常的细胞功能:包括碳水化合物代谢、糖原贮存和蛋白质代谢、神经、肌肉包括心肌的兴奋性和传导性等。

【禁忌证】

高钾血症患者;肾功能不全患者。

【不良反应】

(1) 静脉输注时容易刺激静脉内膜引起疼痛。

(2) 滴注速度过快或者原有肾功能损害时,应该注意防止发生高钾血症。

【注意事项】

(1) 老年人肾脏对钾的清除功能下降,静脉应用氯化钾容易发生高钾血症。

（2）下列情况慎用：代谢性酸中毒伴有少尿；肾上腺皮质功能减弱；急慢性肾功能衰竭；严重脱水出现少尿或者无尿；高钾或者正常血钾时出现的周期性瘫痪；传导阻滞性心律失常（尤其是应用洋地黄类药物时）；严重溶血（烧伤，创伤等）；肾上腺异常综合征伴盐皮质激素分泌不足。

氯化钾注射液

【剂型与规格】

注射液：10ml:1.5g

【用法用量】

DKA时总体钾丢失较严重，但是血清钾浓度改变不定。这是由于在治疗前细胞内外的血钾重新转移分布，再加上失水使血液浓缩等因素造成的。DKA患者只要有尿即可静脉补充钾，但是如果患者在开始治疗之前血钾水平已经低于正常，则在治疗初始就应该补充血钾。在心电与血钾监测下可以每小时补充氯化钾1.0~1.5g（13~20mmol），24小时总量3~6g（39~78mmol）。DKA纠正后应该继续监测血钾，根据检测结果进行补钾治疗。如果患者在治疗前即存在严重低血钾或者存在危及生命的低钾性心律失常，可在胰岛素与补液治疗的同时开始进行补钾。

4. 纠正酸中毒 碳酸氢钠注射液。

第九章 代谢性与内分泌系统急症

【作用机制】

（1）升高血浆内碳酸根浓度，中和氢离子，纠正酸中毒。

（2）碱化尿液，使得尿酸、磺胺类药物与血红蛋白不易在尿中形成结晶。

（3）口服制剂可以迅速中和胃酸而不影响胃酸分泌，从而缓解高胃酸引起的症状。

【禁忌证】

代谢性碱中毒患者禁用。

【不良反应】

（1）大量注射可以造成低钾血症而出现心律失常、肌肉痉挛、疼痛和异常疲倦等。

（2）剂量偏大或存在肾功能不全时可以出现水肿、肌肉疼痛或者抽搐，主要由于代谢性碱中毒所致。

（3）长期应用可以引起尿频、尿急、持续性头痛、食欲减退、恶心呕吐等。

【注意事项】

（1）慎用于以下情况：少尿或者无尿；钠潴留并有水肿如肝硬化、充血性心力衰竭等；原发性高血压。

（2）下列情况不作为静脉应用的指征：代谢性或者呼吸性碱中毒；严重呕吐或者胃肠减压导

第九章 代谢性与内分泌系统急症

致的大量氯丢失;低钙血症。

（3）短时间大量静脉输注可以导致严重碱中毒、低钾血症、低钙血症。当用量超过每分钟10ml高渗溶液时可以导致高钠血症、脑脊液压力下降甚至颅内出血。故以5%溶液输注时,速度不能超过每分钟8mmol钠（每1g碳酸氢钠相当于12mmol碳酸氢根）。

5%碳酸氢钠注射液

【剂型与规格】

注射液:250ml:12.5g

【用法用量】

轻、中度DKA患者经上述治疗后,酸中毒随代谢紊乱的纠正而恢复。重度酸中毒当pH低至7.0～7.1（或二氧化碳结合力降至4.5～6.7mmol/L）时应该予以碳酸氢钠的治疗:可给予5%碳酸氢钠84ml（约为碳酸氢钠50mmol）用注射用水稀释成1.25%的等渗溶液静脉滴注。当血pH升至7.2或二氧化碳结合力升至11.2～13.5mmol/L或碳酸氢根>10mmol/L时,应该停止补碱。

【指南推荐】

碳酸氢钠不作为治疗DKA的一线使用药物。

第九章 代谢性与内分泌系统急症

参 考 文 献

1. Joint British Diabetes Societies Inpatient Care Group. The Management of Diabetic Ketoacidosis in Adults. 2nd ed. British,2013.
2. Gefalu WT. Diabetic ketoacidosis. Crit Care Clin,1991,7:89.
3. Morris LR. Bicarbonate therapy in severe ketoacidosis. Ann Inter Med,1986,105:836.
4. Rumbak MJ,Kitabachi AE. Diabetic ketoacidosis:etiology, pathophysiology and treatment. Compr Ther,1991,17:46.
5. 国家药典委员会.2010年版中国药典.北京:中国医药科技出版社,2010.

（唐子人）

第二节 高渗性高血糖非酮症综合征

高渗性高血糖非酮症综合征(hyperosmolar nonketotic diabetic syndrome,HNDS)是由于胰岛素不足及升糖激素不适当升高引起的以高血糖而无明显酮症酸中毒、血浆渗透压升高、失水为特征的临床综合征,患者可以伴有或者不伴有意识状态的改变。HNDS是急诊常见急症之一,属于糖尿病的急性并发症,其发病率低于DKA。

一、相关药物

急诊处理HNDS常用的药物与治疗DKA常用药物相同(除纠正酸中毒药物外),见表9-1。

二、用药选择

评估病情,并根据 HNDS 的严重程度迅速给予有效药物治疗:包括补液、胰岛素降糖治疗以及纠正低钾血症等电解质紊乱。

三、治疗药物

1. 补液 急诊最常使用的是生理盐水和 5% 葡萄糖或糖盐水。

【用法用量】

一般先补等渗溶液,对于 HNDS 而言,等渗仍为低渗性的。如果患者存在休克,还应该按照休克的治疗原则采取其他抗休克的治疗措施。如果无休克,经输注生理盐水(渗透压 308mmol/L) 1000～2000ml 后,血浆渗透压仍然>350mOsm/(kg·H_2O),血钠>155mmol/L,才考虑给予低渗盐水。5% 葡萄糖或糖盐水由于血糖浓度较高或者渗透压过高,因此在治疗 HNDS 早期均不适用。

补液总量可按患者原体重的 10%～12% 进行估计。补液的速度遵循先快后慢原则:如果没有心力衰竭可以在最初治疗的第一个 2 小时内输入 1000～2000ml;12 小时患者的输液量为患者当日输液总量的 1/2 再加上尿量。输液中要观察患者的尿量以及进行心脏功能的评估。

2. 胰岛素治疗 治疗原则与 DKA 相同。当血糖降至 16.7mmol/L、血浆渗透压<330mOsm/

（kg·H₂O）时即转为第二阶段的治疗。

3. 纠正电解质紊乱 HNDS 发生时体内血钾丢失可达 5~10mmol/kg，但是因患者失水和高渗状态，血钾检查可表现为正常甚至升高。钾补充治疗输注原则与 DKA 相同。

参 考 文 献

1. 葛均波,徐永健.内科学.第 8 版.北京:人民卫生出版社,2013.
2. Joint British Diabetes Societies Inpatient Care Group. The Management of Diabetic Ketoacidosis in Adults. 2nd ed. British,2013.
3. 杨宝峰.药理学.第 8 版.北京:人民卫生出版社,2013.
4. Siperstein MD. Diabetic ketoacidosis and hyperosmolar coma. Endocrinol Metab Clin North Am,1992,21:415.
5. 国家药典委员会.2010 年版中国药典.北京:中国医药科技出版社,2010.

（唐子人）

第三节　甲状腺功能亢进危象

甲状腺功能亢进危象（thyrotoxic crisis）是甲状腺毒症的严重临床表现，少见但死亡率高。常因甲状腺或非甲状腺手术、创伤、感染、放射碘治疗和分娩等诱发。

一、相关药物

急诊处理甲状腺功能亢进危象常用的药物详见表 9-2。

第九章 代谢性与内分泌系统急症

表9-2 甲状腺功能亢进危象治疗相关药物

治疗目的	分类	相关药物
抑制甲状腺激素合成	硫脲类	丙硫氧嘧啶、甲巯咪唑
抑制甲状腺激素释放	碘剂	卢戈溶液、碘化钾、碳酸锂
	β-受体阻滞剂	普萘洛尔、艾司洛尔
阻止 T_4 转化成 T_3	糖皮质激素	氢化可的松

二、用药选择

评估病情,尽早明确诊断开始治疗。

1. 硫脲类、碘剂、β受体阻滞剂、糖皮质激素等多种药物联合使用以控制症状。

2. 除使用药物外还应积极使用非甾体类抗炎药和冰毯降温,容量复苏,气道支持,ICU 监护。

3. 硫脲类联合使用碘化钾及复方碘溶液可迅速抑制 T_3 和 T_4 的血浆水平,对甲亢危象极为有效。

4. 大剂量的 β 受体阻滞剂也有阻止 T_4 转化成 T_3 的功效,同时可预防充血性心力衰竭,常用普萘洛尔(心得安)60~80mg/8 小时。当出现心衰表现时可短期使用艾司洛尔,500μg/kg 作为负荷剂量,之后给予 50~200μg/(kg·min)维持量。

5. 糖皮质激素除阻止 T_4 转化成 T_3,还可预防肾上腺相对抑制,常用氢化可的松 300mg 静脉滴注,以后 100mg 每 8 小时一次。

三、治疗药物

1. 硫脲类 包括硫氧嘧啶类丙硫氧嘧啶(propylthiouracil, PTU)、咪唑类甲巯咪唑(methimazole)又称他巴唑/赛治(tapazole/thyrozol)

【作用机制】

(1) 抑制甲状腺激素的合成。
(2) 抑制外周组织 T_4 转化成 T_3。
(3) 减弱 β 受体介导的糖代谢。
(4) 免疫抑制作用。

【禁忌证】

(1) 禁忌:结节性甲状腺肿合并甲亢及甲状腺癌者禁用。
(2) 慎用:妊娠或哺乳期妇女。

【不良反应】

硫脲类有 3%～12% 用药者发生不良反应,丙硫氧嘧啶和甲巯咪唑发生较少。
(1) 胃肠道反应;
(2) 过敏反应;
(3) 粒细胞缺乏症;
(4) 甲状腺肿或甲状腺功能减退。

第九章 代谢性与内分泌系统急症

【注意事项】

（1）丙硫氧嘧啶有较高的血浆蛋白结合率,通过胎盘的量相对较少,故更适用于妊娠期甲亢患者。

（2）硫脲类虽能抑制外周组织 T_4 转化成 T_3,但作用较弱远不及糖皮质激素;丙硫氧嘧啶此作用强于甲巯咪唑因此优先选择丙硫氧嘧啶用于甲亢危象。

丙硫氧嘧啶(Propylthiouracil,PTU)

【剂型与规格】

片剂:50mg。
肠溶片/胶囊:50mg。

【用法用量】

口服/胃管/直肠:首剂 600~1000mg,以后 200~250mg/4h;总剂量需达 1200~1500mg/d。

【指南推荐】

丙硫氧嘧啶因能抑制外周组织 T_4 转化成 T_3 而成为硫脲类的首选药。

甲巯咪唑(methimazole,他巴唑)

【剂型与规格】

片剂:5mg。

第九章 代谢性与内分泌系统急症

肠溶片:5mg。
软膏:10g:0.5g。

【用法用量】

口服/胃管/直肠:首剂 40mg,25mg/4h;总剂量需达到 120mg/d;经直肠给药需研磨后溶于水。

外用:用精密定量泵每次按压基础软膏 0.1g(含甲巯咪唑 5mg),然后均匀涂敷于颈前甲状腺表面皮肤。用手指在涂敷局部轻轻揉擦 3~5 分钟以使药物进入甲状腺内。

【指南推荐】

不作为硫脲类的首选药。

2. **碘及碘化物** 包括复方碘溶液(Liguor iodine Co)又称卢戈溶液(Lugol solution)、碘化钾(Potassium iodide)、碳酸锂(Lithium carbonate)。

【作用机制】

(1) 小剂量的碘是合成甲状腺激素的原料,可预防单纯性甲状腺肿。

(2) 大剂量的碘(>6mg/d)有抗甲状腺作用。

【禁忌证】

(1) 禁忌:过敏者。
(2) 慎用:妊娠或哺乳期妇女。

【不良反应】

碘的不良反应相对较少,大多数在停药后都可以恢复。

(1) 咽喉不适、口内金属味、呼吸道刺激、鼻窦炎和眼结膜炎症状及唾液分泌物增多、唾液腺肿大等,停药后可消退。

(2) 过敏反应。

(3) 诱发甲状腺功能紊乱:长期过量服用可诱发甲亢;已用硫脲类的甲亢患者,也可因服用少量碘剂而复发;诱发甲状腺功能减退和甲状腺肿。

【注意事项】

(1) 治疗甲亢危象应在首次使用丙硫氧嘧啶后 1 小时后使用。

(2) 可将碘化物加到 10% 葡萄糖溶液中静脉滴注,也可服用复方碘溶液。

(3) 抗甲状腺作用发生迅速。

(4) 需在两周内逐渐停服。

复方碘溶液(Liguor iodine Co)

【剂型与规格】

溶液:每 ml 溶液中含碘 50mg、碘化钾 100mg。

【用法用量】

口服/胃管:8~10 滴,每 6~8 小时 1 次。

第九章 代谢性与内分泌系统急症

静脉滴注:加入10%葡萄糖溶液中。

【指南推荐】

使用硫脲类药物后1小时后才可使用。

碳酸锂（Lithium carbonate）

【剂型与规格】

片剂:0.25g。

【用法用量】

300mg口服,每6小时一次,最大剂量不超过1.2g/d。保持血清锂浓度在1mEq/L。

【指南推荐】

用于对碘过敏者或因使用抗甲状腺药物引起的粒细胞缺乏症患者。

参 考 文 献

1. 葛均波、徐永健. 内科学. 北京:人民卫生出版社,2013.
2. 杨宝峰. 药理学. 北京:人民卫生出版社,2013.
3. Dan Longo, Anthony Fauci, Dennis Kasper. Harrison's Principles of Internal Medicine. 19th ed. McGraw-Hill Professional,2011.
4. Judith E. Tintinalli's Emergency Medicine A Comprehensive Study Guide. 7th ed. McGraw-Hill,2010.
5. Bahn Chair RS1, Burch HB, Cooper DS, et al. Hyperthyroidism and Other Causes of Thyrotoxicosis: Management

Guidelines of the American Thyroid Association and American Association of Clinical Endocrinologists. Thyroid, 2011,21(6):593-646.

(崇 巍)

第四节 甲状腺功能减退危象

甲状腺功能减退危象又称黏液性水肿昏迷(myxedema coma),是严重甲状腺功能减退症导致的大脑功能抑制状态,可出现癫痫发作、低体温和其他脏器功能不全。即使给予积极治疗,其死亡率仍然高达20%~40%,是内科高致死性急症。

一、相关药物

急诊处理黏液性水肿昏迷常用的药物详见表9-3。

表9-3 黏液性水肿昏迷治疗相关药物

治疗目的	分类	相关药物
甲状腺素替代治疗	甲状腺激素	左甲状腺素(LT_4)、碘塞罗宁(T_3)
拮抗应激	糖皮质激素	氢化可的松

二、用药选择

当临床表现疑诊为黏液性水肿昏迷时,不必

第九章 代谢性与内分泌系统急症

等待甲状腺功能化验结果回报即可启动治疗。

1. 起初应使用静脉注射甲状腺激素进行替代治疗。可以给予 200~400μg LT$_4$ 作为负荷剂量,注意对于儿童、老年以及具有冠脉疾病或心律失常病史患者采用较低的剂量。随后可给予 1.6μg/(kg·d) 的替代剂量。患者的临床表现改善后由静脉改为口服或者其他肠内途径给药,使静脉给药的剂量为肠内给药的 75%。

2. 黏液水肿昏迷患者 T$_4$ 转变为 T$_3$ 减少,可以联合 LT$_4$ 和碘塞罗宁(T$_3$)。静脉注射 200μg LT$_4$ 和 20μg 碘塞罗宁作为负荷剂量,随后给予 LT$_4$ 50~100μg/d 及碘塞罗宁 10g/8h。

3. 在甲状腺素替代疗法之前可静脉给予糖皮质激素。每 6 小时静脉给予 50mg 氢化可的松,患者清醒后逐渐减量。

4. 其他药物　静脉给予广谱抗生素、高渗盐水(严重低钠血症时)和葡萄糖液(低血糖时)。

三、治疗药物

甲状腺素: 包括左甲状腺素和碘塞罗宁。

【作用机制】

(1) 维持正常生长发育。
(2) 促进代谢和产热。
(3) 提高机体交感-肾上腺系统的反应性。

【禁忌证】

(1) 未经治疗的肾上腺功能不足、垂体功能

第九章 代谢性与内分泌系统急症

不足和甲状腺毒症。

(2) 治疗不得从心肌梗死急性期、急性心肌炎和急性全心炎时开始。

(3) 不能与甲状腺药物联用治疗甲状腺功能亢进。

【不良反应】

过量可引起心悸、手震颤、多汗、体重减轻、失眠等甲亢症状,重者可呕吐、腹泻、发热、脉搏快而不规则,甚至发生心绞痛、心力衰竭、肌肉震颤或痉挛。

【注意事项】

(1) 对于年幼或老年患者以及有冠状动脉疾病或心律失常病史的患者则采用较低的剂量。

(2) LT_4 静脉内给药,剂量可以减少到75%。

(3) T_3 高剂量会导致高死亡率,所以应该避免使用高剂量。

(4) 常用 LT_4;严重黏液性水肿昏迷者必须使用 T_3,可用或不用 LT_4。

(5) LT_4 的优点是温和、平稳、持久,缺点是起效较慢。

(6) T_3 的优点是起效迅速并且不需体内转化。缺点是作用快、血浆浓度易波动,不适用于冠状动脉粥样硬化的患者。

第九章　代谢性与内分泌系统急症

左甲状腺素钠/优甲乐（Levothyroxine sodium/Euthyrox）

【剂型与规格】

片剂：50μg，100μg。
针剂：1mg/10ml。

【用法用量】

（1）静脉给药：初始剂量、负荷量 4μg/kg，24小时内用量 100μg；维持量 50μg/d，直至患者能够口服。

（2）口服：当患者能够行走时改为 50～200μg/d 口服。

【指南推荐】

初始应用 LT_4 静脉注射作为甲状腺激素替代治疗。

碘塞罗宁（Liothyronine）

【剂型与规格】

针剂：20μg

【用法用量】

静脉给药：首剂 20μg，此后每次 10μg/8h，直至患者清醒。老年或有冠状动脉疾病者首剂不超过 10μg。

【指南推荐】

(1) 黏液水肿昏迷患者 T_4 转变为 T_3 减少,因此除了 LT_4,还要静脉给予 LT_3。

(2) 对严重黏液水肿昏迷患者,可单用 T_3 或者与 LT_4 合用。

参 考 文 献

1. 葛均波、徐永健. 内科学. 北京:人民卫生出版社,2013.
2. 杨宝峰. 药理学. 北京:人民卫生出版社,2013.
3. Dan Longo, Anthony Fauci, Dennis Kasper. Harrison's Principles of Internal Medicine. 19th ed. McGraw-Hill Professional,2011.
4. Judith E. Tintinalli's Emergency Medicine A Comprehensive Study Guide,7th ed. McGraw-Hill,2010.
5. Jonklaas J,Bianco AC,Bauer AJ,et al. Guidelines for the treatment of hypothyroidism: prepared by the American thyroid association task force on thyroid hormone replacement. ,Thyroid,2014,24(12):1670-751.

(崇 巍)

第五节 甲状旁腺功能亢进危象

甲状旁腺功能亢进症(hyperparathyroidism,简称甲旁亢)可分为原发性、继发性、三发性 3 种。原发性甲状旁腺功能亢进症(primary hyper-para-

第九章　代谢性与内分泌系统急症

thyroidism,PHPT)简称原发甲旁亢,系甲状旁腺组织原发病变致甲状旁腺激素(parathyroid hormone,PTH)分泌过多,导致的一组临床症候群,包括高钙血症、肾钙重吸收和尿磷排泄增加、肾结石、肾钙质沉着症和以皮质骨为主的骨吸收增加等。病理以单个甲状旁腺腺瘤最常见,少数为甲状旁腺增生或甲状旁腺癌。本节主要讨论原发性甲状旁腺功能亢进高钙危象的急诊药物治疗。

血清钙浓度>2.75mmol/L(11mg/dl)时,称为高钙血症(hypercalcemia)。若血清钙浓度>3.75mmol/L(15mg/dl)时机体内环境紊乱可引起患者精神、神经、心脏、胃肠道、泌尿系统等诸多症状,表现为严重呕吐、失水、酸碱平衡失调、意识障碍等高血钙危象(crisis of hypercalcemia)表现,随时威胁病人的生命,病死率高达50%以上。常见诱因有严重脱水、感染、应激状态、手术、创伤、长期卧床及急性伴发病等。

治疗高钙血症最根本的办法是去除病因,即行病变甲状旁腺切除术。但由于高钙危象可危及生命,短期急诊药物治疗通常能有效地缓解急性症状、避免高钙危象造成的死亡,争取时间确定和去除病因。当血钙>3.5mmol/L时,无论有无临床症状,均需立即采取有效措施降低血钙水平。治疗原则包括扩容、促进尿钙排泄、抑制骨吸收等。

第九章 代谢性与内分泌系统急症

一、相关药物

急诊处理原发性甲状旁腺功能亢进高钙危象常用的药物详见表9-4。

表9-4 高钙危象治疗相关药物

治疗目的	分类	相关药物
纠正脱水、促尿钙排泄	补充血容量	生理盐水
	利尿剂	呋塞米(速尿)
抑制骨吸收药物	双膦酸盐	帕米膦酸钠(pamidronate)、唑来膦酸(zoledronic acid)和伊班膦酸钠(ibandronate)
	降钙素	鲑鱼降钙素、鳗鱼降钙素

二、用药选择

评估病情,并根据血钙水平及临床表现迅速给予有效药物治疗。

1. 扩容、促尿钙排泄

(1) 生理盐水:高钙血症时患者由于恶心、呕吐、多尿引起的脱水很多见,因此均需首先使用生理盐水补充细胞外液容量。开始 24~48 小时内每日持续静脉滴注 3000~4000ml,充分补液可使血钙降低 0.25~0.75mmol/L。补充 0.9% 氯化

第九章 代谢性与内分泌系统急症

钠注射液一是纠正脱水,二是通过增加肾小球钙的滤过率及降低肾脏近、远曲小管对钠和钙的重吸收,使尿钙排泄增多。但老年患者及心肾功能不全的患者使用时需慎重。但单纯使用盐水往往不能使血钙降至正常,还必须采用其他治疗措施。

(2) 利尿:细胞外液容量补足后可使用呋塞米(速尿)。呋塞米和依他尼酸(利尿酸钠)可作用于肾小管髓袢升支粗段,抑制钠和钙的重吸收,促进尿钙排泄,同时防止细胞外液容量补充过多。呋塞米的应用剂量为20~40mg静脉注射;当给予大剂量呋塞米加强治疗时需警惕水、电解质紊乱。由于噻嗪类利尿药可减少肾脏钙的排泄,加重高钙血症,因此绝对禁忌。

2. 应用抑制骨吸收药物 使用阻断破骨细胞骨吸收的药物降低血钙,早期使用还可避免长期大量使用生理盐水和呋塞米造成的水及电解质紊乱。

(1) 双膦酸盐:静脉使用双膦酸盐是迄今为止最有效的治疗高钙血症的方法。高钙血症一经明确,应尽早开始使用,起效需2~4天,达到最大效果需4~7天,大部分患者血钙能降至正常水平,效果可持续1~3周。国内目前用于临床的为帕米膦酸钠(pamidronate)、唑来膦酸(zoledronic acid)和伊班膦酸钠(ibandronate)。用药前需要检查患者的肾功能,要求肌酐清除率>35ml/min。

(2) 降钙素:降钙素起效快,不良反应少,但效果不如双膦酸盐显著。使用降钙素2~6小时内血钙可平均下降0.5mmol/L。常用有鲑鱼降钙素及鳗鱼降钙素注射剂。

三、治疗药物

1. 双膦酸盐 包括帕米膦酸钠(pamidronate)、唑来膦酸(zoledronic acid)和伊班膦酸钠(ibandronate)等。

【作用机制】

双膦酸盐能与骨表面的羟磷灰石结合,使羟磷灰石被溶解为"无定型"膦酸钙和"无定型"膦酸钙转变为羟磷灰石的双向过程均被抑制。近年来的研究表明,其对抗骨吸收的作用机制包括3个方面:

(1) 直接改变破骨细胞的形态学,从而抑制其功能,首先阻止破骨细胞的前体细胞黏附于骨组织,进而对破骨细胞的数量和活性产生直接的影响。

(2) 与骨基质理化结合,直接干扰骨骼吸收。

(3) 直接抑制骨细胞介导的细胞因子如IL-6、TNF的产生。

【禁忌证】

对双膦酸盐过敏者禁用。

【不良反应】

(1) 有时出现一过性感冒样症状,一般在输

第九章 代谢性与内分泌系统急症

液后 3~24 小时发生,持续 24 小时再次输入时,很少再次发生同样症状。

(2) 发热、寒战、头痛、肌肉酸痛、胃肠道反应如厌食、腹痛、便秘或腹泻。

(3) 偶可发生过敏反应,静脉滴注部位的局部反应,淋巴细胞、血小板减少和低钙血症。

(4) 大量使用时可见轻度及暂时性低钙血症,唯一的症状是轻度麻痹,应对病人进行密切监测,如出现明显的低钙血症,应静脉滴注葡萄糖酸钙治疗。

【注意事项】

(1) 双膦酸盐药物不得合并应用。

(2) 当注射大剂量药物时,由于高浓度快速注入,在血液中可能与钙螯合形成复合物,导致肾功能衰竭。若缓慢注射 2~4 小时,则可有效地避免上述反应的出现。

(3) 各种双膦酸盐对心血管疾病患者、儿童、驾驶员、孕妇及哺乳期妇女慎用。

(4) 多价阳离子可使双膦酸盐的吸收下降,应用过程中应注意监测血浆钙、磷等电解质水平和血小板计数。

(5) 由于肾脏功能衰竭可导致双膦酸盐的排泄延迟,因此对严重肾功能不全者禁用。

(6) 静注大剂量的双膦酸盐,有时患者会出现低热,这是一种急性反应,并伴随血清淋巴细胞和其他血象的改变,出现短时间的不适,在应用中应予注意观察。

第九章 代谢性与内分泌系统急症

(7) 双膦酸盐不宜与非甾体抗炎镇痛药和氨基糖苷类抗生素联合应用。与抗酸药、铁剂或含二价金属离子的药物合用,会降低本品的生物利用度。

(8) 用于治疗高钙血症时,应同时注意补充液体,使 1 日尿量达 2L 以上。

帕米膦酸钠(Pamidronate)

【剂型与规格】

粉针剂:15mg,30mg。

【用法用量】

静脉滴注:每次 30~90mg,溶于 5% 葡萄糖注射剂或 0.9% 氯化钠注射剂 250~500ml 中,静脉滴注 1~4 小时。用于一个疗程的治疗问题取决于患者治疗前的血浆钙水平。用于肿瘤所致的高钙血症,滴速不应超过 2 小时内 15~30mg。

【指南推荐】

帕米膦酸钠推荐剂量为每次 30~60mg,通常加入 500ml 液体中静脉滴注 4 小时以上。

唑来膦酸(zoledronic acid)

【剂型与规格】

注射剂:4mg,5mg。

第九章　代谢性与内分泌系统急症

【用法用量】

唑来膦酸推荐剂量为每次 4mg，通常加入 100ml 液体中静脉滴注 15 分钟以上。

伊班膦酸钠（Ibandronate）

【剂型与规格】

注射剂：1ml:1mg；2ml:2mg（以伊班膦酸计）。

【用法用量】

本品应通过静脉滴注给药，用药时将药物加入 0.9% 氯化钠注射液 500ml 或 5% 葡萄糖溶液 500ml 中静脉滴注不少于 2 小时。对大多数严重高钙血症（白蛋白校正后的血清钙浓度 ≥3mmol/L 或 12mg/dl）患者，单次 4mg 的剂量是足够的。对中度高钙血症（白蛋白校正后的血清钙浓度 <3mmol/L 或 <12mg/dl），单次 2mg 有效。一般情况下本品只做一次使用，在高钙血症复发或首次治疗疗效不佳时可考虑重复用药。

2. **降钙素**　降钙素起效快，不良反应少，但效果不如双膦酸盐显著。使用降钙素 2~6 小时内血钙可平均下降 0.5mmol/L。常用的有鲑鱼降钙素及鳗鱼降钙素。降钙素半衰期短，每日需多次注射。但其降低血钙的效果存在逸脱现象（多在 72~96 小时内发生），不适于长期用药。

第九章 代谢性与内分泌系统急症

故降钙素多适用于高钙危象患者,短期内可使血钙水平降低,用于双膦酸盐药物起效前的过渡期。

【作用机制】

降钙素影响了钙离子和磷酸盐的代谢过程,其功能多半是拮抗甲状旁腺素的作用。降钙素主要透过下列四种方式降低血钙浓度:

(1) 抑制小肠对于钙离子的吸收。

(2) 抑制破骨细胞,减少骨骼中的钙离子流失到血液中。

(3) 抑制肾小管对磷酸根的重吸收作用。

(4) 抑制肾小管对钙离子的重吸收作用,增加钙离子自尿液流失。

【禁忌证】

对降钙素过敏者禁用;孕妇及哺乳期妇女禁用。

【不良反应】

(1) 降钙素可引起恶心、呕吐、面部潮红、手部麻刺感。这些不良反应随着用药时间延长而减轻。

(2) 皮疹、口中异味、腹痛、尿频和发抖。

(3) 注射部位可能出现炎症反应。长期使用血中可产生抗体,一般并不影响疗效,对动物来

第九章　代谢性与内分泌系统急症

源的降钙素产生耐受性后,合成人降钙素仍然有效。

(4) 其他一些不良反应包括头痛、发冷、胸压迫感、虚弱、头昏、鼻塞、气短、眼痛和下肢水肿等。

(5) 应警惕由低血钙造成的四肢搐搦现象。

(6) 由于本品为蛋白质,应考虑引起全身性过敏的可能性并做好相应的抢救准备。对怀疑过敏或有过敏史的病人在用鲑降钙素前应先做皮试(1∶100 稀释)。

【注意事项】

(1) 常见面部潮红、恶心、腹泻和尿频,偶见寒战。应用动物来源的降钙素时,可引起过敏反应。治疗过程中如出现耳鸣、眩晕、哮喘和便意等应停用。妊娠和哺乳期忌用。

(2) 大多数病人用小剂量的降钙素是有效的,且较安全。大剂量作短期治疗时,在少数病人易引起继发性甲状腺功能低下。

(3) 对怀疑过敏者,可先用 1∶100 降钙素稀释做皮试,有过敏、喘息、眩晕、便意、耳鸣等时应立即停药。

鲑鱼降钙素

【剂型与规格】

注射剂:1ml:50IU。

第九章 代谢性与内分泌系统急症

【用法用量】

常用剂量为:2~8IU/kg,皮下或肌内注射,每6~12小时注射1次。

鳗鱼降钙素

【剂型与规格】

注射剂:1ml:10IU;1ml:20IU;1ml:40IU。

【用法用量】

常用剂量为:0.4~1.6IU/kg,皮下或肌内注射,每6~12小时注射1次。

参 考 文 献

1. 中华医学会骨质疏松和骨矿盐疾病分会,中华医学会内分泌分会代谢性骨病学组.原发性甲状旁腺功能亢进症诊疗指南.中华骨质疏松和骨矿盐疾病杂志,2014,7(3):187-197.
2. 王鑫,徐小龙.双膦酸盐的分子生物学机制及临床应用进展.中华关节外科杂志:,电子版,2015,,9(1):120-122.
3. 邢小平,孔晶,王鸥.高钙危象的诊治.临床内科杂志,2012,29(9):590-593.

(张 斌)

第九章 代谢性与内分泌系统急症

第六节 肾上腺危象

肾上腺危象(acute adrenal crisis)又称急性肾上腺皮质功能减退或 Addison 危象,指机体在严重感染、创伤、外科手术、分娩、严重精神创伤、大量出汗、呕吐、停用糖皮质激素等生理性或病理性原因作用下肾上腺皮质激素分泌绝对或相对不足而出现急性肾上腺皮质功能衰竭所致的临床综合征。主要表现为神志淡漠、萎靡、躁动不安、谵妄,甚至昏迷、腹痛、发热、脱水、低血压及休克,常伴有低钠血症、高钾血症、氮质血症、高血钙等电解质紊乱。肾上腺危象包括原发性和继发性两种类型,原发性是由肾上腺皮质病变所致,同时存在糖皮质激素和盐皮质激素分泌缺陷,是肾上腺危象的常见病因;继发性肾上腺危象是由于下丘脑或垂体疾病使垂体促肾上腺皮质激素(ACTH)分泌缺陷所致,主要表现为糖皮质激素功能缺失的特征,同时常存在其他垂体激素缺乏的表现,如继发性甲状腺功能减退、尿崩症等。如未能早期诊断和处理将危及患者生命。

一、相关药物

治疗肾上腺危象的相关药物见表9-5。

第九章 代谢性与内分泌系统急症

表9-5 治疗肾上腺危象的相关药物

治疗目的	分类	相关药物
纠正水、电解质平衡失调	静脉用生理盐水、葡萄糖	0.9%氯化钠注射液、5%葡萄糖氯化钠注射液
补充缺乏的相关激素	糖皮质激素	氢化可的松、地塞米松
	盐皮质激素	醋酸去氧皮质酮、氟氢可的松
纠正循环衰竭	血管活性药物	去甲肾上腺素、多巴胺、多巴酚丁胺
治疗诱发因素和对症治疗	抗生素	抗杆菌、球菌、真菌抗生素
	钠盐	10%氯化钠注射液

二、用药选择

本症病情危急,应积极抢救:

1. 一旦临床可疑,无须等待生化结果确认,起始治疗不应被延误,处置方法类似于危重病人的复苏,生命体征不稳定的患者应收入重症监护病房。

2. 治疗原则为补充肾上腺皮质激素,纠正水电解质紊乱和酸碱平衡,并给予抗休克、抗感染等对症支持治疗,同时治疗原发疾病。

第九章 代谢性与内分泌系统急症

3. 肾上腺危象初始治疗包括纠正低血压、电解质紊乱和皮质醇缺乏的状态:立即予以100mg氢化可的松静脉注射,此后24~48小时内,每6小时静脉或者肌内注射一次;重症患者可加量至每日600mg,常在12小时后好转;需要注意的是,静脉注射氢化可的松的半衰期是90~120分钟,肌内注射的半衰期更长。

4. 持续心电监护的情况下予以生理盐水快速水化,在第一个12小时可给予1000~3000ml 0.9%生理盐水,此后24~48小时内,根据容量状态和尿量继续输注。

5. 如果有低血糖的证据,5%葡萄糖的输注是需要的,虽然这种情况不多见。

6. 危象控制后可逐渐减少氢化可的松,第2日用第1日的2/3量,第3日用第1日的1/2量。

7. 当病情稳定,呕吐腹泻停止且没有其他重大疾病时,给予口服药物序贯治疗,可以开始减量口服氢化可的松,通常的减量方法是:20mg—10mg—(5~10)mg,约半月减至维持量(维持量5~10mg/d)。

8. 没有必要在急性肾上腺危象时应用氟氢可的松替代治疗,氢化可的松和0.9%生理盐水的盐皮质激素活性足以纠正电解质失衡。

9. 初始治疗的另一种选择是4mg地塞米松静脉注射,因为地塞米松不干扰测定,临床上更倾向于应用氢化可的松,因为氢化可的松的盐皮质激素活性可以有效地纠正电解质失衡。

10. 补充盐皮质激素 如用氢化可的松琥珀

第九章　代谢性与内分泌系统急症

酸钠酯或氢化可的松后,收缩压不能回升至100mmHg,或者有低血钠症,则可同时肌注醋酸去氧皮质酮(deoxycortone Acetate, DOCA)1~3mg,每12小时1次;当口服氢化可的松剂量减至每日50~60mg以下时,应加用9α-氟氢可的松,上午8时一次口服0.05~0.1mg,及时调整剂量,许多患者需要0.2mg/d,甚至更多以维持正常的血浆肾素活性水平;盐皮质激素补充过程中应注意水钠潴留问题。

11. 在初始救治时,保持呼吸道通畅和迅速建立2条大的静脉输液通路非常重要;在紧急救治的情况下,生化结果的确认不是必不可少的。

12. 低血钠症在应用糖皮质激素、盐皮质激素仍无好转时考虑输高渗盐水,但应密切观察水钠潴留以及心肾功能情况。

三、治疗药物

本节仅对激素类药物进行简介,其他药物参考本书相关章节,在此不再赘述。

1. 糖皮质激素　氢化可的松、地塞米松。

【作用机制】

(1) 抗炎作用:诱导抗炎因子的合成;抑制致炎因子的基因转录与合成,诱导炎性细胞的凋亡;收缩血管并抑制蛋白水解酶的释放,抑制单核细胞、中性粒细胞和巨噬细胞向炎症部位的募集和吞噬功能。

第九章 代谢性与内分泌系统急症

（2）抗休克作用：抑制某些炎症因子的产生，减轻全身炎症反应及组织损伤；稳定溶酶体膜，减少心肌抑制因子（MDF）的生成，加强心肌收缩力；降低血管对某些缩血管活性物质的敏感性，使微循环血流动力学恢复正常，改善休克。

（3）抗毒作用：糖皮质激素本身为应激激素，可大大提高机体对细菌内毒素的耐受能力，但对细菌外毒素无效；可直接抑制体温调节中枢，降低其对致热原的敏感性，又能稳定溶酶体膜而减少内热原的释放。

（4）免疫抑制作用：促进淋巴细胞的破坏和解体，促其移出血管而减少循环中淋巴细胞数量；抑制巨噬细胞对抗原的吞噬和处理；小剂量时主要抑制细胞免疫；大剂量时抑制浆细胞和抗体生成而抑制体液免疫功能。

（5）其他作用：对肾上腺皮质功能亢进者，可使淋巴组织萎缩，减少淋巴细胞数，但对肾上腺皮质功能减退者，则促进淋巴组织增生而增加淋巴细胞数；可兴奋中枢神经系统，出现兴奋、激动、失眠、欣快等，可诱发精神病和癫痫；促进胃酸和胃蛋白酶的分泌，抑制黏液的分泌，可诱发或加重溃疡病。

【禁忌证】

（1）禁忌：对本品及其他甾体激素过敏者禁用。

（2）慎用：严重的精神病和癫痫，活动性消

第九章 代谢性与内分泌系统急症

化性溃疡病,新近胃肠吻合手术,骨折,创伤修复期,角膜溃疡,肾上腺皮质机能亢进症,高血压,糖尿病,孕妇,小儿,抗菌药物不能控制的感染如水痘、麻疹、霉菌感染、较重的骨质疏松等。

【不良反应】

生理剂量替代治疗时无明显不良反应,不良反应多发生在应用药理剂量时,而且与疗程、剂量、用药种类、用法及给药途径等有密切关系。

(1) 静脉迅速给予大剂量可能发生全身性的过敏反应,包括面部、鼻黏膜、眼睑肿胀,荨麻疹,气短,胸闷,喘鸣。

(2) 患者可出现精神症状:欣快感、激动、不安、谵妄、定向力障碍,也可表现为抑制。精神症状尤易发生于患慢性消耗性疾病的人及以往有过精神不正常者。

(3) 大剂量长期使用可有肥胖、多毛症、痤疮,血糖、血压及眼压升高,水钠潴留,水肿。可引起低血钾、肌肉麻痹、兴奋、胃肠溃疡,甚至出现胃肠出血、穿孔、骨质疏松、病理性骨折、伤口不易愈合、白内障、失明。

(4) 突然停药可引起停药综合征、肾上腺皮质功能不全及危象。

【注意事项】

(1) 老年患者用糖皮质激素易发生高血压和糖尿病,老年患者尤其是更年期后的女性易发

第九章 代谢性与内分泌系统急症

生骨质疏松。

（2）肾上腺皮质功能减退症患者易发生感染，且多严重，为重要的死亡原因，给予生理剂量的肾上腺皮质激素可提高病人对感染的抵抗力。

（3）非肾上腺皮质功能减退患者接受药理剂量糖皮质激素后易发生感染；原来已被控制的感染可活动起来，最常见者为结核感染复发。

（4）儿童或少年患者长程使用糖皮质激素必须密切观察，患儿发生骨质疏松症、股骨头缺血性坏死、青光眼、白内障的危险性都增加。口服中效制剂隔日疗法可减轻对生长的抑制作用。

（5）儿童使用激素的剂量除了一般的按年龄或体重而定外，更应当按疾病的严重程度和患儿对治疗的反应而定。

（6）在某些感染时应用激素可减轻组织的破坏、减少渗出、减轻感染中毒症状，但必须同时用有效的抗生素治疗，密切观察病情变化，在短期用药后，即应迅速减量、停药。

（7）对诊断的干扰：糖皮质激素可使血糖、血胆固醇和血脂肪酸、血钠水平升高、使血钙、血钾下降；对外周血象的影响为淋巴细胞、真核细胞及嗜酸、嗜碱性粒细胞数下降，多核白细胞和血小板增加，后者也可下降。

（8）由于甲泼尼龙潴钠作用较弱，故一般不用作肾上腺皮质功能减退的替代治疗。若需使用，应与盐皮质激素合用。

（9）常见激素制剂的剂量换算：可的松 25mg

第九章　代谢性与内分泌系统急症

=氢化可的松 20mg=泼尼松 5mg=泼尼松龙 5mg=甲泼尼龙 4mg=对氟米松 2mg=氟泼尼松龙 1.5mg=曲安西龙 4mg=倍他米松 0.8mg=地塞米松 0.75mg=氯地米松 0.5mg。

氢化可的松(hydrocortisone,氢考的松、氢可的松、可的索、皮质醇)

【剂型与规格】

注射液:10mg:2ml;25mg:5ml;50mg:10ml;100mg:20ml。

片剂:10mg,20mg。

滴眼液:每瓶 15mg:3ml。

软膏:1% 软(乳)膏,10g:100mg;0.5% 眼膏,1g:5mg。

气雾膜:0.25%。

【用法用量】

肌注或静滴:肌内注射,一日 20~40mg,静脉滴注一次 100mg,一日 1 次。临用前加 25 倍的氯化钠注射液或 5% 葡萄糖注射液 500ml 稀释后静脉滴注,同时加用维生素 C 0.5~1g。

腔内注射:关节腔内注射,每次 1~2ml(每 1ml 内含药 25mg);鞘内注射,每次 1ml。

口服:替代治疗,成人每日 20~25mg,晨服 2/3,午餐后服 1/3。

滴眼:用前摇匀,每日 2~3 次,每次 1~2 滴。

第九章 代谢性与内分泌系统急症

局部搽涂:软膏涂于患处皮肤,轻揉片刻,每日 2~4 次;涂于眼睑内,一日 2~3 次,最后一次宜在睡前使用。

气雾膜:气雾剂喷射于皮损表面,每日或隔一次。

地塞米松(Dexamethasone,氟美松、氟甲强地松龙、德沙美松)

【剂型与规格】

片剂:0.75mg/片。
注射液:2.5mg/ml,5mg/ml。
地塞米松磷酸钠注射液:1ml:2mg;1ml:5mg。
软膏或霜剂:0.05%~0.1%。

【用法用量】

(1) 口服:开始每次 0.75~3mg,2~4 次/日,维持量 0.5~0.75mg/d。

(2) 静脉给药:静脉注射每次 2~20mg;静脉滴注时,应以 5% 葡萄糖注射液稀释,可 2~6 小时重复给药至病情稳定,但大剂量连续给药一般不超过 72 小时。

(3) 肌注:一次 8~16mg,间隔 2~3 周 1 次。

(4) 用于鞘内注射:每次 5mg,间隔 1~3 周注射 1 次。

(5) 关节腔内注射:一般每次 0.8~4mg,按关节腔大小而定。

（6）局部涂搽：涂患处，一日2~3次。

2. 盐皮质激素 氟氢可的松、醋酸去氧皮质酮。

【作用机制】

（1）抑制结缔组织的增生。

（2）降低毛细血管和细胞膜的通透性，减少炎性渗出。

（3）抑制组胺及其他炎症递质的形成与释放，抗炎作用较氢化可的松强15倍左右。

（4）主要为盐皮质激素作用，虽有一定的糖皮质激素的活性，但常用剂量无明显糖皮质激素作用。

【禁忌证】

（1）对本品过敏者禁用。
（2）皮肤有化脓感染时禁用。

【不良反应及注意事项】

（1）用药过程中应密切观察血压、体重、有无水肿、肺部有无湿啰音，以免过量，如发生过量情况，应停药；恢复后有必要再使用时，应减量。

（2）对肝病、妊娠期、黏液性水肿等患者，本品半衰期及作用时间延长，故剂量应适当减少，以防钠潴留、水肿、高血压和低血钾；用药期间可给予低钠高钾饮食。

（3）本品长期或大剂量服用，可致高血压。

（4）应用期间如服过量氯化钠,可致水肿、心力衰竭等。故要控制氯化钠用量,一般每日5g左右。

氟氢可的松(fludrocortisone,9-氟可的索醋酸酯、9α-氟氢可的松、醋酸氟氢可的松、氟氢可的松醋酸酯)

【剂型与规格】

片剂:0.1mg。
软膏:10g:2.5mg。

【用法用量】

口服:成人常用量:每日0.1~0.2mg,分两次服用,可与可的松或氢化可的松合用。

局部皮肤涂敷:每日2~4次。

去氧皮质酮(Deoxycortone acetate,醋酸去氧皮质酮、去氧皮甾酮、脱氧皮质酮)

【剂型与规格】

油性针剂:每支5mg:1ml,10mg:1ml。
微结晶混悬液:每瓶250mg:5ml。

【用法用量】

肌内注射:成人开始1日2.5~5mg,维持量每日 1~2mg 初量每日 1~2mg。

微结晶混悬剂：一次 25~100mg，每 3~4 周 1 次。

（邱占军）

第七节　腺垂体功能减退危象

腺垂体（垂体前叶）功能减退危象又称垂体危象（pituitary crisis），多在腺垂体功能减退基础上，各种应激如感染、创伤、呕吐、腹泻、脱水、饥饿以及寒冷、垂体卒中、急性心肌梗死、脑血管意外、手术、激素类药物治疗中断、麻醉及使用镇静药、安眠药、降糖药等诱发的垂体功能减退症状急剧加重，肾上腺皮质激素和（或）甲状腺激素缺乏而发生危象。临床表现：①高热型（>40℃）；②低温型（<30℃）；③低血糖型；④低血压、循环虚脱型；⑤水中毒型；⑥混合型。各种类型可伴有相应的症状，突出表现为消化系统、循环系统和神经精神方面的症状，诸如高热、循环衰竭、休克、恶心、呕吐、头痛、神志不清、谵妄、抽搐、昏迷等严重垂危状态。实验室检查示垂体激素和各靶腺激素均降低，如 TSH、FSH、ACTH、GH、T_3、T_4、皮质醇均低，血糖和血钠降低等。

一、相关药物

治疗垂体危象的相关药物见表9-6。

第九章 代谢性与内分泌系统急症

表9-6 治疗垂体危象的相关药物

治疗目的	分类	相关药物
纠正低血糖	静脉用葡萄糖	50%葡萄糖注射液、10%葡萄糖氯化钠注射液
补充缺乏的相关激素	糖皮质激素	氢化可的松
	甲状腺激素	三碘甲状腺原氨酸、左甲状腺素、甲状腺片
纠正循环衰竭	晶胶体液	0.9%氯化钠注射液、白蛋白、血液制品
	血管活性药物	去甲肾上腺素、多巴胺、多巴酚丁胺
	糖皮质激素	甲泼尼松龙、地塞米松
抗感染	抗生素	抗杆菌、球菌、真菌抗生素
纠正水中毒	糖皮质激素	氢化可的松、泼尼松（强的松）
	利尿剂、钠盐	呋塞米注射液、10%氯化钠注射液

二、用药选择

本病临床表现复杂,病情危重凶险,容易误诊漏诊,丧失最佳救治时机,因此提高对本病的认

第九章 代谢性与内分泌系统急症

识,做到早确诊、早治疗是提高治疗率及危象抢救成功率的关键。

1. 首先给予静脉推注50%葡萄糖液40~60ml以抢救低血糖,继而补充10%葡萄糖盐水,每500~1000ml中加入氢化可的松50~100mg静脉滴注,以解除急性肾上腺皮质功能减退危象。

2. **激素替代原则** 首先补充肾上腺糖皮质激素,然后再补充甲状腺激素,以防肾上腺危象的发生;低钠血症明显者以氢化可的松首选,泼尼松或甲泼尼龙次之(可的松和泼尼松需在肝脏氢化为氢化可的松和泼尼松龙后方能生效,故肝功低下时宜直接使用氢化可的松和泼尼松龙;肝药酶诱导剂可加速糖皮质激素的代谢而减弱其作用);氢化可的松200~400mg,每天1次静脉滴注,持续3~5天;发热、感染等应激情况时可加大剂量至原来的2~3倍;危象纠正后减量至生理剂量激素替代治疗。

3. 有循环衰竭者按休克原则治疗。

4. 有感染败血症者应积极抗感染治疗。

5. 有水中毒者主要应加强利尿,可给予泼尼松或氢化可的松,可口服泼尼松10~25mg或可的松50~100mg或氢化可的松40~80mg,以后每6小时一次;不能口服者,可用氢化可的松50~200mg(地塞米松1~5mg),加入50%葡萄糖注射液40ml,缓慢静脉注射。

6. 低温与甲状腺功能减退有关,应用甲状腺素尤为重要,可给予小剂量甲状腺激素,并用保暖毯逐渐加温;高热者用物理降温法,并及时去除诱发因素,慎用药物降温。

7. 禁用或慎用吗啡等麻醉剂、镇静药、催眠药或降糖药等,以防止诱发昏迷。

8. 予以吸氧、监护、维持水、电解质平衡等对症治疗。

三、药物治疗

本节仅对激素类药物进行简介,其他药物参考本书相关章节,在此不再赘述。

1. **糖皮质激素** 包括氢化可的松、甲泼尼龙、泼尼松等。

糖皮质激素的作用机制、禁忌证、不良反应、注意事项和氢化可的松的药物说明见本章第六节"肾上腺危象"。

甲泼尼龙(methylprednisolone,甲强龙、
甲基强的松龙、甲基氢化泼尼松、
甲基泼尼松、美卓乐)

【剂型与规格】

(1) 粉针剂:40mg。

(2) 注射剂:醋酸酯 40mg:1ml,80mg:2ml;琥珀酸钠 40mg。

(3) 片剂:4mg。

(4) 洗剂或霜剂:醋酸酯 0.25%。

第九章 代谢性与内分泌系统急症

【用法用量】

(1) 静脉滴注或推注(甲泼尼龙琥珀酸钠):一般剂量(相当于甲泼尼龙):每次 10~40mg,最大剂量可用至按体重 30mg/kg;用于危重疾病的急救用药,推荐剂量每次 15~30mg/kg,大剂量静脉输注时速度不应过快,静脉给药时间不得少于 30min,此剂量可在 48h 内每 4~6 小时重复给药 1 次。

(2) 口服:初始剂量为一次 4~48mg(1~12 片)不等,一日 1 次,具体用量可根据病种和病情来确定;若经过长期治疗后需停药时,建议逐量递减,而不能突然停药。

泼尼松(prednisone,强的松、去氢可的松)

【剂型与规格】

片剂:5mg/片。
软膏:醋酸泼尼松眼膏:0.5%,10g/支。

【用法用量】

口服:1 次 5~10mg,一日 10~60mg,早晨起床后服用 2/3,下午服用 1/3。
外涂:每晚睡前一次,涂于结膜囊内。

2. 甲状腺激素 左甲状腺素钠片(Levothyroxine sodium,T_4,左旋甲状腺素、优甲乐),甲状腺片。

第九章 代谢性与内分泌系统急症

【作用机制】

(1) 生热及温控作用,通过线粒体呼吸链的解偶联作用产生热量。

(2) 物质代谢的作用,诱导新生蛋白质包括特殊酶系的合成,调节蛋白质、碳水化合物和脂肪三大物质,以及水、盐和维生素的代谢。

(3) 促进生长发育,甲状腺激素促进机体生长、软骨骨化和牙齿发育、大脑成熟。

【禁忌证】

(1) 禁忌:心绞痛、冠心病和快速型心律失常者禁用。

(2) 慎用:孕妇及哺乳期妇女。

【不良反应】

(1) 甲状腺片如用量适当无任何不良反应。

(2) 使用过量则引起心动过速、心悸、心绞痛、心律失常、头痛、神经质、兴奋、不安、失眠、骨骼肌痉挛、肌无力、震颤、出汗、潮红、怕热、腹泻、呕吐、体重减轻等类似甲状腺功能亢进症的症状。

(3) 减量或停药数日后可使所有症状消失。

【注意事项】

(1) 老年患者对甲状腺激素较敏感,超过60岁者甲状腺激素替代需要量比年轻人约低25%,

而且老年患者心血管功能较差,应慎用。

(2) 动脉硬化、心功能不全、糖尿病、高血压患者慎用。

(3) 对病程长、病情重的甲状腺功能减退症或黏液性水肿患者使用本类药应谨慎小心,开始用小剂量,以后缓慢增加直至生理替代剂量。

(4) 伴有腺垂体功能减退症或肾上腺皮质功能不全患者应先服用糖皮质激素,当肾上腺皮质功能恢复正常后再用本类药。

(5) 发现过量所致的不良反应,应立即停药。

(6) 糖尿病患者服用甲状腺激素应视血糖水平适当增加胰岛素或降糖药剂量。

(7) 甲状腺激素与抗凝剂如双香豆素合用时,后者的抗凝作用增强,可能引起出血;应根据凝血酶原时间调整抗凝药剂量。

(8) 本类药与三环类抗抑郁药合用时,两类药的作用及毒副作用均有所增强,应注意调整剂量。

(9) 服用雌激素或避孕药者,因血液中甲状腺素结合球蛋白水平增加,合用时甲状腺激素剂量应适当调整。

(10) 甲状腺素片的开始剂量应为完全替代剂量的1/3,逐渐加量。由于其T_3、T_4的含量及二者比例不恒定,在治疗中应根据临床症状及T_3、T_4、TSH检查结果调整剂量。

第九章 代谢性与内分泌系统急症

左甲状腺素钠片(Levothyroxine sodium,左旋甲状腺素、左甲状腺素、优甲乐、左甲状腺素钠)

【剂型与规格】

片剂:50μg

【用法用量】

口服:

(1) 成人:①一般最初每日用 25~50μg,最大量不超过 100μg,可每隔 2~4 周增加 25~50μg,直至维持正常代谢为止。一般维持剂量为 50~200μg/d;②老年或有心血管疾病患者:起始量以 12.5~25μg 为宜,可每 3~4 周增加一次剂量,每次增加 12.5~25μg。用药后应密切观察患者有否心率加快,心律失常、血压改变并定期监测血中甲状腺激素水平,必要时暂缓加量或减少用量。

(2) 儿童:新生儿和儿童甲状腺功能降低或克汀病,剂量参考如下:建议使用剂量(每天)或遵医嘱:

年龄 0~6 个月:每日 25~50μg,按体重 8~10μg/kg;

年龄 7~12 个月:每日 50~70μg,按体重 6~8μg/kg;

年龄 2~5 周岁:每日 100~150μg,按体重

5~6μg/kg；

年龄 6~12 周岁：每日 150~200μg，按体重 2~3μg/kg；

年龄 12 岁以上：每日 25~50μg，按体重 8~10μg/kg。

用药后 2~4 周增加一个剂量（12.5~25μg），至临床表现及甲状腺激素水平完全正常。

甲状腺片（Thyroid tablets）

【剂型与规格】

片剂：40mg。

【用法用量】

口服，成人常用量：开始为每日 10~20mg，逐渐增加，维持量一般为每日 40~120mg，少数患者需每日 160mg。婴儿及儿童完全替代量：1 岁以内 8~15mg，1~2 岁 20~45mg，2~7 岁 45~60mg，7 岁以上 60~120mg。

参 考 文 献

1. 张文武. 急诊内科学. 第 2 版. 北京：人民卫生出版社，2010.
2. 陈灏珠，林果为. 实用内科学. 第 13 版. 北京：人民卫生出版社，2009.

（邱占军）

第十章 血液系统急症

第一节 弥散性血管内凝血

弥散性血管内凝血(DIC)是由多种病因引起的血液凝固功能增强,在微血管内发生弥散性血小板血栓和纤维蛋白沉着,消耗了大量血小板和凝血因子并继发纤溶功能亢进,导致临床出现广泛出血、微循环衰竭、多发性栓塞和血管性溶血等表现。

一、相关药物

急诊弥散性血管内凝血常用的药物详见表10-1。

表 10-1 弥散性血管内凝血治疗相关药物

治疗目的	相关药物
抗凝	普通肝素、低分子肝素
替代治疗	新鲜冰冻血浆、血小板悬液等

二、用药选择

1. 原发病的治疗和积极去除诱因是终止 DIC

的最关键措施,如控制感染,治疗肿瘤,产科及外伤处理,纠正缺氧、缺血及酸中毒等。

2. 以下情况可以考虑使用肝素类:DIC 早期血液处于高凝状态,CT、PT、APTT 缩短。血小板及血浆凝血因子急剧或进行性下降,皮肤出现紫癜、瘀斑及其他部位的出血倾向。明显多发性栓塞现象,如皮肤黏膜栓塞征象,急性肾功能及呼吸功能衰竭的表现。顽固性休克伴其他循环衰竭的症状和体征,抗休克治疗欠佳者。

3. 替代治疗适用于有确定的血小板、凝血因子减少,抗凝治疗未能得到满意控制者,否则可加重病情。

三、治疗药物

1. 抗凝药物 包括普通肝素、低分子肝素等。

【作用机制】

(1) 增强抗凝血酶Ⅲ与凝血酶的亲和力,加速凝血酶的失活;

(2) 抑制血小板的黏附聚集;

(3) 增强蛋白 C 的活性,刺激血管内皮细胞释放抗凝物质和纤溶物质。

【禁忌证】

(1) 禁忌:手术后或损伤创面未经良好止血

第十章 血液系统急症

者、近期有严重的活动性出血、蛇毒所致 DIC、严重凝血因子缺乏及明显纤溶亢进者、对肝素过敏及严重肝功能不全者禁用。

(2) 慎用:妊娠妇女仅在有明确适应证时,方可用肝素。

【不良反应】

(1) 过敏反应,如哮喘、荨麻疹、结膜炎和发热等。

(2) 长期用药可致脱发和短暂的可逆性秃头症、骨质疏松和自发性骨折。

【注意事项】

用药过量可致自发性出血,表现为黏膜出血(血尿、消化道出血)、关节积血和伤口出血等,故用药期间应测定凝血时间或部分凝血活酶时间(APTT),凝血时间>30 分钟或 APTT>100 秒均表明用药过量。发现自发性出血应立即停药。严重出血可静注硫酸鱼精蛋白注射液中和肝素钠,注射速度以每分钟不超过 20mg。通常 1mg 鱼精蛋白在体内能中和 100U 肝素钠。低分子肝素常规剂量下无须严格血液学监测。

肝素钠(Heparin sodium)

【剂型与规格】

注射液:1000U/2ml,5000U/2ml,12 500U/2ml。

第十章 血液系统急症

【用法用量】

(1) 静滴:成人首剂5000U加入100ml的5%~10%葡萄糖溶液或0.9%氯化钠注射液中,速度每分钟20~30滴,在30~60分钟内滴完。需要时可每隔4~6小时重复滴注1次,每次5000U,总量每日可达25 000U。维持恒定血药浓度,也可每24小时10 000~20 000U加入1000ml 5%葡萄糖溶液或等渗盐水中静滴,速度为每分钟20滴。

(2) 深部肌注(或皮下注射):每次10 000~12 500U,每8~12小时1次。

【指南推荐】

(1) 普通肝素:一般不超过12 500U/d,每6小时用量不超过2500U,静脉或皮下注射,根据病情决定疗程,一般连用3~5天。

(2) 显示血栓形成占优势的DIC患者诸如动脉或静脉血栓栓塞,与肢端缺血或皮肤血管梗死相关的严重的暴发性紫癜应考虑应用治疗量的肝素。APTT比例没有延长到对照的1.5~2.5倍的目标时可按体重调整肝素剂量[即10μg/(kg·h)]。APTT的监测较为复杂,临床观察出血征象是重要的(C级,Ⅳ度)。

(3) 病变严重,没有出血征象的DIC患者推荐应用预防剂量的肝素或LMWH预防静脉血栓栓塞(A级,ⅠB度)。

第十章 血液系统急症

肝素钙(Heparin calcium)

【剂型与规格】

注射液:500U/1ml,5000U/1ml。

【用法用量】

(1) 成人剂量

1) 深部皮下注射:首次5000~10 000U,以后每8小时5000~10 000U或每12小时10 000~20 000U,或根据凝血试验监测结果调整。

2) 静脉注射:首次5000~10 000U,以后按体重每4小时50~100U/kg,或根据凝血试验监测结果确定。用前先以氯化钠注射液50~100ml稀释。

3) 静脉滴注:每日20 000~40 000U,加至氯化钠注射液1000ml中24小时持续滴注,之前常先以5000U静脉注射作为初始剂量。

(2) 儿童剂量

1) 静脉注射:首次剂量按体重50U/kg,之后每4小时50~100U/kg,或根据凝血试验监测结果调整。

2) 静脉滴注:首次50U/kg,之后50~100U/kg,每4小时一次,或按体表面积10 000~20 000U/m^2,24小时持续滴注,亦可根据部分凝血活酶时间(APTT或KPTT)试验结果确定。对于心血管外科手术,其首次剂量及持续60分钟以

第十章 血液系统急症

内的手术用量同成人常用量。对于弥散性血管内凝血,每4小时25~50U/kg持续静脉滴注。若4~8小时后病情无好转即应停用。

依诺肝素钠(Nadroparin calcium,克赛)

【剂型与规格】

注射液:2050AxaIU/0.2ml,3075AxaIU/0.3ml,4100AxaIU/0.4ml,6150AxaIU/0.6ml,8200AxaIU/0.8ml,10 250AxaIU/1.0ml。

【用法用量】

依诺肝素可用于皮下每日1次注射150AxaIU/kg或每日2次100AxaIU/kg。当患者为复杂性栓塞性疾病时,推荐每日两次给药100AxaIU/kg。在体重高于100kg或低于40kg的患者中,依诺肝素的剂量尚无评价。对于体重高于100kg的患者,依诺肝素的疗效可能轻微降低。对于体重低于40kg的患者,出血的风险可能增加。

【指南推荐】

(1) 低分子肝素使用剂量为3000~5000U/d,皮下注射,一般连用3~5天。

(2) 病变严重,没有出血征象的DIC患者推荐应用预防剂量的肝素或LMWH预防静脉血栓栓塞(A级,ⅠB度)。

第十章 血液系统急症

低分子肝素钙(Nadroparin calcium,速碧林)

【剂型与规格】

注射液:2050AxaIU/0.2ml,3075AxaIU/0.3ml,4100AxaIU/0.4ml,6150AxaIU/0.6ml,8200AxaIU/0.8ml,10 250AxaIU/1.0ml。

【用法用量】

对已形成的深静脉栓塞的治疗,或对深静脉血栓形成有任何怀疑,就应尽快用适当的检测手段予以确定。使用频率:每日2次注射,间隔12小时,剂量:每次注射剂量85IU/kg。可依据患者的体重范围,按0.1ml/10kg的剂量每12小时注射1次,即:体重40~49kg,0.4ml;50~59kg,0.5ml;60~69kg,0.6ml;70~79kg,0.7ml;80~89kg,0.8ml;90~99kg,0.9ml;≥100kg,1.0ml。

当选择了对应于患者体重的剂量后,应将注射器垂直,调整推杆至所需刻度,从而获取所需的注射剂量。应注意对体重大于100kg或低于40kg的患者,估计用量比较困难,可能出现低分子肝素用量不足或出血症状,对这些患者应当加强临床观察。治疗持续时间:低分子肝素的使用时间不应超过10天。包括用抗维生素K制剂平衡的时间。除非禁忌,口服抗凝药物应尽早使用。

第十章 血液系统急症

【指南推荐】

低分子肝素使用剂量为 3000~5000U/d,皮下注射,一般连用 3~5 天。

2. 替代治疗

(1) 新鲜冷冻血浆:每次 10~15ml/kg。

(2) 纤维蛋白原水平较低时,可输入纤维蛋白原:首次剂量 2.0~4.0g,静脉滴注。24 小时内给予 8.0~12.0g,可使血浆纤维蛋白原升至 1.0g/L。

(3) 血小板悬液:未出血的患者 $PLT<20\times10^9/L$,或者存在活动性出血且 $PLT<50\times10^9/L$ 的 DIC 患者,需紧急输注血小板悬液。

参 考 文 献

1. 陈新谦. 新编药物学. 第 17 版. 北京:人民卫生出版社,2011.
2. 胡豫. 弥散性血管内凝血诊断与治疗中国专家共识(2012 年版). 中华血液学杂志,2012,33(11):978-979.

(王海嵘)

第二节 贫 血

贫血(anemia)是指人体外周血红细胞容量减少,低于正常范围下限的一种常见的临床症状。临床上常从贫血发病机制分类:①红细胞生成减少性贫血;②溶血性贫血;③失血性贫血。

第十章 血液系统急症

一、相关药物

急诊处理贫血常用的药物详见表10-2。

表10-2 急诊处理贫血常用的药物

治疗目的	分类	相关药物
补充造血原料	铁剂	硫酸亚铁、琥珀酸亚铁、低分子右旋糖酐铁等
	维生素 B_{12}	甲钴胺等
	叶酸	叶酸、亚叶酸钙
刺激红细胞生成	细胞因子	红细胞生成素
	性激素	司坦唑醇
免疫抑制	糖皮质激素	泼尼松
替代治疗	—	红细胞悬液

二、用药选择

评估病情,去除病因并根据发病机制迅速给予有效药物治疗。

1. 造血因子缺乏的贫血治疗采取补充治疗,如:缺铁性贫血的铁剂治疗,巨幼细胞性贫血的叶酸和维生素 B_{12} 治疗,肾性贫血的红细胞生成素治疗。

2. 免疫机制介导的贫血采取免疫抑制治疗,如:原发性再生障碍性贫血、自身免疫性溶血性

第十章 血液系统急症

贫血。

3. 输血指征一般为 Hb<60g/L。老年(≥60岁)、代偿反应能力低(如伴有心、肺疾患)、需氧量增加(如感染、发热、疼痛等)、氧气供应缺乏加重(如失血、肺炎等)时可放宽输血阈值(Hb≤80g/L),尽量输注红细胞悬液。

4. 营养性巨幼红细胞性贫血常合并缺铁,应同时补铁,并补充蛋白质及其他 B 族维生素。维生素 B_{12} 缺乏所致的贫血,应以维生素 B_{12} 为主,叶酸为辅。在叶酸拮抗剂甲氨蝶呤、乙胺嘧啶等所致的巨幼红细胞贫血时,因二氢叶酸还原酶受抑制,四氢叶酸生成障碍,故需用亚叶酸钙治疗。

三、治疗药物

1. 铁剂 包括硫酸亚铁、琥珀酸亚铁、低分子右旋糖酐铁等。

【作用机制】

铁是红细胞中血红蛋白的组成元素。缺铁时,红细胞合成血红蛋白量减少,致使红细胞体积变小,携氧能力下降,形成缺铁性贫血。铁剂可补充铁元素,纠正缺铁性贫血。

【禁忌证】

(1) 禁忌:肝肾功能严重损害,尤其是伴有未经治疗的尿路感染者、铁负荷过高、血色病或含铁血黄素沉着症患者、非缺铁性贫血(如地中海贫血)患者、过敏者禁用。

（2）慎用：酒精中毒、肝炎、急性感染、肠道炎症、胰腺炎、胃与十二指肠溃疡、溃疡性肠炎、过敏体质者慎用。

【不良反应】

（1）可见胃肠道不良反应，如恶心、呕吐、上腹疼痛。

（2）可减少肠蠕动，引起便秘，并排黑便。

【注意事项】

（1）治疗剂量不得长期使用，治疗期间应定期检查血象和血清铁水平。

（2）不应与浓茶同服。

（3）宜在饭后或饭时服用，以减轻胃部刺激。

（4）铁注射液肌注可有局部疼痛，静注不可溢出静脉外。

硫酸亚铁（Ferrous sulfate）

【剂型与规格】

硫酸亚铁片：0.3g。
缓释片：0.45g。
硫酸亚铁糖浆：4g(100ml)。

第十章 血液系统急症

【用法用量】

（1）成人预防用：每天 0.3g；治疗用：每次 0.3g，每天 3 次。

（2）儿童预防用：每天按体重 5mg/kg；治疗用：1 岁以下，每次 60mg，每天 3 次；1~5 岁，每次 120mg，每天 3 次；6~12 岁，每次 0.3g，每天 2 次。

【指南推荐】

首选口服铁剂。进食谷类、乳类和茶抑制铁剂吸收，鱼、肉类、维生素 C 可加强铁剂吸收。口服铁剂有效的表现先是外周血网织红细胞增多，高峰在开始服药后 5~10 天，2 周后血红蛋白浓度上升，一般 2 个月左右恢复正常。铁剂治疗应在血红蛋白恢复正常后至少持续 4~6 个月，待贮铁指标正常后停药。若口服铁剂不能耐受或胃肠道正常解剖部位发生改变而影响铁的吸收，可用铁剂肌内注射。

琥珀酸亚铁（Ferrous succinate；速力菲；蛋白琥珀酸铁）

【剂型与规格】

片剂：100mg。
胶囊：100mg。

【用法用量】

（1）成人：治疗量为每天 0.3~0.6g，分 3 次服用,维持及预防量为每天 0.1g。

(2) 妊娠期妇女:治疗量为每天 0.3~0.6g,分 3 次服用,维持及预防量为每天 0.2g。

(3) 儿童:每天 9~18mg/kg,分 3 次服用。

右旋糖酐铁(Iron Dextran,科莫非)

【剂型与规格】

注射液:100mgFe 元素(2ml)。

【用法用量】

(1) 静脉滴注:100~200mg 右旋糖酐铁用 0.9%氯化钠溶液或 5%葡萄糖溶液稀释至 100ml。给予首次剂量时,应先缓慢滴注 25mg 至少 15 分钟,如无不良反应发生,可将剩余剂量在 30 分钟内滴注完毕。

(2) 静脉注射:将相当于 100~200mg 铁(2~4ml)的右旋糖酐铁用 0.9%氯化钠溶液或 5%葡萄糖溶液 10~20ml 稀释后缓慢静脉推注,同样在初次给药时先缓慢推注 25mg(1~2 分钟),如无不良反应发生,再给予剩余的剂量(0.2ml/min)。

(3) 肌内注射:不需要稀释。

2. 叶酸类

【作用机制】

叶酸在体内还原转变为四氢叶酸,参与人体内氨基酸及核酸的合成,并与维生素 B_{12} 共同促进

第十章 血液系统急症

红细胞及其他细胞的生成,可用于治疗巨幼细胞性贫血。

【禁忌证】

对叶酸及其代谢产物过敏者。

【不良反应】

(1) 肾功能正常的患者使用叶酸很少发生中毒反应,偶见过敏反应。

(2) 长期服用叶酸后可出现畏食、恶心、腹胀等胃肠道症状。

【注意事项】

不宜静脉注射,因易引起不良反应。

叶酸(Folic Acid,维生素 M,维生素 R,维生素 B_{11},惠孕补)

【剂型与规格】

片剂:0.4mg,5mg。
注射剂:15mg(1ml)。

【用法用量】

治疗用:口服给药,每次 5~10mg,每天 15~30mg,14 天为 1 个疗程,或用至红细胞数量恢复正常为止;维持剂量为每天 2.5~10mg。或肌内注射,每次 10~20mg。

预防用:每次 0.4mg,每天 1 次。

亚叶酸钙,(Calcium Folinate,安曲希;甲酰四氢叶酸钙)

【剂型与规格】

片剂:5mg,10mg,15mg。
注射剂:3mg(1ml),5mg(1ml),100mg(1ml)。
注射剂(冻干粉):3mg,5mg,25mg,30mg,50mg,100mg。

【用法用量】

(1) 口服给药:甲氨蝶呤的"解救"治疗:一般剂量为每次 5~15mg,每 6~8 小时 1 次,连用 2 天,使其血清浓度在 5×10^{-8} mol/L 以下。作为乙胺嘧啶或甲氧苄啶等药物的解毒剂:每天剂量 5~15mg,持续用药时间视中毒情况而定。治疗贫血:每天给药 1mg。

(2) 肌内注射:甲氨蝶呤的"解救"治疗:一般剂量按体表面积为每次 9~15mg/m²,每 6~8 小时 1 次,连用 2 天,使其血清浓度在 5×10^{-8} mol/L 以下。作为乙胺嘧啶或甲氧苄啶等的解毒剂:每次给药 9~15mg,持续用药时间视中毒情况而定。治疗贫血:每天给药 1mg。

3. 维生素 B_{12} 类

【作用机制】

维生素 B_{12} 为水溶性维生素。参与体内甲基转换及叶酸代谢促进甲基四氢叶酸转换为四氢叶酸,以促进红细胞及其他细胞的生成和成熟。

【禁忌证】

对维生素 B_{12} 过敏者、恶性肿瘤患者、家族遗传性球后视神经炎患者禁用。

【不良反应】

(1) 肌内注射偶可引起瘙痒、皮疹、腹泻、哮喘,甚至发生过敏反应。

(2) 周围血栓形成、低血钾、高尿酸血症、充血性心力衰竭以及肺水肿已有报道。

(3) 可诱发有痛风病史者的痛风急性发作。

(4) 用量过大无益,反而产生不良反应。长期使用可致缺铁性贫血。

【注意事项】

(1) 低钾血症、心力衰竭者、心脏病患者慎用。

(2) 维生素 B_{12} 不可静脉注射。

维生素 B_{12}(Vitamin B_{12},维斯克,氰钴胺)

【剂型与规格】

针剂:0.05mg(1ml),0.1mg(1ml),0.25mg(1ml),0.5mg(1ml),1mg(1ml)。

【用法用量】

(1) 肌内注射:50~200μg,每天1次,连用1周;然后每周1~3次。直至症状改善。

(2) 治疗恶性贫血:开始肌内注射250μg,每天1次,1~2周后改每周1次;维持量:每次1000μg,每月1次,终生用药。

(3) 口服:每次250μg,每天3次。

(4) 结膜下注射:50~100μg,每天1次或每周2次。

(5) 球后注射:50~100μg,每周2次。

甲钴胺(Mecobalamin,弥可保)

【剂型与规格】

片剂:0.5mg。

注射剂:0.5mg/1ml。

【用法用量】

肌内或静脉注射:每次0.5mg,1次/日,每周3次,给药约2个月后,作为维持治疗每隔1~3个月可给予一次0.5mg。

4. 红细胞生成素

【作用机制】

红细胞生成素与红系祖细胞的表面受体结合,刺激红系祖细胞(包括红系爆式集落形成单位

第十章 血液系统急症

(BFU-E)、红系集落形成单位(CFU-E)及原红细胞)的分化;亦可促使红细胞自骨髓向血液中释放,进而转化为成熟红细胞;另外尚有稳定红细胞膜,提高红细胞膜抗氧化酶的功能。

【禁忌证】

(1) 对红细胞生成素过敏者。
(2) 血液透析难以控制的高血压。
(3) 铅中毒。
(4) 孕妇及哺乳期妇女。
(5) 对人清蛋白或哺乳动物细胞衍生物过敏者禁用。

【不良反应】

(1) 主要不良反应是血压升高,偶可诱发脑血管意外或癫痫发作。
(2) 其他不良反应如瘙痒、发热、恶心、头痛、关节痛、血栓等较少见,有时尚可见气急或流感样症状。
(3) 偶见皮疹。
(4) 其他较罕见的严重不良反应有严重过敏、癫痫和短暂的血钾增高、高血压,需停药观察并对症处理。

【注意事项】

卟啉病患者、妊娠妇女慎用。

第十章 血液系统急症

重组人促红素注射液(CHO细胞)
(Recombinant human erythropoietin)

【剂型与规格】

注射剂:2000U(1ml),3000U(1ml),4000U(1ml),10 000U(1ml)。

【用法用量】

(1) 初始剂量:每天50~100U/kg,每周3次。若8周后血细胞比容提高不足5%~6%且仍低于30%~33%,可将日剂量再增加25U/kg。亦可开始用较低剂量,每天40U/kg,每周3次。观察4周,不足时再按上述原则调整。若血细胞比容在2周内提高超过4%,则需减量。若血细胞比容达到或超过36%,则需停药,待降至要求的范围后再开始用药,可将原日剂量减少25U/kg。

(2) 维持剂量:达到预期疗效后,可逐渐减量,速度为每4周或更长时间减少日剂量25U/kg,直至维持血细胞比容在30%~33%的最低剂量。

(3) 用于治疗化疗引起的贫血:150μg/kg,皮下注射,每周3次,连用8周。如果效果不明显,可增加剂量至200μg/kg,皮下注射,每周3次。

(4) 预防用药:剂量 150μg/kg,皮下注射,每周 3 次。

5. 司坦唑醇

【作用机制】

司坦唑醇为促蛋白同化激素,蛋白同化作用较强,为甲基睾酮的 30 倍,雄激素活性为后者的 1/4,分化指数为 120,可以增强造血干细胞增殖和分化。

【禁忌证】

前列腺肥大、前列腺癌患者及孕妇禁用。

【不良反应】

连续应用 3~5 个月,未有明显的雄性化作用,个别青年女患者有月经推迟现象,停药即复原。服药初期可能下肢、颜面出现水肿,继续服药能自行消失。出现男性化不良反应,建议停药。

【注意事项】

(1) 患胃溃疡,肝、肺、心等功能不全者慎用。
(2) 如长期使用可有肝功能障碍、黄疸等。
(3) 如出现痤疮等男性化反应应停药。

司坦唑醇(Stanozolol,康力龙)

【剂型与规格】

片剂:2mg。

【用法用量】

成人每天 4～6mg,分 2～3 次;小儿每天 2～4mg,分 1～3 次口服。再生障碍性贫血用量较大且时间较长时,须由医师掌握,一般最大量可用到每天 12mg,分 3 次口服,要注意肝功能损害情况及保肝治疗。

6. 糖皮质激素

【作用机制】

糖皮质激素主要是抑制细胞免疫,对抗原刺激后的抗体生成无抑制作用,但对自身抗体有一定的抑制作用。

【禁忌证】

严重的精神病史;活动性胃、十二指肠溃疡;新近胃肠吻合术后;较重的骨质疏松;明显的糖尿病;严重的高血压;未能用抗菌药物控制的病毒、细菌、真菌感染;肝功能不全者。

【不良反应】

糖皮质激素在应用生理剂量替代治疗时无明

第十章 血液系统急症

显不良反应,不良反应多发生在应用药理剂量时,而且与疗程、剂量、用法及给药途径等有密切关系。常见不良反应有以下几类:

(1) 长程使用可引起以下副作用:医源性库欣综合征面容和体态、体重增加、下肢水肿、紫纹、易出血倾向、创口愈合不良、痤疮、月经紊乱、肱或股骨头缺血性坏死、骨质疏松及骨折(包括脊椎压缩性骨折、长骨病理性骨折)、肌无力、肌萎缩、低血钾综合征、胃肠道刺激(恶心、呕吐)、胰腺炎、消化性溃疡或穿孔,儿童生长受到抑制、青光眼、白内障、良性颅内压升高综合征、糖耐量减退和糖尿病加重。

(2) 患者可出现精神症状:欣快感、激动、谵妄、不安、定向力障碍,也可表现为抑制。精神症状尤易发生于患慢性消耗性疾病的人及以往有过精神不正常。

(3) 并发感染为肾上腺皮质激素的主要不良反应。以真菌、结核菌、葡萄球菌、变形杆菌、铜绿假单胞菌和各种疱疹病毒为主。

(4) 糖皮质激素停药综合征。有时患者在停药后出现头晕、昏厥倾向、腹痛或背痛、低热、食欲减退、恶心、呕吐、肌肉或关节疼痛、头疼、乏力、软弱,经仔细检查如能排除肾上腺皮质功能减退和原来疾病的复燃,则可考虑为对糖皮质激素的依赖综合征。

第十章 血液系统急症

【注意事项】

(1) 诱发感染：在激素作用下，原来已被控制的感染可活动起来，最常见者为结核感染复发。在某些感染时应用激素可减轻组织的破坏、减少渗出、减轻感染中毒症状，但必须同时用有效的抗生素治疗、密切观察病情变化，在短期用药后，即应迅速减量、停药。

(2) 对诊断的干扰：糖皮质激素可使血糖、血胆固醇和血脂肪酸、血钠水平升高、使血钙、血钾下降。对外周血象的影响为淋巴细胞、真核细胞及嗜酸、嗜碱细胞数下降，多核白细胞和血小板增加，后者也可下降。长期大剂量服用糖皮质激素可使皮肤试验结果呈假阴性，如结核菌素试验、组织胞浆菌素试验和过敏反应皮试等。还可使甲状腺^{131}I摄取率下降，减弱促甲状腺激素(TSH)对TSH释放素(TRH)刺激的反应，使TRH兴奋实验结果呈假阳性。干扰促黄体生成素释放素(LHRH)兴奋试验的结果。使放射性核素脑和骨显像减弱或稀疏。

(3) 下列情况应慎用：心脏病或急性心力衰竭、糖尿病、憩室炎、情绪不稳定和有精神病倾向、全身性真菌感染、青光眼、肝功能损害、眼单纯性疱疹、高脂蛋白血症、高血压、甲减(此时糖皮质激素作用增强)、重症肌无力、骨质疏松、胃溃疡、胃炎或食管炎、肾功能损害或结石、结核病等。

(4) 随访检查：长期应用糖皮质激素者，应定期检查以下项目:血糖、尿糖或糖耐量试验,尤其是糖尿病或糖尿病倾向者。小儿应定期检测生长和发育情况。眼科检查,注意白内障、青光眼或眼部感染的发生。血清电解质和大便隐血。高血压和骨质疏松的检查,尤以老年人为然。

泼尼松(Prednison,醋酸泼尼松,强的松)

【剂型与规格】

片剂:5mg。

【用法用量】

泼尼松 1~1.5mg/(kg·d),红细胞计数恢复正常后,每周减 5~10mg,至 30mg/d 时减量放缓,1~2 周减 5mg,最终希望能用 5~10mg/d 或 10mg 隔日长期维持。治疗 3 周无效或需要泼尼松 15mg/d 以上才能维持者,应改换其他疗法。

参 考 文 献

1. 陈新谦. 新编药物学. 第 17 版. 北京:人民卫生出版社,2011.
2. 中华医学会血液学分会红细胞疾病(贫血)学组. 再生障碍性贫血诊断治疗专家共识(2010). 中华血液学杂志,2010,31(11):790-792.
3. Goddard AF, James MW, McIntyre AS. Guidelines for the management of iron deficiency anemia. Gut, 2011, 60 (10):1309-1316.

(王海嵘)

第十章 血液系统急症

第三节 过敏性紫癜

过敏性紫癜(allergic purpura),也称为变应性皮肤血管炎(cutaneous vasculitis),主要以小血管炎为病理改变,以非血小板减少性皮肤紫癜,伴或不伴腹痛、关节炎、肾炎为临床特征的疾病。多见于儿童,发病峰值年龄为 4~11 岁,也可见于成人,以冬春季节多见,男女发病比率约为 1.4:1。迄今为止,该病的病因及发病机制尚未完全阐明,病因可能涉及感染、免疫紊乱、遗传因素等。

一、相关药物

过敏性紫癜常用的药物见表 10-3。

表 10-3 过敏性紫癜常用的药物

治疗目的	分类	相关药物
抗炎、止痛	非甾体类抗炎药	布洛芬、双氯芬酸钠、阿司匹林
	糖皮质激素类	泼尼松、氢化可的松琥珀酸钠、甲泼尼龙、地塞米松
免疫调节	免疫抑制剂	硫唑嘌呤、吗替麦考酚酯、环磷酰胺、环孢素、他克莫司
	血液制品	静脉用丙种球蛋白

第十章 血液系统急症

续表

治疗目的	分类	相关药物
胃黏膜保护	H_2受体拮抗剂	西咪替丁
抗过敏药物	抗组胺药物	赛庚啶、钙剂
预防肾损害	抗凝、抗血小板	肝素、双嘧达莫、阿司匹林
止痛	解痉药物	阿托品、山莨菪碱

二、用药选择

过敏性紫癜是一种全身性血管炎综合征,临床表现不同,治疗方案也有所不同。其治疗主要是对症治疗,包括缓解关节痛、腹痛及胃肠道出血等。在早期存在急性期上呼吸道及胃肠道等感染时可适当给予抗感染治疗,但急性期感染控制后抗感染治疗对过敏性紫癜的发生并无治疗和预防作用。

1. 关节疼痛及皮疹 缓解关节痛可口服非甾体类抗炎药,也可考虑口服泼尼松降低患者关节疼痛程度及疼痛持续时间;皮疹多具有自限性,且无长期性损害,很少需要治疗。糖皮质激素应用于皮疹治疗获益的循证医学证据不足,不推荐作为皮疹的常规治疗。

2. 胃肠道症状 胃肠道症状较为多见,表现为腹痛、呕血、黑便等。糖皮质激素治疗可较快缓

第十章 血液系统急症

解急性胃肠道症状,缩短腹痛时间;但应用激素治疗时,应加用抑酸药物,如 H_2 受体拮抗剂等。对于存在呕血、黑便或血便的患者,应严密监测,严重时需内镜检查。对于存在严重胃肠道血管炎者,可考虑应用丙种球蛋白、甲泼尼龙静滴及血浆置换治疗,甚至也有应用甲氨蝶呤和吗替麦考酚酯治疗的报道。

3. 糖皮质激素应用 对有腹痛症状者,推荐口服泼尼松 1~2mg/kg(最大剂量 60mg)1~2 周后逐渐减量。胃肠道症状较重者、关节炎、血管神经性水肿及其他器官急性血管炎病情较重者推荐静脉使用氢化可的松琥珀酸钠 5~10mg/kg,根据病情可间断 4~8 小时重复使用,也可使用甲泼尼龙 5~10mg/(kg·d)[急性器官血管炎病情严重者可冲击治疗,剂量达 15~30mg/(kg·d),最大剂量小于 1000mg/d,连用 3 天,必要时 1~2 周后重复冲击 3 天]或地塞米松 0.3mg/(kg·d),严重症状控制后改用口服,并逐渐减量,总疗程推荐 2~4 周。

4. 静脉用丙种球蛋白(IVIG) IVIG 能改善过敏性紫癜坏死性皮疹、严重胃肠道症状(如腹痛、肠出血、肠梗阻等)、脑血管炎(如抽搐、颅内出血)的症状,推荐剂量为 1g/(kg·d),连用 2 天,或 2g/(kg·d)用 1 天,或 0.4g/(kg·d)连用 4 天。临床有报道应用 IVIG 后出现肾衰竭,故临床建议仅在过敏性紫癜严重症状、常规应用糖皮质激素治疗无效时选用 IVIG。

5. 肝素、双嘧达莫、阿司匹林 目前有部分研究证实肝素、双嘧达莫、阿司匹林有预防肾损害的作用,但其机制及确切疗效不明确,故临床应用时应谨慎使用。

三、治疗药物

1. **糖皮质激素类** 泼尼松、氢化可的松琥珀酸钠、甲泼尼龙、地塞米松等。

【作用机制】

(1) 抗炎作用:糖皮质激素可抑制炎症反应,减轻充血、降低毛细血管通透性,抑制炎症细胞(淋巴细胞、粒细胞等)向炎症部位移动,阻止炎症介质发生反应,稳定溶酶体膜,抑制炎症后组织损伤修复等。

(2) 免疫抑制作用:糖皮质激素可影响免疫反应的多个环节,包括抑制巨噬细胞吞噬功能,降低单核-吞噬细胞系统消除颗粒或细胞的作用,可使淋巴细胞溶解,以致淋巴器官中淋巴细胞耗竭。同时,可降低自身免疫性抗体水平,从而缓解过敏反应及自身免疫性疾病症状。

(3) 糖皮质激素可减轻结缔组织的病理增生,对过敏性紫癜肾脏损害起作用。

(4) 抗过敏作用:在免疫过程中,抗原-抗体反应引起肥大细胞脱颗粒而释放组胺等,引起过敏性反应症状。糖皮质激素通过减少上述过敏介质的产生,而减轻过敏症状。

【禁忌证】

（1）禁用:对糖皮质激素类过敏者;严重的精神病或癫痫病史者;未进行有效抗感染治疗的感染性疾病患者;早期妊娠;活动的胃十二指肠溃疡,或新近的胃肠吻合术后;活动性肺结核、未进行有效抗结核治疗时;角膜溃疡;肾上腺皮质功能亢进症;骨折。

（2）慎用:糖尿病患者;严重高血压、动脉硬化;骨质疏松;病毒性感染。

【不良反应】

（1）医源性肾上腺皮质功能亢进:主要因过量激素应用引起物质代谢及水钠代谢紊乱所致,表现为满月脸、水牛背、向心性肥胖、多毛、低钾、高血压等,停药后可自行消失,必要时可予以对症处理。

（2）诱发或加重感染:糖皮质激素对免疫功能有抑制作用,长期应用可诱发感染或使体内原有病灶扩散。

（3）消化系统并发症:诱发或加剧胃十二指肠溃疡,甚至引起溃疡穿孔或出血。

（4）骨质疏松、肌肉萎缩、伤口愈合延迟等。

（5）停药反应:引起医源性肾上腺皮质功能不全、反跳现象。

第十章 血液系统急症

【注意事项】

(1) 与强心苷和利尿剂何用,应注意补钾。

(2) 糖皮质激素可使血糖升高,减弱口服降糖药或胰岛素效果,应注意调整剂量。

(3) 苯巴比妥、苯妥英钠、利福平等肝药酶诱导剂可加快皮质激素的代谢,故同时使用时需适当增加剂量。

(4) 儿童和绝经期妇女应用糖皮质激素易导致骨质疏松甚至自发性骨折,可补充蛋白质、维生素 D 和钙盐。

(5) 糖皮质激素可使口服抗凝血药的效果降低,两药合用时抗凝血药的剂量需增大。

(6) 糖皮质激素可使水杨酸盐的消除加快,降低其疗效,两药联用时使消化性溃疡的危险性增加。

氢化可的松(Hydrocortisone,
可的索,皮质醇,Cortisol)

【剂型与规格】

醋酸氢化可的松片:20mg。

氢化可的松注射液:10mg(2ml),25mg(5ml),50mg(10ml),100mg(20ml)。

醋酸氢化可的松注射液:125mg(5ml)。

注射液氢化可的松琥珀酸钠:135mg/支(相

当于氢化可的松100mg)。

【用法用量】

氢化可的松琥珀酸钠 5～10mg/kg,以生理盐水配成 5% 溶液静脉滴注或肌内注射;根据病情可间断 4～8 小时重复使用。

【指南推荐】

糖皮质激素治疗可较快缓解过敏性紫癜胃肠道症状,缩短腹痛时间(Ⅱ/B)。

泼尼松(Prednisone,强的松,去氢可的松)

【剂型与规格】

醋酸泼尼松片:5mg。

【用法用量】

口服泼尼松 1～2mg/kg(最大剂量 60mg)1～2 周,后 1～2 周减量。

【指南推荐】

(1) 糖皮质激素治疗可较快缓解过敏性紫癜胃肠道症状,缩短腹痛时间(Ⅱ/B)。
(2) 口服泼尼松可减轻患者关节疼痛程度及持续时间(Ⅰ/A)。

第十章 血液系统急症

甲泼尼龙(Methylprednisolone,甲基强的松龙,甲强龙,甲泼尼龙,SOLU-MEDROL)

【剂型与规格】

片剂:2mg;4mg。

甲泼尼龙醋酸酯混悬注射液:20mg(1ml);40mg(1ml)。

甲泼尼龙琥珀酸钠注射液:53mg,相当于甲泼尼龙40mg。

【用法用量】

甲泼尼龙 5~10mg/(kg·d),急性器官血管炎病情严重者可冲击治疗剂量达 15~30mg/(kg·d),最大剂量小于 1000mg/d,连用 3 天,必要时 1~2 周后重复冲击 3 天。

【指南推荐】

糖皮质激素治疗可较快缓解过敏性紫癜胃肠道症状,缩短腹痛时间(Ⅱ/B)。严重胃肠道血管炎时,可应用丙种球蛋白、甲泼尼龙及血浆置换联合治疗(V/E)。

地塞米松(Dexamethasone,氟美松)

【剂型与规格】

醋酸地塞米松片:0.75mg。

地塞米松磷酸钠注射液:2mg(1ml);5mg(1ml)。

【用法用量】

地塞米松 0.3mg/(kg·d),严重症状控制后改用口服,并逐渐减量,总疗程推荐 2~4 周。

【指南推荐】

糖皮质激素治疗可较快缓解过敏性紫癜胃肠道症状,缩短腹痛时间(Ⅱ/B)。

2. **非甾体类抗炎药** 阿司匹林、布洛芬、双氯芬酸等。

【作用机制】

非甾体类抗炎药具有解热、镇痛、抗炎的作用,其机制在于抑制合成前列腺素所需要的环氧酶,从而抑制前列腺素、缓激肽、组胺等的合成,发挥其生理作用。

阿司匹林(Aspirin,乙酰水杨酸,醋柳酸,Acetylsalicylic acid)

【剂型与规格】

片剂:0.05g;0.1g;0.2g;0.3g;0.5g。
泡腾片:0.3g;0.5g。
肠溶片(胶囊):40mg;0.1g;0.15g;0.3g;0.5g。
栓剂:0.1g;0.3g;0.45g;0.5g。

散剂:0.1g;0.5g。

【用法用量】

(1) 每次口服0.3~0.6g,3次/日,或需要时口服。

(2) 直肠给药:1~3岁,每次0.1g,1次/日;3~6岁,每次0.1~0.15g,1~2次/日;6岁以上,每次0.15~0.3g,2次/日。

【禁忌证】

(1) 禁用:活动性溃疡病或其他原因引起的消化道出血;血友病或血小板减少症;对非甾体类抗炎药过敏。

(2) 慎用:有哮喘及其他过敏性反应者;葡萄糖-6-磷酸脱氢酶缺陷者;痛风;肝功能减退者;心功能不全或高血压;肾功能不全;血小板减少。

【不良反应】

(1) 胃肠道反应:可出现上腹部不适、恶心、呕吐、胃灼痛,甚至诱发或加重溃疡和出血。

(2) 过敏反应:主要为荨麻疹和血管神经性水肿等皮肤黏膜过敏反应;罕见可发生阿司匹林哮喘。

(3) 凝血障碍:因血小板聚集功能受抑,出血时间延长;大剂量使用时可抑制肝脏合成凝血酶原。

(4) 水杨酸反应:为过量使用所致中毒反

应,表现为头痛、头晕、耳鸣、视力障碍等,甚至出现惊厥和昏迷。

(5) 肝肾功能影响:可表现为转氨酶升高,严重者可表现为肝大、厌食、恶心和黄疸。

【注意事项】

(1) 饮酒前后不可服用,因可损伤胃黏膜屏障而致出血。

(2) 长期大量服用或误服大量可引起急性中毒,表现为头痛、眩晕、耳鸣、视力减退、呕吐、大量发汗、谵妄、高热等。可予以洗胃、导泻,口服大量碳酸氢钠及静滴5%葡萄糖和0.9%氯化钠注射液。高热时物理降温,注射维生素 K 预防出血。

(3) 与其他水杨酸类药物、双香豆素类抗凝血药、磺胺类降血糖药、巴比妥类、苯妥英钠、甲氨蝶呤等合用时,可增强其作用。

(4) 与糖皮质激素合用时,可增强对胃十二指肠黏膜的损害,增加出血风险。

(5) 与碱性药物合用时,可促进本品排泄而降低疗效。

(6) 与布洛芬等非甾体类抗炎药合用时,可使该药物血药浓度明显降低,故二者不可合用。

(7) 可引起胎儿异常,妊娠期妇女尽量避免使用。

(8) 10 岁左右儿童,患流感或水痘后忌用本

第十章 血液系统急症

品,否则可能诱发 Reye 氏综合征,严重者可致死。

布洛芬(Ibuprofen,异丁苯丙酸,异丁洛芬,芬必得)

【剂型与规格】

片剂(胶囊):0.1g,0.2g,0.3g,0.5g。
缓释胶囊:0.3g。
颗粒剂:0.1g,0.2g。
干混悬剂:1.2g。
糖浆剂:0.2g(10ml)。口服液:0.1g(10ml);混悬剂:2.0g(100ml)。
栓剂:50mg;100mg。
搽剂:2.5g(50ml)。

【用法用量】

0.2~0.4g,每 4~6 小时 1 次。成人最大剂量 2.4g/d。

【禁忌证】

(1) 禁用:对阿司匹林或其他非甾体类抗炎药过敏者,孕妇和哺乳期妇女。

(2) 慎用:支气管哮喘、心肾功能不全、高血压、血友病和消化道溃疡病史者。

【不良反应】

(1) 胃肠道反应:包括消化不良、胃烧灼感、

第十章　血液系统急症

胃痛、恶心和呕吐,一般不必停药,继续服用可耐受;

(2) 神经系统不良反应:表现为头痛、嗜睡、眩晕和耳鸣等;

(3) 其他少见不良反应:下肢水肿、肾功能不全、皮疹、支气管哮喘、肝功能异常、白细胞减少等。

【注意事项】

(1) 服药期间饮酒或与阿司匹林、皮质激素、促肾上腺皮质激素合用,可增加胃肠道溃疡或出血的危险。

(2) 本品可增加肝素及口服抗凝药的出血危险性。

(3) 本品可增加甲氨蝶呤、降糖药物、地高辛的作用或毒性。

(4) 本品可使维拉帕米、硝苯地平、丙磺舒的血药浓度增高。

(5) 本品可降低呋塞米或其他抗高血压药的降压作用。

参 考 文 献

1. 吴小川. 儿童过敏性紫癜循证诊治建议解读. 中华儿科杂志,2013,51(7):508-511.
2. 杨世杰. 药理学. 第2版. 北京:人民卫生出版社,2010.
3. 王吉耀. 内科学. 第2版. 北京:人民卫生出版社,2010.
4. 陈新谦,金有豫,汤光. 新编药物学. 第17版. 北京:人民卫生出版社,2011.
5. 吴小川,唐雪梅,胡坚,等.儿童过敏性紫癜循证诊治建议.中华儿科杂志,2013,51(7):502-507.
6. 薛辛东.儿科学.第2版.北京:人民卫生出版社,2010.

(张正良)

第十一章 休 克

休克(shock)是循环系统功能衰竭,即机体不能将足够氧气运输到组织器官,从而引起细胞氧利用障碍,即氧耗处于氧输送依赖阶段,并伴乳酸水平升高。休克可表现为下述 4 种基本类型,其中低血容量性休克、心源性休克、梗阻性休克为低动力休克,分布性休克为高动力休克。对于多数休克患者而言,根据病史(创伤、感染或胸痛等)以及临床评估(皮肤灌注、颈静脉充盈程度)即可确定休克类型。

一、相关药物

抢救休克常用的药物详见表 11-1。

表 11-1 休克治疗相关药物

治疗目的	分类	相关药物
抗休克血管活性药	血管收缩剂(拟交感胺类升压药)	多巴胺、间羟胺、去甲肾上腺素、肾上腺素异丙肾上腺素、多巴酚丁胺、去氧肾上腺素
	血管扩张剂	酚妥拉明、山莨菪碱、硝酸甘油、硝普钠

第十一章 休 克

续表

治疗目的	分类	相关药物	
液体复苏	胶体类	天然胶体 人工胶体(血浆代用品)	人血白蛋白 明胶类、右旋糖苷、乙基淀粉类
	晶体类	生理盐水、林格液、平衡盐溶液	

二、用药选择

1. 低血压并非诊断休克的必备条件,休克早期血压正常甚至增高。

2. 休克的治疗应根据休克的不同病因和不同阶段采取相应的措施,除进行病因治疗、补充血容量、纠正酸中毒外,还应用血管活性药(血管收缩剂和血管扩张剂)以改变血管功能和改善微循环。

3. 以外周阻力下降,血压降低,心输出量正常或稍多为主的高排低阻型休克(暖休克),多见于休克早期,选用收缩血管药为主,如:多巴胺、去甲肾上腺素等;以微血管痉挛期为主的低排高阻型休克(冷休克)常为重症休克和休克晚期,应用扩血管药;虽然两类药物作用相反,但在一定条件下又可能是相辅相成。

4. 休克患者常存在微循环障碍,应用血管活性药物在调节血管张力的同时,需要注意可能对微循环带来的影响。

第十一章 休 克

5. 几种休克可以共同存在,相互转化,因此在临床工作中,不能简单地认为低血容量休克只需补液,分布性休克只需应用缩血管药物,心源性休克只需强心治疗等理念。

6. 创伤性休克患者液体复苏取决于失血程度,对大出血并出现明显休克应进行有限复苏(limited resuscitation),以维持较低的血压(可允许性低血压,permissive hypotension),维持收缩压(SBP)约80~85mmHg;对出血未被控制者进行早期大容量液体复苏没有益处。

7. 心源性休克除右心室梗死外,均需限制液体复苏;根据血流动力学监测指标,适时给予正性肌力药及血管活性药可使全身循环得以维持有效的灌注。

8. 脓毒症休克患者可考虑使用限氯晶体液复苏(UG);推荐在3小时内完成初始的液体复苏,复苏量≥1000ml晶体液,至少在第4~6小时内补充30ml/kg液体量;应在1小时内静脉使用抗生素进行抗感染治疗,尽可能覆盖病原微生物;不推荐常规使用糖皮质激素治疗脓毒性休克。

9. 抢救过敏性休克首选肾上腺素,使用剂量不同于心肺复苏,糖皮质激素为二线用药,目的是防止病情复发。

三、治疗药物

(一)血管收缩剂

包括多巴胺、间羟胺、去甲肾上腺素、肾上腺

第十一章 休 克

素、异丙肾上腺素、多巴酚丁胺等。

【作用机制】

收缩皮肤、黏膜血管和内脏血管,增加外围阻力,使血压回升,从而保证重要生命器官的微循环血流灌注。其中肾上腺素能受体兴奋药占有重要地位,以去甲肾上腺素为代表。

多巴胺(Dopamine,3-羟酪胺、儿茶酚乙胺)

【剂型与规格】

注射液(盐酸盐):2ml:20mg。

【用法用量】

静滴:开始按 $5\mu g/(kg \cdot min)$ 静滴,逐渐增至 $5\sim10\mu g/(kg \cdot min)$,最大为 $20\mu g/(kg \cdot min)$。

【指南推荐】

(1) 建议对快速性心律失常风险低或心动过缓的脓毒症休克患者,使用多巴胺作为去甲肾上腺素的替代缩血管药物。

(2) ACC/AHA 推荐以多巴胺作为急性心肌梗死低血压患者的首选升压药,但多巴胺治疗中导致更多不良反应,尤其是房颤;与去甲肾上腺素比较,多巴胺对于心源性休克患者的死亡率显著高于去甲肾上腺素。

第十一章 休 克

【禁忌证】

(1) 禁忌:对本药过敏、嗜铬细胞瘤、环丙烷麻醉者不宜使用。

(2) 慎用:肢端循环不良、闭塞性血管病或有既往史者(包括动脉栓塞、动脉粥样硬化、血栓闭塞性血管炎、糖尿病性动脉内膜炎、雷诺病、冻伤等)、频繁的室性心律失常,应用该品须谨慎。

【不良反应】

(1) 心血管:胸痛、心悸、心律失常(尤其用大剂量)、心跳缓慢、心搏快而有力;过量时可出现血压升高。长期大剂量或小剂量用于外周血管病患者,可出现手足疼痛或手足发凉;外周血管长时期收缩,可能导致局部坏死或坏疽。

(2) 神经:头痛。

(3) 内分泌/代谢:氮质血症。

(4) 消化:恶心、呕吐。

(5) 呼吸:呼吸困难。

(6) 其他:全身软弱无力。

【注意事项】

(1) 应用多巴胺治疗前必须先纠正低血容量。

(2) 滴注前必须稀释,稀释液的浓度取决于剂量及个体需要的液量,中、小剂量对周围血

第十一章 休 克

管阻力无作用,用于处理低心排血量引起的低血压;较大剂量则用于提高周围血管阻力以纠正低血压。

(3) 选用粗大的静脉作静注或静滴,以防药液外溢及组织坏死;如确已发生液体外溢,可用 5~10mg 酚妥拉明稀释溶液在注射部位作浸润治疗。

(4) 静滴时应控制每分钟滴速,滴注的速度和时间需根据血压、心率、尿量、外周血管灌流情况、异位搏动出现与否等而定,可能时应做心排血量测定。

(5) 休克纠正时即减慢滴速。

(6) 遇有血管过度收缩引起舒张压不成比例升高和脉压减小、尿量减少、心率增快或出现心律失常,滴速必须减慢或暂停滴注。

(7) 如在滴注多巴胺时血压继续下降或经调整剂量仍持续低血压,应停用多巴胺,改用更强的血管收缩药。

(8) 突然停药 可产生严重低血压,故停药时应逐渐减量,防止低血压再度发生。

间羟胺(Metaraminol,阿拉明)

【剂型与规格】

注射液(重酒石酸盐):1ml:10mg(以间羟胺计,相当于重酒石酸间羟胺 19mg);5ml:50mg(以间羟胺计,相当于重酒石酸间羟胺 95mg)。

第十一章 休 克

【用法用量】

(1) 肌内或皮下注射:2～10mg(以间羟胺计,以下同),由于最大效应不是立即显现,在重复用药前对初量效应至少要观察10分钟。

(2) 静脉注射:初量用0.5～5mg,继而静滴,用于重症休克。

(3) 静滴:将间羟胺15～100mg加入氯化钠注射液或5%葡萄糖注射液500ml内,调节滴速以维持理想的血压,Max:100mg/次(0.3～0.4mg/min)。

【指南推荐】

间羟胺常用于去甲肾上腺素的代用品。适用于各种休克早期。其作用较去甲肾上腺素弱而持久。一般剂量不引起心律失常,故可用于心肌梗死性休克。

【禁忌证】

(1) 禁忌:对本药过敏、用氯仿、氟烷、环丙烷进行全身麻醉者、2周内曾用过单胺氧化酶抑制药(MAO)者。

(2) 慎用:甲状腺功能亢进、高血压、充血性心力衰竭、冠心病、糖尿病、有疟疾病史者。

【不良反应】

(1) 心血管:心律失常发生率随用量及病人

的敏感性而异;升压反应过快、过猛可致心律失常、心脏停搏。

(2) 呼吸:升压反应过快、过猛可致急性肺水肿。

(3) 神经:头痛、眩晕、震颤。

(4) 消化:恶心、呕吐。

【注意事项】

(1) 本药不能代替补充血容量,在用药前应先纠正血容量不足。

(2) 给药途径以静脉给药为宜,选用较粗大的静脉,避免使用四肢小静脉,特别对周围血管病、糖尿病或血液高黏状态的患者更应注意。

(3) 静注时药液外溢,可引起局部血管严重收缩,导致组织坏死腐烂或红肿硬结形成脓肿。一旦发生药液外溢,可用 5~10mg 酚妥拉明稀释于 10~15ml NaCl 注射液作局部浸润注射。

(4) 本药过量的表现为头痛、头晕、抽搐、严重高血压、严重心律失常,此时应立即停药观察,血压过高者可用 5~10mg 酚妥拉明静脉注射,必要时可重复。

(5) 短时间内连续使用,可使药效逐渐减弱,产生快速耐药性。

(6) 长期使用可产生蓄积作用,以致停药后血压仍偏高。如果用药后血压上升不明显,必须观察 10 分钟以上,才决定是否增加剂量,以免贸然增量致使血压上升过高。

(7) 停药时应逐渐减量,若骤然停药,可再度出现低血压。

去甲肾上腺素(Norepinephrine,重酒石酸去甲肾上腺素、正肾)

【剂型与规格】

重酒石酸去甲肾上腺素注射液:1ml:2mg;2ml:10mg。

【用法用量】

静脉注射:对危急病例可用 1~2mg 稀释到 10~20ml,缓慢推入静脉,同时根据血压以调节其剂量,待血压回升后,再改为静滴维持。

静滴:临用前稀释,4~10μg/min,根据病情调整用量。可用 1~2mg 加入生理盐水或 5% 葡萄糖 100ml 内静滴,根据情况掌握滴注速度,待血压升至所需水平后,减慢滴速,以维持血压于正常范围。

去甲肾上腺素常用剂量为 0.03~1.5μg/(kg·min),但剂量超过 1.0μg/(kg·min)时,可由于 β 受体的兴奋加强而增加心肌做功与氧耗。

【指南推荐】

(1) 对于脓毒症休克而言,如果需要使用血管活性药物,则首选去甲肾上腺素,而不是多巴胺(DA)。

(2) 美国心脏病学会/美国心脏协会指南推荐去甲肾上腺素用于严重的心源性休克低血压状态。

【禁忌证】

(1) 禁忌:对本药过敏、可卡因中毒、心动过速、无尿患者禁用。

(2) 慎用:缺氧;闭塞性血管病,如动脉硬化、糖尿病、闭塞性脉管炎等;血栓性疾病。

【不良反应】

(1) 心血管:血压升高后可出现反射性心率减慢。

(2) 神经:焦虑不安、眩晕、头痛、苍白、失眠等。

(3) 皮肤:静脉输注时沿静脉径路皮肤发白,注射局部皮肤脱落,皮肤发绀,皮肤发红,严重眩晕,上述反应虽属少见,但后果严重。

(4) 个别病人因过敏而有皮疹、面部水肿。

【注意事项】

(1) 抢救时如长时间持续使用本品或联合其他缩血管药,重要器官因毛细血管灌注不良而受不良影响,甚至导致不可逆性休克。

(2) 滴注时严防药液外漏,一旦发现组织坏死,除使用血管扩张剂外,应尽快热敷并给予普鲁卡因大剂量封闭。

第十一章 休 克

（3）逾量时可出现严重头痛及高血压、心率缓慢、呕吐甚至抽搐。

（4）应用中必须监测动脉压，开始每 2~3 分钟一次，血压稳定后改为每 5 分钟一次；必要时按需测中心静脉压、肺动脉舒张压、肺微血管楔压；如效果不好，应换用其他升压药。

（5）老年人长期或大量使用，可使心排血量减低。

（6）要求监测心电图，发生心脏期外收缩时，应强制性减低剂量或停止治疗。

（7）长时间用药应监测尿量，防止急性肾衰竭。

（8）重酒石酸去甲肾上腺素 2mg 相当于本药 1mg，用量以后者为据。

肾上腺素（Epinephrine，L-肾上腺素、副肾碱）

【剂型与规格】

注射液：0.5ml：0.5mg；1ml：1mg。

【用法用量】

常用于抢救过敏性休克，如青霉素引起的过敏性休克。

皮下注射或肌注：0.5~1mg。

静脉注射：0.1~0.5mg 缓慢静注（以等渗盐水稀释到 10ml）。

第十一章 休 克

静滴:如疗效不好,可改用 4~8mg 静滴(溶于5%葡萄糖液 500~1000ml)。

【指南推荐】

(1) 脓毒症休克时,当需要使用更多的缩血管药物来维持足够的血压时,建议选用肾上腺素(加用或替代去甲肾上腺素)。

(2) 除过敏性休克外,一般肾上腺素不作为休克或治疗低心排综合征的首选药物,仅在应用了多巴胺和多巴酚丁胺而升血压效果仍不好的顽固性严重低血压下才考虑使用。

【禁忌证】

(1) 禁忌:高血压、器质性心脏病、冠状动脉疾病、洋地黄中毒、心源性哮喘、外伤性或出血性休克、糖尿病、甲亢者。

(2) 慎用:心血管疾病、噻嗪类药物引起的循环血容量不足或低血压、精神神经疾病、帕金森病、脑血管供血不足、慢性肺部疾病、青光眼者、运动员。

【不良反应】

(1) 心血管:心悸(停药后自行消失)、心律失常(严重者可因心室颤动而死亡)。剂量过大、皮下注射误入血管或静注速度加快会使血压骤升,甚至有诱发脑出血的危险。

(2) 神经:震颤、头痛、眩晕、无力。

（3）精神：烦躁、焦虑、恐惧，停药后自行消失。

（4）内分泌/代谢：血糖和血清乳酸水平可能升高。

（5）消化：呕吐。

（6）其他：出汗；罕见用药局部有水肿、充血和炎症等。

【注意事项】

（1）注射时必须轮换部位，以免引起组织坏死。长期大量应用该品可致耐药性，停药数天后，耐药性消失。

（2）用于过敏性休克时，应补充血容量，以抵消血管渗透性增加所致的有效血容量不足。

（3）使用该品时必须注意血压、心率与心律变化，多次使用应监测血糖。

异丙肾上腺素（Isoprenaline，异丙基肾上腺素、异丙肾）

【剂型与规格】

盐酸异丙肾上腺素注射液：2ml：1mg。

【用法用量】

静滴：以 0.5～1mg 加入 5% 葡萄糖溶液 200ml 中，滴速 0.5～2ml/min，根据心率调整滴速，使收缩压维持在 12kPa（90mmHg），脉压在

2.7kPa(20mmHg)以上,心率120次/分以下。

【指南推荐】

异丙肾上腺素可用于房室传导阻滞引发的低血压,通过提高心率,增加射血,提高血压。

【禁忌证】

(1) 禁忌:心动过速、心肌梗死、甲状腺功能亢进、嗜铬细胞瘤。

(2) 慎用:高血压、惊厥、明显缺氧的哮喘、糖尿病、成人心率>120次/分、心绞痛、冠状动脉供血不足。

【不良反应】

(1) 心血管:心悸、颜面潮红、心律失常、心肌损害,可诱发心绞痛,遇有胸痛及心律失常应及早重视。

(2) 神经:头痛、头晕、目眩。

(3) 消化:口咽发干、恶心。

(4) 其他:震颤、多汗、乏力等。

【注意事项】

(1) 使用前宜先补充血容量及纠正酸中毒。

(2) 用药期间须进行定时或连续监测血压、心排血量、心电图及肺楔压。

(3) 应用此药有需逐渐增加剂量的倾向,从而增加对心脏的毒性作用。此药可致心电图出现心肌梗塞波形,或如静脉输入此药不小心,可导致心室颤动甚至心肌坏死。

多巴酚丁胺(Dobutamine,安畅、奥万源、滨纷)

【剂型与规格】

注射剂:2ml:20mg,5ml:250mg。

【用法用量】

静脉滴注:将多巴酚丁胺加入5%葡萄糖液或0.9%氯化钠注射液中稀释后,从小剂量2μg/(kg·min)开始应用,根据病情变化及使用效果调整,但当剂量超过10μg/(kg·min)时可引起心率增快,甚至心律失常。

【指南推荐】

(1) 多巴酚丁胺是心源性休克的常用血管活性药物,适用于由心输出量减少而导致的休克和低心排量综合征。对于伴有肺动脉高压或以右心功能不全为主的低心排量综合征的病人更适用。

(2) 脓毒症休克存在下述情况时,建议以2~20μg/(kg·min)的速度输注多巴酚丁胺:①心脏充盈压升高、CO降低提示心肌功能障碍;②尽管已取得了充足的血容量和足够的MAP仍出现灌注不足征象。

第十一章 休 克

【禁忌证】

(1) 禁忌:梗阻性肥厚型心肌病患者。

(2) 慎用:心房颤动、室性心律失常、心肌梗死、高血压、严重的机械性梗阻、低血容量、最近接受过β肾上腺素受体阻断药治疗者。

【不良反应】

(1) 心血管:心率加快、血压升高、心律失常、胸痛。

(2) 神经:头痛。

(3) 内分泌/代谢:血钾轻度降低。

(4) 消化:恶心、呕吐。

【注意事项】

(1) 本药 $T_{1/2}$ 短,必须连续静脉输注,大约10分钟达到稳态,无须给予负荷量。

(2) 使用本品期间应连续监测心率、血压、尿量,根据疗效相应调整治疗时间和给药速度。

(3) 本品与硝普钠、卡托普利、多巴胺和硝酸甘油合用,可增加心输出量,降低肺毛细楔压,心功能改善等效果均比单用为好。

(二) 血管扩张剂

包括α-肾上腺素能受体阻滞药、M-胆碱能受体阻滞药及其他直接作用于血管的血管扩张药,以酚妥拉明为代表(各种血管扩张剂的用法用量、不良反应及注意事项详见各章节)。

第十一章 休 克

【作用机制】

能解除血管痉挛,使微循环灌注增加,从而改善组织器官缺血、缺氧及功能衰竭状态。

【注意事项】

(1) 莨菪类药物在脓毒性休克救治上为我国首创。山莨菪碱能扩张周围和内脏血管,解除小血管痉挛,降低外周血管阻力,增加心排血量及改善微循环。起效标志是面色转红、皮肤转温、眼底血管痉挛消失或缓解及血压回升。

(2) 低血容量所致严重低血压者,必须充分输液后再考虑应用扩张药,高排低阻型休克及有血管扩张者忌用。

(三) 胶体类

包括天然胶体和人工胶体。

1. 天然胶体 人血白蛋白

人血白蛋白(Albumin prepared from human plasma,白蛋白,安博灵)

【剂型与规格】

注射液:25ml:5g;50ml:10g;100ml:20g。
冻干制剂:5g,10g,20g。

【用法用量】

静滴:5~10g,静脉滴注,间隔4~6小时重复注射1次;在抢救大量失血的休克患者时,为改善临床状况和恢复正常血容量,有必要快速滴注。如首次剂量不足,则须持续滴注15~30分钟。

【指南推荐】

建议在脓毒性休克患者的复苏中使用白蛋白(2B);在脑外伤或颅内出血的患者中,不建议使用白蛋白(1C)和人工胶体液(1C)。

【作用机制】

白蛋白有提高血浆胶体渗透压及抗凝作用,可以提高组织间隙静水压及毛细血管的通透性,扩容速度快,需要量少,容量复苏时间短,能更好地改善心排血量及氧的运输功能。

【禁忌证】

(1) 禁忌:对白蛋白过敏、高血压、急性心脏病、严重贫血、血容量过多、肺水肿、肾功能不全、出血倾向者。

(2) 慎用:肺功能轻度减弱者。

【不良反应】

(1) 心血管:血压升高或降低、心率加快或减慢。

(2) 消化:恶心、呕吐。

(3) 皮肤:皮肤发红、荨麻疹、颜面潮红。

(4) 其他:寒战、发热、发冷、过敏反应。

第十一章 休 克

【注意事项】

(1) 所需剂量应取决于循环血容量水平的监测而不是血浆白蛋白水平。

(2) 开始滴注速度要缓慢,逐渐加速至 2ml/min。

(3) 本药不能与血管收缩药合用,可与 GS 或盐水合用。

2. **人工胶体** 血浆代用品,包括明胶类、右旋糖苷、羟乙基淀粉类等。

【作用机制】

血浆代用品是一种分子量接近血浆白蛋白的胶体溶液,输入血管后依赖其胶体渗透压而起到代替和扩张血容量的作用,用于纠正或预防血浆、全血容量缺乏引起的循环功能不全,在治疗失血性休克时可节约部分全血。

【指南推荐】

脓毒症休克时建议不用分子量(MW)>200kDa 和/或取代基>0.4 的羟乙基淀粉制剂。

【禁忌证】

(1) 禁忌:有严重充血性心力衰竭者、肾功能衰竭者、严重凝血功能障碍者、严重脱水者及脑出血者应禁用。

(2) 慎用:有出血性疾病史、肾清除率下降者、心功能不全、高血压、食管静脉曲张、肝功能不全、过敏体质等慎用。

【不良反应】

(1) 血液:凝血功能障碍、出血时间延长、出血倾向,常与剂量相关。

(2) 呼吸:肺水肿。

(3) 泌尿:所有的人工胶体液都有肾脏副作用。

(4) 其他:过敏反应,绝大多数是皮疹,也有心搏骤停的报道。当发生循环过敏反应时应立即停止输入,并输入晶体液。

【注意事项】

(1) 给药剂量及滴速依据循环参数决定用量及输注速度。

(2) 定期监测血清电解质水平、液体出入量是否平衡以及肝肾功能。

聚明胶肽(Polygeline,海脉素、
血代、血脉素)

【剂型与规格】

注射液:250ml:1.6g(以含氮量计);500ml:3.26g(以含氮量计)。

【用法用量】

静滴:每次 500~1000ml,静脉滴注,滴速为 500ml/h;用量及输注速度根据病情决定,Max

2500ml/d。

中分子羟乙基淀粉200/0.5(Hydroxyethyl Starch 200/0.5,贺斯,盈源)

【剂型与规格】

6%/10%注射液:250ml(25g羟乙基淀粉200/0.5与氯化钠2.25g),500ml(50g羟乙基淀粉200/0.5与氯化钠4.5g)。

3%注射液500ml(15g羟乙基淀粉200/0.5与氯化钠4.5g)。

【用法用量】

根据患者失血情况、血液浓缩程度以及血液稀释效果确定用量及输液速度,失血性休克患者,输注速度宜快。

静滴:初始10~20ml缓慢输入,密切观察患者反应,Max 66ml/(kg·d)(3%)、33ml/(kg·d)(6%)、20ml/(kg·d)(10%)。

右旋糖酐40(Dextran 40,低分子右旋糖酐,低分子右旋糖酐40)

【剂型与规格】

葡萄糖注射液(6%/10%):100ml(6g右旋糖酐40、葡萄糖5g),250ml(15g右旋糖酐40、葡萄糖12.5g),500ml(30g右旋糖酐40、葡萄糖25g)。

第十一章 休 克

氯化钠注射液(6%/10%):100ml(6g 右旋糖酐 40、氯化钠 0.9g),250ml(15g 右旋糖酐 40、氯化钠 2.25g),500ml(30g 右旋糖酐 40、氯化钠 4.5g)。

【用法用量】

静滴:滴速 20~40ml/min,第 1 日最大剂量可用至 20ml/kg。使用前必须纠正脱水。

(四)晶体类

常用的晶体液包括非平衡盐溶液(生理盐水、林格液等)和平衡盐溶液(乳酸林格液和醋酸平衡盐溶液)。

【作用机制】

晶体是维持渗透压主要的成分,可以适当稀释血液浓度,其流动性好可迅速带走局部代谢产物,使红细胞迅速通过微循环,尽快改善组织缺血缺氧和器官功能。

【指南推荐】

严重脓毒症早期液体复苏推荐使用晶体液(强烈推荐;ⅠA级)

【注意事项】

(1) 对于休克病人的液体复苏治疗,尤其是非失血性低血容量性休克,治疗液体宜首选晶体平衡盐溶液。

第十一章 休 克

（2）生理盐水因含过高的氯离子而易造成酸碱平衡、电解质紊乱以及肾损伤,部分指南推荐平衡盐溶液作为复苏或补充液体治疗的首选晶体液。

（3）对肝肾功能受损或高乳酸血症的患者,醋酸平衡盐溶液治疗优于乳酸林格液。

参 考 文 献

1. Hernandez G, Bruhn A, Ince C. Microcirculation in sepsis: new perspectives. Curr Vasc Pharmacol, 2013, 11(2): 161-169.
2. 沈洪. 创伤早期液体复苏的利弊. 中华急诊医学杂志, 2002, 11(2): 136-137.
3. 刘宇, 周荣斌. 感染性休克. 急诊内科学. 第3版. 北京: 人民卫生出版社, 2013: 133-140.
4. 徐腾达, 于学忠. 协和急诊医学. 北京: 科学出版社, 2010: 8-94.
5. Soni N. British Consensus Guidelines on Intravenous Fluid Therapy for Adult Surgical Patients(GIFTASUP): Cassandra'sview. Anaesthesia, 2009, 64(3): 235-238.

（李 燕）

第十二章 急性脏器损伤及衰竭

第一节 急性心力衰竭

急性心力衰竭(acute heart failure, AHF)是一种临床常见的心脏急重症,致死率较高。AHF是由急性心脏收缩力降低或心室负荷加重引起的急性心排血量骤减、肺循环淤血、组织器官灌注不足和心源性休克等临床表现,以急性左心衰竭最常见。本节仅介绍急性左心衰竭的用药。

一、相关药物

急诊处理急性左心衰竭常用的药物见表12-1。

二、用药选择

1. 镇静药物的使用 阿片类药物如吗啡用于左心衰竭早期阶段,减少急性肺水肿患者焦虑和呼吸困难引起的痛苦。

第十二章　急性脏器损伤及衰竭

表 12-1　急性左心衰竭治疗相关药物

治疗目的	分类	相关药物
镇静	阿片类	吗啡
利尿	袢利尿剂	呋塞米、托拉塞米
	噻嗪类利尿剂	氢氯噻嗪
	保钾利尿剂	螺内酯
	血管加压素 V_2 受体拮抗剂	托伐普坦
血管扩张药物	硝酸酯类	硝酸甘油、硝酸异山梨酯、单硝酸异山梨酯
	硝普钠	硝普钠
	奈西利肽（重组人BNP）	奈西利肽
	选择性 α 受体阻滞剂	乌拉地尔
正性肌力药物	洋地黄类	毛花苷丙、毒花毛苷K
	儿茶酚胺类	多巴胺、多巴酚丁胺
	磷酸二酯酶抑制剂	氨力农、米力农
	钙增敏剂	左西孟旦

2. 利尿剂的使用　用于急性心衰伴肺循环和（或）体循环明显淤血及容量负荷过重的患者。

（1）急性左心衰患者优先考虑使用静脉袢利尿剂。

第十二章　急性脏器损伤及衰竭

（2）开始使用负荷剂量,然后继续静脉滴注,静滴比一次性静注更有效。

（3）噻嗪类和螺内酯可联合袢利尿剂使用,低剂量联合比高剂量使用一种药更有效。

（4）袢利尿剂与多巴酚丁胺、多巴胺或硝酸盐也可联合使用,比仅增加利尿剂更有效。

3. 血管活性药物的使用　可根据血压和有无肺淤血进行药物选择:

（1）SBP>110mmHg 并伴肺淤血者,宜选用呋塞米和血管扩张剂。

（2）SBP90~110mmHg 伴肺淤血者,可选用血管扩张剂和(或)正性肌力药物。

（3）SBP<90mmHg,禁忌使用。

4. 正性肌力药物的使用　用于低心排血量综合征,如伴症状性低血压(≤85mmHg)或心排血量降低伴循环淤血患者。

三、治疗药物

1. 镇静药物　常见药物为吗啡。

吗啡(Morphine,盐酸吗啡注射液)

【作用机制】

（1）具有镇痛、镇静、抗焦虑作用。

（2）可扩张静脉,减少回心血量,降低肺循环压力,降低心脏前负荷。

（3）扩张小动脉,降低心脏后负荷。

第十二章 急性脏器损伤及衰竭

(4) 降低呼吸中枢对二氧化碳的敏感性,松弛支气管平滑肌而使呼吸变慢变深,改善肺通气。

【剂型与规格】

注射液:5mg(0.5ml),10mg(1ml)。

【用法用量】

(1) 一般 2.5~5.0mg 静脉缓慢注射,必要时可每隔 15 分钟重复一次,共 2~3 次,总量一般不超过 10mg。

(2) 老年患者可酌情减量和改为肌内注射。

【指南推荐】

阿片类药物如吗啡可减轻急性肺水肿患者焦虑和呼吸困难引起的痛苦。主要应用吗啡(Ⅱa 类,C 级),应密切观察疗效和呼吸抑制的不良反应(中国心力衰竭诊断和治疗指南 2014)。

【禁忌证】

(1) 禁忌:严重的呼吸系统疾病如 COPD、肺心病、支气管哮喘、肺结核、呼吸衰竭、肺性脑病等;低血压、休克;昏迷、颅压增高及颅脑疾病;严重的肝肾功能不全;孕产妇及婴儿。

(2) 慎用:老年患者慎用或减量。

【不良反应】

(1) 多涉及中枢神经系统:抑制呼吸、抑制咳嗽,引起恶心、呕吐,大剂量时降低思维和活动能力。

(2) 胃肠系统:便秘、括约肌紧张。

【注意事项】

(1) 高龄患者应尽量避免使用该药。

(2) 应在急性左心衰竭的早期使用,晚期心衰由于患者已进入休克状态,此时应禁用吗啡。

(3) 给药途径一般不提倡肌注、口服和皮下注射,吗啡所用量大,起效时间长且效果差。

(4) 静脉注射吗啡效果好,但静注时单位剂量不可过大,速度不可过快,以免发生低血压和呼吸抑制。

(5) 使用吗啡后如出现低血压及呼吸抑制等不良反应,可用纳洛酮拮抗。

2. 利尿剂 呋塞米、托拉塞米、氢氯噻嗪、螺内酯。

【指南推荐】

急性心衰治疗中,利尿剂为主要药物(Ⅰ类推荐,B级证据)。

(1) 袢利尿剂:如呋塞米、托拉塞米等,适用于急性心衰伴肺循环和(或)体循环淤血及容量负荷过重的患者,应首选,及早静脉应用。

(2) 噻嗪类、保钾利尿剂:仅作为袢利尿剂的辅助或替代药物,或在需要时联合用药。

(3) 托伐普坦:用于充血性心衰、常规利尿剂治疗效果不佳、有低钠血症或有肾功能损害倾向的患者。

【禁忌证】

(1) 禁忌:肾功能衰竭无尿;肝性脑病前期或肝性脑病;对本品或磺酰胺类过敏;低血压、低血容量、低钾或低钠血症者;严重排尿困难(如前列腺肥大)患者。

(2) 慎用:低血压(收缩压<90mmHg)、酸中毒、严重肝肾功能不全、糖尿病、痛风的患者;怀孕期和哺乳期妇女;小儿患者。

【注意事项】

(1) 大剂量和较长时间的应用可发生低血容量,并增加其他药物如血管紧张素转化酶抑制剂(ACEI)、血管紧张素Ⅱ受体拮抗剂(ARB)或药物扩张剂引起低血压的可能性。

(2) 应用过程中应注意监测尿量、电解质情况,并根据尿量和症状的改善情况调整剂量。

(3) 治疗中有血清尿素氮升高和少尿时应停药。

(4) 顽固性水肿患者服用呋塞米易产生低钾血症,可同时给予钾盐。

(5) 出现利尿剂抵抗时:可联合2种或以上利尿剂合用;或短期小剂量应用增加肾血流的药物如多巴胺 $100 \sim 250\mu g/min$;纠正低氧、酸中毒、低钠、低钾等,尤其注意纠正低血容量。

第十二章　急性脏器损伤及衰竭

呋塞米(Furosemide,速尿)

【作用机制】

(1) 短效、强效的磺胺类利尿剂。作用于髓袢升支粗段,通过抑制 Cl^- 和 Na^+ 的重吸收,降低肾髓间质渗透浓度,浓缩功能下降,尿量增加。

(2) 通过强力利尿作用,减少回心血量而降低心脏前负荷。

(3) 扩张小动脉,降低外周阻力,减轻心脏后负荷。

(4) 扩张肾血管,增加肾脏血流量,调整肾脏血流分布。

【剂型与规格】

片剂:20mg,40mg。
注射液:20mg(2ml)。

【用法用量】

急性左心衰竭患者常用呋塞米注射液,宜先静脉注射 20~40mg,必要时可每小时追加剂量,直至出现满意疗效;或者继以静脉滴注 5~40mg/h 维持。其总剂量在起初 6 小时不超过 80mg,起初 24 小时不超过 160mg。

【不良反应】

(1) 长期用药可导致电解质紊乱,主要有低血钠、低血钾、低血镁及低氯性碱中毒。

（2）大剂量静脉快速注射时,可导致耳鸣、听力下降,永久性耳聋罕见。

（3）可导致高尿酸血症诱发痛风;可出现恶心、呕吐、腹痛、腹泻等症状。

（4）偶可发生粒细胞减少、血小板减少、溶血性贫血、过敏性间质性肾炎等。

托拉塞米(Torasemide,特苏尼、伊迈格)

【作用机制】

（1）高效髓袢利尿剂。与呋塞米作用机制类似,作用于髓袢升支粗段,通过抑制 Cl^- 和 Na^+ 的重吸收,降低肾髓间质渗透浓度,浓缩功能下降,尿量增加。

（2）与呋塞米相比,托拉塞米利尿作用起效快、作用持续时间长、排钾作用弱。

【剂型与规格】

片剂:2.5mg,5mg,10mg。

注射液:10mg(1ml),20mg(2ml)。

【用法用量】

急性左心衰竭患者常用托拉塞米注射液,宜先静脉注射20~40mg,必要时可每间隔30分钟后重复给药,直至出现满意疗效。

第十二章 急性脏器损伤及衰竭

【不良反应】

(1) 常见不良反应有头痛、眩晕、疲乏、食欲减退、肌肉痉挛、恶心呕吐、高血糖、高尿酸血症、便秘和腹泻等。

(2) 长期大量使用可能发生水和电解质平衡失调。

(3) 个别患者可出现皮肤过敏,偶见瘙痒、皮疹、光敏反应,罕见口干、肢体感觉异常、视觉障碍等。

氢氯噻嗪(Hydrochlorothiazide,氢氯噻嗪)

【作用机制】

(1) 噻嗪类利尿剂,中效利尿药,主要作用于髓袢升支皮质段和远曲小管起始部,抑制 Na^+ 和 Cl^- 的重吸收,也增加 K^+ 排泄。

(2) 抑制磷酸二酯酶活性,减少肾小管对脂肪酸的摄取和线粒体氧耗,从而抑制肾小管对 Na^+ 和 Cl^- 的主动重吸收。

(3) 降压作用。除利尿排钠作用外,可能还有肾外机制参与降压,可能通过增加胃肠道对 Na^+ 的排泄。

【剂型与规格】

片剂:10mg,25mg。

第十二章　急性脏器损伤及衰竭

【用法用量】

一般初始剂量为每日 50～100mg,每日 1 次,起效后减量,维持每日 25～50mg 或隔日服用,每日 1～2 次,最大剂量可至每日 200mg。

【不良反应】

(1) 长期用药可导致电解质紊乱,主要有低血钠、低血钾、低血镁及低氯性碱中毒。

(2) 氢氯噻嗪可使糖耐量降低、血糖升高,可能与抑制胰岛素释放有关。

(3) 引起血脂紊乱,可出现 LDL-C 和 TG 升高,HDL-C 降低。

(4) 可导致高尿酸血症诱发痛风。

(5) 偶可发生皮疹、荨麻疹、粒细胞减少、血小板减少、胆囊炎等。

螺内酯(Spironolactone,安体舒通)

【作用机制】

(1) 为人工合成的醛固酮拮抗剂,在远曲小管和集合管的皮质段上皮细胞内与醛固酮竞争结合醛固酮受体,从而抑制醛固酮促进 K^+-Na^+ 交换的作用。

(2) 对肾小管以外的醛固酮靶器官也有作用。

【剂型与规格】

片剂:20mg。

【用法用量】

口服 20~40mg,每日 3 次;维持量可为每日 40~60mg,一次或分次服用。

【不良反应】

(1) 可引起头痛、嗜睡、乏力、乳腺分泌过多。

(2) 长期应用或用量较大,可以引起高血钾、低血钠。由于高血钾,严重者可以出现心律紊乱。

(3) 长期应用本品,可以引起男性乳房增大、阳痿,女性月经不调,停药后可消失。

(4) 少数病人可出现胃肠道不适。

3. 血管加压素 V_2 受体拮抗剂　托伐普坦。

托伐普坦(Tolvapta,苏麦卡)

【作用机制】

托伐普坦为一种血管加压素 V_2 受体拮抗剂,可升高血浆中 Na^+ 浓度,促进利尿作用。跟以往的利尿剂不一样,托伐普坦只是排水,不排钠,所以特别适合用于伴有低钠血症的心力衰竭患者。

【剂型与规格】

片剂:15mg,30mg。

【用法用量】

建议剂量为 7.5~15mg/d 开始,疗效欠佳者逐渐加量至 30mg/d。

【指南推荐】

对心衰伴低钠的患者能降低心血管病所致病死率(Ⅱb 类推荐,B 级证据)。

【禁忌证】

(1) 禁忌:对本药过敏者。
(2) 慎用:急需快速升高血清钠浓度;对口渴不敏感或对口渴不能正常反应者;低容量性低钠血症;与强效 CYP3A 抑制剂合并应用;无尿患者。

【不良反应】

常见有口渴、口干、乏力、便秘、尿频或多尿以及高血糖等。

【注意事项】

(1) 过快纠正血清钠浓度有发生渗透性脱髓鞘综合征的风险,会导致严重的神经系统后遗症。

第十二章 急性脏器损伤及衰竭

(2) 肝硬化患者可增加胃肠道出血的风险。

(3) 服用本药可能致脱水及血容量减少,故服用期间应在口渴时持续饮水。

(4) 不推荐与高渗盐水合并应用。

(5) 服用本药可致血清钾浓度升高,故对于正在使用升高钾浓度药物的患者或高钾血症患者,服药后应监测钾浓度。

(6) 必须确保排尿量,如前列腺肥大或有排尿疾患的患者发生急性尿潴留的风险升高。

(7) 本药有升高血糖的作用,故接受本药治疗的糖尿病患者应谨慎管理。

4. 硝酸酯类药物 包括硝酸甘油、硝酸异山梨酯、单硝酸异山梨酯等。

【作用机制】

(1) 可降低左、右心室充盈压和全身血管阻力,也使收缩压降低,从而减轻心脏负荷,缓解呼吸困难。如舒张压在 60mmHg 以上,通常冠状动脉血流可维持正常。

(2) 直接扩张冠状动脉和侧支循环血管,使冠状动脉血流重新分布,增加缺血区域尤其是心内膜下的血液供应。

(3) 降低肺血管床压力和肺毛细血管楔压。对于急性心衰,包括合并急性冠状动脉综合征的患者,此类药在缓解肺淤血和肺水肿的同时不会影响心排血量,也不会增加心肌耗

第十二章 急性脏器损伤及衰竭

氧量。

【指南推荐】

急性心衰治疗中,硝酸酯类应用为Ⅱa类推荐,B级证据。硝酸酯类静脉制剂与呋塞米合用治疗急性心衰有效,应用血流动力学可耐受的最大剂量并联合小剂量呋塞米的疗效优于单纯大剂量的利尿剂。

【禁忌证】

(1) 禁忌:硝酸酯过敏、急性下壁合并右室心肌梗死、肥厚梗阻型心肌病引起的心绞痛、重度主动脉瓣和二尖瓣狭窄、心脏压塞或缩窄性心包炎、限制性心肌病、已应用磷酸二酯酶抑制剂(西地那非等)、脑出血、颅内压增高、严重贫血、严重低血压(收缩压<90mmHg)者。

(2) 慎用:青光眼、循环低灌注状态、心室率<50次/分或>110次/分、甲状腺功能低下、严重肝肾病、肺心病合并动脉低氧血症、低体温和营养不良的患者。

【不良反应】

(1) 搏动性头痛为硝酸酯类最常见的不良反应,还可出现面部潮红、心动过速、体位性低血压,甚至晕厥等。

(2) 静脉硝酸甘油可引起肝素抵抗现象。

第十二章 急性脏器损伤及衰竭

【注意事项】

(1) 急性左心衰治疗中不推荐钙拮抗剂。

(2) 避免低血压,尤其在肾功能不全者。

(3) 连续使用硝酸酯类可产生耐药性。采取偏心给药法,每天保证 8~12 小时的无药期或低硝酸酯浓度期。

(4) 与同类药物有交叉耐药性,同一天中不应采用长、短效硝酸酯药物混合使用(临时舌下含服硝酸甘油终止急性缺血发作除外)。

硝酸甘油(Nitroglycerol)

【剂型与规格】

片剂:0.3mg,0.5mg,0.6mg。
缓释片:2.5mg。
喷雾剂:每喷 0.4mg。
注射液:1mg(1ml),2mg(1ml),5mg(1ml),10mg(1ml)。

【用法用量】

(1) 舌下含服:每次 0.3~0.6mg,间隔 5 分钟后可重用,15 分钟内不超过 1.5mg。

(2) 喷雾吸入:发作时每 10~15 分钟喷雾 1 次。

(3) 静滴:若患者存在进行性缺血、高血压和肺水肿,可静脉应用 5~10μg/min,每 5~10 分钟递增 5~10μg/min,最大剂量 200μg/min。

硝酸异山梨酯(Isosorbide dinitrate,消心痛、异舒吉、爱倍)

【剂型与规格】

片剂:5mg/片。

气雾剂:每瓶 200 喷,每喷含 0.625mg;10ml:96.2mg(每瓶总体积 10ml,含 96.2mg)。

注射液:10ml:10mg;50ml:50mg;100ml:硝酸异山梨酯 10mg 与葡萄糖 50g。

【用法用量】

(1) 口服:可舌下含服 2.5mg。

(2) 喷雾吸入:每次揿压 4 揿,即可达到有效剂量 2.5mg。

(3) 静滴:静脉滴注开始剂量为 30μg/min,观察 0.5~1 小时,如无不良反应可将剂量加倍,可 5~10mg/h 维持静滴。

单硝酸异山梨酯(Isosorbide mononitrate,欣康、依姆多、异乐定)

【剂型与规格】

片剂:20mg/片,40mg/片,50mg/片。

第十二章 急性脏器损伤及衰竭

注射液:20ml:25mg;250ml:20mg。

【用法用量】

(1) 口服:每次 20~40mg,每日 2 次,其缓释剂量为 40~60mg/d,每日 1 次为宜。不宜采用每 12 小时 1 次的给药方法。

(2) 静滴:用葡萄糖注射液或生理盐水稀释后从 1~2mg/h 开始静滴,根据患者的反应调整剂量,最大剂量为 8~10mg/h。

5. 硝普钠

硝普钠(Sodium nitroprusside)

【作用机制】

(1) 均衡扩张动、静脉,不加快心率,对心衰的疗效优于硝酸酯类药物。

(2) 硝普钠主要作用于冠状动脉循环中阻力血管,故可引起冠状动脉窃血。

【剂型与规格】

注射用硝普钠:50mg/安瓿

【用法用量】

静脉滴注,开始按体重 $0.3\mu g/(kg \cdot min)$,根据反应提高剂量,极量为 $5\mu g/(kg \cdot min)$。总量为按体重 3.5mg/kg。

第十二章 急性脏器损伤及衰竭

【指南推荐】

急性心衰治疗中,硝普钠应用为Ⅱb类推荐,B级证据,适用于严重心衰、原有后负荷增加以及伴心源性休克患者。

【禁忌证】

(1) 禁忌:血容量不足未纠正;严重肝肾功能不全;甲状腺功能减退;血小板明显减少;硝普钠过敏;严重低血压者;代偿性高血压如动静脉分流或主动脉缩窄时。

(2) 慎用:老年患者;孕妇、哺乳期妇女;脑血管或冠脉供血不足时;脑病或其他颅内压增高者;肺功能不全;维生素 B_{12} 缺乏。

【不良反应】

(1) 短时间输入大量硝普钠可形成游离氰化物,可引起中毒。氰化物在肝脏转化为硫氰酸盐,由肾脏排泄,肝肾功能不全者易于发生中毒。常见的中毒症状为恶心、呕吐、肌肉痉挛、惊厥、意识障碍和嗜睡等。

(2) 血压过低:硝普钠可引起血压过低,导致心脑血管缺血,引起并发症如脑血栓形成,心肌缺血及(或)梗死等。

(3) 甲状腺功能减退:长时间用药由于硫氰酸盐积聚,引起甲状腺功能减退。

第十二章　急性脏器损伤及衰竭

（4）硝普钠还可能引起冠状动脉窃血现象，导致心肌缺血。

（5）长期用药可降低动脉氧分压和饱和度。

（6）长期输注期间偶有皮疹发生。

（7）硝普钠可致血小板减少，有致出血倾向。

【注意事项】

（1）用药期间需严密监测血压和心率。

（2）滴注宜避免，应新鲜配制，一次配制后宜于4小时内使用，溶液变色应立即停用。

（3）用药72小时以上，应每天测定血中硫氰酸盐浓度。

（4）硝普钠应缓慢停药，骤然停药偶可发生急性左心衰竭；可加用口服血管扩张剂，避免反跳现象。

（5）肺功能不全时，硝普钠可加重低氧血症。

（6）左心衰竭时应用本品可恢复心脏的泵血功能，但伴有低血压时，须同时加用心肌正性肌力药如多巴胺或多巴酚丁胺。

（7）用本品过程中，偶可出现明显耐药性，此应视为氰化物中毒的先兆征象，此时减慢滴速，即可消失。

6. 奈西利肽（重组人BNP）　国内制剂商品名为新活素。

第十二章 急性脏器损伤及衰竭

奈西利肽(Nesiritide)

【作用机制】

(1) 该药主要药理作用是均衡扩张动、静脉,兼具排钠及利尿作用,能迅速缓解急性心衰。

(2) 还可抑制 RAAS 和交感神经系统,阻断急性心衰中的恶性循环。

(3) 不通过正性肌力效应增加心输出量,可改善心脏的舒张功能,迅速降低患者的肺动脉楔压(PCWP)和肺动脉压(PAP),有效改善血流动力学紊乱状况,不增加心肌耗氧量,不增加心率和诱发心律失常。

(4) 能直接阻抑心肌纤维化基因表达的上调,抑制心肌重塑。

(5) 脑利钠肽 A 受体在冠状动脉和肺血管的分布密度高,对冠脉及肺血管扩张作用强于体循环血管,相比之下,硝酸甘油对体循环血管的扩张大于肺循环。

【剂型与规格】

冻干粉针剂:0.5mg/支。

【用法用量】

先给予负荷剂量 1.5~2μg/kg 静脉缓慢推注,继以 0.01μg/(kg·min) 静脉滴注;也可不用

第十二章 急性脏器损伤及衰竭

负荷剂量而直接静脉滴注。疗程一般 3 天,不超过 7 天。

【指南推荐】

急性心衰治疗中,本药应用为 IIa 类推荐,B 级证据。

【禁忌证】

禁忌:脑利钠肽过敏、心源性休克或收缩压<90mmHg、心脏低充盈压者。

慎用:房性或室性心律失常和传导障碍、缩窄性心包炎、肝肾功能不全、低血压、心脏压塞、限制性或阻塞性心肌病、怀疑心脏充盈压较低、显著瓣膜口狭窄的患者。

【不良反应】

(1) 本品最常见的不良反应为剂量相关性低血压,通常无症状或症状轻微。

(2) 输注后 24 小时内可能发生的不良反应有:低血压、室性心动过速(异常快速心率)、心绞痛(胸痛)、心搏徐缓(异常慢速心率)、头痛、腹痛、背痛、失眠、头晕、焦虑、恶心、呕吐等。

【注意事项】

(1) 肾脏功能可能依赖于肾素-血管紧张素-醛固酮系统的严重心衰患者,采用本药治疗可能引起高氮血症,注意监测血肌酐等指标。

(2) 使用本药应该密切监测血压,当发生低血压时,应该降低给药剂量或停止给药。

7. 选择性 α 受体阻滞剂 乌拉地尔等。

乌拉地尔(UrapLdil,压宁定、优匹敌)

【作用机制】

(1) 乌拉地尔是一种选择性 α_1 受体阻滞剂,且有外周和中枢双重降压作用。

(2) 可有效降低血管阻力,降低后负荷,增加心输出量,但不影响心率,从而减少心肌耗氧量。

(3) 中枢作用则通过激活 5-羟色胺-1A 受体,降低延脑心血管调节中枢的交感反馈而起降压作用。

(4) 对血压正常者没有降压效果,对心率无明显影响。

【剂型与规格】

片剂:30mg,60mg。
注射液:25mg(5ml),50mg(10ml)。

【用法用量】

通常静脉滴注 $100 \sim 400\mu g/min$,可逐渐增加剂量,并根据血压和临床状况予以调整。伴严重

第十二章　急性脏器损伤及衰竭

高血压者可缓慢静脉注射 12.5~25.0mg。

【指南推荐】

急性心衰治疗中,乌拉地尔应用为Ⅱa类推荐,C级证据。

【禁忌证】

(1) 禁忌:主动脉峡部狭窄或动静脉分流患者,对本药过敏者,孕妇及哺乳期妇女。

(2) 慎用:老年、儿童患者,同时使用其他抗高血压药物、饮酒或存在血容量不足时。

【不良反应】

(1) 可能出现一过性头痛、头晕、恶心、呕吐、疲劳、出汗、烦躁、乏力、心悸、心律不齐、上胸部压迫感或呼吸困难。

(2) 过敏反应少见(如瘙痒、皮肤发红、皮疹),极个别患者出现血小板计数减少。

(3) 偶有食欲缺乏、胃部不适、腹泻、水肿、GOT、GPT升高。罕见烦躁、尿频、尿失禁和肝功异常。

【注意事项】

(1) 乌拉地尔注射剂不能与碱性液体混合。

(2) 乌拉地尔缓释片不宜咀嚼或咬碎后服用。

（3）如果乌拉地尔不是最先使用的降压药，则在使用乌拉地尔之前应间隔相应的时间，使前者显示效应，必要时调整乌拉地尔的剂量。血压骤然下降可能引起心动过缓，甚至心脏停搏。

（4）过敏患者出现皮肤瘙痒、潮红、皮疹者应及时停药。

（5）同时应用西咪替丁，可使乌拉地尔血药浓度上升。

8. **洋地黄制剂** 急性心衰时常用洋地黄制剂有毛花苷丙、毒毛花苷 K。

【作用机制】

（1）正性肌力作用：选择性地与心肌细胞膜 Na^+-K^+-ATP 酶结合而抑制该酶活性，Na^+、Ca^{2+} 交换增多，心肌细胞内 Ca^{2+} 浓度增高，激动心肌收缩蛋白从而增加心肌收缩力。

（2）负性频率作用：继发于正性肌力作用，使迷走神经兴奋，因而减慢心率。此外，小剂量时提高窦房结对迷走神经冲动的敏感性，可增强其减慢心率作用。大剂量（通常接近中毒量）则可直接抑制窦房结、房室结和希氏束而呈现窦性心动过缓和不同程度的房室传导阻滞。

【指南推荐】

急性心衰治疗中，此药应用为 Ⅱa 类推荐、C 级证据。

第十二章 急性脏器损伤及衰竭

【禁忌证】

(1) 禁忌:预激综合征伴心房颤动,二度或完全性房室传导阻滞,病窦综合征,窦性心动过缓,室性心动过速、室颤,严重二尖瓣狭窄,梗阻性肥厚性心肌病,缩窄性心包炎,洋地黄中毒等。

(2) 慎用:心肌炎活动期,急性心肌梗死心衰24小时内,低钾血症,高钙血症,甲状腺功能低下,缺血性心脏病,肾功能不全,2周内使用过洋地黄类。

【不良反应】

(1) 心脏毒性反应:可见各种类型心律失常,以室性早搏为多见、早见。

(2) 胃肠道反应:厌食、恶心、呕吐、腹泻等。

(3) 神经系统反应:头痛、失眠、抑郁、眩晕、定向障碍、精神错乱、幻觉、畏光、黄视、视力减退等。

【注意事项】

(1) 高心输出量心衰时洋地黄效果差。

(2) 肺心病有慢性缺氧及感染时对洋地黄耐受力低,疗效差,易发生心律失常。

(3) 高血压急性发作左心功能不全不首选洋地黄。

(4) 不宜与以下药物合用:胺碘酮、普罗帕酮(心律平)、利血平、排钾利尿剂、硝苯地平(心痛定)、华法林等,这些药物增加血清洋地黄浓度,易引起洋地黄中毒。

(5) 低钾时心肌对洋地黄敏感性增加,易发生不良反应。

毛花苷丙(Lanatoside C,西地兰)

【剂型与规格】

注射液:0.4mg(2ml)。

【用法用量】

一般应用 0.2~0.4mg 缓慢静脉注射,2~4 小时后可以再用 0.2mg,伴快速心室率的房颤患者可酌情适当增加剂量。

毒毛花苷 K(Strophanthin K)

【剂型与规格】

注射液:0.25mg(1ml)

【用法用量】

首剂 0.125~0.25mg,溶于葡萄糖液 20~40ml 内,5 分钟内缓慢注入,1~2 小时后重复一次,总量:0.25~0.5mg/d。

9. 儿茶酚胺类药物 常见药物为多巴胺、多巴酚丁胺等。

第十二章　急性脏器损伤及衰竭

多巴胺(Dopamine,盐酸多巴胺注射液)

【作用机制】

具有兴奋肾上腺素 α、β 受体的作用,但对 $β_2$ 受体作用较弱;同时也作用于肾脏和肠系膜血管、冠状动脉的多巴胺受体。

(1) 小剂量:1~5μg/(kg·min),主要兴奋多巴胺受体,使肾血管舒张,肾血流量、肾小球滤过率增加,尿量及钠排泄量增加,有利尿作用。

(2) 中剂量:5~10μg/(kg·min),可兴奋肾上腺素 β 受体及多巴胺受体,使心脏兴奋,心肌收缩力与心排血量增加,皮肤、黏膜血管收缩,而肾和肠系膜血管、冠状动脉扩张,血流量增加,但心率和血压变化不明显。

(3) 大剂量:10~20μg/(kg·min),兴奋 α 受体而致血管收缩、血压升高,外周血管、肾和肠系膜动脉和静脉均收缩,使血压和外周总阻力增加,肾血流量降低,尿量减少。

【剂型与规格】

注射液:20mg(2ml)。

【用法用量】

(1) 20mg 多巴胺以 0.9% 氯化钠注射剂或 5% 葡萄糖注射剂 250~500ml 稀释后,开始保持

第十二章　急性脏器损伤及衰竭

每分钟 20 滴（75~100μg）滴速滴入。如病情需要可适当加快滴速，但最快不应超过每分钟 0.5mg。极量为每分钟 20μg/kg。

（2）小儿每次 10mg，用 5% 葡萄糖注射剂 100ml 稀释，以每分钟 10~15 滴的速度滴注，也可根据血压情况进行调整。

【指南推荐】

急性心衰治疗中，多巴胺应用为 Ⅱa 类推荐、C 级证据。

【禁忌证】

（1）禁忌：嗜铬细胞瘤、环丙烷麻醉者、心动过速或心室颤动患者禁用。

（2）慎用：高血压、闭塞性血管病患者及孕妇、哺乳期妇女应慎用。

【不良反应】

（1）一般不良反应较轻，偶有恶心、呕吐、心悸等。使用本品治疗休克时，宜先补充血容量及纠正酸中毒。

（2）过量或静滴速度过快可出现心动过速，甚至诱发心律失常、头痛和高血压。减慢滴速或停药，症状即可消失。

（3）静滴时如将多巴胺大量漏出血管外，可引起局部缺血，甚至坏死，此时可用酚妥拉明 5~

第十二章 急性脏器损伤及衰竭

10mg 加生理盐水 10ml 作局部浸润注射。

【注意事项】

（1）多巴胺在碱性液体中不稳定，遇碱易分解，故不宜与碱性药物配伍。

（2）应用多巴胺治疗前必须先纠正低血容量及酸中毒。

（3）在滴注前必须稀释，稀释液的浓度取决于剂量及个体需要的液体量。

（4）静脉滴注时，应根据血压、心率、尿量、外周血管灌注以及异位搏动出现与否等来控制滴速和时间。当休克纠正后即应减慢滴速，遇有外周血管过度收缩而引起舒张压不成比例升高以致脉压减小或出现尿量减少、心率增快甚至心律失常时，滴速必须减慢或暂停滴注。

（5）静脉滴注时，应监测患者血压、心输出量、心电图、心率、心律及尿量等。在滴注多巴胺时，血压若继续下降或经剂量调整后仍无改善，应停用多巴胺，并改用更强的血管收缩药。

（6）过量或静脉滴注速度过快可出现呼吸急促、心动过速甚至诱发心律失常、头痛和严重高血压，此时应减慢滴速或停药，必要时给予 α 受体阻滞药。

（7）突然停药可产生严重低血压，因此应逐渐递减以至完全停药。

（8）正在应用 β 受体阻滞剂患者不推荐应用。

第十二章 急性脏器损伤及衰竭

多巴酚丁胺(Dobutamine,盐酸多巴酚丁胺注射液)

【作用机制】

主要激动心肌 β1 受体,对 β2 和 α1 受体较弱,不激动多巴胺受体,其主要特点是增加心肌收缩力作用较强,而增加心率作用较弱,很少引起心律失常。

【剂型与规格】

注射液:200mg(2ml),250mg(5ml)。

【用法用量】

成人滴速为每分钟 2~20μg/kg,个别情况可达 40μg/kg。给药剂量应个体化,从小剂量开始,逐渐加量。

【指南推荐】

急性心衰治疗中,多巴酚丁胺应用为Ⅱa类推荐、C级证据。

【禁忌证】

(1) 禁忌:肥厚型梗阻性心肌病患者禁用。
(2) 慎用:急性心肌梗死、动脉粥样硬化、高血压和甲亢患者慎用。

第十二章 急性脏器损伤及衰竭

【不良反应】

(1) 有心悸、恶心、头痛、胸痛、气短、皮肤坏死等,可能诱发各种心律失常及心绞痛。

(2) 本品与其他儿茶酚胺相同,可使窦性心率加快或血压升高,尤其是收缩压升高和引发室性异位搏动。

(3) 本品还能改善房室传导。房颤患者用药后可能出现心室率增快,故用本药前先用地高辛,以免发生快速心室率反应。

(4) 超剂量使用时能引起明显的血压升高和心动过速,此时应减慢滴速或停药直至患者状况好转。

【注意事项】

(1) 用药前应首先补充血容量,以纠正低血容量。药液浓度随用量和患者所需液体量而定,但不应超过5g/L。

(2) 用药期间应随时检查心率、血压、尿量及是否出现异位搏动等情况,然后调整用药速度和剂量。

(3) 本品与洋地黄强心苷(苷)类、速尿、安体舒通、利多卡因、硝酸甘油、消心痛、吗啡、肝素等有明显的相互作用,与硝普纳、巯甲丙脯酸、多巴胺和硝酸甘油合用,心输出量增加,肺毛细楔压降低、心功能改善等均比单用为好。

(4) 正在应用β受体阻滞剂患者不推荐

应用。

10. **磷酸二酯酶抑制剂** 常见药物为米力农、氨力农等。

【作用机制】

(1) 磷酸二酯酶抑制剂(PDEIs),具有正性肌力作用和血管扩张作用,增加心输出量和每搏量。

(2) 同时伴随降低肺动脉压、肺楔压、外周血管阻力的作用。

【指南推荐】

急性心衰治疗中,磷酸二酯酶抑制剂应用为Ⅱb类推荐,C级证据。

氨力农(Amrinone,安诺可、氨双吡酮)

【剂型与规格】

注射剂:50mg(2ml),100mg(2ml)。
片剂:100mg。
注射剂(粉):50mg。

【用法用量】

首次剂量0.5~0.75mg/kg,缓慢静脉注射(>10分钟),以后每次 5~15μg/(kg·min)静脉滴注。

第十二章 急性脏器损伤及衰竭

【禁忌证】

（1）禁忌：对氨力农和亚硫酸氢盐过敏患者、严重主动脉或肺动脉瓣膜疾病、肥厚性心肌病、严重低血压者禁用。

（2）慎用：急性心肌梗死、肝肾功能损害者、孕妇、哺乳期妇女、老年患者及儿童应减量慎用。

【不良反应】

（1）不良反应较轻，对心脏毒性较强心苷类小，偶见有胃肠道反应，如恶心、呕吐、食欲缺乏、腹痛、厌食等，发生率约占17%。

（2）血小板减少，发生率约占2.4%。

（3）心血管系统反应如心律失常（快速静脉注射可致室性早搏、室性心动过速），低血压，发生率占1.3%~3%。

（4）肝毒性如ALT、AST升高，发生率约占0.2%。

（5）罕见长期大剂量使用氨力农出现胸痛、过敏性黄疸型血管炎、心包炎、发热和肾源性尿崩症。

【注意事项】

（1）用药期间应监测心律、心率及血压，必要时调整剂量。

（2）对房颤、房扑患者因可增加房室传导而导致心室率增快，宜先用洋地黄制剂控制心室率。

（3）合并用强利尿药时,应注意避免左室充盈压过度下降,必要时需补充水及电解质。

（4）本品需用生理盐水稀释使用,不能用葡萄糖液稀释。

（5）与呋塞米(速尿)混用则立即产生沉淀,故不应在含有本品的输液管中注入呋塞米。

米力农(Milrinone,鲁南力康)

【剂型与规格】

注射剂:100mg(10ml)。

【用法用量】

首次剂量 $25 \sim 75\mu g/kg$,缓慢静脉注射(>10 分钟),以后每次 $0.375 \sim 0.75\mu g/(kg \cdot min)$ 静脉滴注。

【禁忌证】

（1）禁忌:对米力农过敏患者禁用。

（2）慎用:急性心肌梗死早期、肾衰竭患者及孕妇慎用。

【不良反应】

（1）不良反应低于氨联吡啶酮,主要不良反应为头痛、心动过速、低血压及心肌缺血加剧等。

（2）室性心律失常亦有发生。

（3）长期用药常致液体潴留,偶见腹泻。

第十二章　急性脏器损伤及衰竭

【注意事项】

米力农治疗中应注意观察患者血压、心率、体液平衡、肾功能，必要时调整剂量。

11. 钙增敏剂　左西孟旦。

左西孟旦(Levosimendan，悦文、海合天欣)

【作用机制】

(1) 为钙离子增敏剂，直接与肌钙蛋白相结合，从而使心肌收缩力增加，而心率、心肌耗氧无明显变化。

(2) 具有强力的扩血管作用，通过激活三磷酸腺苷(ATP)敏感的钾通道使血管扩张，主要使外周静脉扩张，使心脏前负荷降低，对治疗心力衰竭有利。

(3) 大剂量使用时，具有一定的磷酸二酯酶抑制作用，可使心肌细胞内 cAMP 浓度增高，发挥额外的正性肌力作用。

【剂型与规格】

注射液：12.5mg(5ml)，25mg(10ml)。

【用法用量】

首剂 12~24μg/kg 静脉注射(大于10分钟)，继以 0.1μg(kg·min)静脉滴注，可酌情减半或加倍。对于收缩压<100mmHg 的患者，不需要负荷

第十二章 急性脏器损伤及衰竭

剂量,可直接用维持剂量,以防止发生低血压。

【指南推荐】

急性心衰治疗中,左西孟旦应用为Ⅱa类推荐,B级证据。

【禁忌证】

禁忌:对左西孟旦过敏者禁用。

慎用:房性或室性心律失常和传导障碍、缩窄性心包炎、肝肾功能不全、低血压、心脏压塞、限制性或阻塞性心肌病、怀疑心脏充盈压较低、显著瓣膜口狭窄的患者。

【不良反应】

不良反应较少,偶见头痛、眩晕、心悸等。

【注意事项】

(1) 是否用药需综合评价是否伴组织低灌注,不能仅依赖一两次血压测量值。

(2) 血压降低伴低心输出量或低灌注时应尽早使用,而当器官灌注恢复和(或)循环淤血减轻时应尽早使用。

(3) 药物剂量和滴速应根据患者临床反应作调整,强调个体化治疗。

(4) 其血流动力学效应呈剂量依赖性,大剂量使用时可能会出现心动过速、低血压,故对收缩压低于85mmHg的患者不推荐使用。

第十二章 急性脏器损伤及衰竭

(5) 此药可促进和诱发一些不良病理生理反应,甚至导致心肌损伤和靶器官损害。

(6) 用药期间需持续心电、血压监测。

(7) 血压正常又无器官组织灌注不足的急性心衰患者不宜使用。

参 考 文 献

1. 杨世杰.药理学.第2版.北京:人民卫生出版社,2010.
2. 郑长青.心内科用药常规与禁忌.北京:人民军医出版社,2012.
3. 杨杰孚.心脏病药物治疗学.北京:人民卫生出版社,2014.
4. 中华医学会心血管病学分会,中华心血管病杂志编委会.中国心力衰竭诊断和治疗指南2014.中华心血管病杂志,2014,42(2):98-122.
5. Mebazaa A, Yilmaz MB, Levy P, et al. Recommendations on pre-hospital and early hospital management of acute heart failure: a consensus paper from the Heart Failure Association of the European Society of Cardiology, the European Society of Emergency Medicine and the Society of Academic Emergency Medicine-short version. Eur Heart J, 2015, 36(30): 1958-1966.

(徐峰 薛丽)

第二节 急性肺损伤及衰竭

急性肺损伤(acute lung injury, ALI)/急性呼吸窘迫综合征(acute respiratory distress syndrome,

第十二章 急性脏器损伤及衰竭

ARDS)是在严重感染、休克、中毒、创伤及烧伤等非心源性疾病及大量输血、淹溺、误吸、体外循环等过程中,肺毛细血管内皮细胞和肺泡上皮细胞损伤造成弥漫性肺间质及肺泡水肿,导致的急性低氧性呼吸功能不全或衰竭。以肺容积减少、肺顺应性降低、严重的通气/血流比例失调为病理生理特征,临床表现为进行性低氧血症和呼吸窘迫,肺部影像学表现为非均一性的渗出性病变。ALI/ARDS 是一种常见急危重症,病死率极高,严重威胁重症患者的生命并影响其生存质量。ARDS 是急性肺衰竭最常见的类型之一。

一、相关药物

急诊处理 ALI/ARDS 常用的药物详见表 12-2。

表 12-2 治疗 ALI/ARDS 相关药物

治疗目的	分类	相关药物
液体管理(减轻肺水肿)	胶体类	白蛋白
	利尿剂	呋塞米
抗感染治疗	β-内酰胺类	头孢菌素类、青霉素类、亚胺培南、氨曲南
	氨基糖苷类	庆大霉素、阿米卡星、奈替米星
	大环内酯类	红霉素、罗红霉素、阿奇霉素
	喹诺酮类	环丙沙星、氧氟沙星、依诺沙星

第十二章 急性脏器损伤及衰竭

续表

治疗目的	分类	相关药物
	其他	林可霉素、多黏菌素类、多肽类抗生素
控制炎症反应	激素疗法	地塞米松、甲泼尼龙
	NSAIDs	阿司匹林
	前列腺素类	前列腺素 E1、依前列醇
	环氧化酶抑制剂	布洛芬
	脂肪酸	二十碳五烯酸、γ-亚油酸
	其他	己酮可可碱、多索茶碱、酮康唑
解除支气管痉挛	β受体激动剂	沙丁胺醇、特布他林
	抗胆碱药物	异丙托溴铵、噻托溴铵
	磷酸二酯酶抑制剂	氨茶碱、罗氟司特
祛痰治疗		氨溴索、乙酰半胱氨酸
其他	抗凝治疗	重组人活化蛋白C、低分子肝素钙
	肺泡表面活性剂	注射用牛肺表面活性剂
	抗氧化剂	丙半胱氨酸、N-乙酰半胱氨酸
	选择性弹性蛋白酶抑制剂	注射用西维来司钠
	他汀类	阿托伐他汀、瑞舒伐他汀等

第十二章　急性脏器损伤及衰竭

二、用药选择

目前,ALI/ARDS 尚无特效的治疗方法,必须强调综合治疗:积极治疗原发病;正确合理使用机械通气,及时改善通气和组织供氧;加强营养支持;严格控制输入液体量,适当使用抗炎、抗氧化剂、肺泡表面活性物质和利尿剂等药物。具体用药选择如下:

1. 在维持循环稳定,保证器官灌注的前提下,通过利尿和限制补液进行限制性液体管理;对低蛋白血症的 ALI/ARDS 患者输注白蛋白或人工胶体液,提高胶体渗透压,如同时联合应用利尿剂,有助于实现液体负平衡,改善氧合,缩短休克时间。

2. 合理选择抗生素预防和治疗感染。对于明确感染因素导致的 ALI/ARDS,应当及时选择广谱而强有力的抗生素进行抗感染治疗,并根据血培养、痰培养、分泌物培养及药敏试验选择有针对性的高效抗生素进行治疗;对于无明确感染的 ALI/ARDS 患者,应严密观察其病情,一旦出现感染征兆时,在送检有关标本作培养同时,可给予经验治疗。具体使用原则请参照卫生部《抗菌药物临床应用指导原则》和《抗菌药物临床应用管理办法》,且本书其他章节已详细介绍,本节不再赘述。

3. 保持呼吸道通畅。ALI/ARDS 患者在采用

第十二章 急性脏器损伤及衰竭

机械通气的同时,需积极采用支气管扩张剂解除支气管痉挛,应用祛痰药稀释痰液,促进排痰,保持呼吸顺畅,改善通气和组织供氧。

4. 对于 ALI/ARDS 患者早期补充肺泡表面活性物质有助于改善氧合;可应用 N-乙酰半胱氨酸、丙半胱氨酸清除体内氧自由基,减轻肺损伤;对于伴有全身炎性反应综合征(SIRS)的急性肺损伤,可早期应用西维来司改善呼吸功能,缩短机械通气时间;当 ALI/ARDS 患者低氧血症难以纠正时,可考虑吸入前列腺素 E1 治疗;对于严重感染导致的 ARDS,可补充二十碳五烯酸、γ-亚油酸改善氧合;对于严重感染导致的重度 ARDS 患者,如果没有禁忌证,可考虑应用重组人活化蛋白 C 改善预后。

5. 对于过敏原因导致的 ARDS 患者,早期应用糖皮质激素经验性治疗可能有效,常用药物有地塞米松、甲泼尼龙等。对于感染性休克并发 ARDS 的患者,如合并有肾上腺皮质功能不全,可考虑应用替代剂量的糖皮质激素,如氢化可的松。对于晚期 ARDS 患者(>14 天)不宜常规应用糖皮质激素治疗。

三、治疗药物

1. **胶体类药物** 人血白蛋白、右旋糖酐、羟乙基淀粉等。因人血白蛋白疗效肯定,副作用小,故临床常用。

第十二章 急性脏器损伤及衰竭

人血白蛋白(Albumin prepared from human plasma)

【作用机制】

(1) 提高血浆胶体渗透压,减轻肺水肿:白蛋白占血浆胶体渗透压的80%,主要调节组织与血管之间水分的动态平衡。与利尿剂合用对改善氧合、增加液体负平衡效果更佳。

(2) 运输及解毒:白蛋白能结合阴离子也能结合阳离子,可以输送不同的物质,也可以将有毒物质输送到解毒器官。

(3) 营养供给:组织蛋白和血浆蛋白可互相转化,在氮代谢障碍时,白蛋白可作为氮源为组织提供营养。

【剂型与规格】

人血白蛋白注射液:蛋白浓度可分为5%、10%、20%或25%四种,装量为2g/瓶、5g/瓶、10g/瓶及12.5g/瓶。

【用法用量】

(1) 用法:一般采用静脉滴注或静脉推注。为防止大量注射时机体组织脱水,可采用5%葡萄糖注射液或氯化钠注射液适当稀释作静脉滴注(宜用备有滤网装置的输血器)。滴注速度应以

第十二章 急性脏器损伤及衰竭

每分钟不超过 2ml 为宜,但在开始 15 分钟内,应特别注意速度缓慢,逐渐加速至上述速度。

(2) 用量:使用剂量由医师酌情考虑,一般可直接输注本品 5~10g,隔 4~6 小时重复注射 1 次,与利尿剂合用对减轻肺水肿、改善氧合、增加液体负平衡效果更佳。

【指南推荐】

(1) 在保证组织器官灌注前提下,应实施限制性液体管理,有助于改善 ALI/ARDS 患者的氧合和肺损伤(B 级推荐)。

(2) 存在低蛋白血症的 ARDS 患者,可通过补充白蛋白等胶体溶液和应用利尿剂,有助于实现液体负平衡,并改善氧合(C 级推荐)。

【禁忌证】

(1) 对白蛋白有严重过敏者。
(2) 高血压患者、急性心脏病者、正常血容量及高血容量的心力衰竭患者。
(3) 严重贫血患者。
(4) 肾功能不全者。

【不良反应】

使用本品一般不会产生不良反应,偶可出现寒战、发热、颜面潮红、皮疹、恶心呕吐等症状,快速输注可引起血管超负荷导致肺水肿,偶有过敏反应。

【注意事项】

(1) 药液呈现混浊、沉淀、异物或瓶子有裂纹、瓶盖松动、过期失效等情况不可使用。

(2) 本品开启后,应一次输注完毕,不得分次或给第二人输用。

(3) 输注过程中如发现病人有不适反应,应立即停止输用。

(4) 运输及贮存过程中严禁冻结。

(5) 对孕妇或可能怀孕妇女的用药应慎重,如有必要应用时,应在医师指导和严密观察下使用。

(6) 本品不宜与血管收缩药、蛋白水解酶或含酒精溶剂的注射液混合使用。

(7) 2~8℃或室温(不超过30℃)避光保存。

2. 利尿剂 呋塞米、布美他尼、依他尼酸等,临床以呋塞米最常用。

呋塞米(Furosemide,速尿)

【作用机制】

(1) 排泄水、电解质。通过强力的利尿作用迅速减少血容量,增加液体负平衡,减轻肺水肿、改善氧合。

(2) 扩张肾血管,增加肾血流量,调整肾脏

第十二章 急性脏器损伤及衰竭

血流分布。

(3) 扩张小动脉,降低外周阻力,减轻左心负担。

(4) 扩张肺部容量静脉,降低肺毛细血管通透性,为治疗 ARDS 提供了理论依据。

【剂型与规格】

片剂:20mg/片。

注射液:20mg/支(2ml)。

【用法用量】

(1) 成人:起始剂量为静脉注射 20~40mg,必要时每 2 小时追加剂量,直至出现满意效果,维持用药阶段可分次给药。对于存在低蛋白血症的 ARDS 患者,在补充白蛋白的同时联合应用呋塞米,疗效更好。

(2) 小儿:起始按体重 1mg/kg 静脉注射,必要时隔 2 小时追加 1mg/kg。新生儿应延长用药间隔。

【指南推荐】

(1) 在保证组织器官灌注前提下,应实施限制性液体管理,有助于改善 ALI/ARDS 患者的氧合和肺损伤(B 级推荐)。

(2) 存在低蛋白血症的 ARDS 患者,可通过补充白蛋白等胶体溶液和应用利尿剂,有助于实现液体负平衡,并改善氧合(C级推荐)。

【禁忌证】

(1) 禁忌:对呋塞米及其成分过敏者;本品可通过胎盘,孕妇尤其是怀孕前三个月者尽量避免使用;本品可经乳汁分泌,哺乳期妇女尽量不用;低钾血症、超量服用洋地黄、肝性脑病者禁用。

(2) 慎用:无尿或严重肾功能损害者,后者因需加大剂量,故用药间隔时间应延长,以免出现耳毒性等副作用;糖尿病患者应用后可使血糖升高;严重肝功能损害者,可因本品所致电解质紊乱而诱发肝性脑病;急性心肌梗死,过度利尿可促发休克;高尿酸血症或有痛风史者;胰腺炎或有胰腺炎病史者;有低钾血症倾向者,尤其应用洋地黄类药物或有室性心律失常者;红斑狼疮,本药可加重病情或诱发活动;前列腺肥大。

【不良反应】

(1) 常见不良反应与水、电解质紊乱有关,尤其是大剂量或长期应用时。如体位性低血压、休克、低钾血症、低氯血症、低氯性碱中毒、低钠血症、低钙血症以及与此有关的口渴、乏力、肌肉酸痛、心律失常等。

(2) 少见不良反应有过敏反应(包括皮疹、间质性肾炎、甚至心脏骤停)、听力障碍、视觉模糊、黄视症、光敏感、头晕、头痛、纳差、恶心、呕吐、

第十二章　急性脏器损伤及衰竭

腹痛、腹泻、胰腺炎、肌肉强直等,骨髓抑制导致粒细胞减少,血小板减少性紫癜和再生障碍性贫血,肝功能损害,指(趾)感觉异常,高糖血症,高尿酸血症,长期应用可诱发胃、十二指肠溃疡。有报道可加重特发性水肿。

【注意事项】

(1) 药物剂量应个体化,从最小有效剂量开始,然后根据利尿反应调整剂量,以减少水、电解质紊乱等副作用的发生。

(2) 本品注射剂为加碱制成的钠盐,故静脉注射时宜用氯化钠稀释,而不宜用葡萄糖注射液稀释。

(3) 存在低钾血症或低钾血症倾向时,应注意补充钾盐。

(4) 本品能增强降压药的作用,如合并用药时,降压药剂量应适当减少。

(5) 少尿或无尿患者应用最大剂量后24小时仍无效时应停药。

(6) 本药在新生儿体内半衰期明显延长,故新生儿的用药间隔时间应延长。

(7) 运动员慎用。

3. 糖皮质激素　包括地塞米松、甲泼尼龙、氢化可的松等。

【作用机制】

(1) 抗炎作用。减轻充血、降低毛细血管通

第十二章 急性脏器损伤及衰竭

透性,抑制炎症细胞(淋巴细胞、粒细胞、巨噬细胞等)向炎症部位移动,阻止炎症介质如激肽类、组胺、慢反应物质等发生反应,抑制吞噬细胞功能,稳定溶酶体膜,阻止补体参与炎症反应,抑制炎症后组织操作的修复等。

(2) 免疫抑制作用。抑制巨噬细胞吞噬功能,降低单核-吞噬细胞系统消除颗粒或细胞的作用,可使淋巴细胞溶解。基于以上抗炎及抗免疫作用,故可缓解过敏反应的症状。因此,对于过敏原因导致的 ARDS 患者,早期应用糖皮质激素经验性治疗可能有效。

(3) 抗毒素作用。提高机体对有害刺激的应激能力,减轻细菌内毒素对机体的损害,缓解毒血症症状,也能减少内热原释放,对感染血症的高热有退热作用。

(4) 抗休克作用。解除小动脉痉挛,增强心缩力,改善微循环,对中毒性休克、低血容量性休克、心源性休克都有对抗作用。

【禁忌证】

(1) 禁忌:对糖皮质激素类药物过敏;严重精神病史、癫痫、活动性消化性溃疡、抗生素未能控制的感染、活动性结核病、严重肾上腺皮质功能亢进、单纯疱疹性及溃疡性角膜炎、严重高血压、未控制的糖尿病、角膜溃疡、新近胃肠吻合手术、严重骨质疏松、骨折、创伤修复期、妊娠初期及产

第十二章 急性脏器损伤及衰竭

褥期、寻常型银屑病等。但是,若有必须用糖皮质激素类药物才能控制疾病,挽救患者生命时,如果合并上述情况,可在积极治疗原发疾病、严密监测上述病情变化的同时,慎重使用糖皮质激素类药物。

(2) 慎用:库欣综合征、动脉粥样硬化、胃肠道疾病、慢性营养不良、心脏病或急性心力衰竭、糖尿病史、憩室炎、情绪不稳定或有精神病倾向、全身性真菌感染、青光眼、肝功能损害、眼单纯性疱疹、高脂血症、高血压、甲减、重症肌无力、骨质疏松、肾功能损害或结石、哺乳期妇女、老年患者、病毒性感染、近期手术史、儿童等。

【不良反应】

(1) 静脉迅速给予大剂量糖皮质激素可能发生全身过敏反应,包括面部、鼻黏膜、眼睑肿胀,荨麻疹,气短、胸闷、喘鸣。

(2) 长期用药可引起:医源性库欣综合征(向心性肥胖、满月脸、水牛背、多毛、痤疮、皮肤变薄等)、诱发或加重感染或溃疡、诱发高血压或充血性心力衰竭和动脉硬化、高脂血症、骨质疏松或骨折、肌肉萎缩、伤口愈合延缓、诱发精神病或癫痫、抑制儿童生长发育、股骨头无菌性坏死、糖尿病、精神症状(欣快感、定向力障碍、焦虑、抑郁、失眠、性格改变等)、女性月经紊乱或闭经不孕、男性阳痿、出血倾向、激素性青光眼、白内障等。

(3) 水钠潴留、胃肠道穿孔或出血、蛋白质异化作用引起负氮平衡、颅或眼压增高、内分泌失调、低钾血症等。

(4) 肾上腺皮质萎缩或功能不全、糖皮质激素停药综合征、肾上腺危象、反跳现象。

(5) 吸入型糖皮质激素的不良反应包括声音嘶哑、咽部不适和念珠菌定植、感染。长期使用较大剂量吸入型糖皮质激素者也可能出现全身不良反应。

【注意事项】

(1) 不建议常规使用糖皮质激素治疗 ALI/ARDS,在发生危及生命的低氧血症且其他治疗措施无效的情况下,可以考虑低剂量甲泼尼龙[1mg/(kg·d)]治疗。meta 分析表明,小剂量糖皮质激素治疗 ALI/ARDS 可以改善死亡率,并不增加并发症发生,但仍需要进一步研究。

(2) 糖皮质激素治疗 ALI/ARDS 期间,每日评估动脉血氧分压/吸入气体氧含量(PaO_2/FiO_2)、肺顺应性、动脉血二氧化碳分压($PaCO_2$)。若治疗 3 天后仍无改善,则考虑糖皮质激素治疗无效;若有改善,可继续使用。虽然目前仍未知最佳持续时间,但 7 天治疗时间足以提高氧合。对需持续糖皮质激素治疗者应进行风险和获益评估。

(3) 应用糖皮质激素前需排除全身性感染,

第十二章 急性脏器损伤及衰竭

或保证感染已得到有效治疗;治疗中应严密监测潜在感染。

(4) 对诊断明确 14 天后,或需要或可能需要神经肌肉阻滞剂的患者,不应考虑糖皮质激素治疗。

(5) 应用糖皮质激素时必须严格掌握适应证,防止滥用,避免产生不良反应和并发症。

(6) 尽量避免长期或大剂量用药。

(7) 一般感染不宜使用,以防感染病灶活动或扩散。急性感染中毒时,必须与足量有效抗菌药物配合应用,对重度结核病应合并使用足量抗结核药,并掌握病情,及时减量和停用。

(8) 使用过程中定期复查电解质,出现低钾血症时及时补充钾盐,给予低钠高钾高蛋白饮食;给予抗酸药预防应激性溃疡;补充钙剂和维生素 D。

(9) 停药时宜逐渐减量,不宜骤停,以免出现反跳现象或肾上腺皮质功能不全症状。

(10) 防止交叉过敏,对某一种糖皮质激素类药物过敏者也可能对其他糖皮质激素过敏。

(11) 应注意糖皮质激素和其他药物之间的相互作用:近期使用巴比妥酸盐、卡马西平、苯妥英、扑米酮或利福平等药物,可能会增强代谢并降低全身性皮质激素的作用,相反,口服避孕药或利托那韦可以升高皮质激素的血药浓度,皮质激素与排钾利尿药(如噻嗪类或呋塞类)合用,可以造成过度失钾,皮质激素和非甾体类消炎药物合用时,消化道出血和溃疡的发生率高。

地塞米松(Dexamethasone)

【剂型与规格】

片剂:0.75mg。

注射液:2mg(1ml),5mg(1ml)。

【用法用量】

(1) 口服:成人开始口服剂量为每次 0.75~3.0mg,每日 2~4 次。维持量每日 0.75mg,视病情而定。

(2) 静脉给药:静脉注射每次 2~20mg;静脉滴注时,用 5% 葡萄糖注射液稀释,可 2~6 小时重复给药至病情稳定,但大剂量连续给药一般不超过 72 小时。

(3) 雾化吸入:临床上对于肺部感染、痰液黏稠不易咳出的患者,可用地塞米松 5mg+糜蛋白酶 4000U+庆大霉素 8 万 U+生理盐水 20ml 进行雾化吸入进行祛痰、抗炎、抗感染、抗过敏处理。

【指南推荐】

(1) 不推荐常规应用糖皮质激素预防和治疗 ARDS。(B级推荐)

(2) 对于过敏原因导致的 ARDS 患者,早期

第十二章　急性脏器损伤及衰竭

应用糖皮质激素经验性治疗可能有效。此外,感染性休克并发 ARDS 的患者,如合并有肾上腺皮质功能不全,可考虑应用替代剂量的糖皮质激素。

甲泼尼龙(Methylprednisolone,甲强龙、甲基强的松龙)

【剂型与规格】

片剂:2mg/片,4mg/片。

甲泼尼龙混悬注射液:20mg/支,40mg/支(局部注射)。

甲泼尼龙琥珀酸钠注射液:40mg/支,500mg/支(以甲泼尼龙计)。

【用法用量】

(1) 口服:开始一般为每日 16~40mg,分 2 次服用,维持剂量每日 4~8mg。

(2) 静脉注射或滴注:一般剂量每次 10~40mg,最大剂量可用至 30mg/kg,大剂量静脉输注时速度不应过快,一般控制在 10~20 分钟左右,必要时每隔 4 小时重复用药。

(3) 由于指南不建议常规使用糖皮质激素治疗,故只有在发生危及生命的低氧血症且其他治疗措施无效的情况下,可以考虑低剂量甲泼尼龙(每日 1mg/kg)治疗。

第十二章 急性脏器损伤及衰竭

【指南推荐】

(1) 不推荐常规应用糖皮质激素预防和治疗 ARDS。(B 级推荐)

(2) 对于过敏原因导致的 ARDS 患者,早期应用糖皮质激素经验性治疗可能有效。此外,感染性休克并发 ARDS 的患者,如合并有肾上腺皮质功能不全,可考虑应用替代剂量的糖皮质激素。

4. 肺泡表面活性物质　目前在我国已上市,临床主要用于新生儿呼吸窘迫综合征。

注射用牛肺表面活性剂(Calf pulmonary surfactant for injection,珂立苏)

【作用机制】

ALI/ARDS 患者存在肺泡表面活性物质减少或功能丧失,易引起肺泡塌陷。肺泡表面活性剂的主要作用是降低肺泡气-液界面表面张力,减轻肺炎症反应,阻止氧自由基对细胞膜的氧化损伤,促进肺泡扩张,保持肺泡稳定,防止肺不张,可改善肺的顺应性和气体交换。本品滴入气管后,部分在肺泡发挥作用,其他则进入肺组织进行再循环,再利用。

【适应证】

用于经临床和胸部放射线检查诊断明确的新生儿呼吸窘迫综合征(简称 RDS,又称肺透明膜

第十二章 急性脏器损伤及衰竭

病)的治疗。

【剂型与规格】

玻璃管制注射剂瓶:每瓶70mg。

【用法用量】

本品仅能用于气管内给药。

给药时间:要在出现RDS早期征象后尽早给药,通常在患儿出生后12小时以内,不宜超过48小时,给药越早效果越好。

剂量:70mg/kg出生体重,给药剂量应根据患儿具体情况灵活掌握,首次给药范围可在40~100mg/kg出生体重,多数病例如能早期及时用药,70mg/kg即可取得良好效果;病情较重,胸片病变明显,动脉血氧分压较低,或有合并症的病例,偏大剂量可有更好效果。

用法:应用前检查药品外观有无变色,每支加2ml注射用水,将药品复温到室温(可在室温放置20分钟或用手复温),轻轻振荡,勿用力摇动,使成均匀的混悬液,若有少量泡沫属正常现象。按剂量抽吸于5ml注射器内,以细塑料导管经气管插管注入肺内,插入深度以刚到气管插管下口为宜。总剂量分4次,按平卧、右侧卧、左侧卧、半卧位顺序注入。每次注入时间约为10~15秒,注入速度不要太快,以免药液呛出或堵塞气道,每次给药间隔加压给氧(频率40~60次/分)1~2分钟左右(注意勿气量过大以免发生气胸),注药全过程约 15 分钟。给药操作应由 2 名医务人员合作完成,注药过程中应密切监测患儿呼吸循环情况,肺部听诊可有一过性少量水泡音,不必做特殊处理。给药后 4 小时内尽可能不要吸痰。

给药次数:多数通常只应用 1 次即可,如患儿呼吸情况无明显好转,需继续应用呼吸机,明确呼吸衰竭是由 RDS 引起,必要时在第一次用药后 12~24 小时(至少 6 小时)可应用第 2 次,重复给药最多应用 3 次,剂量与首次给药相同。

【指南推荐】

目前肺泡表面活性物质的应用仍存在许多尚未解决的问题,如最佳用药剂量、具体给药时间、给药间隔和药物来源等。因此,尽管早期补充肺泡表面活性物质有助于改善氧合,但不能将其作为 ARDS 的常规治疗手段(无论成人、新生儿还是儿童)。有必要进一步研究,明确其对 ARDS 预后的影响。

【禁忌证】

本品无特殊禁忌,有气胸患儿应先进行处理,然后再给药,以免影响呼吸机的应用。

【不良反应】

(1) 临床上给药过程中由于一过性气道阻塞可有短暂的血氧下降和心率、血压波动,发生不良反应时应暂停给药,给以相应处理,病情稳定后

第十二章 急性脏器损伤及衰竭

再继续给药。

（2）根据临床试验,本品给药过程中由于气道部分阻塞发生临床症状者共占33.3%,其中发生一过性发绀21.1%,呛咳8.8%,呼吸暂停3.5%,以上症状在药液注毕,手控通气1分钟,药物分布于肺泡内后即消失,未见过敏反应及其他不良发应。

（3）给药后肺顺应性可在短时间内好转,应及时调低呼吸机通气压力,以免发生肺通气过度或气胸;吸入氧浓度也要根据血氧变化相应调整。

（4）根据本品临床试验结果,用药3天后血液生化检查,对肝、肾功能无重要影响。

【注意事项】

（1）本品仅可用于气管内给药,用药前患儿需进行气管插管。

（2）本品的应用要在有新生儿呼吸急救经验的医师指导下进行,并严格遵守有关新生儿急救规范的操作规程。本品的应用只有在完善的新生儿综合治疗和有经验的呼吸急救工作基础上才能成功,特别是呼吸机的应用。

（3）为使本品的混悬液均匀,加水后有时需振荡较长时间(10分钟左右),但勿用强力,避免产生过多泡沫,但有少量泡沫属正常现象。注意勿将混悬液中的小颗粒注入气管,可用4号细针头吸取药液。

（4）给药前要拍X线胸片证实气管插管的

位置适中,勿插入过深,以防药液只流入右侧,同时要保持气道插管的通畅,必要时予以吸引。

(5) 准备用本品治疗的 RDS 患儿,给药前应用呼吸机的参数宜偏低,注意压力勿过高,因表面活性物质缺乏的肺,很容易因肺强制扩张而损伤。给药后呼吸机的调节视病情而定,大致呼吸频率在 40~60 次/分,吸气时间 0.5 秒左右。

(6) 给药后肺顺应性(几分钟到 1 小时)很快好转,应及时检查血气,调整呼吸机参数(压力、氧浓度),以免通气过度或血氧过高。

(7) 肺表面活性剂治疗不能解决 RDS 患儿的所有问题,影响疗效的因素较多,据统计,应用肺表面活性剂治疗的 RDS 患儿 50%~75% 有即刻持久反应,10%~20% 有暂时效果,另外 15%~25% 对治疗无反应。特别是极低体重儿,肺成熟度除肺表面活性物质外尚有肺血管和肺结缔组织等方面问题,窒息患儿常见仅具有暂时效果。此外,给药开始的时间、剂量、呼吸机的调节,产前母亲是否应用激素都会影响治疗效果。

给药后病情改善不明显时要考虑呼吸窘迫的其他原因,如气胸、动脉导管重新开放等。

(8) 肺表面活性物质的灭活(inactivation):肺表面活性物质的灭活或抑制是治疗失败的一个重要原因。在 RDS 病程中,特别在后期,各种原因产生的肺损伤可导致肺表面活性物质的灭活。灭活可由肺上皮损伤时血浆内渗出成分(如血浆蛋白、纤维蛋白原)、炎性产物、胎粪等引起。它们

第十二章 急性脏器损伤及衰竭

可干扰肺表面活性物质的磷脂或蛋白的功能,其中有些可逆,有些不可逆。灭活的机制是多样的,可破坏肺表面活性物质在肺泡表面形成的单分子层,可改变磷脂与蛋白的协同作用,可将磷脂分解或造成蛋白溶解(proteolysis)。含有蛋白的肺表面活性物质制剂,有一定的抵抗抑制能力,由于不同肺表面活性物质制剂蛋白成分的差异,其抵抗抑制能力不同。在肺表面活性物质治疗中,当抑制现象发生时,可通过增加肺表面活性物质治疗的剂量和次数,以减轻抑制的影响。

(9) 肺表面活性剂治疗的远期效果:根据国外临床报告,应用肺表面活性剂(动物制剂)后2年以上临床追踪的结果,与对照相比,应用肺表面活性剂患儿未发现有更多的过敏性疾患(湿疹、哮喘、牛奶过敏等);在体格、神经、智力的发育及患呼吸道感染的次数,均与对照组无差别。

(10) 根据国外资料,应用牛肺表面活性物质的新生儿,有2.6%产生特异蛋白抗体,但其中1/3在用药前即已存在。抗体产生机会不多的原因与牛和人肺表面活性物质蛋白氨基酸序列极为相近有关。通过大量临床观察,至今没有应用肺表面活性剂引起严重过敏的临床报告。

(11) 本品开启后应在24小时内应用。

(12) 密封,-10℃以下保存。

(13) 药物相互作用。早产儿的母亲产前应用糖皮质激素,可促进肺结构和功能的成熟,

第十二章 急性脏器损伤及衰竭

增加肺表面活性物质的分泌,提高本品的治疗效果。

(14) 药物过量。急性大量肺表面活性物质注入气管内可堵塞呼吸道,造成通气障碍;连续多日肺内注入大量肺表面活性物质,可引起吞噬细胞肉芽肿和炎症。

5. 前列腺素类 包括前列腺素 E1、依前列醇(前列环素)等。

前列腺素 E1(Prostagladin E1,PGE1、前列地尔、凯时)

【作用机制】

(1) 扩张血管、抑制血小板聚集作用。
(2) 免疫调节作用。
(3) 抑制巨噬细胞和中性粒细胞的活性,发挥抗炎作用。

【剂型与规格】

注射液:1ml(5μg),2ml(10μg)。

【用法用量】

成人一日一次,1~2ml(前列地尔 5~10μg)+10ml 生理盐水(或 5% 的葡萄糖)缓慢静注,或直接入小壶缓慢静脉滴注。

小儿用药,推荐输注速度为 5ng/(kg·min)。

第十二章 急性脏器损伤及衰竭

【指南推荐】

只有在 ALI/ARDS 患者低氧血症难以纠正时,才可考虑吸入 PGE1 治疗。

【禁忌证】

(1) 禁忌:对前列腺素类过敏者;严重心衰;怀孕妇女或可能妊娠的妇女。

(2) 慎用:患有青光眼、眼压亢进;脑血管或冠状动脉病变;消化性溃疡;间质性肺炎。

【不良反应】

(1) 休克:偶见休克。要注意观察,发现异常现象时,立刻停药,采取适当的措施。

(2) 注射部位:有时出现血管痛、血管炎、发红,偶见发硬、瘙痒等。

(3) 循环系统:有时出现加重心衰、肺水肿、胸部发紧感、血压下降等症状,一旦出现立即停药。另外,偶见脸面潮红、心悸。

(4) 消化系统:有时出现腹泻、腹胀、不愉快感,偶见腹痛、食欲不振、呕吐、便秘、转氨酶升高等。

(5) 精神和神经系统:有时头晕、头痛、发热、疲劳感,偶见发麻。

(6) 血液系统:偶见嗜酸性粒细胞增多、白细胞减少。

第十二章　急性脏器损伤及衰竭

（7）其他：偶见视力下降、口腔肿胀感、脱发、四肢疼痛、水肿、荨麻疹。

【注意事项】

（1）注射时，出现局部疼痛、肿胀感、发热、瘙痒感时，应及时减慢输入速度，必要时停止给药。

（2）本品可增强降压药和血小板聚集抑制剂的作用，在与此类药物合用时应注意减量，并随时观察病情。

（3）本制剂与输液混合后在 2 小时内使用。残液不能再使用。

（4）不能使用冻结的药品。

6. 脂肪酸　包括二十碳五烯酸、γ-亚油酸等。

【作用机制】

（1）抑制二十烷花生酸样促炎因子释放，起到抗炎作用。

（2）免疫调节作用。

（3）促进前列腺素 E1 生成。

（4）改善氧合和肺顺应性，缩短机械通气时间。

【禁忌证】

（1）禁忌：对本类药物及其成分过敏者禁用。

第十二章 急性脏器损伤及衰竭

(2) 慎用:孕妇慎用,只有在潜在获益大于对胎儿的潜在危险在妊娠时才应使用;哺乳期妇女慎用;尚未确定在儿童患者中安全性和有效性,故儿童慎用。

【不良反应】

最常报道不良反应是关节炎。偶可出现轻度短暂的胃肠道不良反应。

【注意事项】

(1) 在肝受损患者中,治疗期间定期监测ALT 和 AST 水平。

(2) 在已知对鱼和/或贝类超敏性患者中慎用。

(3) 本品可能延长出血时间,与其他影响凝血药物(如抗血小板药物)合用的患者应定期监测。

二十碳五烯酸(Eicosapentaenoic Acid, EPA, VASCEPA、二零五)

【剂型与规格】

胶囊:1g/粒。

【用法用量】

口服。每天剂量是 4g(每天 2 次,每次 2g),与食物同服。

第十二章　急性脏器损伤及衰竭

【指南推荐】

补充 EPA,有助于改善 ALI/ARDS 患者氧合,缩短机械通气时间。(C 级)

γ-亚油酸(Gamma linoleic acid,GLA)

【剂型与规格】

丸剂:0.2g/丸。

【用法用量】

口服:每次 1~2 丸,一日 3 次,饭后服用。

【指南推荐】

补充 γ-亚油酸,有助于改善 ALI/ARDS 患者氧合,缩短机械通气时间。(C 级)

7. **抗凝治疗**　包括重组人活化蛋白 C、低分子肝素钙等。

重组人活化蛋白 C(recombinant human activated protein C,rhAPC、drotrecogin alfa、Xigris)

【作用机制】

(1) 抗凝、抗血栓和纤溶作用。
(2) 抗炎作用。
(3) 抗细胞凋亡作用。

(4) 稳定内皮细胞屏障作用。

【剂型与规格】

冻干粉制剂:5mg,20mg。

【用法用量】

静脉持续注射:24 μg/(kg·h),持续注射96小时。

配制溶液时5mg规格制剂加入2.5ml灭菌用水,20mg规格制剂加入10ml灭菌用水,使之浓度为2mg/ml。干粉完全溶解后,加入0.9%氯化钠注射液中,使之最终浓度为0.1~0.2mg/ml,配制过程中避免剧烈摇动。

【指南推荐】

在严重感染导致的重度ARDS患者,如果没有禁忌证,可考虑应用rhAPC。

【禁忌证】

(1) 禁用:活动性内脏出血;近期(3个月内)出血性脑卒中;近期(2个月内)行开颅手术或椎管内手术或严重头部创伤;危及生命的创伤性出血;硬膜外置管的患者;颅内肿瘤或脑疝形成;儿童。

(2) 慎用:严重肝肾功能不全;出凝血障碍疾病史;胃肠道出血病史;7天内口服阿司匹林、抗凝药(如华法林)或抗血小板药物(如双嘧达莫、氯吡格雷);本品可能对胎儿产生影响,怀孕妇女或准备怀孕妇女慎用或禁用;哺乳期妇女。

【不良反应】

(1) 出血是最常见的不良反应,包括尿血、便血;咯血、呕血(咖啡样);颅内出血;泌尿生殖系统出血;切口渗血或皮肤注射部位出血;其他部位出血。

(2) 过敏反应,如出现荨麻疹、呼吸困难或面部、嘴唇、舌头或咽喉部肿胀。

【注意事项】

(1) 临床出现出血现象或出血征象时,须立即停药。

(2) 本品需采用专用溶液进行配制。如无专用溶媒,只能采用0.9%氯化钠注射液、乳酸钠林格注射液、葡萄糖注射液或葡萄糖氯化钠注射液代替。

(3) 本品溶液避免暴露过热或太阳直接暴晒。

(4) 配制溶液时避免上下颠倒和剧烈晃动,而是小心旋转玻璃瓶使干粉完全溶解。配制好的溶液尽快使用,室温下3小时后仍未使用须丢弃,置于2~8℃可以保存12小时。若干粉不能完全溶解或变色禁止使用。

(5) 由于本品可能导致出血,与其他影响凝血药物(如阿替普酶、尿激酶、链激酶、双嘧达莫、

第十二章 急性脏器损伤及衰竭

波立维、噻氯匹啶等)合用时需密切注意观察病情。临床上常采用肝素预防深静脉血栓,此时与本品使用时,不建议调整本品剂量。

(6) 本品无拮抗剂,一旦发生过量输注,立即停药并密切关注出血并发症。

(7) 本品需在 2~8℃冰箱避光保存。

8. 抗氧化剂 包括丙半胱氨酸、N-乙酰半胱氨酸。

N-乙酰半胱氨酸注射液(N-acetylcysteine, NAC, Acetadote)

【作用机制】

通过提供合成谷胱甘肽(GSH)的前体物质半胱氨酸,提高细胞内 GSH 水平,依靠 GSH 氧化还原反应来清除体内氧自由基,从而减轻肺损伤,改善全身氧合和缩短机械通气时间。

【剂型与规格】

注射液:6g(30ml)。

【用法用量】

总剂量为 300mg/kg,在 21 小时内分 3 次给药。稀释液可采用 5% 葡萄糖溶液、0.45% 氯化钠注射液和灭菌注射用水。根据患者体重进行给药,具体方案如下:

体重 5~20kg 的患者:负荷剂量,150mg/kg,

采用 3ml/kg 溶液稀释,1 小时输完;第二剂,50mg/kg,采用 7ml/kg 溶液稀释,4 小时输完;第三剂,100mg/kg,采用 14ml/kg 溶液稀释,16 小时输完。

体重 21~40kg 的患者:负荷剂量,150mg/kg,采用 100ml 溶液稀释,1 小时输完;第二剂,50mg/kg,采用 250ml 溶液稀释,4 小时输完;第三剂,100mg/kg,采用 500ml 溶液稀释,16 小时输完。

体重 41~100kg 的患者:负荷剂量,150mg/kg,采用 200ml 溶液稀释,1 小时输完;第二剂,50mg/kg,采用 500ml 溶液稀释,4 小时输完;第三剂,100mg/kg,采用 1000ml 溶液稀释,16 小时输完。

体重>100kg 的患者:负荷剂量,15 000mg,采用 200ml 溶液稀释,1 小时输完;第二剂,5000mg,采用 500ml 溶液稀释,4 小时输完;第三剂,10 000mg,采用 1000ml 溶液稀释,16 小时输完。

【指南推荐】

静脉注射 NAC 对 ALI 患者可以显著改善全身氧合和缩短机械通气时间。在 ARDS 患者中进行的 Ⅱ 期临床试验证实,NAC 有缩短肺损伤病程和阻止肺外器官衰竭的趋势,但不能减少机械通气时间和降低病死率。丙半胱氨酸的 Ⅱ、Ⅲ 期临床试验也证实不能改善 ARDS 患者预后。因此,尚无足够证据支持 NAC 等抗氧化剂用于治疗 ALI/ARDS。

第十二章 急性脏器损伤及衰竭

【禁忌证】

(1) 禁忌:对 N-乙酰半胱氨酸及其成分过敏者。

(2) 慎用:支气管哮喘、支气管痉挛患者慎用;孕妇和哺乳期妇女慎用。

【不良反应】

(1) 过敏反应,出现皮肤面部潮红、皮肤红斑、皮疹、荨麻疹、瘙痒。

(2) 支气管哮喘患者使用本品可能导致严重不良反应,包括死亡,因此有支气管哮喘或支气管痉挛的患者使用本品时必须密切注意观察病情。

(3) 呼吸系统并发症:咳嗽、喘鸣、气短、胸部紧缩感、呼吸困难、支气管痉挛、肺部啰音等。

(4) 其他少见不良反应:心动过速;恶心、呕吐;咽炎、鼻衄、咽部不适感;水肿;低血压等。

【注意事项】

(1) 体重小于 40kg 或限制液体摄入的患者需要调整总剂量。

(2) 药物过量主要表现为共济失调、活动减少、呼吸困难、口唇发绀、反射消失、抽搐等,一旦发生,立即停药并采取相关措施。

(3) 本品水溶液在空气中易氧化变质,因此应在临用前配制。

第十二章 急性脏器损伤及衰竭

9. 选择性弹性蛋白酶抑制剂 西维来司钠(sivelestat sodium hydrate, ONO-5046,商品名 Elaspol)是日本小野药品工业公司(Ono)开发的全球首个治疗伴有全身性炎症反应综合征(systemic inflammatory response syndrome, SIRS)的急性肺损伤的药物,于2002年6月在日本正式上市。

注射用西维来司钠(Sivelesta sodium, Elaspol)

【作用机制】

在急性肺损伤的发病过程中,中性粒细胞及其释放的弹性蛋白酶(NE)起着重要作用。而西维来司钠为弹性蛋白酶抑制剂,能选择性地抑制中性粒细胞释放 NE,改善呼吸功能,缓解急性肺损伤、呼吸窘迫、肺部纤维化等引起的症状。对ALI/ARDS 有一定的临床治疗效果。

【适应证】

用于治疗伴有全身炎性反应综合征(SIRS)的急性肺损伤。

【剂型与规格】

冻干粉针制剂:每安瓿瓶含本品 100mg。

【用法用量】

静脉滴注:通常本品用生理盐水溶解后再用 250~500ml 输液稀释一日剂量(含西维来司钠水

第十二章 急性脏器损伤及衰竭

合物 4.8mg/kg),24 小时(每小时 0.2mg/kg)静脉滴注,用药时间为 14 日以内。

【禁忌证】

(1) 禁忌:对西维来司钠过敏者禁用。

(2) 慎用:妊娠或可能妊娠的妇女应慎用,哺乳期妇女应避免用药。尚未确立婴幼儿使用本品的安全性,故婴幼儿应慎用。

【不良反应】

(1) 肝功能指标检测值异常为常见不良反应,包括 AST、ALT 升高,碱性磷酸酶升高,胆红素升高。

(2) 血液系统异常,如白细胞减少、嗜酸性粒细胞增加。

(3) 呼吸困难、重症白细胞减少为罕见不良反应。

【注意事项】

(1) 本品应在患者肺功能障碍发生后 72 小时内使用。本品不能取代普通急性肺功能障碍的治疗方法(如抗菌药物、改善循环血液量以及改善呼吸等),对原发疾病应采取适当的治疗措施。尚未确认本品对多脏器(4 个以上)功能障碍患者的安全性,因此,对此类患者使用本品时应慎重。尚未确认本品对并发外伤的急性肺功能障碍患者及并发严重慢性呼吸系统疾病患者的安全性,对此类患者也应慎重用药。

（2）本品调配时应避免与氨基酸输液混合；使用含钙的输液稀释本品会使溶液 pH 降低（<5），从而产生沉淀。

10. 其他 抗生素和支气管解痉剂、祛痰治疗请参照本书其他章节，本节不再赘述。文献报道的其他用于 ALI/ARDS 的药物治疗还包括院前应用阿司匹林降低 ALI 发病率、院前联用阿司匹林和他汀药物保护肺功能、吸入一氧化氮（NO）改善氧合、采用己酮可可碱、酮康唑、布洛芬抗炎治疗、β 受体激动剂促进肺泡物质交换等，但临床应用尚需进一步多中心、大样本、双盲随机对照研究证实。

参 考 文 献

1. 中华医学会重症医学分会. 急性肺损伤/急性呼吸窘迫综合征诊断和治疗指南（2006）. 中国危重病急救医学, 2006, 18(12): 706-710.
2. Khan A, Milbrandt EB, Venkataraman R. Albumin and furosemide for acute lung injury. Crit Care, 2007, 11(5): 314.
3. Martin GS, Mangialardi RJ, Wheeler AP, et al. Albumin and furosemide therapy in hypoproteinemic patients with acute lung injury. Crit Care Med, 2002, 30(10): 2175-2182.
4. Dahlem P, van Aalderen WM, de Neef M, et al. Randomized controlled trial of aerosolized prostacyclin therapy in children with acute lung injury. Crit Care Med, 2004, 32

(4):1055-1060.
5. Luan ZG, Naranpurev M, Ma XC. Treatment of low molecular weight heparin inhibits systemic inflammation and prevents endotoxin-induced acute lung injury in rats. Inflammation,2014,37(3):924-932.

(聂　海)

第三节　急性肝损伤及衰竭

一、概述

肝脏是人体最大的腺体,也是最大的代谢器官,参与体内的消化、代谢、排泄、解毒以及免疫等多种功能;特别是来自胃肠吸收的物质,几乎全部进入肝脏,在肝内进行合成、分解、转化、储存。

急性肝损伤(acute liver injury)指患者在无慢性肝病基础上,各种病因引起的肝脏细胞损伤;多数患者肝脏能保持主要功能正常运行,临床上轻者表现为血清转氨酶升高、胆红素升高,严重者可发生肝功能不全,甚至肝衰竭。急性肝损伤可见于多个学科,严重或持续的肝损伤最终导致肝功能衰竭。肝衰竭(liver failure)是由各种致病因素引起的严重肝脏损害,导致其合成、解毒、排泄和生物转化等功能发生严重障碍并失代偿,出现以凝血机制障碍、黄疸、腹水和肝性脑病等为主要表现的一组临床症候群。常见病因包括药物性肝损伤、病毒性肝炎、自身免疫性肝病、重症感染、妊娠

第十二章 急性脏器损伤及衰竭

急性脂肪肝以及休克或低血压引起的缺血性肝损伤等,约有15%的患者病因不明。

二、相关药物

急性肝损伤及衰竭的治疗中,首先应去除病因,再进行保肝等药物治疗。保肝药物是指对肝脏细胞损伤具有一定保护作用的药物。详见表12-3。

表12-3 急性肝损伤及衰竭治疗常用药物

治疗目的	分类	相关药物
保护肝脏细胞	必需磷脂类	多烯磷脂酰胆碱
	解毒类	还原型谷胱甘肽、葡醛内酯、硫普罗宁、水飞蓟宾等
	抗炎类	复方甘草酸单铵、甘草酸二铵、异甘草酸镁等
	生物制剂类	肝细胞生长因子
	降酶类	联苯双酯、双环醇片、茵栀黄等
	维生素及辅酶类	维生素C、维生素B、辅酶A等
促进胆汁分泌与代谢	促进胆红素代谢类	丁二磺酸腺苷蛋氨酸、甲硫氨酸维生素B_1等
	增加胆汁分泌类	熊去氧胆酸、托尼奈酸片、消炎利胆片等
治疗肝性脑病	促进氨代谢、减少氨吸收	门冬氨酸鸟氨酸、乳果糖口服溶液、谷氨酸钠、精氨酸等

三、用药选择

1. 去除病因及保肝治疗 应先去除病因,再进行保肝等药物治疗;如病毒性肝炎关键是抗病毒治疗,酒精性肝病首先应戒酒,非酒精性脂肪肝需要注重饮食与运动,药物性肝病则应立即停用有关或可疑的药物并促进体内该药物的清除。"肝脏炎症及其防治专家共识"推荐:抗炎保肝治疗是肝脏炎症综合治疗的一部分,不能取代病因治疗;反之,病因治疗在病因控制前(一部分患者甚至在病因控制后)亦不能取代抗炎保肝治疗(I 类推荐)。

2. 激素治疗 糖皮质激素对降低急性肝衰竭(尤其是酒精性肝衰竭)病死率有显著效果;"急性肝衰竭诊治指南,美国肝病研究学会(AASLD)2011年更新版"诊疗建议:自身免疫性肝炎患者即使在应用糖皮质激素治疗过程中也应当考虑肝移植(Ⅲ类推荐)。

3. 营养支持、促肝细胞再生治疗 可减少肝细胞坏死,促进肝细胞再生;但肝衰竭患者的低代谢状态不仅是机体的自我保护机制且使存活的几率大,疾病的危重期保障基本代谢需求即可,输入过高的糖和过多的能量都不利于疾病的康复。

4. 肠道保护及其他 肠黏膜屏障功能与肝衰竭患者自发性腹膜炎的发生率有密切相关性,更重要的是分泌型 IgA 的 80% 来自肠道绒毛膜上皮细胞,而机体的免疫状态与患者的预后密切相关,因此保护肠道至关重要。

5. 积极防治各种并发症　针对各种并发症产生的诱因、发病机制及临床表现等特点,选择有针对性的预防和治疗方法。

6. 肝性脑病　①去除诱因,如严重感染、出血及电解质紊乱等;②限制蛋白饮食;③应用乳果糖或拉克替醇口服或高位灌肠,可酸化肠道,促进氨的排出,减少肠源性毒素吸收;④视患者的电解质和酸碱平衡情况酌情选择精氨酸、门冬氨酸鸟氨酸等降氨药物;⑤酌情使用支链氨基酸或支链氨基酸与精氨酸混合制剂以纠正氨基酸失衡。

7. 脑水肿　①给予高渗性脱水剂,如20%甘露醇或甘油果糖,但肝肾综合征患者慎用;②袢利尿剂,一般选用呋塞米;可与渗透性脱水剂交替使用。

8. 肝肾综合征　①大剂量袢利尿剂冲击,可用呋塞米持续泵入;②限制液体入量,24 小时总入量不超过尿量加 500~700ml;③肾灌注压不足者可应用白蛋白扩容或加用特利加压素等药物,但急性肝衰竭患者慎用特利加压素,以免因脑血流量增加而加重脑水肿。

9. 上消化道出血　①应预防性给予 H2 受体拮抗剂或质子泵抑制剂以预防应激状况下胃肠道出血;②对弥散性血管内凝血(DIC)患者,可给予新鲜血浆、凝血酶原复合物和纤维蛋白原等,补充凝血因子,血小板显著减少者可输注血小板,可酌情给予小剂量低分子肝素或普通肝素,对有纤溶亢进证据者可应用氨甲环酸或氨甲苯酸等抗纤溶药物;③积极纠正低蛋白血症,补充白蛋白或新鲜血浆,并酌情补充凝血因子。

10. **感染** ①急性肝损伤及衰竭患者容易发生感染,常见感染包括自发性腹膜炎、肺部感染和血流感染等;②感染的常见病原体为大肠埃希菌、葡萄球菌、肺炎链球菌、厌氧菌、肠球菌等细菌以及假丝酵母菌等真菌;③一旦出现感染,应首先根据经验用药,选用强效抗菌药物或联合用药,尽可能在应用抗菌药物前进行病原体分离及药敏试验,并根据药敏结果调整用药;注意防治二重感染;④可加服微生态调节剂。

四、治疗药物

1. 必需磷脂类 可促进肝细胞膜再生、协调磷脂和细胞膜功能、降低脂肪浸润。

多烯磷脂酰胆碱(Polyene phosphatidylcholine)

【作用机制】

使受损的肝功能和酶活力恢复正常,调节肝脏的能量平衡,促进肝组织再生,将中性脂肪和胆固醇转化成容易代谢的形式,稳定胆汁。

【剂型与规格】

胶囊:228mg。

注射液:232.5mg(5ml)。

【用法用量】

(1) 静脉:一日缓慢静注 1~2 安瓿,严重病例一天输注 2~4 安瓿,一天剂量可增加至 6~8 安瓿;只能用不含电解质的葡萄糖溶液稀释。

(2) 口服:开始时一日 3 次,每次 456mg,一天服用量最大不能超过 1368mg;维持剂量为一日 3 次,一次 228mg;餐后整粒吞服,不要咀嚼(推荐餐中服用)。建议视病情尽早改为口服给药。

【指南推荐】

"肝脏炎症及其防治专家共识"推荐。

【禁忌证】

本品中含有苯甲醇,新生儿和早产儿禁用;对磷脂酰胆碱或对本品中任何成分过敏的患者禁用。

【不良反应】

偶尔会出现腹泻,也可对苯甲醇产生过敏反应,如皮疹、荨麻疹、瘙痒。

【注意事项】

给予新生儿和早产儿含有苯甲醇的制剂可导致致命性的"喘息综合征";因苯甲醇可穿过胎盘,孕妇应该慎用本品。严禁用电解质溶液稀释。

第十二章 急性脏器损伤及衰竭

2. 解毒类药物 可以提供巯基或葡萄糖醛酸,增强解毒功能,如还原型谷胱甘肽钠、葡醛内酯、硫普罗宁;水飞蓟宾有抗脂质过氧化、抗脂氧酶、抗还原型谷胱甘肽排空等作用。

还原型谷胱甘肽钠(Reduced glutathione sodium)

【作用机制】

还原型谷胱甘肽(GSH)能促进糖、脂肪及蛋白质代谢,并能影响细胞的代谢过程;可加速自由基的排泄。GSH 具有保护肝脏的合成、解毒、灭活激素等功能,并促进胆酸代谢,有利于消化道吸收脂肪及脂溶性维生素。

【剂型与规格】

片剂:0.1g。
粉针剂:0.6g、1.2g、1.8g、2.4g。

【用法用量】

(1) 肌内注射或静脉滴注:轻症:一日 1~2 次,每次 0.3~0.6g;重症:每日 1~2 次,每次 0.6~1.2g。
(2) 口服:一次 0.4g,每日 3 次。

【指南推荐】

"肝功能衰竭的治疗指南"和"肝脏炎症及其防治专家共识"推荐。

第十二章　急性脏器损伤及衰竭

【禁忌证】

对本品成分过敏者禁用。

【不良反应】

偶有皮疹等过敏症状,也见食欲不振、恶心、呕吐、上腹痛等症状。

【注意事项】

(1) 溶解后的本品在室温下可保存 2 小时,0~5℃保存 8 小时。

(2) 新生儿、早产儿、婴儿和儿童应慎用。

(3) 本品不得与维生素 B_{12}、维生素 K_3、甲萘醌、泛酸钙、乳清酸、抗组胺制剂、磺胺类药物及四环素等混合使用。

硫普罗宁(Tiopronin)

【作用机制】

本品对升高的血清天门冬氨酸氨基转移酶(AST)、丙氨酸转氨酶(ALT)有降低作用,对甘油三酯的蓄积有抑制作用;可以促进肝糖原合成,抑制胆固醇增高,有利于血清白蛋白/球蛋白比值回升。

【剂型与规格】

片剂:100mg。

第十二章　急性脏器损伤及衰竭

粉针剂:100mg,200mg。

【用法用量】

(1) 口服,一次100~200mg,一日3次。

(2) 静脉滴注:一次200mg,一日1次;配制方法:用专用溶剂(5%的碳酸氢钠)2ml溶解,再扩容至5%或10%的葡萄糖溶液或生理盐水250~500ml中,静脉滴注。

【指南推荐】

"肝脏炎症及其防治专家共识"推荐。

【禁忌证】

对本品有过敏史者禁用;重症急性肝损伤有高度黄疸、顽固性腹水、消化道出血等并发症者,肾功能不全合并糖尿病者,孕妇及哺乳妇女和儿童,急性重症铅、汞中毒患者禁用。

【不良反应】

(1) 消化系统:食欲不振、恶心、呕吐、腹痛、腹泻等症状偶有发生,味觉异常罕见;出现胆汁淤积、ALT、AST、总胆红素、碱性磷酸酶等上升时应停用本品。

(2) 过敏反应:偶有瘙痒、皮疹、皮肤发红、头晕、心慌、胸闷、颌下腺腮腺肿大、喉水肿、呼吸困难等。

(3) 长期、大量服用罕见蛋白尿或肾病综

第十二章　急性脏器损伤及衰竭

合征。

（4）本药可能引起青霉胺所具有的所有不良反应。

（5）血液系统：少见粒细胞缺乏症，偶见血小板减少。

（6）呼吸系统：可引起肺炎、肺出血和支气管痉挛，出现呼吸困难或呼吸窘迫，以及闭塞性细支气管炎等。

（7）肌肉骨骼：可引起肌无力。

（8）其他：罕见胰岛素性自体免疫综合征，疲劳感和肢体麻木。

【注意事项】

（1）老年和有哮喘病史的患者慎用。

（2）曾使用过青霉胺或出现过青霉胺毒性反应的患者，使用本药应从较小的剂量开始。

（3）用药前后及用药时应定期检测外周血细胞和血小板计数、血红蛋白量、血浆白蛋白量、肝功能、24小时尿蛋白。

（4）治疗中每3个月或每6个月应检查一次尿常规。

水飞蓟宾（Silibinin）

【作用机制】

能稳定肝细胞膜，促进肝细胞超微结构复原，促进正常肝细胞的分裂及生长，提高肝细胞合成 RNA 及蛋白质的能力,提高单核-吞噬细胞系统制造巨噬细胞的能力,并加强巨噬细胞的活性,加速病毒的清除;还可促进脂肪转移及抗氧化作用,防止脂肪过度氧化及浸润,减轻肝脏脂肪变性;并可促进肝脏的代谢功能,增强其解毒作用。

【剂型与规格】

片剂:35mg,38.5mg,70mg。

胶囊:140mg。

【用法用量】

成人一次 70～140mg,一日 3 次;症状改善后用维持量一次 35～70mg。

【指南推荐】

"肝脏炎症及其防治专家共识"推荐。

【禁忌证】

对本品过敏者禁用。

【不良反应】

有恶心、头晕、轻度腹泻等症状。

【注意事项】

没有用于孕妇、哺乳期妇女和儿童的足够研

第十二章 急性脏器损伤及衰竭

究资料,不适用于治疗急性中毒。

3. **抗炎类药物** 主要为甘草甜素制剂,有类激素作用,如复方甘草酸单铵、甘草酸二铵、复方甘草酸苷和异甘草酸镁等;该类药物作用机制相近。

【作用机制】

阻碍皮质醇与醛固酮的灭活,显示皮质激素样效应,如抗炎作用、抗过敏作用及保护膜结构等作用;无明显皮质激素样不良反应。还可促进单色素代谢,减少 ALT、AST 释放;诱生 γ-干扰素及白细胞介素-2,提高自然杀伤细胞活性,并激活单核-吞噬细胞系统;抑制肥大细胞释放组胺;抑制细胞膜磷脂酶 A2 和前列腺素 E_2 的形成和肉芽肿性反应;抑制自由基和过氧化脂的产生和形成;调节钙离子通道,保护溶酶体膜及线粒体,减轻细胞的损伤和坏死。

甘草酸二铵(Diammonium glycyrrhizinate)

【剂型与规格】

片剂:50mg(胶囊)。
注射液:50mg(10ml)。

【用法用量】

(1) 静脉注射,一次 150mg,一日 1 次。

第十二章 急性脏器损伤及衰竭

（2）口服，一次150mg，一日3次。

【指南推荐】

"肝脏炎症及其防治专家共识"推荐。

【禁忌证】

严重低钾血症、高钠血症、高血压、心力衰竭、肾功能衰竭患者禁用。

【不良反应】

（1）消化系统：可出现纳差、恶心、呕吐、腹胀。

（2）心脑血管系统：常见头痛、头晕、胸闷、心悸及血压增高。

（3）其他：皮肤瘙痒、荨麻疹、口干和水肿。

【注意事项】

（1）治疗过程中如出现高血压、水钠潴留、低血钾等情况应停药或适当减量。

（2）孕妇不宜使用。

（3）新生儿、婴幼儿暂不用。

（4）与依他尼酸、呋塞米、乙噻嗪、三氯甲噻嗪等利尿剂合用时，利尿可增强排钾作用，应特别注意观察血清钾的变化。

第十二章 急性脏器损伤及衰竭

复方甘草酸苷（Compound glycyrrhizin）

【剂型与规格】

片剂：甘草酸苷 25mg，甘草酸单铵盐 35mg，甘氨酸 25mg，蛋氨酸 25mg。

注射液：甘草酸苷 40mg（20ml），甘氨酸 400mg（20ml），盐酸半胱氨酸 20mg（20ml）。

【用法用量】

（1）静脉注射：一日 1 次，一次 5~20ml。
（2）静脉滴注：一日 1 次，一次 40~60ml，最大用药剂量为一日 100ml。
（3）口服：一日 3 次，一次 2~3 片，饭后服用。

【指南推荐】

"肝脏炎症及其防治专家共识"推荐。

【禁忌证】

（1）对本剂有过敏史者。
（2）醛固酮增多症、肌病和低钾血症患者。
（3）有血氨升高倾向的末期肝硬化患者。

【不良反应】

（1）休克、过敏性休克：可出现血压下降、意识不清、呼吸困难等。

(2) 过敏样症状:可出现呼吸困难,潮红,颜面水肿等。

(3) 可出现横纹肌溶解症。

(4) 假性醛固酮增多症:可出现重度低钾血症、血压升高、钠水潴留、水肿等症状;与其他含甘草制剂并用,更容易发生。

【注意事项】

(1) 准备好急救设施,以便发生休克时能及时抢救。

(2) 在用药过程中,要注意观察血清钾等变化。

4. 利胆类药物 丁二磺酸腺苷蛋氨酸作为甲基提供的前体参与重要生化反应,在肝内有助于防止胆汁淤积。熊去氧胆酸是正常胆汁成分的异构体,可增加胆汁分泌,抑制肝脏胆固醇合成,减少肝脏脂肪,松弛 Oddi 括约肌,促进胆石溶解和胆汁排出。甲硫氨酸维生素 B_1,甲硫氨酸(蛋氨酸)为必需氨基酸,在体内与 ATP 结合生成 S-腺苷氨酸,减少肝内胆汁淤积,促进黄疸消退和肝功能恢复。托尼萘酸片为一复方制剂,可起到泌胆抗炎及护肝作用。

丁二磺酸腺苷蛋氨酸(Ademetionine 1,4-butanedisulfonate)

【作用机制】

腺苷蛋氨酸作为甲基供体和生理性硫基化合

物的前体参与体内重要的生化反应。促进腺苷蛋氨酸依赖性质膜磷脂的合成而恢复细胞质膜的流动性;促进内源性解毒过程中硫基的合成。

【剂型与规格】

片剂:500mg。
粉针剂:500mg。

【用法用量】

初始治疗:采用粉针剂,最初 2 周一天肌内或静脉注射 500~1000mg。

维持治疗:采用肠溶片,一天口服 1000~2000mg。

【指南推荐】

"肝脏炎症及其防治专家共识"推荐。

【禁忌证】

对本药过敏者禁用。

【不良反应】

偶可引起昼夜节律紊乱,睡前服用催眠药可减轻此症状。

【注意事项】

本品只有在酸性片剂中才能保持活性,故有些患者服本药后感烧心和上腹痛;对有血氨增高

第十二章　急性脏器损伤及衰竭

的急性肝衰竭的病人应注意监测血氨水平。

托尼萘酸(Tolynicate and naphthylacetic acid)

【作用机制】

可促进肝细胞生成和胆汁分泌,缓解炎症引起的胆道痉挛性疼痛,具有极强的抗炎作用,减轻胆道炎性水肿,还能促进肝细胞再生,提高胆汁内抗菌药物浓度。

【剂型与规格】

片剂:对甲基苯甲醇烟酸酯 37.5mg+α-萘乙酸 75mg。

【用法用量】

每次 1~2 片,每日 3 次,饭前 30 分钟服用。

【禁忌证】

(1) 对本品中某种成分过敏。
(2) 胆道梗阻性疾病。
(3) 严重肝功能衰竭。
(4) 肝性脑病。
(5) 胆囊气肿。

【不良反应】

可发生胃肠道不适或皮肤过敏现象。

【注意事项】

肾功能不全者慎用。

5. **生物制剂**　如肝细胞生长因子、肝水解肽注射液,促进肝细胞再生,多用于重症肝损伤。

促肝细胞生长素(Hepatocyte growth-promoting factor)

【作用机制】

刺激新生肝细胞的 DNA 合成,促进损伤的肝细胞线粒体、粗面内质网恢复,促进肝细胞再生;改善肝脏库普弗细胞的吞噬功能,抑制肿瘤坏死因子活性,促进肝坏死后的修复;降低转氨酶、血清胆红素,缩短凝血酶原时间。

【剂型与规格】

颗粒剂:50mg。
胶囊:50mg。
粉针剂:20mg。
注射液:30μg(2ml)。

【用法用量】

(1) 静脉滴注:粉针剂,80~120mg,一日1次;注射液120μg,一日1~2次。

(2) 肌内注射:20~40mg,一日2次;③口服:一次100~150mg,一日3次。

第十二章 急性脏器损伤及衰竭

【指南推荐】

"肝功能衰竭的治疗指南"推荐。

【禁忌证】

对本品过敏者禁用。

【不良反应】

可出现一过性低热反应,少见皮疹,停药后即可消失。

【注意事项】

长期用药应定期检查肝功能和甲胎蛋白。

6. **降酶药物** 均为合成五味子丙素时的中间体,对细胞色素 P450 酶活性有明显诱导作用。常用品种有联苯双酯片和双环醇片。

双环醇(Bicyclol)

【作用机制】

有降低 ALT 作用,可减轻肝脏组织病理形态学损害。

【剂型与规格】

片剂:25mg。

【用法用量】

口服,一次 25mg,必要时可增至 50mg,一日 3

次,应逐渐减量。

【指南推荐】

"肝脏炎症及其防治专家共识"推荐。

【禁忌证】

对本品和本品中其他成分过敏者禁用。

【不良反应】

少数患者有头晕或皮疹发生。

【注意事项】

肝功能失代偿者慎用或遵医嘱。

7. **治疗肝性脑病药** 门冬氨酸鸟氨酸能够增强肝脏的排毒功能,迅速降低过高的血氨,促进肝细胞的修复和再生。乳果糖口服溶液可明显降低胃肠pH,使经肠黏膜吸收的氨减少。谷氨酸钠与血中过多的氨结合成无害的谷氨酰胺,由尿排出。盐酸精氨酸可降低血氨。

门冬氨酸鸟氨酸(Ornithine and aspartate)

【作用机制】

由于门冬氨酸鸟氨酸能直接参与肝细胞的代谢,参与氨合成尿素的过程,可迅速降低过高的血氨,清除对人体有害的自由基,增强肝脏的排毒功能;促进肝细胞自身的修复和再生,恢复机体的能

第十二章 急性脏器损伤及衰竭

量平衡。

【剂型与规格】

颗粒剂:3g。
粉针剂:2.5g。
注射剂:5g(10ml)。

【用法用量】

(1) 颗粒剂:一天 1~3 次,每次 3g,餐后服用。

(2) 注射粉针剂:一天 5~10g 静脉滴注;肝性脑病治疗方案:第一天的第一个 6 小时内用 20g,第二个 6 小时内分 2 次给药,每次 10g,静脉滴注;门冬氨酸鸟氨酸的溶液浓度不得超过 2%,缓慢静脉滴注。输入速度最快不要超过每小时 5g。

【指南推荐】

"肝功能衰竭的治疗指南"推荐。

【禁忌证】

对氨基酸类药物过敏者及肾功能衰竭(血清肌酐>265.2μmol/L)者禁用。

【不良反应】

可出现恶心、呕吐或腹胀等,停药后自动消失。

第十二章 急性脏器损伤及衰竭

【注意事项】

注意监测血及尿中的尿素指标。

乳果糖(Lactulose)

【作用机制】

可促进肠道嗜酸菌(如乳酸杆菌)的生长,抑制蛋白分解菌;促进肠内容物的酸化从而使氨转变成离子状态;降低结肠 pH 并发挥渗透效应导泻;刺激细菌利用氨进行蛋白合成,改善氨代谢。

【剂型与规格】

口服液:10g(15ml)。

【用法用量】

肝性脑病及肝性脑病前期起始剂量:30~50ml,每日3次。维持剂量:应调至一日最多2~3次软便,大便 pH 5.0~5.5。

【指南推荐】

"肝功能衰竭的治疗指南"和"急性肝衰竭诊治指南,AASLD2011更新版"推荐。

【禁忌证】

(1) 阑尾炎、肠梗阻及不明原因腹痛者。

(2) 糖尿病合并半乳糖血症者。
(3) 对乳果糖及其组分过敏者。

【不良反应】

可能会因腹泻出现电解质紊乱。

【注意事项】

(1) 如用于半乳糖血症患者或乳糖酶缺乏症患者,需注意其相关糖的含量:每 15ml 中最多含 1.7g 半乳糖和 1g 乳糖。
(2) 糖尿病患者应慎用。

谷氨酸钠(Sodium glutamate)

【作用机制】

能与血中氨结合形成谷氨酰胺,而降低血氨;还参与脑内蛋白质和糖的代谢,促进氧化过程,改善中枢神经系统功能;尚有促进红细胞生成的作用,补充血钠;另谷氨酸钠为碱性物质,故也用于酸血症。

【剂型与规格】

片剂:0.5g。
注射液:5.75g(20ml)。

【用法用量】

(1) 静脉滴注:每次 11.5g,用 5% 葡萄糖注射液稀释后缓慢滴注,于1~4小时内滴完。必要时可于8~12小时后重复给药,每天量不宜超过23g。

(2) 口服:一次2~3g,一日3次。

【禁忌证】

少尿、尿闭禁用。

【不良反应】

(1) 可导致严重的碱中毒与低钾血症。

(2) 输液太快,可出现流涎、脸红、呕吐等症状。

(3) 过敏的先兆可有面部潮红、头痛与胸闷等症状出现。

(4) 合并焦虑状态的患者可出现晕厥、心动过速及恶心等反应。

【注意事项】

(1) 肾功能不全者慎用。

(2) 用药期间应注意电解质平衡,应检测血二氧化碳结合力及钾、钠、氯含量。

(3) 用于肝性脑病时,与谷氨酸钾合用,二者比例一般为3:1或2:1,钾低时为1:1。

(4) 大量腹水者慎用。

参 考 文 献

1. 中华医学会感染病学分会,肝脏炎症及其防治专家共识专家委员会.肝脏炎症及其防治专家共识.中国实用内科杂志,2014,34(2):152-162.
2. Lee WM, Stravitz RT, Larson AM. Introduction to the revised American Association for the Study of Liver Diseases Position Paper on acute liver failure 2011. Hepatology, 2012,55(3):965-967.
3. Lee WM, Larson AM, Stravitz T. AASLD position paper: the management of acute liver failure:update 2011. Baltimore:American Association for the Study of Liver Diseases,2011.
4. 中华医学会感染病学分会肝衰竭与人工肝学组.肝功能衰竭的治疗指南.中华内科杂志,2006,45(12):1053-1056.

（王锦权）

第四节 急性肾损伤及衰竭

急性肾损伤(acute kidney injury, AKI),既往也称为急性肾衰竭,是临床常见危重病之一。其定义为:不超过3个月的肾功能或结构方面异常,包括血、尿、组织学检测或影像学检查所见的肾脏结构与功能的异常。其诊断标准为:①48小时内Scr升高≥26.5μmol/L(0.3mg/dl);②Scr升高超过基础值的1.5倍及以上,且明确或经推断上述情况发生在7天之内。③尿量减少<0.5ml/(kg·h),且时间持续6小时以上。AKI的病因可以分为:肾血流减少(肾前性:占所有患者的40%~70%);直接的肾实质损害(肾性急性肾损伤:占

第十二章 急性脏器损伤及衰竭

10%~50%);尿流受阻(肾后性:占所有患者的10%)。AKI 的分期标准见表 12-4。

表 12-4 AKI 的分期标准

期别	肾小球功能指标(Scr)	尿量指标
1 期	升高 ≥ 26.5μmol/L (0.3mg/dl) 或升高 1.5~1.9 倍	<0.5ml/(kg·h),时间 6~12 小时
2 期	升高 2.0~2.9 倍	<0.5ml/(kg·h),时间 ≥12 小时
3 期	升高>353.6mmol/L	<0.3ml/(kg·h),时间 ≥24 小时,或无尿 ≥12 小时

一、相关药物

急诊处理常用的药物详见表 12-5。

表 12-5 AKI 治疗相关药物

治疗目的	分类	相关药物
增加容量负荷	扩容药物	生理盐水、林格液、低分子右旋糖酐、羟乙基淀粉
改善肾脏微循环	缩血管药物	去甲肾上腺素、血管加压素
	扩血管药物	前列地尔、阿魏酸钠
减轻容量负荷	利尿剂	呋塞米、托拉塞米、布美他尼、氢氯噻嗪

第十二章 急性脏器损伤及衰竭

续表

治疗目的	分类	相关药物
清除毒素	排毒类药物	包醛氧化淀粉、药用炭、大黄
护肾药物	中成药	金水宝、百令胶囊、黄葵胶囊
抑制免疫	糖皮质激素或免疫抑制剂	泼尼松、甲泼尼龙、雷公藤多苷
营养支持治疗	氨基酸类药物	开同(复方α-酮酸片)

二、用药选择

AKI 没有特异的药物治疗,因而纠正病因十分重要。评估病情,尽早识别并纠正可逆病因,避免肾脏受到进一步损伤是治疗 AKI 的关键。

1. 尽早纠正可逆病因 对于休克、外伤等应及早进行治疗,肾前性急性肾损伤需早期积极补充有效血容量。肾毒性或影响肾灌注的药物需及时停用。肾性急性肾损伤则可能需使用糖皮质激素或免疫抑制剂治疗。存在尿路梗阻时则需及时采取措施解除梗阻。

2. 避免使用伤肾药物 应尽量避免使用氨基糖苷类药物、非甾体类抗炎药、两性霉素 B、造影剂等。尽量选择肾毒性较小的药物治疗,并注意调整药物剂量。

3. 适当利尿 正常尿量 1000~2000ml,若存在容量负荷过重,或尿量<400ml/d,可考虑利尿治疗。

4. 排毒治疗　可使用尿毒清等排毒药物减轻体内毒素蓄积,但 AKI 3 期可能需要血液净化治疗。

三、治疗药物

1. 晶体液　包括生理盐水、林格液。

【作用机制】

(1) 液体丢失是 AKI(肾前性)的一个常见原因,晶体液可以补充血容量,改善肾脏血流,避免肾小管缺血或缺血加重。

(2) 晶体液由结晶物质构成,其分子量小,在血管内存留时间短,对维持细胞内外水分的相对平衡有重要作用,可有效纠正体内的水、电解质失调。

【禁忌证】

无明显禁忌证。充血性心力衰竭、急性肺水肿、高钠高氯血症者慎用,老年患者注意减量减速使用。

【不良反应】

输液过多、过快,可致水钠潴留,引起水肿、血压升高、心率加快、胸闷、呼吸困难,甚至急性左心衰竭。

第十二章 急性脏器损伤及衰竭

【注意事项】

下列情况慎用:

(1) 水肿性疾病,如肾病综合征、肝硬化、腹水、充血性心力衰竭、急性左心衰竭、脑水肿及特发性水肿等。

(2) 慢性肾功能衰竭尿量减少而对利尿药反应不佳者。

(3) 高血压。注意检测血液中钠、钾、氯电解质浓度以及酸碱平衡指标、肾功能、心肺功能,及时调整输液量和速度。

生理盐水/林格液(Normal saline/Ringer solution)

【剂型与规格】

注射液:500ml,250ml,100ml 等。

【用法用量】

根据液体丢失量或中心静脉压补充。

【指南推荐】

为常用补充液体的等张晶体液。在没有失血性休克的前提下,首先推荐使用等张晶体液作为 AKI 患者或 AKI 高危患者扩张血管内容量治疗,推荐级别(Ⅱb 类推荐)。

2. 胶体液 包括羟乙基淀粉、白蛋白、羟乙基淀粉(代血浆)等。

【作用机制】

胶体溶液是一种颗粒悬浮溶液,不能穿过毛细血管壁,可以留在血管内,从而达到维持或升高血液胶体渗透压,扩张血管内容量,改善肾脏血流的目的。

【禁忌证】

(1) 有出血倾向和心衰者慎用。
(2) 对白蛋白有严重过敏者。

【不良反应】

(1) 一般不会产生不良反应,偶可出现寒战、发热、颜面潮红、皮疹、恶心呕吐等症状。
(2) 快速输注可引起血管超负荷导致肺水肿。
(3) 偶有过敏反应。

【注意事项】

(1) 一次用量不能过大,以免发生自发性出血。
(2) 大量输入可增加肾血流致利尿反应,钾排泄增多,故应注意适当补钾。
(3) 白蛋白、代血浆类需注意:①药液呈现混浊、沉淀、异物或瓶子有裂纹、瓶盖松动、过期失效等情况不可使用;②本品开启后,应一次输注完毕,不得分次或给第二人输用;③输注过程中如发现病人有不适反应,应立即停止输用。

白蛋白(Albumin)

【剂型与规格】

注射液:20g/支(20%,100ml);10g/支(20%,100ml)等。

【用法用量】

一般采用静脉滴注或静脉推注。为防止大量注射时机体组织脱水,可采用5%葡萄糖注射液或氯化钠注射液适当稀释作静脉滴注(宜用备有滤网装置的输血器)。滴注速度应以每分钟不超过2ml为宜,但在开始15分钟内,应特别注意速度缓慢,逐渐加速至上述速度。用量:使用剂量由医师酌情考虑,一般因严重烧伤或失血等所致休克,可直接注射本品5~10g,隔4~6小时重复注射1次。在治疗肾病及肝硬化等慢性白蛋白缺乏症时,可每日注射本品5~10g,直至水肿消失,血清白蛋白含量恢复正常为止。

【指南推荐】

不推荐首选胶体液补充血容量。

3. **缩血管类药物** 包括去甲肾上腺素和血管加压素。

【作用机制】

(1) 对血容量不足所致的休克、低血压,作为急救时补充血容量的辅助治疗,以使血压回升,暂时维持肾动脉灌注,直到补足血容量。

(2) 血管加压素收缩周围血管,升高血压。同时血管加压素有抗利尿作用,在需使用利尿药物时,应予注意。

(3) 去甲肾上腺素主要激动 α 受体,对 β1 受体激动作用很弱,对 β2 受体几乎无作用,具有很强的血管收缩作用,使全身小动脉与小静脉都收缩(但冠状血管扩张),外周阻力增高,血压上升。

【禁忌证】

去甲肾上腺素禁止与含卤素的麻醉剂和其他儿茶酚胺类药合并使用,可卡因中毒及心动过速患者禁用。血管加压素除有生命危险,在妊娠头 3 个月内禁用本品;老人、心肌局部缺血者、严重高血压者、心律失常者、支气管哮喘者使用本品时需在密切临床监控下使用。

【不良反应】

(1) 药液外漏可引起局部组织坏死。

(2) 本品强烈的血管收缩可以使重要脏器血流减少,肾血流锐减后尿量减少,组织供血不足导致缺氧和酸中毒;持久或大量使用时,可使回心

第十二章 急性脏器损伤及衰竭

血流量减少,外周血管阻力升高,心排血量减少,后果严重。

(3) 应重视的反应包括静脉输注时沿静脉径路皮肤发白,注射局部皮肤破溃,皮肤发绀,发红,严重眩晕,上述反应虽属少见,但后果严重。

(4) 个别病人因过敏而有皮疹、面部水肿。

【注意事项】

缺氧、高血压、动脉硬化、甲状腺功能亢进症、糖尿病、闭塞性血管炎、血栓病患者慎用。用药过程中必须监测动脉压、中心静脉压、尿量、心电图。

去甲肾上腺素(Noradrenaline)

【剂型与规格】

注射剂:2mg(1ml)。

【用法用量】

静滴:用5%葡萄糖注射液或葡萄糖氯化钠注射液稀释后静滴。开始以每分钟 $8\sim12\mu g$ 速度滴注,调整滴速以达到血压升到理想水平;维持量为每分钟 $2\sim4\mu g$。在必要时可按医嘱超越上述剂量,但需注意保持或补足血容量。

【指南推荐】

对于合并或已经出现 AKI 的血管运动性休克

第十二章 急性脏器损伤及衰竭

患者,在联用补液治疗基础上,应用缩血管药物,可能改善肾脏灌流,指南推荐(Ⅰc类推荐)。

4. 扩血管类药物 包括前列地尔、阿魏酸钠。

【作用机制】

扩张血管、抑制血小板聚集的作用。

【禁忌证】

(1) 严重心衰(心功能不全)患者。

(2) 妊娠或可能妊娠的妇女。

(3) 既往对本制剂有过敏史的患者。

【不良反应】

(1) 休克:偶见休克。要注意观察,发现异常现象时,立刻停药,采取适当的措施。

(2) 注射部位:有时出现血管痛、血管炎、发红,偶见发硬、瘙痒等。

(3) 循环系统:有时出现加重心衰,肺水肿,胸部发紧感,血压下降等症状,一旦出现立即停药。另外,偶见脸面潮红、心悸。

(4) 消化系统:有时出现腹泻、腹胀、不愉快感,偶见腹痛、食欲不振、呕吐、便秘、转氨酶升高等。

(5) 精神和神经系统:有时头晕、头痛、发热、疲劳感,偶见发麻。

(6) 血液系统:偶见嗜酸性粒细胞增多、白细胞减少。

(7) 其他:偶见视力下降、口腔肿胀感、脱发、四肢疼痛、水肿。

【注意事项】

(1) 下列患者慎用本品:①心衰(心功能不全)患者,有报告可加重心功能不全的倾向;②青光眼或眼压亢进的患者,有报告可使眼压增高;③既往有胃溃疡合并症的患者,有报告可使胃出血;④间质性肺炎的患者,有报告可使病情恶化。

(2) 用于治疗微小血管循环障碍的患者。由于本药的治疗是对症治疗,停止给药后,有再复发的可能性。

(3) 给药时注意:出现不良反应时,应采取减慢给药速度、停止给药等适当措施。

前列地尔(Prostaglandin)

【剂型与规格】

注射剂:5μg(1ml);10μg(2ml)。

【用法用量】

成人一日一次,1~2ml(前列地尔 5~10μg)+10ml 生理盐水(或5%的葡萄糖)缓慢静注,或直接入小壶缓慢静脉滴注。

第十二章　急性脏器损伤及衰竭

【指南推荐】

指南不推荐使用小剂量多巴胺预防或治疗AKI(Ⅰa类推荐);不推荐使用菲诺多泮预防或治疗AKI(Ⅱc类推荐)。不推荐使用心房利钠肽预防(Ⅱc类推荐)或治疗(Ⅱb类推荐)AKI。前列地尔未提及。

5. **利尿剂**　呋塞米,托拉塞米,布美他尼。

【作用机制】

(1) 利尿:影响肾脏浓缩功能或减少集合管对水的重吸收,产生利尿作用。

(2) 扩张血管:扩张肾血管,降低肾血管阻力,改善肾血流及增强利尿效果;扩张全身小静脉,减轻回心血量,降低左室充盈压,减轻肺水肿。

(3) 强大的利尿作用可冲洗肾小管,防止其萎缩和坏死。

(4) 加速毒物排出。

(5) 降低血钾、钠,纠正高血钾、钠。

【禁忌证】

低血压、休克,低血钾、低血钠,高尿酸血症等慎用。

【不良反应】

体位性低血压、休克,低钾血症、低氯血症、低钠血症、低钙血症以及与此有关的口渴、乏力、肌

第十二章 急性脏器损伤及衰竭

肉酸痛、心律失常甚至心脏骤停等；少见过敏反应（包括皮疹、间质性肾炎）；耳鸣、听力障碍多见于大剂量静脉快速注射时，或与其他耳毒性药物同时应用时，多为暂时性。

【注意事项】

（1）注意定期监测血电解质，防治低血钾、低血钠。

（2）与洋地黄类药物合用，注意可能诱发心律失常或易导致洋地黄中毒。

（3）药物剂量宜从小剂量开始，可适当增加剂量。

（4）与降压药合用时，后者剂量应酌情调整。

（5）少尿或无尿患者应用最大剂量后24小时仍无效时应停药。

（6）对诊断的干扰：可致血糖升高、尿糖阳性，尤其是糖尿病或糖尿病前期患者。过度脱水可使血尿酸和尿素氮水平暂时性升高。

【孕妇及哺乳期妇女用药】

（1）本药可通过胎盘屏障，孕妇尤其是妊娠前3个月应尽量避免应用。

（2）本药可经乳汁分泌，哺乳期妇女应慎用。

【儿童用药】

本药在新生儿的半衰期明显延长，故新生儿

第十二章 急性脏器损伤及衰竭

用药间隔应延长。

【老年患者用药】

老年人应用本药时发生低血压、电解质紊乱,血栓形成和肾功能损害的机会增多。

呋塞米(Furosemide)

【剂型与规格】

片剂:20mg。
注射液:20mg(2ml)。

【用法用量】

(1) 静滴:开始 20~40mg,必要时每 2 小时追加剂量,直至出现满意疗效。维持用药阶段可分次给药。AKI 如合并左心衰竭时,起始 40mg 静脉注射,必要时每小时追加 80mg,直至出现满意疗效。治疗难治性急性肾功能衰竭(一般利尿效果不佳)时,可用 200~400mg 加入氯化钠注射液 100ml 内静脉滴注,滴注速度每分钟不超过 4mg。有效者可按原剂量重复应用或酌情调整剂量,每日总剂量不超过 1g。利尿效果差时不宜再增加剂量,以免出现肾毒性,对急性肾衰功能恢复不利。治疗慢性肾功能不全时,一般每日剂量 40~120mg。

(2) 口服 起始剂量为口服 20~40mg,每日 1 次,必要时 6~8 小时后追加 20~40mg,直至出

第十二章 急性脏器损伤及衰竭

现满意利尿效果。最大剂量虽可达每日600mg,但一般应控制在100mg以内,分2~3次服用。以防过度利尿和不良反应发生。部分患者剂量可减少至20~40mg,隔日1次,或每周中连续服药2~4日,每日20~40mg。

【指南推荐】

除非有高容量负荷,否则建议不使用利尿剂治疗AKI(Ⅱc类推荐),更不推荐使用利尿剂预防AKI(Ⅰb类推荐)。

托拉塞米(Torsemide)

【剂型与规格】

注射液:20mg(2ml)。
片剂:5mg/片。

【用法用量】

(1) 初始剂量20mg,每日1次,以后根据需要可逐渐增加剂量至最大剂量每日100mg,疗程不超过1周。

(2) 口服:一般初始剂量为10mg,每日早晨一次,口服。以后根据病情调整剂量,一般每日最高不超过200mg。

【指南推荐】

除非有高容量负荷,否则建议不使用利尿剂

治疗 AKI。

6. 清除毒素类药物 包括包醛氧化淀粉、药用炭等。

【作用机制】

(1) 从肠道吸附尿素、胺类物质,随粪便排出。

(2) 湿润肠道,增加大便次数,缩短大便停留时间,减少废物吸收或分解。

(3) 降低血尿素氮、肌酐水平,稳定肾功能,延缓透析时间。

【禁忌证】

消化道出血、肠道感染者禁用。

【注意事项】

(1) 在胃肠道不被吸收,长期服用对人体无害。

(2) 药品发霉请勿服用。

(3) 具有吸水性,使肠容量增加刺激肠蠕动可致腹痛腹泻,但可自行消退或减量后消退。

(4) 服药后大便呈半糊状为用药正常现象,如呈水样则需减量使用。服药后维持大便 2~3 次/天有助于疗效。

【不良反应】

偶有头晕、轻度腹痛、腹泻、呕吐等症状。

第十二章　急性脏器损伤及衰竭

包醛氧化淀粉（Coated aldehyde oxystarch）

【剂型与规格】

散剂：5g。

胶囊：0.625g。

【用法用量】

饭后用温开水浸泡后服用。一日2~3次，一次1~2袋。

饭后用温开水送服。一日2~3次，一次8~16粒。

【指南推荐】

对肾功能恢复无帮助，指南未提及。但能减少毒素吸收，可作为对症治疗药物使用。

参考文献

1. 陈主初.病理生理学.北京：人民卫生出版社，2001.
2. Mark D Okusa, Andrew Davenport. Reading between the (guide) lines-the KDIGO practice guideline on acute kidney injury in the individual patient. Kidney International, 2013, 85: 39-48.
3. 汤晓静, 梅长林. KDIGO指南解读：急性肾损伤的诊治. 中国实用内科杂志, 2012, 32(12): 914-917.

（张义雄　宋偲婷）

第十二章 急性脏器损伤及衰竭

第五节 急性肠损伤及衰竭

急性肠损伤(acute bowel injury, ABI)是指多种因素引起的(包括外伤、休克、严重感染、脓毒症和过度体液复苏等)以肠壁缺血水肿、肠黏膜通透性增加为病理基础,伴或不伴腹腔内高压(IAH)的综合征。若缺血水肿得不到及时纠正,肠黏膜通透性进一步增加,将发生肠道细菌易位、全身炎症反应综合征(systemic inflammatory response syndrome, SIRS),最终导致发生急性肠伤害综合征(Acute Intestinal Distress Syndrome, AIDS)。临床上主要表现为肠功能障碍,包括消化、吸收障碍,腹胀、腹泻、腹痛、肠鸣音减弱和肠源性感染等。而对于危重患者,胃肠功能不全是普遍存在的问题,故亦称作急性胃肠损伤(acute gastrointestinal injury, AGI)。而肠衰竭(intestinal failure, IF),亦称为肠功能障碍(intestinal dysfunction, ID)是指肠实质和(或)功能的损害,导致消化、吸收和(或)黏膜屏障功能产生障碍。

一、相关药物

急性肠损伤常用的药物详见表12-6。

第十二章 急性脏器损伤及衰竭

表 12-6 急性肠损伤治疗相关药物

治疗目的	分类	相关药物
促胃肠动力药物	多巴胺受体拮抗剂	甲氧氯普胺、多潘立酮、伊托必利
	5-HT4 受体激动剂	西沙必利、莫沙必利
	胃动素受体激动剂	红霉素
	抗胆碱酯酶类	新斯的明
泻药	容积性泻药	硫酸镁、硫酸钠、聚乙二醇
	刺激性泻药	比沙可啶、酚酞、蓖麻油
	润滑性泻药	液状石蜡、开塞露、甘油
	软化性泻药	多库酯钠

二、用药选择

AGI 根据严重程度分为 4 级：Ⅰ级(有发生胃肠功能不全或衰竭的风险)，指胃肠道功能部分受损，表现为病因明确的暂时胃肠道症状；Ⅱ级(胃肠功能不全)，胃肠道的消化吸收功能不能满足机体对营养物质和水的需求，但还没有影响到患者的全身情况；Ⅲ级(胃肠功能衰竭)，胃肠功能丧失，尽管采取治疗干预，胃肠功能不能恢复而且全身情况没有改善；Ⅳ级(胃肠功能衰竭并严重影响其他脏器的功能)，AGI 发展成为直接危及生命的因素，并伴有多脏器功能不全和休克。因此对于

第十二章 急性脏器损伤及衰竭

存在 AGI 的患者,要通过评估病情,并根据不同的临床表现给予有效药物治疗。

1. 对于 AGI Ⅰ 级的患者,除了静脉补液之外,通常在全身情况改善时不需要针对胃肠道症状进行特殊治疗。推荐伤后 24~48 小时开始早期肠道喂养,并尽可能减少应用抑制胃肠动力的药物(例如儿茶酚胺和阿片类)。

2. 对于 AGI Ⅱ 级的患者,需要采取措施对症治疗和预防胃肠功能衰竭,包括处理腹腔内高压、使用促动力药物以恢复胃肠道的运动功能。而对于胃瘫患者,如果促胃肠动力治疗无效,应考虑采用空肠营养。

3. 对于 AGI Ⅲ 级的患者必须采取措施预防胃肠功能衰竭的进一步恶化,例如监测和目标性治疗腹腔内高压。应排除未诊断的腹部病变(例如胆囊炎、腹膜炎、肠缺血),尽可能停用导致胃肠道麻痹的药物。早期肠外营养(ICU 住院 7 天内)增加院内感染的几率,应该尽可能避免。应该不断尝试小剂量的肠内营养。

4. 对于 AGI Ⅳ 级的患者,由于 AGI 发展成为直接危及生命的因素,并伴有多脏器功能不全和休克,需要剖腹探查或其他紧急干预(例如结肠镜给予结肠减压)以挽救生命。没有证据表明保守治疗能够解决此状况。

5. 对于存在喂养不耐受综合征(feeding intolerance syndrome,FI)的患者,由于存在各种原因如呕吐、胃潴留、腹泻、胃肠道出血、肠外瘘等导致的

第十二章　急性脏器损伤及衰竭

肠内营养不耐受。因此需要采取措施维护/恢复胃肠功能,包括减少使用抑制胃肠道动力的药物,使用促胃肠动力药物和/或泻药。

6. 对于胃潴留量过多(指胃潴留的量超过200ml)的患者,推荐静脉注射胃复安和/或红霉素来治疗胃潴留量过多,不再建议使用西沙必利,不推荐常规使用促胃肠动力药。

7. 对于存在腹泻(指每天 3 次或以上的稀便或水样的大便,总重量超过 200~250g/d 或体积超过 250ml/d)的患者,除补充液体和电解质、维持血流动力学稳定和脏器保护等基础治疗外,同时还积极寻找发病原因,尽可能停药(例如泻药、山梨醇、果糖、抗生素)或采取针对性治疗(例如吸收不良、炎症性肠病)。对于严重的或复发性难辨梭状芽胞杆菌感染相关的腹泻,口服万古霉素治疗优于甲硝唑。

8. 对于存在下消化道麻痹(也即麻痹性肠梗阻,临床表现为停止排便连续 3 天或者以上,肠鸣音可能存在或消失),在除外机械性肠梗阻的情况下,应尽可能停用抑制胃肠运动的药物(如儿茶酚胺、镇静剂、阿片类)和纠正相关的因素(如高血糖、低钾血症),由于泻药起效时间较慢,应该早期开始或者预防性应用。推荐标准化地应用胃肠动力药物来治疗胃肠运动失调,如多潘立酮、胃复安和红霉素可刺激上消化道(胃和小肠),新斯的明则可刺激小肠和结肠。尽管缺乏良好的对照研究和充足的证据。

三、治疗药物

1. 促胃肠动力药物 包括甲氧氯普胺、多潘立酮、伊托必利、西沙必利、莫沙必利、红霉素及新斯的明等。

【作用机制】

（1）通过作用于胃肠多巴胺受体，阻断了多巴胺对胃肠道平滑肌的抑制作用，加强胃及上部肠段的运动，促进小肠蠕动和排空，松弛幽门窦和十二指肠冠，从而提高食物通过率，发挥胃肠促动作用。

（2）能阻断多巴胺对胃肠肌层神经丛突触后胆碱能神经元的抑制作用，加强胃肠蠕动，促进胃的排空与协调胃肠运动，发挥胃肠促动药的作用。

（3）增加食管下部括约肌张力，防止胃食管反流，增强胃蠕动，协调胃与十二指肠运动。

（4）通过兴奋肌间神经丛的节前和节后神经元的5-TH4受体，释放大量乙酰胆碱，促使胃肠道平滑肌的蠕动收缩。

（5）通过拮抗多巴胺D2受体，刺激内源性乙酰胆碱的释放；另一方面通过拮抗胆碱酯酶抑制乙酰胆碱的水解，使释放的乙酰胆碱聚集在胆碱能受体部位，增强了胃的内源性乙酰胆碱，从而显著增强胃和十二指肠的运动。

（6）通过激动平滑肌的胃动素受体而使平

第十二章 急性脏器损伤及衰竭

滑肌收缩,从而增加下部食管压力并刺激胃和小肠收缩。

【禁忌证】

(1) 禁忌:甲氧氯普胺禁用于嗜铬细胞瘤、癫痫、进行放射治疗或化疗的乳癌患者,也禁用于胃肠道活动增强可导致危险的病例,如机械性肠梗阻、胃肠出血等;对普鲁卡因及普鲁卡因胺过敏者禁用;妊娠期妇女禁用。婴幼儿、哺乳母亲禁用西沙必利。儿童不宜使用伊托必利。

(2) 慎用:多潘立酮主要在肝脏代谢,所以肝功能损害的患者服用本品应加注意,孕妇和哺乳期妇女慎用。儿童慎用西沙必利。孕妇及哺乳期妇女应慎用伊托必利。

【不良反应】

(1) 甲氧氯普胺因其易透过血脑屏障,不良反应较多,大剂量注射或长期口服,可引起锥体外系反应(肌震颤、头向后倾、斜颈、共济失调、发音困难等);可引起高泌乳素血症,引起男子乳房发育、溢乳等;可有倦怠、嗜睡、头晕等镇静作用。

(2) 多潘立酮主要偶见瞬时性、轻度腹部痉挛、口干、皮疹、头痛、腹泻、神经过敏、倦怠、嗜睡、头晕等。有时泌乳、男子乳房女性化等,停药后即可恢复正常。锥体外系症状较为罕见,停药后即可自行完全恢复。抗酸剂或抑制分泌药物与本品合用时,不能在饭前服用,应于饭后服用,即不能与本品同时服用。

（3）西沙必利可能发生瞬时性腹部痉挛,腹鸣和腹泻,发生腹部痉挛时,可减半剂量;偶有过敏反应,包括红疹、瘙痒、荨麻疹、支气管痉挛,轻度短暂的头痛或头晕以及与剂量相关的尿频增加的报道;有极少数心律失常的报道,包括室性心动过速、室颤等。

（4）莫沙必利的不良反应主要表现为腹泻、腹痛、口干、皮疹及倦怠、头晕等。偶见嗜酸性粒细胞增多、甘油三酯升高及谷草转氨酶、谷丙转氨酶、碱性磷酸酶、γ-谷氨酰转肽酶升高。与抗胆碱药物合用可能减弱本品的作用。

（5）伊托必利的主要不良反应有过敏症状,如皮疹、发热、瘙痒感等;消化道症状,如腹泻、腹痛、便秘、唾液增加等;神经系统症状,如头痛、刺痛感、睡眠障碍等;血液系统症状,如白细胞减少,当确认异常时应停药;偶见血尿素氮或肌酐升高、胸背部疼痛、疲劳、手指发麻和手抖等。

【注意事项】

（1）胃肠动力药不宜联合应用,锥体外系反应增加。

（2）胃肠动力药不宜与抗胆碱药合用,因为可能减弱本品的作用。

（3）胃肠动力药不宜与制酸剂、铝剂合用,因为胃肠动力药促进胃肠蠕动,影响后两种药物的吸收,若必须合用服药时间至少间隔1小时。

第十二章 急性脏器损伤及衰竭

(4) 甲氧氯普胺注射给药后,有时可出现体位性低血压。

(5) 西沙必利可加速中枢神经系统抑制剂的吸收,如巴比妥酸盐、酒精等,同时应用应慎重。

甲氧氯普胺(Metoclopramide, 胃复安、灭吐灵)

【剂型与规格】

片剂:5mg。
注射液:10mg(1ml)。

【用法用量】

(1) 口服:每次 5~10mg,一日 10~30mg。餐前半小时服用。

(2) 肌内注射:每次 10~20mg,每日剂量一般不宜超过 0.5mg/kg,否则易引起锥体外系反应。

【指南推荐】

(1) 推荐静脉注射甲氧氯普胺来治疗胃潴留量过多(Ⅰb类推荐)。

(2) 促胃肠动力药物甲氧氯普胺可刺激上消化道(胃和小肠),尽管缺乏良好的对照研究和充足的证据,仍然推荐标准化地应用胃肠动力药物来治疗胃肠运动失调(Ⅰd类推荐)。

(3) 对于存在 AGI Ⅱ级(胃肠功能不全)的

患者,推荐使用促胃肠动力药物以恢复胃肠道的运动功能(Ⅰc类推荐)。

(4) 对于存在喂养不耐受综合征的患者,需要采取措施维护/恢复胃肠功能,包括减少使用抑制胃肠道动力的药物,使用促胃肠动力药物和/或泻药(Ⅰc类推荐)。

多潘立酮(Domperidone,哌双咪酮、吗丁啉、胃得灵)

【剂型与规格】

片剂:10mg/片。
栓剂:每粒60mg。
注射液:10mg(2ml)。
滴剂:10mg/ml。
混悬液:1mg/ml。

【用法用量】

(1) 口服:每次10~20mg,每日3次,餐前服。

(2) 肌内注射:每次10mg,必要时可重复给药。

(3) 直肠给药:每次60mg,每日2~3次。栓剂最好在直肠空时插入。

【指南推荐】

(1) 促胃肠动力药物多潘立酮可刺激上消

第十二章 急性脏器损伤及衰竭

化道(胃和小肠),尽管缺乏良好的对照研究和充足的证据,仍然推荐标准化地应用胃肠动力药物来治疗胃肠运动失调(Ⅰd类推荐)。

(2) 对于存在 AGI Ⅱ级(胃肠功能不全)的患者,推荐使用促胃肠动力药物以恢复胃肠道的运动功能(Ⅰc类推荐)。

(3) 对于存在喂养不耐受综合征的患者,需要采取措施维护/恢复胃肠功能,包括减少使用抑制胃肠道动力的药物,使用促胃肠动力药物和/或泻药(Ⅰc类推荐)。

伊托必利(Itopride,瑞复啉)

【剂型与规格】

片剂:50mg/片。

【用法用量】

口服:50mg/次,每日 3 次,餐前服用。

【指南推荐】

(1) 对于存在 AGI Ⅱ级(胃肠功能不全)的患者,推荐使用促胃肠动力药物以恢复胃肠道的运动功能(Ⅰc类推荐)。

(2) 对于存在喂养不耐受综合征的患者,需要采取措施维护/恢复胃肠功能,包括减少使用抑制胃肠道动力的药物,使用促胃肠动力药物和/或泻药（Ⅰc类推荐）。

西沙必利（Cisapride，普瑞博思）

【剂型与规格】

片剂：5mg；10mg。
胶囊剂：5mg。
干混悬剂：100mg。

【用法用量】

口服：一日总量为 15~40mg，分 2~4 次给药。

【指南推荐】

（1）对于存在 AGI Ⅱ级（胃肠功能不全）的患者，推荐使用促胃肠动力药物以恢复胃肠道的运动功能（Ⅰc类推荐）。

（2）对于存在喂养不耐受综合征的患者，需要采取措施维护/恢复胃肠功能，包括减少使用抑制胃肠道动力的药物，使用促胃肠动力药物和/或泻药（Ⅰc类推荐）。

莫沙必利（Mosapride，贝络纳）

【剂型与规格】

片剂：5mg。

第十二章　急性脏器损伤及衰竭

【用法用量】

口服:每次 5mg,每日 3 次。餐前服用。

【指南推荐】

(1) 对于存在 AGI Ⅱ级(胃肠功能不全)的患者,推荐使用促胃肠动力药物以恢复胃肠道的运动功能(Ⅰc 类推荐)。

(2) 对于存在喂养不耐受综合征的患者,需要采取措施维护/恢复胃肠功能,包括减少使用抑制胃肠道动力的药物,使用促胃肠动力药物和/或泻药(Ⅰc 类推荐)。

红霉素(Erythromycin)

【剂型与规格】

片剂(肠溶):0.1g(10 万单位);0.125g(12.5 万单位);0.25g(25 万单位)。

注射用乳糖酸红霉素:0.25g(25 万单位);0.3g(30 万单位)。

【用法用量】

(1) 口服:成人一日 1~2g,分 3~4 次服用,整片吞服;小儿,每日 30~50mg/kg,分 3~4 次服用。

(2) 静脉滴注:成人 1 日 1~2g,分 3~4 次滴注;小儿每日 30~50mg/kg,分 3~4 次滴注。

第十二章 急性脏器损伤及衰竭

【指南推荐】

促胃肠动力药物多潘立酮可刺激上消化道（胃和小肠），尽管缺乏良好的对照研究和充足的证据，仍然推荐标准化地应用胃肠动力药物来治疗胃肠运动失调（Ⅰd类推荐）。

新斯的明（Neostigmine）

【剂型与规格】

片剂：15mg。
注射液：0.5mg（1ml）；1mg（2ml）。

【用法用量】

（1）口服：一次15mg，一日45mg；极量：一次30mg，一日100mg。

（2）皮下注射、肌内注射：每日1~3次，每次0.25~1mg；极量：1mg，一日5mg。

【指南推荐】

新斯的明可刺激小肠和结肠，尽管缺乏良好的对照研究和充足的证据，仍然推荐标准化地应用胃肠动力药物来治疗胃肠运动失调（Ⅰd类推荐）。

2. 泻药 包括硫酸镁、硫酸钠、聚乙二醇、比沙可啶、酚酞、蓖麻油、液状石蜡、开塞露、甘油、多库酯钠等。

第十二章 急性脏器损伤及衰竭

【作用机制】

(1) 容积性泻药:是一些不易被肠壁吸收而又易溶于水的盐类离子,服后在场内形成高渗盐溶液,因此能吸收大量水分并阻止肠道吸收水分,使肠内容积增大,对肠黏膜产生刺激,引起肠管蠕动增强而排便,如硫酸镁及硫酸钠等。

(2) 刺激性泻药:药物本身或其体内代谢产物刺激肠壁,是肠道蠕动增加,从而促进粪便排出,如比沙可啶、酚酞、蓖麻油等。

(3) 润滑性泻药:此类药物多为油类,能润滑肠壁,软化大便,使粪便易于排出,如液状石蜡等。

(4) 软化性泻药:为一些具有软便作用的表明活性剂,可降低粪便表明张力,使水分浸入粪便,使之膨胀、软化,便于排出,如多库酯钠等。

【禁忌证】

(1) 大多数泻药禁用于肠道出血、急腹症患者,也禁用于妊娠期妇女、经期妇女。

(2) 比沙可啶亦禁用于电解质紊乱患者;充血性心力衰竭和高血压患者禁用酚酞。

【不良反应】

(1) 硫酸镁导泻时如浓度过高,可能自组织中吸取大量水分而导致脱水。

(2) 少数患者服用比沙可啶后有腹痛感,排便后可自行消失。

【注意事项】

(1) 比沙可啶不得咀嚼或压碎后服用,服药前后 2 小时不得服牛奶或抗酸剂;进餐 1 小时内不宜服用本品。

(2) 酚酞可干扰酚磺酞排泄,可使尿液变成品红或橘红色。

硫酸镁(Magnesium Sulfate,硫苦、泻盐)

【剂型与规格】

白色合剂:由硫酸镁 30g、轻质碳酸镁 5g、薄荷水适量配成 100ml。

一二三灌肠剂:由 50% 硫酸镁溶液 30ml、甘油 60ml、蒸馏水 90ml 配成。

【用法用量】

口服:导泻时每次 5~20g,清晨空腹服,同时饮 100~400ml 水,也可用适量水溶解后服用。

比沙可啶(Bisacodyl,便塞停)

【剂型与规格】

片剂:每片 5mg。

第十二章 急性脏器损伤及衰竭

【用法用量】

口服:整片吞服,每次 5～10mg,每日 1 次。

甘油(Glycerol,丙三醇)

【剂型与规格】

栓剂:由硬脂酸钠(肥皂)为硬化剂,吸收甘油而制成。含甘油约 90%,大号每个约重 3g,小号每个约重 1.5g。

【用法用量】

纳肛:每次 1 粒塞入肛门。

聚乙二醇(Polyethylene Glycol,聚氧乙烯二醇、聚乙烯二醇)

【剂型与规格】

粉剂:每袋 10g。

聚乙二醇电解质散 4000:每盒 137.15g,由 A、B、C 各 1 包组成,A 包含氯化钠和无水硫酸钠混合物共 14.3g;B 包含氯化钾和碳酸氢钠混合物共 4.85g;C 包含 118g 聚乙二醇 4000。

复方聚乙二醇电解质散:每盒 69.56g,由 A、B、C 各 1 包组成,A 包含 0.74g 氯化钾和 1.68g 碳酸氢钠;B 包含 1.46g 氯化钠和 5.68g 硫酸钠;C 包含 60g 聚乙二醇 4000。

【用法用量】

每日1~2袋,将药物溶解在一杯水中服用。

蓖麻油(Castor Oil)

【用法用量】

口服,一次10~20ml。

【指南推荐】

对于存在喂养不耐受综合征的患者,需要采取措施维护/恢复胃肠功能,包括减少使用抑制胃肠道动力的药物,使用促胃肠动力药物和/或泻药(Ⅰc类推荐)。

参 考 文 献

1. 陈新谦.新编药物学.北京:人民卫生出版社,2011.
2. Reintam Blaser A, Malbrain ML, Starkopf J, et al. Gastrointestinal function in intensive care patients: terminology, definitions and management. Recommendations of the ESICM Working Group on Abdominal Problems. Intensive Care Med, 2012, 38(3): 384-394.
3. 李刚,李幼生,黎介寿.癌肿的早期发现和早期诊断.肠外与肠内营养,2012,17(5):302-305.
4. 中华医学会消化病学分会.肠屏障功能障碍临床诊治建议.中华消化杂志,2006,26(9):620.
5. 马晓春.欧洲危重病学会(2012)急性胃肠损伤共识解

读.临床外科杂志,2013,21(3):159-161.

(王映珍)

第六节 全身炎症反应综合征与多器官功能障碍综合征

全身炎症反应综合征(systemic inflammatory response syndrome,SIRS)是指机体在致伤(感染或非感染)因素作用下产生的过度炎症反应综合征。如果致伤因素过于强大或者持续时间较长,导致机体多种炎性介质和细胞因子的失控性释放,则对正常组织造成急性的、序贯性的损害,称为多器官功能障碍综合征(multiple organ dysfunction syndrome,MODS)。SIRS和MODS是急诊科常见的临床综合征,由于其病因多样、病情复杂,很多疾病都发展到SIRS阶段,如果病情发展较快或治疗不及时,则患者会进入MODS阶段,会导致严重的器官功能障碍,甚至衰竭,严重者出现死亡。

一、相关药物

在急诊科,尚未有明确的治疗SIRS和MODS的特效药物,通常针对病因治疗;其次对患者呼吸、循环、肝脏、肾脏等各个系统采取器官功能支持方法以维持患者基本的生命体征和脏器的功能。在前几节中均已经介绍有关呼吸、肝脏、肾脏功能不全的药物,本节仅介绍针对休克时的治疗——容量复苏(表12-7)、血管升压药物(表12-8)、纠酸、糖皮质激素等药物的使用。

第十二章 急性脏器损伤及衰竭

表 12-7 急诊常用的容量复苏药物

分类	渗透压	相关药物
晶体液	等渗	0.9%氯化钠注射液、乳酸钠林格注射液
	高渗	3%氯化钠注射液、5%氯化钠注射液、7.5%氯化钠注射液、11.2%乳酸钠注射液
胶体液	高渗	羟乙基淀粉、琥珀酰明胶、右旋糖酐注射液

表 12-8 常用的血管升压药物

分类	相应靶点	相关药物
儿茶酚胺类药物	α受体、β受体	肾上腺素、多巴胺
	$β_1$受体	多巴酚丁胺
	α受体、β1受体	去甲肾上腺素
	α受体、β1受体	间羟胺
血管加压素类药物	V1受体	特利加压素

急诊常用的纠酸药物为5%的碳酸氢钠注射液。

急诊常用的糖皮质激素类药物为甲泼尼龙注射液,氢化可的松注射液,地塞米松注射液。

二、用药选择

根据血流动力学分类,患者处于不同的休克,

第十二章　急性脏器损伤及衰竭

在液体复苏的前提下,选择不同的血管升压药物维持患者的血压,在合适的时机选择碳酸氢钠进行纠酸。根据患者病因选择不同的糖皮质激素进行治疗。

1. 容量复苏是治疗休克的基础,在补液时应进行容量复苏试验。

2. 容量复苏时可选用晶体液和胶体液,目前尚无证据表明哪种液体类的选择更优(C级推荐),通常情况下,先晶体后胶体。

3. 不同的休克选择血管升压药物是不同的。低血容量性休克通常在补足容量后休克会纠正,但当血压特别低时,需要容量复苏和升压同时进行,可选择多巴胺进行升压;感染性休克首选去甲肾上腺素或间羟胺进行升压;过敏性休克首选肾上腺素;心源性休克首选多巴酚丁胺升压,若患者出现高度房室传导阻滞可选择异丙肾上腺素。

4. 针对急诊室休克的患者,若无法辨别患者为哪种休克,在液体复苏的同时,可选用多巴胺进行升压,若增至 $10\mu g/(kg \cdot min)$ 时,患者血压仍然偏低,可加用另一种血管升压药物。

5. 血管加压素患者主要应用于分布性休克的患者。

6. 患者有严重的酸中毒时,在液体复苏以及升压同时,需要补充适量碳酸氢钠。

7. 通常急诊科糖皮质激素不作为常规使用,感染性休克在液体复苏、抗休克治疗无效时,强有

第十二章　急性脏器损伤及衰竭

力的抗生素保驾下,可考虑使用氢化可的松抗休克治疗;过敏性休克可考虑选择地塞米松进行抗休克治疗。

三、治疗药物

1. 晶体液　包括 0.9% 氯化钠注射液、乳酸钠林格注射液、包括 3% 氯化钠注射液、5% 氯化钠注射液、7.5% 氯化钠注射液、11.2% 乳酸钠注射液等。

【作用机制】

（1）钠和氯是机体重要的电解质,主要存在于细胞外液,对维持正常的血液和细胞外液的容量和渗透压起着非常重要的作用。

（2）乳酸钠林格注射液除了含有氯化钠成分,还含钠离子、钾离子、钙离子、镁离子、氯离子及乳酸根离子,以调节体液、电解质及酸碱平衡。

【禁忌证】

（1）禁忌:妊娠高血压综合征禁用。对于休克患者无明确禁忌证。

（2）慎用:①水肿性疾病,如肾病综合征、肝硬化、腹水、充血性心力衰竭、急性左心衰竭、脑水肿及特发性水肿等;②急性肾功能衰竭少尿期,慢性肾功能衰竭尿量减少而对利尿药反应不佳者;③高血压;低钾血症。

第十二章 急性脏器损伤及衰竭

【不良反应】

输注过多、过快,可致水钠潴留,引起水肿、血压升高、心率加快、胸闷、呼吸困难,甚至急性肺水肿或急性左心衰竭。

【注意事项】

根据临床需要,检查血清中钠、钾、氯离子浓度;血液中酸碱浓度平衡指标、肾功能及血压和心肺功能。

2. 胶体液 包括羟乙基淀粉、琥珀酰明胶、右旋糖酐注射液。

【作用机制】

(1) 较长时间停留于血液中,使静脉回流量、动脉血压和外周灌注增加,从而提高血浆胶体渗透压,使组织液回流增多,血容量迅速增加。

(2) 胶体渗透压增高防止和减少组织水肿,而后者往往限制组织的氧气利用。外周组织缺氧时,血红蛋白对氧的释放会增加,有利于对组织供氧。

(3) 出现红细胞计数、血细胞比容、血红蛋白量和血液黏滞度均下降,改善循环,增加心输出量,加快血液流速并且可延缓血栓的形成和发展。

【禁忌证】

对本品有过敏反应的病人禁用。休克时无绝

对禁忌证。

【不良反应】

过敏反应,可出现荨麻疹。

大量输注后可影响凝血功能,导致自发性出血。

【注意事项】

(1) 心力衰竭可能伴有循环超负荷者,此时输液时应缓慢进行。

(2) 对水分过多、肾衰、有出血倾向、肺水肿、钠或钾缺乏以及对输液成分过敏等病人要慎用。

(3) 失血量超过总量25%时,应输全血或红细胞。

(4) 输注本品期间下列化验指标可能不稳定:血糖、血沉、尿液比重、蛋白、双缩脲、脂肪酸、胆固醇、果糖、山梨醇脱氢酶。

3. 儿茶酚胺类药物 包括肾上腺素、多巴胺、去甲肾上腺素、多巴酚丁胺、异丙肾上腺素。

【作用机制】

(1) 儿茶酚胺类药物的基本化学结构 β-苯乙胺,是肾上腺髓质产生的拟交感神经物质,程度随药物不同而有强弱,主要针对机体内 α 受体、β 受体产生较强的激动作用,不同的儿茶酚胺类药物激动不同的受体,其作用也略不同。

(2) 对心血管系统的作用:儿茶酚胺通过 β1 受体作用于心脏,使心率加快,收缩力增强,传导速度增快,心输出量增加。

(3) 对内脏的作用:儿茶酚胺通过 β2 受体使平滑肌松弛,通过 α1 受体使之收缩。

(4) 对代谢的作用:儿茶酚胺参与生热作用的调节,通过 β 受体增加氧耗量而产热。并可促进机体内储备能量物质的分解。

(5) 儿茶酚胺对细胞外液容量和构成及水、电解质的代谢有重要的调节作用。

(6) 儿茶酚胺可引起肾素、胰岛素和胰高血糖素、甲状腺激素、降钙素等多种激素分泌的变化。

(7) 具体药物作用受体的靶点见表 12-8。

【禁忌证】

(1) 用量过大或皮下注射时误入血管后,可引起血压突然上升而导致脑出血。

(2) 对其他拟交感神经药物过敏者禁用。

【不良反应】

(1) 药物漏出血管外可发生局部组织缺血坏死。

(2) 剂量过大,可发生急性肾功能衰竭。

(3) 突然停药可出现血压下降,需停药时,应先逐渐减少剂量和减慢滴速,然后停药。

(4) 部分药物可导致不同的心律失常:如肾

第十二章　急性脏器损伤及衰竭

上腺素用量较大,可导致室颤;多巴胺输液速度过快或量过大,可导致室速。

(5) 心悸、头痛、血压升高、震颤、无力、眩晕、呕吐、四肢发凉。

【注意事项】

高血压、器质性心脏病、冠状动脉疾病、糖尿病、甲状腺功能亢进、洋地黄中毒、外伤性及出血性休克、心源性哮喘等患者慎用。

氯化钠注射液

【剂型与规格】

剂型:0.9%氯化钠注射液,10%氯化钠注射液。

规格:10ml,100ml,250ml,500ml(10%氯化钠注射液仅有前两种规格)。

【用法用量】

静滴:休克时作为快速扩容使用。另可为溶媒,用于静脉扩容或其他药物的溶媒时使用。补液时详见第十三章"急性内环境紊乱"。

【指南推荐】

(1) 初始的液体复苏用晶体液进行复苏(Ⅰb类推荐)。

(2) 需要大量输注晶体液同时无法使用羟

第十二章 急性脏器损伤及衰竭

乙基淀粉的患者可考虑用白蛋白维持患者平均动脉压（Ⅱc类推荐）。

（3）初始的晶体液复苏以30ml/kg计算，部分患者需要更大剂量的晶体液复苏（Ⅰc类推荐）。

（4）针对感染性休克患者，若出现低血压和乳酸>4mmol/L，则给予晶体液30ml/kg进行液体复苏。

乳酸钠林格注射液

【剂型与规格】

剂型:乳酸钠林格注射液、复方氯化钠注射液。

规格:500ml。

【用法用量】

静滴:休克时作为快速扩容使用。补液时详见第十三章"急性内环境紊乱"。

【指南推荐】

同氯化钠注射液的指南推荐。

羟乙基淀粉(Hetastarch)

【剂型与规格】

剂型:6%羟乙基淀粉130/0.4氯化钠注射液

（万汶）、6%羟乙基淀粉130/0.4电解质注射液（万衡）。

规格：500ml。

【用法用量】

静滴：休克时最为补充血容量使用。每日剂量及输注速度应根据病人失血量、血流动力学参数的维持或恢复及稀释效果确定。没有心血管或肺功能危险的患者使用胶体扩容剂时，年轻人血细胞比容应不低于25%，老年人血细胞比容不应低于30%。每日最大剂量按体重33ml/kg。

【指南推荐】

（1）指南建议对于严重的脓毒症或感染性休克患者，可以给予胶体液进行液体复苏（Ⅰb类推荐）。

（2）对于低血容量休克或者出现低血压的患者可使用羟乙基淀粉氯化钠注射液进行液体复苏。

琥珀酰明胶

【剂型与规格】

剂型：琥珀酰明胶注射液。
规格：20g(500ml)；40g(500ml)。

第十二章　急性脏器损伤及衰竭

【用法用量】

(1) 静滴:输注时间和剂量根据病人脉搏、血压、外周灌注和尿量而定。也可用于术中术后的低血压的预防。抗休克时一般 1~3 小时输注 500~1000ml,最大量不宜超过 2000ml。

(2) 容量负荷试验:用于判断患者容量反应性的一种方法,也是进行容量复苏前需要进行的判断液体反应性的试验:在 15~30 分钟内通过加压输液泵给予患者 500~1000ml 的液体以判断患者对容量的反应性。

【指南推荐】

(1) 对低血容量休克患者,可给予胶体液进行复苏(Ⅰc类推荐)。

(2) 指南建议对于严重的脓毒症或感染性休克患者,可以给予胶体液进行液体复苏(Ⅰb类推荐)。

肾 上 腺 素

【剂型与规格】

剂型:盐酸肾上腺素注射液。
规格:1mg(1ml)。

【用法用量】

(1) 抢救过敏性休克:皮下注射或肌注 0.5~

第十二章 急性脏器损伤及衰竭

1mg,也可用 0.1~0.5mg 缓慢静注(以 0.9% 氯化钠注射液稀释到 10ml),如疗效不好,可改用 4~8mg 静滴(溶于 5% 葡萄糖液 500~1000ml)。

(2) 抢救心搏、呼吸骤停:肾上腺素 1mg 静脉推注,每 3~5 分钟 1 次。

(3) 治疗哮喘持续状态:皮下注射 0.25~0.5mg,必要时 4 小时可重复。

【指南推荐】

(1) 2010 年心肺复苏指南中推荐,当心搏、呼吸骤停时,首选肾上腺素 1mg 静脉推注。

(2) 过敏性休克中,首选肾上腺素皮下肌注。美国 Mayo Clinic 的建议是肌内注射,因为肌肉内所含血管比皮内或皮下丰富得多,吸收迅速,药物可很快到达全身。

(3) 2012 年感染性休克指南中建议当选择可选肾上腺素替代去甲肾上腺素(Ⅱb 类推荐)。

去甲肾上腺素

【剂型与规格】

剂型:重酒石酸去甲肾上腺素注射液。
规格:2mg(1ml),1mg(1ml)。

【用法用量】

(1) 静脉滴注:临用前稀释,每分钟滴入 4~10μg[假如 60kg,以 6μg/min 静滴,就是 0.1μg/

第十二章 急性脏器损伤及衰竭

(kg·min)],根据病情调整用量。可用 1~2mg 加入生理盐水或 5% 葡萄糖 100ml 内(相当于 10~20μg/ml)静滴,根据情况掌握滴注速度,待血压升至所需水平后,减慢滴速,以维持血压于正常范围。如效果不好,应换用其他升压药。对危急病例可用 1~2mg 稀释到 10~20ml,徐徐推入静脉,同时根据血压以调节其剂量,待血压回升后,再用滴注法维持。

(2)静脉泵入:需要静脉泵入维持时,经典配制方法是按照体重(kg)×0.3(mg/ml)+0.9% 氯化钠注射液(ml)=50ml,以起始 0.1μg/(kg·min)静脉泵入(相当于 1ml/h),根据患者血压和心率逐渐加量。根据此法泵入和对应的剂量见表 12-9。

表 12-9 不同静脉泵速对应的去甲肾上腺素剂量

静脉泵速(ml/h)	相对应的剂量 [μg/(kg·min)]
1	0.1
2	0.2
3	0.3
4	0.4
5	0.5

另一种常用的配制方法是主要是用原液配制后,相当于 1ml 内含有 1mg 的去甲肾上腺素,但计算方法较繁琐需要根据患者体重计算(表 12-10)。

第十二章 急性脏器损伤及衰竭

表12-10 去甲肾上腺素静脉泵入液配制方法

体重 (kg)	剂量[μg/(kg·min)]				
	0.1	0.5	1.0	1.5	2.0
40	0.24ml	1.20ml	2.40ml	3.60ml	4.80ml
50	0.30ml	1.50ml	3.00ml	4.50ml	6.00ml
60	0.36ml	1.80ml	3.60ml	5.40ml	7.20ml
70	0.42ml	2.10ml	4.20ml	6.30ml	8.40ml
80	0.48ml	2.40ml	4.80ml	7.20ml	9.60ml
90	0.54ml	2.70ml	5.40ml	8.10ml	10.80ml
100	0.60ml	3.00ml	6.00ml	9.00ml	12.00ml

（3）口服：上消化道出血，每次服注射液1~3ml(1~3mg)，每日3次，加入适量冷盐水口服。

【指南推荐】

2012感染性休克指南中推荐当发生感染性休克或分布性休克时首选去甲肾上腺素（Ⅰa类推荐）。

多巴胺

【剂型与规格】

剂型：盐酸多巴胺注射液。
规格：20mg(2ml)。

【用法用量】

成人常用量：

第十二章 急性脏器损伤及衰竭

（1）静脉注射：开始时 $1\sim5\mu g/(kg\cdot min)$，10分钟内以 $1\sim4\mu g/(kg\cdot min)$ 速度递增，以达到最大疗效。慢性顽固性心力衰竭，静滴开始时，每分钟按体重 $0.5\sim2\mu g/(kg\cdot min)$ 逐渐递增。多数病人按 $1\sim3\mu g/(kg\cdot min)$ 给予即可生效。危重病例，先按 $5\mu g/(kg\cdot min)$ 滴注，然后以 $5\sim10\mu g/(kg\cdot min)$ 递增至 $20\sim50\mu g/(kg\cdot min)$，以达到满意效应。或本品20mg加入5%葡萄糖注射液 $200\sim300$ml 中静滴，开始时按 $75\sim100\mu g/min$ 滴入，以后根据血压情况，可加快速度和加大浓度，但最大剂量不超过 $500\mu g/min$。

（2）静脉泵入：需要静脉泵入维持时，经典配制方法是按照体重(kg)×3(mg/ml)+0.9%氯化钠注射液(ml)=50ml，以起始 $1\sim5\mu g/(kg\cdot min)$ 静脉泵入（相当于 $1\sim5$ml/h），根据患者血压和心率逐渐加量。根据此法泵入和对应的剂量见表12-11。

表12-11 不同静脉泵速对应的多巴胺剂量

静脉泵速(ml/h)	相对应的剂量 $[\mu g/(kg\cdot min)]$
1	1
2	2
3	3
4	4
5	5

第十二章　急性脏器损伤及衰竭

另一种常用的配制方法是主要是用原液配制后,相当于1ml内含有10mg的多巴胺,但计算方法较繁琐,需要根据患者体重计算(表12-12)。

表12-12　多巴胺静脉泵入液配制方法

体重	剂量[μg/(kg·min)]				
(kg)	1	5	10	15	20
40	0.24ml	1.20ml	2.40ml	3.60ml	4.80ml
50	0.30ml	1.50ml	3.00ml	4.50ml	6.00ml
60	0.36ml	1.80ml	3.60ml	5.40ml	7.20ml
70	0.42ml	2.10ml	4.20ml	6.30ml	8.40ml
80	0.48ml	2.40ml	4.80ml	7.20ml	9.60ml
90	0.54ml	2.70ml	5.40ml	8.10ml	10.80ml
100	0.60ml	3.00ml	6.00ml	9.00ml	12.00ml

【指南推荐】

指南指出,当发生心源性休克时,首选多巴胺和间羟胺连用,以 2~5μg/(kg·min)开始逐渐增加剂量(Ⅱa类推荐)。当心输出量低,肺动脉崁压不高,体循环阻力正常或偏低,合并低血压时首选多巴胺。

在积极容量复苏的前提下,对于存在持续性低血压的低血容量休克的病人给予血管活性药物(E级):1~3μg/(kg·min)主要用于脑、肾、肠系膜的血管,使血管扩张,增加尿量;2~10μg/

(kg·min)增强心肌收缩力,可增加心输出量;大于 10μg/(kg·min)可收缩血管。

当多巴胺使用大于 10μg/(kg·min)时建议加用去甲肾上腺素而减少多巴胺的用量。

多巴酚丁胺

【剂型与规格】

剂型:盐酸多巴胺酚丁胺注射液。
规格:20mg(2ml)。

【用法用量】

主要用于心源性休克的患者。成人常用量将多巴酚丁胺加入 5% 葡萄糖液或 0.9% 氯化钠注射液中稀释后,以滴速 2.5~10μg/(kg·min)给予,在每分钟 15μg/(kg·min)以下的剂量时,心率和外周血管阻力基本无变化;偶用大于 15μg/(kg·min),但需注意过大剂量仍然有可能加速心率并产生心律失常。

静脉泵入的方法见盐酸多巴胺注射液。

【指南推荐】

当心输出量低,肺动脉埂压高,体循环阻力正常,合并低血压时应用多巴酚丁胺,易用剂量 100~250μg/min 或 5~10μg/(kg·min)(Ⅱa 类推荐)。

第十二章　急性脏器损伤及衰竭

间 羟 胺

【剂型与规格】

剂型：重酒石酸间羟胺注射液。

规格：10mg(1ml)。

【用法用量】

成人用量：

静脉注射：初量 0.5～5mg，继而静滴，用于重症休克。

静脉滴注：将间羟胺 15～100mg 加入 5% 葡萄糖注射液或氯化钠注射液 500ml 中滴注，调节滴速以维持合适的血压。

成人极量一次 100mg（每分钟 0.3～0.4mg）。

【指南推荐】

2010 版心源性和过敏性休克指南中，当发生心源性休克和过敏性休克时，首选多巴胺和间羟胺连用。

特利加压素

【剂型与规格】

剂型：注射用特利加压素。

规格：1mg（相当于特利加压素 0.86mg）。

第十二章 急性脏器损伤及衰竭

【用法用量】

可用于治疗顽固性休克,1mg 静脉缓慢注射,每天 1~2 次;儿童用药,每 4 小时静脉缓慢注射 20μg/kg。用药时间视血流动力学改善情况而定。使用中注意观察血压及心率。

【指南推荐】

在休克时,可选用血管加压素进行升压治疗。

碳酸氢钠注射液

【剂型与规格】

剂型:碳酸氢钠注射液。
规格:0.5g(10ml),1g(20ml),12.5g(250ml)。

【用法用量】

代谢性酸中毒,静脉滴注,所需剂量按下式计算:补碱量(mmol) = (-2.3-实际测得的 BE 值) × 0.25 × 体重(kg),或补碱量(mmol) = 正常的 HCO_3^- -实际测得的 HCO_3^- (mmol) × 0.25 × 体重(kg)。除非体内丢失碳酸氢盐,一般先给计算剂量的 1/3 ~ 1/2,4 ~ 8 小时内滴注完毕。

心肺复苏抢救时,首次 1mmol/kg,以后根据血气分析结果调整用量(每 1g 碳酸氢钠相当于 12mmol 碳酸氢根)。

第十二章　急性脏器损伤及衰竭

【指南推荐】

纠正代谢性酸中毒,强调积极病因处理和容量复苏,不主张常规使用碳酸氢钠。(Ⅰd类推荐)

心肺复苏时,若无代谢性酸中毒的明确证据,不建议早期使用碳酸氢钠。

甲泼尼龙

【剂型与规格】

剂型:甲泼尼龙注射液。
规格:40mg,500mg。

【用法用量】

静脉给药:主要具有抗炎作用,用于危重急症10~500mg/d,剂量大时给药应缓慢,超过250mg时不少于30分钟,250mg以下时不少于5分钟。再大的剂量只能短期使用。

【指南推荐】

在重症支气管哮喘时,可首选甲泼尼龙注射液静脉滴注。

氢化可的松

【剂型与规格】

剂型:氢化可的松注射液。

第十二章　急性脏器损伤及衰竭

规格:10mg(2ml),5mg(5ml),100mg(20ml)。

【用法用量】

静脉滴注:一次 50~100mg,一日 3~4 次。临用前加 0.9% 的氯化钠注射液或 5% 葡萄糖注射液 500ml 稀释后静脉滴注。

用于治疗成人肾上腺皮质功能减退及腺垂体功能减退危象,严重过敏反应,哮喘持续状态、休克,每次游离型 100mg 或氢化可的松琥珀酸钠 135mg 静脉滴注,可用至每日 300mg,疗程不超过 3~5 日。

【指南推荐】

抢救过敏性休克或严重肾上腺皮质功能减退时,可用氢化可的松注射液 100~200mg,必要时 4~6 小时重复一次,最大量不超过 300mg。

抢救感染性休克时,不推荐常规使用糖皮质激素(Ⅰd 类推荐);若需要使用糖皮质激素时,建议使用氢化可的松 50mg,每 4~6 小时 1 次,总量不超过 300mg。

地 塞 米 松

【剂型与规格】

剂型:地塞米松磷酸钠注射液。
规格:1mg(1ml),2mg(1ml),5mg(1ml)。

第十二章　急性脏器损伤及衰竭

【用法用量】

一般剂量静脉注射:每次 2~20mg。

静脉滴注:应以 5% 葡萄糖注射液稀释,可 2~6 小时重复给药至病情稳定,但大剂量连续给药一般不超过 72 小时。

【指南推荐】

在抢救过敏性休克时,可用地塞米松 5~10mg 静脉推注。

参 考 文 献

1. 中华医学会重症医学分会.低血容量休克复苏指南.中国实用外科杂志,2007,27(8):581-587.
2. 中华医学会心血管病学分会.急性心力衰竭诊断和治疗指南(2010).中华心血管病杂志,2010,38(3):197-205.
3. The Surviving Sepsis Campaign Guidelines Committee. Surviving Sepsis Campaign:International Guidelines for Management of Severe Sepsis and Septic Shock,2012. Intensive Care Med,(2013) 39:165-228.

（杨建中）

第十三章 急性内环境紊乱

第一节 电解质代谢紊乱

电解质在细胞内外分布和含量有明显差别,细胞外液中阳离子以 Na^+ 为主,其次为 Ca^{2+},阴离子以 Cl^- 最多,HCO_3^- 次之,细胞内液阳离子主要是 K^+,阴离子主要是 HPO_4^{2-} 和蛋白质离子。临床上常见的电解质紊乱包括:低(高)钠血症,低(高)钾血症,低(高)钙血症。

一、相关药物

急诊处理电解质代谢紊乱常见用药见表 13-1。

表 13-1 电解质代谢紊乱常用药

治疗目的	相关药物
纠正低钠血症	氯化钠、混合糖电解质注射液
纠正低钾血症	氯化钾、枸橼酸钾、门冬氨酸钾镁
纠正高钾血症	葡萄糖酸钙、碳酸氢钠、葡萄糖和胰岛素、呋塞米
纠正低钙血症	葡萄糖酸钙、乳酸钙、碳酸钙、维生素 D
纠正高钙血症	降钙素

二、治疗注意事项

1. 低钠血症　严重低钠血症(<110mmol/L)需要立即急诊处理,给予静脉补钠,但若血钠浓度增加过快[>10mmol/(L·h)],可能导致脑桥脱髓鞘变;经补液后收缩期血压仍然<90mmHg,应考虑存在低血容量性休克,需在血流动力学监测下补充血容量,开始补充1/2丢失钠,复查血钠后再评估。在治疗过程中应注意查找病因进行针对性治疗。对稀释型低钠患者可补充3%~5%高渗氯化钠。

2. 高钠血症　5%葡萄糖、0.45%盐水静脉滴注或饮水,纠正高钠血症的速度不宜过快,一般不超过0.5mmol/(L·h),否则可导致脑水肿引起癫痫、永久性脑损伤或死亡。补液过程中应进行神经系统检查以调整补液量和速度。

3. 低钾血症　最好口服,只有情况紧急或不能口服时静滴,其原则:①总量不过多(40~120mmol/d);②浓度不过高(<40mmol/L);③速度不过快(<10mmol/h);④见尿补钾(>500ml/d)。

4. 高钾血症　当血钾>6mmol/L,或者血钾不太高,但心电图已经有典型高钾表现,或者有高钾所致的典型神经肌肉症状时,必须紧急处理。处理原则:①立即停止摄入钾;②积极防治心律失常;③迅速降低血钾;④及时处理原发病和恢复肾功能;⑤促进多余钾排出体外。

5. 高钙血症　轻度高钙血症只需停用钙剂

和其他含钙药物,减少饮食中钙含量。当血钙浓度超过 2.9mmol/L(120mg/L)时,需立即采取下列措施:①输注氯化钠注射液,并应用高效利尿药如呋塞米、布美他尼等,以迅速增加尿钙排泄;②纠正低血钾和低血镁;③监测心电图,并可使用β-肾上腺素受体阻断药,以防止严重的心律失常;④必要时进行血液透析及使用降钙素和肾上腺皮质激素治疗;⑤密切随访血钙浓度。

三、治疗药物

氯化钠(Sodium chloride)

【剂型与规格】

氯化钠注射液:50ml:0.45g;100ml:0.9g;250ml:2.25g;500ml:4.5g;1000ml:9g。

浓氯化钠注射液:10ml:1g。

复方氯化钠注射液(林格液):100ml 含氯化钠 0.85g、氯化钾 0.03g、氯化钙 0.003g。250ml,500ml,1000ml。

乳酸钠林格注射液:500ml 内含氯化钠 1.5g、氯化钾 0.75g、氯化钙 0.05g、乳酸钠 1.55g。

【用法用量】

(1) 高渗性失水:需补液总量(L) = [血钠浓度(mmol/L) - 142]/血钠浓度(mmol/L)×0.6×体重(kg),第一日补给半量,余量在以后 2~3 日内补给,并根据心肺肾功能酌情调节。在治疗开始的 48 小时内,血 Na^+ 浓度每小时下降不超过 0.5mmol/L。若患者存在休克,应先予氯化钠注射液,并酌情补充胶体,待休克纠正,血钠>155mmol/L,血浆渗透浓度>350mOsm/L,可予低渗氯化钠注射液,待血浆渗透浓度<330mOsm/L,改用 0.9% 氯化钠注射液。

(2) 等渗性失水:原则给予等渗溶液,但应注意防止高氯血症出现。

(3) 低渗性失水:血钠低于 120mmol/L 或出现中枢神经系统症状时,给予 3%~5% 氯化钠注射液缓慢滴注,在 6 小时内将血钠浓度提高至 120mmol/L 以上。待血钠回升至 120~125mmol/L 以上,可改用等渗溶液或等渗溶液中酌情加入高渗葡萄糖注射液或 10% 氯化钠注射液。

【禁忌证】

(1) 禁忌:妊娠高血压者。

(2) 慎用:水肿性疾病,如肾病综合征,肝硬化,腹水,充血性心力衰竭,急性左心衰竭,脑水肿及特发性水肿等;急性肾功能衰竭少尿期,慢性肾功能衰竭尿量减少而对利尿药反应不佳者;高血压;低钾血症。

【不良反应】

输液容量过多和滴速过快,可致水钠潴留,引起水肿、血压升高、心率加快、胸闷、呼吸困难、急

第十三章 急性内环境紊乱

性左心功能衰竭。不适当给予高渗氯化钠可致高钠血症。过多、过快输注低渗氯化钠,可致溶血及脑水肿。

【注意事项】

(1) 根据临床需要,检查血清中钠、钾、氯离子浓度;血液中酸碱浓度平衡指标,肾功能及血压和心肺功能。

(2) 儿童用药及老人用药:补液量和速度应严格控制。

(3) 浓氯化钠不可直接静脉注射或滴注,应加入液体稀释后应用。

混合糖电解质注射液(Carbohydrate and electrolyte injection)

【剂型与规格】

混合糖电解质注射液:500ml。本品为复方制剂,每 500ml 含葡萄糖 30g,果糖 15g,木糖醇 7.5g,氯化钠 0.730g,醋酸钠 0.410g,氯化钙 0.185g,氯化镁 0.255g,磷酸氢二钾 0.870g,硫酸锌 0.700g。

【用法用量】

缓慢静脉滴注:成人一日用量在 500~1000ml,给药速率(以葡萄糖计算)每小时不超过 0.5g/kg。特殊年龄或疾病请遵医嘱。

【禁忌证】

遗传性果糖不耐受者和对本品任一成分过敏者禁用。

【注意事项】

除葡萄糖外,本品含3%的果糖和1.5%木糖醇,过快静脉注射可能导致酸中毒。

氯化钾(Potassium chloride)

【剂型与规格】

氯化钾片:0.25g,0.5g。
氯化钾缓释片:0.5g。
氯化钾颗粒:1.6g(相当于钾0.524g)。
氯化钾口服溶液:100ml:10mg。
氯化钾注射液:10ml:1g;10ml:1.5g。

【用法用量】

静脉滴注:

(1) 成人剂量:①一般用法:将10%氯化钾注射液10~15ml加入5%葡萄糖注射液500ml中滴注(忌直接静脉滴注与推注);一般补钾浓度不超过3.4g/L(45mmol/L),速度不超过0.75g/h(10mmol/h),一日补钾量为3~4.5g(40~60mmol)。②在体内缺钾引起严重快速室性异位心律失常时,钾盐浓度可升高至0.5%~1%,滴速可达 1.5g/h(20mmol/h),补钾总量可达一日 10g 或以上。③如病情危急,补钾浓度和速度可超过上述规定。但需严密动态观察血钾及心电图等,防止高钾血症发生。

(2) 儿童剂量:一日按体重 0.22g/kg (3.0mmol/kg)或按体表面积 3.0g/m² 计算。

口服:钾盐用于治疗轻型低钾血症或预防性用药。

(1) 成人,一次 0.5~1g(6.7~13.4mmol),一日 2~4 次,餐后服用,一日最大剂量为 6g (80mmol)。氯化钾缓释片不要嚼碎应吞服。对口服片剂出现胃肠道反应者宜用溶液,稀释于冷开水或饮料中,分次服用。

(2) 儿童宜用溶液,一日 1~3g/m²(15~40mmol/m²)或 0.075~0.22g/kg(1~3mmol/kg),稀释于冷开水或饮料中,分次服用。

【禁忌证】

(1) 禁忌:高钾血症者、急慢性肾功能不全者。

(2) 慎用:急性脱水;代谢性酸中毒伴有少尿时;慢性肾功能不全;家族性周期性麻痹(低钾性麻痹应给予补钾,但需鉴别高钾性或正常性周期麻痹);肾前性少尿;传导阻滞性心律失常,尤其应用洋地黄类药物时;大面积烧伤、肌肉创伤、严重感染、大手术后 24 小时和严重溶血等可引起高钾血症;肾上腺性异常综合征伴盐皮质激素分泌不足;接受留钾利尿剂的患者;胃肠道梗阻、慢性胃炎、溃疡病、食道狭窄、憩室、肠张力缺乏、以及溃疡性结肠炎患者。

【不良反应】

（1）本品可刺激静脉内膜引起疼痛。

（2）滴注速度较快、应用过量或原有肾功能损害时,应注意发生高钾血症。

（3）口服偶见胃肠道刺激症状,如恶心、呕吐、咽部不适、胸痛（食管刺激）、腹痛、腹泻,甚至消化性溃疡及出血。在空腹、剂量较大及原有胃肠道疾病者更易发生。

【注意事项】

（1）本品严禁直接静脉注射。

（2）用药期间需作以下随访检查:血钾、血镁、血钠、血钙、酸碱平衡指标、心电图、肾功能和尿量。

（3）妊娠期妇女用药资料尚不明确,动物试验未见补钾对怀孕动物有不良作用。

（4）老年人肾脏清除 K^+ 功能下降,应用钾盐时较易发生高钾血症。

枸橼酸钾（Potassium citrate）

【剂型与规格】

枸橼酸钾颗粒剂:2g(含 1.45g 枸橼酸钾)。

枸橼酸钾口服液:100ml:10g;200ml:20g。

【用法用量】

口服:口服液一次 10~20ml,一日 3 次或遵医嘱。

颗粒剂(剂量以枸橼酸钾为准):温开水冲服,一次 1~2 袋,一日 3 次或遵医嘱。

【禁忌证】

伴有少尿或氮质血症的严重肾功能损害患者、未经治疗的艾迪生病、急性脱水、中暑性痉挛、无尿、严重心肌损害、家族性周期性麻痹和各种原因引起的高钾血患者。

【不良反应】

口服可有异味感及胃肠道刺激症状,应用过量或原有肾功能损害时易发生高钾血症。

【注意事项】

(1) 用药期间注意复查血钾浓度,排尿量低于正常水平的患者慎用。

(2) 餐后服用避免本品盐类缓泻作用。

(3) 服用本品时应当用适量液体冲服,防止摄入高浓度钾盐制剂产生胃肠道损伤的作用。

第十三章 急性内环境紊乱

门冬氨酸钾镁(Potassium aspartate and magnesium aspartate)

【剂型与规格】

片剂:每片含钾36mg、镁11.8mg。

口服液:10ml:钾 103mg、镁 34mg;5ml:钾103mg、镁34mg。

注射液:10ml:钾 114mg、镁 42mg;20ml:钾228mg、镁82mg。

【用法用量】

口服:一次1~2片或一次1支口服液,一日3次。

静脉滴注:一次10~20ml,一日1次加入5%葡萄糖注射液250ml或500ml中缓慢滴注,或遵医嘱。

【禁忌证】

高钾血症、高镁血症、严重肾功能障碍及三度房室传导阻滞患者禁用,心源性休克(血压低于90mmHg)患者禁用。

【不良反应】

滴注速度太快可引起高钾血症和高镁血症,还可出现恶心、呕吐、面部潮红、胸闷、血压下降,偶见血管刺激性疼痛。极少数可出现心率减慢,减慢滴速或停药后即可恢复。大剂量应用可能引起腹泻。

【注意事项】

（1）不宜与保钾利尿药合用。

（2）妊娠及哺乳期妇女慎用。

（3）儿童用药：无可靠数据表明本品对儿童有任何毒害作用。

（4）老年用药：老年人肾脏清除能力下降，应慎用。

葡糖糖酸钙（Calcium Gluconate）

【剂型与规格】

每1g葡萄糖酸钙含钙量为90mg。

葡萄糖酸钙片：0.1g，0.5g。

葡萄糖酸钙含片：0.1g，0.15g，0.2g。

葡萄糖酸钙颗粒：3.5g：1g（以葡萄糖酸钙计，相当于钙离子89.38mg）。

葡萄糖酸钙口服液：10ml：1g。

葡萄糖酸钙注射液：10ml：1g。

【用法用量】

成人：

口服给药：①钙缺乏：一次0.5~2g，一日3次。②氟中毒的解救：服用本药1%口服液，使氟化物成为不溶性氟化钙。

第十三章 急性内环境紊乱

静脉注射:①急性低钙血症和过敏性疾病:一次1g(10%葡萄糖酸钙10ml),必要时可重复。②高镁血症和高钾血症:首剂应用1~2g,必要时可重复,一日最大剂量不超过10g。③慢性肾衰竭时低钙血症:一日1~2g。④氟中毒的解救:首次1g,1小时后重复给药,如有搐搦可注射3g。如有皮肤组织氟化物损伤,按受损面积给予10%的注射液$50mg/cm^2$。一日用量不超过15g。

儿童:

口服给药:一日0.5~0.7g/kg,分次服用。

静脉注射:单剂量25mg/kg,因刺激性较大,故小儿必须采用静脉注射给药时应谨慎。

【禁忌证】

(1)禁忌:高钙血症及高钙尿症患者;患有含钙肾结石或有肾结石病史者;结节病患者(可加重高钙血症)。

(2)慎用:慢性肾功能、呼吸性酸中毒者。

【不良反应】

(1)静脉注射给药可出现全身发热。如静脉注射过快可产生恶心、呕吐、血压下降、心律失常甚至心搏停止,同时使用洋地黄类药治疗的患者反应尤其明显。静脉注射时如药液外漏,可致静脉炎及注射部位皮肤发红、皮疹和疼痛,随后可出现脱皮和皮肤坏死。

（2）用药过量或注射过快可致血钙过高,早期可表现为便秘、嗜睡、持续头痛、食欲缺乏、口腔金属味、异常口干等,晚期表现为精神错乱、高血压、眼和皮肤对光敏感、恶心、呕吐、心律失常等。血钙过高还可导致钙沉积在眼结膜和角膜上,影响视觉。

（3）口服本药对胃肠道刺激性较小,可有胃肠不适,偶引起便秘。

氯化钙(Calcium chloride)

【剂型与规格】

每1000mg 氯化钙含钙量为6.8mmol(273mg)。

氯化钙注射液:10ml:300mg;10ml:500mg;10ml:600mg;20ml:1000mg。

【用法用量】

成人:

静脉注射:①低钙血症:单次给药 500～1000mg,根据临床反应和血钙浓度,必要时1～3日后重复给药。②心脏复苏:一次200～400mg,应避免注入心肌内。③高钾血症:在心电监测下用药,并根据病情决定剂量,一般先给予500～1000mg。④高镁血症:先给予500mg,以后酌情重复用药。

儿童:

静脉注射:低钙血症一次25mg/kg,缓慢静脉注射。

心室腔内注射:心脏复苏一次 10mg/kg,间隔 10 分钟可重复用药。应避免注入心肌内。

【禁忌证】

(1) 禁忌:高钙血症及高钙尿症患者;患有含钙肾结石或有肾结石病史者;结节病患者(可加重高钙血症);有肾功能不全的低钙血症患者不宜使用本药。

(2) 慎用:慢性肾功能不全者;呼吸性酸中毒者。

【不良反应】

(1) 可见血清淀粉酶升高、血清 17-羟基皮质固醇浓度短暂升高,长期或大量给药后可见血清磷酸盐浓度降低。

(2) 本药口服对胃肠道有一定刺激性。静脉注射给药可出现全身发热、皮肤红热、注射部位疼痛。如静脉注射过快可产生恶心、呕吐、血压下降、心律失常甚至心搏停止,使用洋地黄治疗的患者反应尤其明显。

(3) 用药过量或注射过快可致血钙过高,血钙过高早期可表现为便秘、嗜睡、持续头痛、食欲缺乏、口腔金属味、异常口干等,晚期表现为精神错乱、高血压、眼和皮肤对光敏感、恶心、呕吐、心律失常等。血钙过高还可导致钙沉积在眼结膜和角膜上,影响视觉。

(4) 如注射液漏出血管外,可引起组织坏死。

(5) 有报道静脉内给药可能会导致静脉血栓形成。

降钙素注射液(Salcatonin for Injection)

【剂型与规格】

50IU/瓶(1IU 相当 0.2μg 纯肽)。

【用法用量】

加入注射用水中,皮下或肌内注射,每日每千克体重 1~2μg,1 次或分 2 次皮下或肌内注射。治疗应根据病人的临床和生物化学反应进行调整,如果注射的剂量超过 2ml,应采取多个部位注射。

【禁忌证】

禁忌:对降钙素过敏者;孕妇及哺乳期妇女禁用。

【不良反应】

(1) 可以出现恶心、呕吐、头晕、轻度的面部潮红伴发热感。这些不良反应与剂量有关。静脉注射比肌内注射或皮下注射给药更常见。

(2) 罕见的多尿和寒战已有报告。在罕见的病例中,给予本品可导致过敏反应,包括注射部位的局部反应或全身性皮肤反应。据报道个别的过敏反应可导致心动过速、低血压和虚脱。

【注意事项】

（1）本品临床使用前必须进行皮肤试验。皮肤试验方法如下：(50IU/支) 用 T.B 针筒取 0.2ml，用生理盐水稀释至 1ml，皮下注射 0.1ml（约 1IU），观察 15 分钟，注射部位不超过中度红色为阴性，超过中度红色为阳性。

（2）长期卧床治疗的患者，每日需检查血液生化指标和肾功能。

（3）治疗过程中如出现耳鸣、眩晕、哮喘应停用。

（4）变形性骨炎及有骨折史的慢性疾病患者，应根据血清碱性磷酸酶及尿羟脯氨酸排出量决定停药或继续治疗。

参 考 文 献

1. 陈灏珠，林果为，廖履坦. 实用内科学. 第 13 版. 北京：人民卫生出版社，2009:979-998.
2. Rose BD, Post TW. Clinical Physiology of Acid-Base and Electrolyte Disorders. 5th ed. New York: McGraw-Hill, 2001:764-755.
3. Body JJ. Hypercalcemia of malignancy. Semin Nephrol, 2004, 24:48.

（裴红红　李萍）

第十三章 急性内环境紊乱

第二节 酸碱平衡紊乱

正常状态下,机体有一套调节酸碱平衡的机制。疾病过程中,尽管有酸碱物质的增减变化,一般不易发生酸碱平衡紊乱,只有在严重情况下,机体内产生或丢失的酸碱过多超过机体调节能力,或机体对酸碱调节机制出现障碍时,可导致酸碱平衡失调。即尽管机体对酸碱负荷有很大的缓冲能力和有效的调节功能,但很多因素可以引起酸碱负荷过度或调节机制障碍导致体液酸碱度稳定性破坏,这种稳定性破坏称为酸碱平衡紊乱。根据紊乱是因代谢性或呼吸性导致,为代谢性酸中毒或碱中毒,呼吸性酸中毒或者碱中毒。

一、相关药物

严重代谢性酸中毒可静脉滴注碳酸氢钠,代谢性碱中毒可应用精氨酸。

二、治疗原则

1. 代谢性酸中毒
(1) 治疗原发病。
(2) 碱性药物的使用:严重酸中毒时不宜将血 pH 纠正到正常,一般先将血 pH 纠正至 7.2,纠正急性严重的酸中毒,使 pH 达到 7.2 的过程尽量快,这样可以尽快恢复心脏功能。
(3) 补碱时注意防止纠酸后的低血钾与低

血钙发生。

2. **代谢性碱中毒**

(1) 治疗原发病。

(2) 纠正碱中毒,低氯性碱中毒可输生理盐水;低钾性碱中毒可补钾,严重者可用精氨酸溶液。

(3) 处理并发症:低钾、低钙、脱水(低渗)。

3. **呼吸性酸中毒** 治疗原发病,改善通气功能。

4. **呼吸性碱中毒** 急性患者可吸入含5% CO_2 的混合气体,或用纸袋罩于患者口鼻,精神性通气患者可用镇静剂。

三、治疗药物

碳酸氢钠(Sodium Bicarbonate)

【制剂与规格】

碳酸氢钠片:0.3g;0.5g。

碳酸氢钠注射液:10ml:0.5g;100ml:5g;250ml:12.5g。

【用法用量】

(1) 成人:口服,一次0.5~2g,一日3次。静脉滴注,所需剂量按下式计算:根据 HCO_3^- 补充:5% $NaHCO_3$(mmol)=(HCO_3^- 的正常值(mmol/L)-测定值(mmol/L)×体重(kg)×0.4,根据 BE 负值

第十三章 急性内环境紊乱

决定:每负一个 BE 值,补 0.3mmol/kg NaHCO$_3$,分次补给。一般先给计算剂量的 1/3~1/2,4~8 小时内滴注完毕。心肺复苏抢救时,因存在致命的酸中毒,应快速静脉输注,首次 1mmol/kg,以后根据血气分析结果调整用量。(每 1g 碳酸氢钠相当于 12mmol 碳酸氢根)。

(2) 儿童:参考成人剂量,心肺复苏抢救时,首次静脉输注按体重 1mmol/kg,以后根据血气分析结果调整剂量。

【禁忌证】

禁用于吞食强酸中毒时的洗胃。

【不良反应】

大量注射、存在肾功能不全或长期应用时可出现心律失常、肌肉痉挛、疼痛、异常疲倦虚弱、呼吸减慢、口内异味、尿频、尿急、持续性头痛、食欲减退、恶心呕吐等。

【注意事项】

(1) 对胃酸分泌试验或血、尿 pH 测定结果有明显影响。

(2) 下列情况慎用:少尿或无尿;钠潴留并有水肿时;原发性高血压。

(3) 下列情况不作静脉内用药:碱中毒;各种原因导致的大量胃液丢失;低钙血症时。

(4) 长期或大量应用可致代谢性碱中毒,并且钠负荷过高引起水肿等。

（5）妊娠期妇女应慎用,本品可经乳汁分泌,但对婴儿的影响尚无有关资料。

盐酸精氨酸注射液（Arginine Hydrochloride Injection）

【剂型与规格】

20ml:5g。

【用法用量】

静脉滴注:一次15~20g,于4小时以上滴完或遵医嘱。

【禁忌证】

（1）对本品中任何成份过敏者禁用。

（2）高氯性酸中毒、肾功能不全及无尿患者禁用。

（3）急性重型肝炎患者,因体内缺乏精氨酸酶不宜使用本品。

【不良反应】

（1）可引起高氯性酸中毒,以及血中尿素、肌酸、肌酐浓度升高。

（2）少数患者可出现过敏反应。

（3）静滴过快,可引起流涎、面部潮红及呕吐等。

(4) 有报道肝肾功能不良或糖尿病患者使用本品可引起高钾血症。

(5) 静脉滴注本品可引起肢体麻木和头痛,恶心、呕吐及局部静脉炎。静脉给予大剂量精氨酸可使外周血管扩张而引起低血压。

【注意事项】

(1) 本品不含钠离子,适用于不宜用谷氨酸钠的患者。

(2) 用药期间宜监测血气分析、酸碱平衡和电解质,酸中毒和高钾血症者不宜使用。

(3) 用药前请详细检查,如有药液浑浊、变色、封口松动、内有异物及玻璃瓶破损时切勿使用。

参 考 文 献

1. 陈灏珠,林果为,廖履坦.实用内科学.第13版.北京:人民卫生出版社,2009:1001-1015.
2. Ostermann ME, Girgis-Hanna Y, Nelson SR, et al. Metabolic alkalosis in patients with renal failure. Nephrol Dial Transplant,2003,18(11):2442-2448.

(裴红红　白郑海)

第十四章 急性中毒

第一节 杀虫剂中毒

杀虫剂中毒(pesticide poisoning, PP)是临床最为常见的一大类农药中毒,由于目前无统一的分类方法,就作用机制分为以下几类:有机磷酸酯类、氨基甲酸酯类、拟除虫菊酯类和甲脒类等。其中有机磷酸酯杀虫剂和氨基甲酸酯类杀虫剂可以抑制乙酰胆碱酯酶从而引发一系列临床表现,但有机磷酸酯杀虫剂中毒最为广泛,本节重点介绍有机磷酸酯类农药中毒解救常用药物。

一、相关药物

表 14-1 杀虫剂中毒解救相关药物

治疗目的	分类	相关药物
胆碱酯酶复能药	肟类化合物	氯解磷定、碘解磷定、双复磷、双解磷、甲磺磷定
胆碱受体拮抗药	M 胆碱受体拮抗作用比较强	阿托品、山莨菪碱(654-2)

续表

治疗目的	分类	相关药物
	N胆碱受体拮抗作用比较强	东莨菪碱、苯那辛、甲磺酸苯扎托品、丙环定
	新型药物	盐酸戊乙奎醚

二、用药选择

根据患者所接触的有机磷杀虫剂的种类选用不同的胆碱酯酶复能药,根据病情轻重选择合适剂量,同时给予胆碱受体拮抗药进行对症治疗。

1. 胆碱酯酶复能药对甲拌磷、内吸磷、对硫磷、甲胺磷、乙硫磷和辛硫磷等中毒效果好,对敌敌畏、敌百虫中毒疗效差,对乐果和马拉硫磷中毒疗效不明显。双复磷对敌敌畏及敌百虫中毒疗效比碘解磷定好些。对二嗪农(地亚农)、谷硫磷不仅无效,反而有不良反应。氨基甲酸酯类农药主要是西维因中毒禁忌使用。

2. 胆碱酯酶复能药应尽早用药,首次足量以达到有效血药浓度,重复用药,剂量过大可产生呼吸抑制、癫痫样发作和抑制乙酰胆碱酯酶活力等不良反应。其他不良反应还有短暂眩晕、视力模糊、复视、血压升高等。由于在碱性液体中易分解为氰化物,禁忌与碱性药物配伍使用。

3. 胆碱酯酶复能药是季铵类化合物,不能通过血脑屏障。通过肾脏排出较快(用维生素 B_1 可延缓释放)。

4. 抗胆碱能药物可用于乙酰胆碱争夺胆碱能受体,从而阻断乙酰胆碱的作用。其使用应以临床指征为准,达到阿托品化即改用维持量,试用期间应注意结合病情调整剂量,避免出现阿托品中毒和阿托品依赖现象,如发生中毒,立即停药,酌情镇静,必要时应用毛果芸香碱拮抗;一旦发生依赖现象,应逐渐减量、停药。

5. 新型抗胆碱能药物盐酸戊乙奎醚,具有较高的选择性和安全性,而且具有胆碱酯酶复能作用,且可以透过血脑屏障,从而对抗中枢胆碱能效应,近年来得到广泛应用。

6. 复方制剂,主要是胆碱酯酶复能药物和抗胆碱能药物合二为一,优点是合并用药,用量少,肌注方便,如解磷注射液,由苯那辛和氯解磷定组成。

三、治疗药物

1. 胆碱酯酶复能药物　包括氯解磷定、碘解磷定、双复磷、双解磷和甲磺磷定等。

【作用机制】

(1) 季铵基带正电荷,能被磷酰化胆碱酯酶的阴离子部位所吸引,肟基与磷酰化胆碱酯酶中的磷结合形成复合物,使其与胆碱酯酶的酯解部位分离,从而恢复乙酰胆碱酯酶活力。

第十四章 急性中毒

（2）能作用于神经肌肉接头的烟碱样胆碱能受体，对抗烟碱样症状，迅速控制肌纤维颤动、肌无力和肌麻痹等。

（3）有较弱的阿托品样作用。

（4）在体内复能过程中可以直接与有机磷化合物接触形成磷酰肟，但作用微弱，无临床意义。

（5）双复磷含氯双肟类化合物，作用较碘解磷定迅速而持久，恢复胆碱酯酶活力，使大量蓄积于局部的乙酰胆碱水解，而解除中毒症状。能通过血脑屏障，对中枢神经系统症状消除作用较强。双解磷不易透过血脑屏障。

【禁忌证】

（1）禁忌：胆碱酯酶复能药物过敏、氨基甲酸酯类杀虫剂中毒、无机磷化合物中毒等。

（2）慎用：老年人应适当减少用量和减慢静脉注射速度。

（3）对碘过敏者禁忌使用双复磷、双解磷。

【不良反应】

（1）注射后可以引起恶心、呕吐、心率增快，心电图出现暂时性 ST 段压低和 QT 间期延长。

（2）给药过快可能会引起眩晕、视力模糊、复视、动作不协调。

（3）剂量过大可抑制胆碱酯酶、抑制呼吸和引起癫痫样发作。

第十四章 急性中毒

（4）正常人肌注 2.0g 氯解磷定可以出现收缩压和舒张压升高，心电图 T 波升高；静注 0.5g，血压一过性升高；静注 2.0g，血压升高然后下降；静注 2.7g，血压升高，T 波升高，PR 间期延长。对于有机磷杀虫剂中毒病人一般无副作用，单用量过大、注射速度过快也会出现上述前几条所列不良反应。

【注意事项】

（1）早期、足量、反复和维持给药。

（2）必须与抗胆碱能药物联合应用，且可以减少二者药物的用量。

氯解磷定（pyraloxime methylchloride，PAM-CI）

【剂型与规格】

注射液：500mg（2ml），250mg（2ml），300mg（2ml）。

【用法用量】

（1）轻度中毒：肌注或静脉注射 0.5～0.75g，如洗胃彻底，无需重复给药。

（2）中度中毒：肌注或静脉注射 0.75～1.5g，首次足量给药后一般重复 1～2 次即可。

（3）重度中毒：静注 1.5～2.0g，首次给药后 30～60 分钟未出现足量指征时，应重复给药。

（4）如口服大量乐果中毒、昏迷时间长、对

第十四章 急性中毒

胆碱酯酶(ChE)复能药物疗效差及血 ChE 活性低者,解毒药维持剂量要大,时间可长达 5~7 天。

(5) 中毒表现消失,血 ChE 活性在 50%~60% 以上,即可停药。

(6) 是临床首选复能解毒药物,一次量不超过 2.5g,一日量不宜超过 10~12g。

碘解磷定(pralidoxime methoiodide,PAM-I)

【剂型与规格】

注射液:400mg(10ml)。

【用法用量】

(1) 轻度中毒:成人每次 0.4g,以葡萄糖液或等渗盐水稀释后静滴或缓慢静注,必要时 2~4 小时重复 1 次。小儿 1 次每千克体重 15mg。

(2) 治疗中度中毒:成人首次 0.8~1.2g,以后每 2 小时 0.4~0.8g,共 2~3 次;或以静滴给药维持,每小时给 0.4g,共 4~6 次。小儿 1 次每千克体重 20~30mg。

(3) 治疗重度中毒:成人首次用 1~1.6g,30 分钟后如无效可再给 0.8~1.2g,以后每小时每次 0.4g。小儿 1 次每千克体重 30mg,静滴或缓慢静注。

(4) 尽管其毒性小,但由于其复能作用差,水溶性小,只能静脉注射,是临床上次选的解毒药物。

第十四章 急性中毒

双复磷(obidoxime chloride, DMO_4)

【剂型与规格】

注射液:0.25mg(2ml)。

【用法用量】

(1) 轻度中毒:肌注,每次0.125~0.25g,必要时2~3小时后重复1次。

(2) 中度中毒:肌注或静注,每次0.5g,2~3小时后再注射0.25g,必要时重复2~3次。

(3) 重度中毒:静注,每次0.5~0.75g,2~3小时后再注射0.5g,以后可重复使用,并酌情减量。

解磷注射液

【剂型与规格】

注射液:2ml/支(含阿托品3mg,苯那辛3mg,氯解磷定0.4g)。

【用法用量】

(1) 肌内注射,必要时静脉注射。
(2) 轻度中毒:0.5~1支。
(3) 中度中毒:1~2支,同时用氯解磷定600mg。
(4) 重度中毒:2~3支,同时用氯解磷定

600~1200mg。必要时,半小时后可酌情减量重复给药。

2. 抗胆碱能药物 包括阿托品、东莨菪碱、山莨菪碱、苯那辛、樟柳碱和盐酸戊乙奎醚等。

【作用机制】

(1) 竞争性拮抗毒蕈碱受体(M受体),阿托品与M受体结合后,由于本身内在活性小,一般不产生激动作用。却能阻断乙酰胆碱(acetylcholine,ACh)或胆碱受体激动药与受体结合,从而拮抗了它们对M受体的激动作用,从而对抗有机磷杀虫剂中毒导致的呼吸中枢抑制、支气管痉挛、肺水肿和循环衰竭等。

(2) 阿托品对外源性胆碱酯类的拮抗作用远大于对内源性ACh的拮抗作用。阿托品对M受体具有较高选择性,但大剂量对神经节的烟碱受体(N受体)也有阻断作用。阿托品作用广泛,随着剂量的增大各器官对药物的敏感性的不同,可依次出现腺体分泌增加、瞳孔扩大、心率加快、调节麻痹、胃肠道和膀胱平滑肌抑制,大剂量可出现中枢症状。

(3) 盐酸戊乙奎醚系新型选择性抗胆碱药,能通过血脑屏障进入脑内。能阻断乙酰胆碱对脑内M受体和N受体的激动作用,能较好地拮抗有机磷毒物中毒引起的中枢中毒症状,同时,在外周也有较强的阻断乙酰胆碱对M受体的激动作用,但对外周N受体无明显拮抗作用。

（4）盐酸戊乙奎醚能增加呼吸频率和呼吸流量,但由于本品对 M2 受体无明显作用,故对心率无明显影响。

【禁忌证】

（1）青光眼和前列腺肥大者,有加重后者排尿困难的可能。

（2）高热者。

【不良反应】

主要不良反应为口干、视力模糊、头晕、体温上升等,严重者可出现谵妄、尿潴留等,阿托品还有心率增快等。

【注意事项】

（1）尽早用药,剂量要个体化,首次给药要足量,必要时重复给药,以尽快达到 M 样中毒症状迅速消失或出现"阿托品化"。

（2）与胆碱复能药物联合应用,且达到治疗目标后,仍应继续维持一定量阿托品化,以预防"反跳现象"。

（3）警惕存在阿托品中毒。

（4）应用盐酸戊乙奎醚治疗有机磷毒物中毒时,不能以心率加快来判断是否"阿托品化",而应以口干和出汗消失或皮肤干燥等症状判断"阿托品化"。

（5）因抑制呼吸道腺体分泌,故对于严重的

第十四章 急性中毒

呼吸道感染伴痰少、黏稠者,慎用。

阿托品(atropine)

【剂型与规格】

注射液:0.5mg(1ml),1mg(1ml);2mg(1ml),5mg(1ml),10mg(1ml),1mg(2ml),5mg(2ml),10mg(2ml)。

【用法用量】

(1) 静脉注射或者肌注,减量后可皮下注射;

(2) 轻度中毒:2~4mg,亦可单用胆碱酯酶复能药,中度中毒:5~10mg,重度中毒:10~20mg,必要时,每10~30分钟或1~2小时重复给药一次;

(3) 合用胆碱酯酶复能药时,应减少阿托品用量,以免发生阿托品中毒。

盐酸戊乙奎醚(penehyclidine hydrochloride,长托宁)

【剂型与规格】

注射液:1mg(1ml)。

【用法用量】

根据中毒程度选用首次用量。

第十四章 急性中毒

轻度中毒 1~2mg，必要时伍用氯解磷定 500~750mg。

中度中毒 2~4mg，同时伍用氯解磷定 750~1500mg。

重度中毒 4~6mg，同时伍用氯解磷定 1500~2500mg。

首次用药 45 分钟后，如仅有恶心、呕吐、出汗、流涎等毒蕈碱样症状时只应用盐酸戊乙奎醚 1~2mg；仅有肌颤、肌无力等烟碱样症状或 ChE 活力低于 50% 时只应用氯解磷定 1000mg，无氯解磷定时可用解磷定代替。如上述症状均有时重复应用盐酸戊乙奎醚和氯解磷定的首次半量 1~2 次。中毒后期或 ChE 老化后可用盐酸戊乙奎醚 1~2mg 维持阿托品化，每次间隔 8~12 小时。

氨基甲酸酯类农药中毒

四、相关药物

见表 14-2。

表 14-2 氨基甲酸酯类农药中毒解救相关药物

治疗目的	分类	相关药物
胆碱酯酶复能药	此类药物对氨基甲酸酯类农药引起的乙酰胆碱酯酶抑制无复活作用，且可出现不良反应，故禁用	
胆碱受体拮抗药	M 受体拮抗作用比较强	阿托品、山莨菪碱（654-2）

第十四章 急性中毒

续表

治疗目的	分类	相关药物
	N受体拮抗作用比较强	东莨菪碱、苯那辛、甲磺酸苯扎托品、丙环定
	新型药物	盐酸戊乙奎醚

五、用药选择

根据患者所接触的氨基甲酸酯类农药的种类给予胆碱受体拮抗药进行对症治疗,临床应用可参考有机磷杀虫药中毒。

六、治疗药物

抗胆碱能药物:包括阿托品、东莨菪碱、山莨菪碱、苯那辛、樟柳碱和盐酸戊乙奎醚等。

【作用机制】

同有机磷农药中毒。

【禁忌证】

同有机磷农药中毒。

【不良反应】

同有机磷农药中毒。

第十四章 急性中毒

【注意事项】

(1) 尽早用药,剂量要个体化,必要时重复给药,轻、中度中毒不必强调达到"阿托品化",重度中毒应及早用药、尽快达到"阿托品化";

(2) 警惕存在阿托品中毒。

阿托品(atropine)

【剂型与规格】

片剂:3mg。

注射液:0.5mg(1ml),1mg(1ml);2mg(1ml),5mg(1ml),10mg(1ml),1mg(2ml),5mg(2ml),10mg(2ml)。

【用法用量】

可参考有机磷农药中毒时的临床应用。

(1) 轻度中毒:1~2mg,可口服或者肌内注射;

(2) 中度中毒:5mg,可口服或者肌内注射;

(3) 重度中毒:10mg,肌内注射或者静脉注射,可重复注射;

(燕宪亮)

第十四章 急性中毒

第二节 急性镇静催眠药及抗精神病药中毒

镇静催眠药包括巴比妥类、苯二氮䓬类、非巴比妥非苯二氮䓬类及吩噻嗪类,其中吩噻嗪类药物因能治疗各种精神病及各种精神症状,又可被归为抗精神病药物。临床上最常见巴比妥类和安定类药物中毒过量,本章重点将做重点介绍其解救常用药物。

一、相关药物

见表14-3。

表14-3 急性镇静催眠药及抗精神病药中毒解救相关药物

治疗目的	分类	相关药物
清除毒物	吸附剂	药用炭等
	利尿剂	呋塞米等
	抗酸药	碳酸氢钠等
维持血压	调节水、电解质平衡药	氯化钠、氯化钾等
	升压药	多巴胺等
促进意识恢复	葡萄糖	葡萄糖等
	维生素	维生素B_1等
	吗啡拮抗药	纳洛酮等
特效解毒药	巴比妥类中毒	无特效解毒药

第十四章 急性中毒

续表

治疗目的	分类	相关药物
对症治疗	苯二氮䓬类药拮抗剂	氟马西尼等
	吩噻嗪类药物中毒	无特效解毒药
	精神兴奋药	盐酸哌甲酯、苯丙胺等
	中药类促醒药	醒脑静等
	呼吸兴奋剂	贝美格等
	抗组胺药	苯海拉明等
	α肾上腺素受体等激药	重酒石酸间羟胺、盐酸去氧肾上腺素
	抗心律失常药	利多卡因等

二、用药选择

1. 根据患者中毒药物种类选择特效解毒药,根据病情轻重、治疗反应选择相应的支持药物及药物剂量。

2. 口服毒物中毒时,可适当给予药用炭运用,以减少胃肠道毒物吸收;长效巴比妥类中毒时,可给予呋塞米利尿、碳酸氢钠碱化尿液;

3. 巴比妥类、吩噻嗪类药物中毒没有特效解毒药,苯二氮䓬类药物中毒时,排除禁忌证后,应及早使用特效解毒剂氟马西尼。

4. 维持患者重要脏器功能

第十四章　急性中毒

（1）急性中毒出现低血压时，通过补液补充血容量、适当多巴胺等应用维持血压；

（2）出现心律失常，酌情给予抗心律失常药物，利多卡因最为适当；

（3）中枢神经系统抑制时给予葡萄糖、维生素B_1、纳洛酮等促进意识恢复，抑制程度较重时，可用苯丙胺、安钠咖等，如进入昏迷状态，可运用盐酸哌甲酯。

5. 对症治疗，如有帕金森综合征可选用盐酸苯海素、氢溴酸东莨菪碱等；如有肌肉痉挛及张力障碍，可用苯海拉明对症处理。

三、治疗药物

1. **利尿剂**　常用袢利尿剂：呋塞米、托拉塞米、布美他尼、依他尼酸等。

【作用机制】

通过特异性地与Cl^-结合位点结合而一直分布在髓袢升支管腔膜侧的Na^+-K^+-$2Cl^-$同向转运子，从而抑制NaCl的重吸收，降低肾的稀释与浓缩功能，排出大量接近于等渗的尿液，进而促进血浆中毒物的排出。

【禁忌证】

（1）禁忌：试验剂量无反应的无尿者，对磺胺过敏的患者、婴儿（依他尼酸）、肝性脑病和严重电解质紊乱者。

第十四章 急性中毒

（2）慎用：糖尿病、高尿酸血症或痛风、急性心肌梗死、胰腺炎或有此病史者、有低钾血症倾向者、系统性红斑狼疮、前列腺增生症者，哺乳期妇女慎用，妊娠期妇女尤其妊娠初始3个月应尽量避免应用。

【不良反应】

（1）常见水、电解质紊乱。

（2）耳毒性呈剂量依赖性，常发生于快速静脉注射。

（3）长期用药时多数患者可出现高尿酸血症，但临床痛风的发生率较低。

（4）由于有磺酰胺结构，对磺胺类过敏者使用呋塞米、布美他尼和托拉塞米可发生交叉过敏反应，而依他尼酸不含有磺酰胺基，则很少引起过敏反应。

【注意事项】

（1）无尿或严重肾功能损害者慎用，后者因需要加大剂量，故用药间隔时间应延长。

（2）新生儿用药间隔应延长。

（3）老年人容易发生低血压、电解质紊乱，血栓形成及肾功能损害的机会增多。

（4）药物剂量应从小剂量开始，并根据治疗反应调整剂量，用药期间，监测血电解质、血压、肾功能、血糖、血尿酸、酸碱平衡情况及听力。

（5）肠道外用药宜静脉给药、不主张肌内注射,静脉注射时宜用氯化钠注射液稀释。

(6) 用药期间,从卧位或坐位起身时应动作徐缓,以防体位性低血压的发生。

呋塞米(Furosemide)

【剂型与规格】

片剂:20mg。
注射液:20mg(2ml)。

【用法用量】

静脉注射:20~40mg,间断静脉注射。
2. **抗酸剂** 包括碳酸氢钠等。

【作用机制】

通过碱化尿液,同时抑制肾小管对巴比妥类药物的重吸收,进而促进排泄。

【禁忌证】

禁忌:溃疡出血者及碱中毒者、限制钠盐摄入者。

慎用:少尿或无尿者、钠潴留并有水肿时,原发性高血压者慎用,妊娠期慎用。

【不良反应】

(1) 大量应用可引起碱中毒、心律失常、肌肉痉挛性疼痛、低血钾、疲乏、头痛。

（2）肾功能不全者或用药过量可引起水肿、精神症状、肌肉疼痛、口腔异味、抽搐及呼吸缓慢等,主要由代谢性碱中毒所致。

【注意事项】

（1）对胃酸分泌试验或血、尿 pH 测定结果有明显影响。

（2）碳酸氢钠剂量宜可依据患者的二氧化碳结合力确定。

（3）注射液有刺激性。

（4）静脉滴注时由于迅速的碱化作用,对低血钙者可能出现阵发性抽搐,对低血钾者可能出现低血钾症状。

（5）长期或大量应用可致代谢性碱中毒。

碳酸氢钠(sodium bicarbonate)

【剂型与规格】

片剂:0.3g,0.5g。

注射液:0.5g(10ml),5g(100ml),12.5g(250ml)。

【用法用量】

（1）口服:成人首剂 4g,以后每隔 4 小时给予 1~2g,儿童按体重计算,一日 1~10mmol/kg。

（2）静脉滴注:成人 2~5mmol/kg,4~8 小时内滴注完毕。

第十四章 急性中毒

3. 调节水、电解质平衡药 包括氯化钠、氯化钾等。

【作用机制】

通过调节体内水、电解质失衡,并重新建立某些离子的渗透压平衡,以保证细胞正常代谢和维持各种脏器正常生理功能所必需的,以进行正常的新陈代谢。

【禁忌证】

(1) 禁忌:①氯化钠禁用于妊娠期高血压疾病者;②氯化钾禁用于高钾血症、急慢性肾功能不全者;③氯化钙在应用强心苷或停用后7日内禁用,高钙血及高尿钙症者、含有钙结石或肾结石患者、结节性患者,肾功能不全的低钙血症患者及呼吸性酸中毒衰竭者禁用。

(2) 慎用:①氯化钠:水肿性疾病,如肾病综合征、肝硬化、腹水、充血性心力衰竭、急性左心衰竭、脑水肿及特发性水肿等慎用;急性肾衰竭少尿期、慢性肾衰竭尿量减少而对利尿剂反应不佳者、高血压、低钾血症者慎用。②氯化钾:急性脱水、代谢性酸中毒伴有少尿时、慢性肾功能不全、家族性周期性麻痹(高钾性、正常性周期麻痹)、肾前性少尿、传导阻滞性心律失常(尤其是应用洋地黄类药物时慎用);大面积烧伤、肌肉创伤、严重感染、大手术后24小时和严重溶血等可引起高血钾症情况、肾上腺性异常综合征伴盐皮质激素分泌不足、接受保钾利尿剂患者、胃肠道梗阻、慢性胃炎、溃疡病、食管狭窄、憩室、肠张力缺乏及溃疡性结肠炎患者慎用。

【注意事项】

（1）儿童及老年人的补液量和速度应严格控制。

（2）根据临床需要，检查血清中钠、钾、氯离子浓度，血液中酸碱浓度平衡指标，肾功能、尿量及血压、心功能。

（3）浓氯化钠不能直接静脉注射或滴注，应加入液体稀释后应用；

（4）静脉补钾浓度一般不宜超过 40mmol/L（0.3%），滴速不宜超过 750mg/h（10mmol/L）。

（5）应用高浓度钾治疗体内缺钾引起的严重快速型、尖端扭转型室性心律失常时，应在心电图监护下给药。

（6）老年人肾脏清除钾功能下降，应用钾盐时较易发生高钾血症。

4. 促进意识恢复药物 包括葡萄糖、维生素 B_1、纳洛酮等，重点介绍纳洛酮。

纳洛酮（Naloxone）

【作用机制】

（1）能竞争性拮抗各类阿片受体，对 μ 受体有很强的亲和力，可逆转阿片激动剂所有作用，包括镇痛。

（2）具有与拮抗阿片受体不相关的回苏作用。

（3）可迅速逆转阿片镇痛药引起的呼吸抑制，可引起高度兴奋，使心血管功能亢进。

（4）纳洛酮还有抗休克作用。

【禁忌证】

慎用：①心功能不全和高血压患者慎用；②妊娠期妇女只有在必要时才考虑用药，哺乳妇女慎用纳洛酮，老年患者应慎重选择剂量。

【不良反应】

不良反应少，偶可出现嗜睡、恶心、呕吐、心动过速、高血压和烦躁不安。

【注意事项】

（1）应用纳洛酮拮抗大剂量麻醉镇痛药后，由于痛觉恢复，可产生高度兴奋。表现为血压升高，心率增快，心律失常，甚至肺水肿和心室颤动。

（2）由于此药作用持续时间短，用药起作用后，一旦其作用消失，可使患者再度陷入昏睡和呼吸抑制。用药需注意维持药效。

【剂型与规格】

注射液：0.4mg(1ml)，1mg(1ml)，2mg(2ml)，4mg(10ml)。

【用法用量】

肌内注射：常用剂量：5μg/kg，待 15 分钟再给予 10μg/kg。

静脉注射：负荷量：1.5～3.5μg/kg，然后以 3μg/(kg·h)维持。

5. 特效解毒药　氟马西尼。

氟马西尼(Flumazenil)

【作用机制】

氟马西尼是苯二氮䓬类受体拮抗剂，它通过竞争性抑制苯二氮䓬类与其受体反应从而特异性阻断其中枢神经作用。

【禁忌证】

（1）禁忌：①对此药及安定类过敏者，有严重抗抑郁剂中毒症状者；②对苯二氮䓬类已有躯体依赖、正应用苯二氮䓬类药控制癫痫持续状态或颅内压者；③有严重抗抑郁剂中毒者；④妊娠初期 3 个月禁用。

（2）慎用：①不推荐用于长期接受苯二氮䓬类药物治疗的癫痫病人；②不推荐用于苯二氮䓬类的依赖性治疗和长期的苯二氮䓬类戒断综合征的治疗③哺乳期妇女慎用本品。

第十四章 急性中毒

【不良反应】

(1) 少数患者在麻醉时用药,会出现面色潮红、恶心和/或呕吐。在快速注射氟马西尼后,偶尔会有焦虑、心悸、恐惧等不适感。

(2) 有癫痫病史或严重肝功能不全的人群中,尤其是在有苯二氮䓬类长期用药史或在有混合药物过量的情况下,使用该药有癫痫发作的报道。

(3) 在混合药物过量的情况下,特别是环类抗抑郁药过量,使用本品来逆转苯二氮䓬类的作用可能引起不良反应(例如惊厥和心率失常)。

(4) 有报道此类药物对有惊恐病史的患者可能诱发惊恐发作。

【注意事项】

(1) 使用本品时,应对再次镇静、呼吸抑制及其他苯二氮䓬类反应进行监控,监控的时间根据苯二氮䓬类的用量和作用时间来确定。

(2) 勿在神经肌肉阻断药的作用消失之前注射本品。

(3) 对于一周内大剂量使用过苯二氮䓬类药物,以及/或较长时间使用苯二氮䓬类药物者,应避免快速注射本品,否则将引起戒断症状,如兴奋、焦虑、情绪不稳、轻微混乱和感觉失真。

(4) 使用本品最初 24 小时内,避免操作危险的机器或驾驶机动车。

第十四章 急性中毒

【剂型与规格】

注射液:0.2mg(2ml),0.5mg(5ml),1.0mg(10ml)。

【用法用量】

静脉注射:0.2mg,静脉注射30秒以上,每分钟重复应用0.3~0.5mg,通常有效治疗量为0.6~2.5mg。

6. 精神兴奋药 包括盐酸哌甲酯、苯丙胺、醒脑静等。

盐酸哌甲酯(methylphenidate hydrochloride)

【作用机制】

盐酸哌甲酯为呼吸兴奋剂,小剂量时通过颈动脉体化学感受器反射性兴奋呼吸中枢,大量时直接兴奋延髓呼吸中枢。

【禁忌证】

(1) 禁忌:①青光眼、激动性抑郁、过度兴奋者及对本品过敏者;②孕妇及哺乳期妇女及6岁以下儿童。

(2) 慎用:①癫痫、高血压患者慎用;②运动员慎用,儿童长期用药慎重。

第十四章 急性中毒

【不良反应】

失眠、眩晕、头晕、头痛、恶心、厌食、心悸等。

【注意事项】

(1) 服用单胺氧化酶抑制剂者,应在停药2周后再用本品。

(2) 傍晚后不宜服药,以免引起失眠。本品可产生依赖性。

(3) 老年人用药小剂量开始,视病情酌减用量。

【剂型与规格】

片剂:10mg。

【用法用量】

口服:成人,一次10mg(1片),一日2~3次,饭前45分钟服用。6岁以上儿童,一次5mg(0.5片),一日2次,早餐或午餐前服用;然后按需每周递增5~10mg(0.5~1片),一日不超过40mg(4片)。

苯丙胺(amfetamin)

【作用机制】

(1) 主要通过作用于大脑皮质和脑干网状结构激活系统,产生中枢兴奋作用。

(2) 外周作用能使支气管平滑肌松弛。

(3) 通过刺激化学感受器而反射性兴奋呼吸,同时使血压微升。

【禁忌证】

(1) 禁忌:①心血管疾病、高血压、甲状腺功能亢进、神经衰弱、青光眼患者;②孕妇、哺乳期妇女,儿童及老年人禁用。

(2) 慎用:①与单胺氧化酶抑制药合用,可能引起血压过高,应避免合用;②肾功能不全者慎用。

【不良反应】

(1) 有疲乏、眩晕、失眠、焦虑、激动、口干、恶心、呕吐、头痛、出汗等。

(2) 大剂量可引起兴奋躁动、欣快、血压升高、心律失常,甚至发生虚脱和晕厥。严重者可出现精神病性症状,如幻觉、暴力行为等。

【注意事项】

(1) 长期使用可产生耐药性和依赖性。

(2) 下午用药不宜迟于午后 4 时,避免睡前用药。

(3) 警惕药物过量。

【剂型与规格】

片剂:5mg,10mg。

第十四章 急性中毒

【用法用量】

口服:一次 5～10mg,一日 1～3 次(极量:一次 20mg,一日 30mg)。

7. **中药促醒药** 醒脑静等。

醒 脑 静

【作用机制】

(1) 本方剂主要成分为麝香、冰片、栀子、郁金等。

(2) 麝香对各种昏迷有明显的促醒作用,能兴奋呼吸中枢,提高动脉血氧分压,降低二氧化碳分压,改善通气和换气功能,同时可以调节血管收缩、抑制血管通透性和增强脑的血流、保护神经元;冰片能增强中枢对缺氧的耐受力,增强肾上腺受体活性;栀子清热解毒、活血化瘀,其有效成分熊果酸具有中枢镇静和中枢降压作用。

(3) 醒脑静注射液能透过血脑屏障直接作用于中枢神经系统,降低血脑屏障的通透性,减轻脑水肿,改善脑细胞代谢,同时具有阻断 β-内啡肽的作用。

【禁忌证】

(1) 禁忌:对本品或含有人工麝香等成分及

第十四章　急性中毒

辅料过敏者或有严重不良反应病史者禁用;妊娠期妇女禁用;禁忌与其他药物配伍使用。

（2）慎用:过敏体质者、运动员、肝肾功能异常患者、老人、哺乳期妇女、初次使用中药注射剂的患者。

【不良反应】

（1）过敏反应:潮红、皮疹、瘙痒、呼吸困难、憋气、心悸、发绀、血压下降、过敏性休克等。

（2）全身性损害:畏寒、寒战、发热、乏力、疼痛、面色苍白、多汗等。

（3）心血管系统:心悸、胸闷、血压升高等。

（4）呼吸系统:咳嗽、呼吸急促等。

（5）神经系统:头痛、头晕、抽搐、昏迷、肢体麻木、烦躁等。

（6）皮肤及其附件:风团样皮疹、丘疹、红斑等。

（7）消化系统:恶心、呕吐、腹痛、腹泻等。

（8）用药部位:注射部位的疼痛、红肿、麻木、皮疹、静脉炎等。

【注意事项】

（1）严格按照药品说明书规定的功能主治使用,禁止超功能主治用药。

（2）严格掌握用法用量。

（3）开启后应立即使用,防止挥发。

(4) 加强用药监护,监测肝功能指标。

【剂型与规格】

注射液:2ml,5ml,10ml。

【用法用量】

肌内注射:一次 2~4ml,一日 1~2 次。

静脉滴注:一次 10~20ml,用 5%~10% 葡萄糖注射液或 0.9% 氯化钠注射液 250~500ml 稀释后滴注,或遵医嘱。

8. 呼吸兴奋剂 包括贝美格等。

贝美格(Bemegride,美解眠)

【作用机制】

贝美格通过直接兴奋呼吸中枢及血管运动中枢,使呼吸增加,血压微升。

【禁忌证】

禁忌:吗啡中毒者禁用。

【不良反应】

可引起恶心、呕吐。

【注意事项】

(1) 静脉注射或静脉滴注速度不宜过快,以

第十四章　急性中毒

免产生惊厥。

（2）警惕药物过量,中毒症状可表现为恶心、呕吐、肌腱反射亢进、肌肉抽动甚至惊厥等。也可引起精神错乱、幻视等迟发毒性反应。中毒处理主要为对症治疗和支持疗法。

【剂型与规格】

注射液:50mg(2ml)

【用法用量】

静脉注射:每3~5分钟注射50mg,至病情改善或出现中毒症状。

静脉滴注:50mg贝美格注射液临用前加5%葡萄糖注射液250~500ml稀释后静脉滴注。

9. **抗组胺药**　包括苯海拉明等。

【作用机制】

本品为乙醇胺的衍生物,抗组胺效应不及异丙嗪,作用持续时间也较短,镇静作用两药一致,有局麻、镇吐和抗M胆碱样作用。

（1）抗组胺作用,可与组织中释放出来的组胺竞争效应细胞上的H1受体,从而制止过敏反应。

（2）对中枢神经活动的抑制引起镇静催眠作用。

（3）加强镇咳药的作用。

(4) 也有抗眩晕、抗震颤麻痹作用,可缓解肌肉痉挛及张力障碍。

【禁忌证】

(1) 禁忌:①重症肌无力、闭角型青光眼、前列腺肥大者禁用,幽门十二指肠梗阻、消化性溃疡所致幽门狭窄、膀胱颈狭窄、甲状腺功能亢进、心血管病、高血压以及下呼吸道感染(包括哮喘)者不宜用本品;②对本品及赋形剂过敏者禁用;③新生儿、早产儿禁用;④哺乳期妇女禁用。

(2) 慎用:妊娠期妇女慎用。

【不良反应】

剂量过度的表现有心绞痛、心律失常、心悸、腹泻、呕吐、震颤、兴奋、头痛、不安、失眠、多汗、潮红、体重减轻、骨骼肌痉挛等。

【注意事项】

(1) 对其他乙醇胺类高度过敏者,对本品也可能过敏。

(2) 应用本药后避免驾驶车辆、高空作业或操作机器。

(3) 肾功能衰竭时,给药的间隔时间应延长。

(4) 本品的镇吐作用可给某些疾病的诊断

造成困难。

（5）老年患者可能发生反应迟钝、头晕等。

【剂型与规格】

片剂:10mg。

【用法用量】

口服:成人:25~50mg。

（燕宪亮）

第三节　急性灭鼠药中毒

灭鼠药(rodenticide)根据作用机制、化学结构,大体分为以下几类:①抗凝血类:最广泛使用的一类灭鼠药,如敌鼠、华法林(杀鼠灵)、溴敌隆等;②有机氟类:如氟乙酰胺、氟乙酸钠等;③中枢神经系统兴奋类:如毒鼠强、毒鼠硅等;④硫脲类:如安妥、抗鼠灵等;⑤干扰代谢类:如灭鼠优、鼠立死等;⑥无机化合物:如磷化锌等;⑦有机磷酸酯类:如毒鼠灵、除毒灵等;⑧氨基甲酸酯类:如灭鼠优、灭鼠腈等;⑨植物类:如红海葱、士的宁等。

一、相关药物

各类灭鼠药特效解毒剂见表14-4。

第十四章 急性中毒

表 14-4 各类灭鼠药特效解毒剂

分类	灭鼠药	特效解毒剂
抗凝血类	敌鼠、杀鼠灵、溴敌隆	维生素 K_1
有机氟类	氟乙酰胺、氟乙酸钠	乙酰胺
中枢神经系统兴奋类	毒鼠强、毒鼠硅	无特效解毒剂
硫脲类	安妥、抗鼠灵	无特效解毒剂
有机磷酸酯类	毒鼠灵、除毒灵	阿托品
干扰代谢类	灭鼠优、鼠立死	烟酰胺
无机化合物	磷化锌	无特效解毒剂

二、治疗药物

1. 抗凝血类 敌鼠、华法林(杀鼠灵)、溴敌隆等。

【中毒机制】

在体内通过与维生素 K 的竞争作用,取代生物酶中的维生素 K,引起维生素 K 的缺乏。维生素 K 缺乏使肝脏合成凝血酶原及凝血因子Ⅶ、Ⅸ和Ⅹ前体中谷氨酸转变为 γ-羟基谷氨酸减少从而使凝血时间及凝血酶原时间延长,并可破坏毛细血管的通透性导致出血。

第十四章 急性中毒

【治疗方法】

(1) 尽早催吐、洗胃、导泻清除毒物。
(2) 尽早使用特效解毒剂维生素 K_1。
(3) 同时可输注新鲜血或凝血酶原复合物,以迅速止血。
(4) 对症治疗。

维生素 K_1 (Vitamin K_1)

【剂型与规格】

注射液:10mg(1ml)

【用法用量】

维生素 K_1 10~20mg,肌内注射或静脉注射,每日 2~3 次,静脉注射最高可达 800mg/d。每日 2~3 次,直至凝血酶原时间完全恢复正常。重度中毒者,维生素 K_1 可用达 120mg/d 静脉滴注。

【禁忌证】

严重肝脏疾患或肝功不良者禁用。

【不良反应】

(1) 偶见过敏反应。
(2) 静注过快,超过 5mg/min,可引起面部潮红、出汗、支气管痉挛、心动过速、低血压等,曾有快速静脉注射致死的报道。

(3) 肌注可引起局部红肿和疼痛。

【注意事项】

(1) 有肝功能损伤的患者,疗效不明显,盲目加量可加重肝损伤。

(2) 用于静脉注射宜缓慢,给药速度不应超过 1mg/min。

(3) 可通过胎盘,故对临产孕妇应尽量避免使用。

2. 有机氟类 氟乙酰胺、氟乙酸钠等。

【中毒机制】

进入体内后经脱胺形成氟乙酸,干扰正常的三羧酸循环,导致三磷酸腺苷合成障碍和柠檬酸在体内蓄积;丙酮酸代谢受阻,正常氧化磷酸化障碍;氟乙酸可直接损害中枢神经系统、心血管系统和消化系统,甚至呼吸抑制死亡。

【治疗方法】

(1) 尽早洗胃,可给予生鸡蛋清,氢氧化铝保护胃黏膜。

(2) 尽早使用特效解毒剂乙酰胺;没有乙酰胺情况下,可用无水乙醇;也有使用谷氨酰胺治疗的报道。

(3) 对症治疗:控制抽搐、防治脑水肿、保护心脏。

(4) 重度中毒可实施血液灌流治疗。

乙酰胺(Acetamide)

【剂型与规格】

注射液:2.5g(5ml)

【作用机制】

为氟乙酰胺杀虫农药解毒剂。其解毒机制可能由于其化学结构和氟乙酰胺相似,故能争夺某些酶(如酰胺酶)使不产生氟乙酸,从而消除氟乙酸对机体三羧循环的毒性作用,具有延长中毒潜伏期制止发病,减轻发病症状作用。

【用法用量】

肌内注射,每次 2.5~5g,1 日 2~4 次;或 0.1~0.3g/(kg·d),分 2~4 次注射。一般连续注射 5~7 日。

【禁忌证】

尚不明确。

【不良反应】

(1) 注射时可引起局部疼痛。
(2) 剂量过大可引起血尿。

【注意事项】

(1) 所有氟乙酰胺中毒患者,包括可疑中毒者,不管发病与否,都应及时给予乙酰胺,尤其在早期,应给予足量。

(2) 乙酰胺刺激性较大,注射可引起局部疼痛,每次注射可加普鲁卡因 20~40mg 混合注射,以减轻疼痛。

(3) 如因用药发生血尿,可停药,视中毒情况,酌情给予糖皮质激素以减轻血尿。

3. **中枢神经系统兴奋类** 毒鼠强、毒鼠硅等。

【中毒机制】

毒鼠强(tetramine)可阻断 γ-氨基丁酸受体而拮抗 γ-氨基丁酸的作用,刺激中枢神经系统,特别对脑干有强烈刺激作用,引起阵发性痉挛。在体内可引起二次中毒。

【治疗方法】

(1) 及时催吐、洗胃,并保留胃管 24 小时,反复洗胃;胃管内注入药用炭 50~100g,并予以 50% 硫酸镁或 20% 甘露醇导泻以减少毒物吸收。

(2) 对症治疗:控制抽搐,保护脑、心、肝、肾等器官功能。呼吸衰竭时给予气管插管或气管切开,人工呼吸。

(3) 重度中毒者给予反复血液灌流、血液透析、血浆置换可有明显疗效。

(4) 无特效解毒剂。

4. **硫脲类** 安妥、抗鼠灵等。

第十四章　急性中毒

【中毒机制】

对黏膜有刺激作用,主要损害肺毛细血管,增加其通透性,产生肺水肿、肺出血、胸膜炎和胸腔积液,也可致肝、肾变性坏死。可破坏胰腺 β 细胞,影响糖代谢,引起糖尿。

【治疗方法】

(1) 使用 1/5000 的高锰酸钾溶液洗胃。忌用碱性溶液和油类溶液洗胃。皮肤污染用清水清洗。

(2) 积极防治肺水肿,可用糖皮质激素,必要时使用呼气末正压通气。

(3) 还原型谷胱甘肽 300~600mg 肌内注射或静脉滴注,可降低硫脲衍生物的毒性;10% 硫代硫酸钠 20~30ml 静脉注射可降低毒性。

还原型谷胱甘肽(Reduced glutathione)

【剂型与规格】

冻干粉剂:0.1g,0.6g,0.9g,1.2g。
片剂:100mg。

【用法用量】

(1) 片剂:成人常用量为每次口服 400mg,每日 3 次。

(2) 注射液:每次 300~600mg 溶解于注射

第十四章 急 性 中 毒

用水后,加入 100ml、250~500ml 生理盐水或 5% 葡萄糖注射液中静脉滴注。或者将之溶解于注射用水后肌内注射。可每日 1~2 次。

【禁忌证】

对谷胱甘肽过敏者禁用。

【不良反应】

很少有不良反应。罕见突发性皮疹。

【注意事项】

(1) 如在用药过程中出现皮疹,面色苍白,血压下降,脉搏异常等症状,应立即停药。

(2) 溶解后的溶液立即使用,剩余的药液不能再用。

(3) 肌内注射仅限于需要此途径给药时使用,并应避免同一部位反复注射。

5. 干扰代谢类 灭鼠优、鼠立死等。

【中毒机制】

可破坏胰岛 β-细胞及葡萄糖代谢;抑制烟酰胺代谢,造成 B 族维生素严重缺乏,使中枢神经系统和周围神经肌肉接头部、自主神经和心脏传导等方面发生障碍。

【治疗方法】

(1) 早期及时催吐、洗胃、导泻。

（2）控制高血糖。

（3）早期给予特效解毒剂烟酰胺。

（4）禁用烟酸,避免因血管扩张而使得血压控制复杂化。

烟酰胺(Nicotinamide)

【剂型与规格】

注射液:100mg(1ml)。

片剂:100mg。

【用法用量】

静脉滴注:一次200～400mg,加入10%葡萄糖溶液250ml静滴,每日1～2次。好转后改口服,每次100mg,一日4次,共2周。

【禁忌证】

对烟酰胺过敏者禁用。

【不良反应】

给药后可出现皮肤潮红和瘙痒等。偶尔可发生高血糖、高尿酸、心律失常。

【注意事项】

（1）烟酰胺无扩张血管作用,高血压患者需要时可用。

（2）妊娠期服用过量有致畸的可能。哺乳

第十四章 急性中毒

期妇女使用本品时不宜授乳。

6. **无机化合物** 磷化锌等。

【中毒机制】

磷化锌口服后在胃酸作用下分解产生磷化氢和氯化锌;前者抑制细胞色素氧化酶,影响细胞代谢,形成细胞窒息,主要损害中枢神经系统、呼吸系统、心血管系统,以及肝、肾,以中枢神经系统损害最为严重。后者对胃肠黏膜有强烈的刺激与腐蚀作用导致炎症、充血、溃疡、出血。

【治疗方法】

(1) 早期及时洗胃,立即口服1%硫酸铜溶液10ml,每5~10分钟1次,共3~5次(硫酸铜可使毒物变为无毒的磷化铜而沉淀);或给予0.2%硫酸铜溶液反复多次洗胃(每次300~500ml),直至洗出液无蒜味为止。随后再以1/5000高锰酸钾溶液洗胃,使残留的磷化锌氧化为磷酸盐而失去活性。

(2) 给予液状石蜡100~200ml及硫酸钠20~40g导泻。禁用硫酸镁或蓖麻油类导泻,前者和氧化锌作用生成卤碱加重毒性;后者促进磷的溶解而加速吸收。禁食脂类食物如牛奶、蛋清、脂肪、肉类等,以免促进磷的溶解与吸收。

(3) 对症治疗。呼吸困难者给予吸氧、必要时给予呼吸机治疗;脑水肿者给予脱水;纠正电解质酸碱平衡紊乱;保护心、肝、肾等器官功能。

(4) 无特效解毒剂。

第十四章 急性中毒

7. 有机磷类 毒鼠磷等。

其中毒机制、临床表现和抢救措施同有机磷类农药中毒。

8. 氨基甲酸酯类 灭鼠安等。

其中毒机制、临床表现和抢救措施同氨基甲酸酯类农药中毒。

9. 植物类 红海葱、士的宁等。

【中毒机制】

红海葱含有多种强心苷,其中红海葱苷有类似洋地黄作用,摄入后产生洋地黄样毒性反应。

【治疗方法】

(1) 及时催吐、洗胃、服用药用炭。
(2) 心电监护心脏情况。
(3) 无特效解毒剂。

参考文献

1. 李雅丽,王玉玲,杨新玲,等.急性溴敌隆中毒的临床分析.中华劳动卫生职业病杂志,2011,29(7):545.
2. 陈灏珠.实用内科学.第14版.北京:人民卫生出版社,2013.
3. 张文武.急诊内科学.第2版.北京:人民卫生出版社,2011.
4. 菅向东,杨晓光,周启栋,等.中毒急危重症诊断治疗学:北京:人民卫生出版社,2009.
5. 温宇英.毒鼠强中毒的治疗方法研究.中国急救医学,2007,27(1):59-61.

6. Nelson AT, Hartzell JD, More K, et al. Ingestion of superwar farin leading to coagulopathy: a case report and review of the literature. Med Gen Med, 2006, 8(4): 41.
7. 邓会英,高岩,李颖杰,等. 血液灌流抢救重度氟乙酰胺中毒的疗效观察. 中国当代儿科杂志,2007,9(3): 253-254.

(陈 敏)

第四节 急性酒精中毒

急性酒精中毒(acute alcohol intoxication)是指由于短时间摄入大量酒精或含酒精饮料后出现的中枢神经系统功能紊乱状态,多表现行为和意识异常,严重者损伤脏器功能,导致呼吸循环衰竭,进而危及生命,也称为急性乙醇中毒(acute ethanol intoxication)。

一、相关药物

急性酒精中毒常用的药物详见表14-5。

表14-5 急性酒精中毒治疗相关药物

治疗目的	分类	相关药物
促酒精代谢药物	乙醛脱氢酶激活剂	美他多辛
促醒药物	阿片受体拮抗剂	纳洛酮、盐酸纳美芬

续表

治疗目的	分类	相关药物
胃黏膜保护剂	H2 受体拮抗剂	雷尼替丁、法莫替丁
	质子泵抑制剂	奥美拉唑、兰索拉唑

二、急性酒精中毒的治疗

1. 单纯急性轻度酒精中毒　不需治疗,居家观察,有肥胖通气不良等基础疾病要嘱其保暖、侧卧位防止呕吐误吸等并发症,类双硫仑样反应严重者宜早期对症处理。

2. 消化道内酒精的促排措施　由于酒精吸收迅速,催吐、洗胃和药用炭不适用于单纯酒精中毒患者。洗胃应评估病情,权衡利弊,建议仅限于以下情况之一者:

(1) 饮酒后 2 小时内无呕吐,评估病情可能恶化的昏迷患者;

(2) 同时存在或高度怀疑其他药物或毒物中毒;

(3) 已留置胃管特别是昏迷伴休克患者,胃管可试用于人工洗胃。洗胃液一般用 1% 碳酸氢钠液或温开水,洗胃液不可过多,每次入量不超 200ml,总量多不超过 2000~4000ml,胃内容物吸出干净即可,洗胃时注意气道保护,防止呕吐误吸。

3. **血液净化疗法与指征** 酒精易溶于水,也具有亲脂性,血液透析可以直接将乙醇和乙醇代谢产物迅速从血中清除,血液净化方式首选血液透析。血液净化指征:

(1) 血乙醇含量超过 87mmol/L(400mg/dl);

(2) 呼吸循环严重抑制的深昏迷;

(3) 酸中毒(pH≤7.2)伴休克表现;

(4) 重度中毒出现急性肾功能不全;

(5) 复合中毒或高度怀疑合并其他中毒并危及生命,根据毒物特点酌情选择血液净化方式。

4. **对症与支持治疗** 维持呼吸道通畅,维持水、电解质、酸碱平衡,纠正低血糖,脑水肿者给予脱水剂。

5. **急性酒精中毒急诊处置注意事项**

(1) 留院观察指征:留院观察或住院治疗适用于中、重度中毒患者。

(2) 辅助检查的合理应用:中、重度中毒应常规行血电解质、葡萄糖浓度检查有条件者可行血气分析、血液或呼出气体乙醇浓度测定,有基础疾病或出现并发症者应针对性进行检查。一般以下情况应行头颅 CT 检查:①有头部外伤史但不能详述具体情节的昏迷患者;②饮酒后出现神经定位体征者;③饮酒量或酒精浓度与意识障碍不相符者;④经纳洛酮促醒等常规治疗 2 小时意识状态无好转反而恶化者。急性酒精中毒意识不清或不能准确叙述病史者应常规查心电图,特别是既往有心脏病史或高危因素者,必要时复查。

（3）院前急救注意事项:院前急救应关注急性酒精的发病规律,研究对策。①在接急性酒精中毒求救电话时,询问患者神志是否清醒、是否伴有呕吐;②如果发生呕吐,应指导在场人员改变患者体位,使头偏向一侧,清除口腔内容物,避免窒息;③如果神志不清,发生心搏呼吸骤停,则应指导患者家属及现场目击者保持患者呼吸道通畅,进行心肺复苏。现场救治和转运应严密观察生命体征,将呼吸道通畅作为重点,维持呼吸循环功能,酒后交通事故者尽可能详细了解受伤史。酒精滥用者对院前急救资源的占用应引起社会重视。

三、治疗药物

1. 乙醛脱氢酶激活剂 美他多辛。

【作用机制】

拮抗急、慢性酒精中毒引起的乙醇脱氢酶(ADH)活性下降;加速乙醇及其代谢产物乙醛和酮体经尿液排泄,促进酒精代谢。其能对抗急性乙醇中毒引起的 ATP 下降和细胞内还原型谷胱甘肽(GSH)水平降低,维持体内抗氧化系统的平衡,起到拮抗急慢性酒精中毒引起的氧化应激反应的作用,改善饮酒导致的肝功能损害及改善因酒精中毒而引起的心理行为异常,可以试用于中、重度中毒特别伴有攻击行为、情绪异常的患者。

第十四章 急性中毒

【禁忌证】

(1) 对本品过敏者禁用。
(2) 支气管哮喘患者禁用。
(3) 哺乳期妇女禁用。
(4) 用L-多巴治疗的帕金森氏患者慎用。

【不良反应】

在国内临床试验中观察到以下不良反应:皮肤过敏(0.8%)、丙氨酸转氨酶(ALT)升高(0.8%)、门冬氨酸转氨酶(AST)升高(0.8%)。据文献报道,在极敏感型病人中可突发外周神经症状,停止治疗后即能很快恢复。

【注意事项】

可以拮抗左旋多巴的药效,应用左旋多巴治疗帕金森病的患者应特别注意。

美他多辛(Metadoxine)

【剂型与规格】

胶囊:0.25g
注射液:0.3g(5ml)

【用法用量】

口服,一次0.5g(2粒),一日2次。
静脉滴注:单次给药,每次0.9g,加入500ml

第十四章 急性中毒

生理盐水稀释后静脉滴注。

2. 阿片受体拮抗剂 纳洛酮、纳美芬。

【作用机制】

为阿片受体拮抗剂,能解除酒精中毒的中枢抑制,缩短昏迷时间。

【禁忌证】

对本品过敏的患者禁用。

【不良反应】

(1) 偶见:低血压、高血压、室性心动过速和纤颤、呼吸困难、肺水肿和心脏停搏,报道其后遗症有死亡、昏迷和脑病。

(2) 逆转阿片类抑制:可能会引起恶心、呕吐、出汗、心悸亢进、血压升高、发抖、癫痫发作、室性心动过速和纤颤、肺水肿以及心脏停搏、甚至可能导致死亡。

(3) 类阿片依赖:对阿片类药物产生躯体依赖的患者突然逆转其阿片作用可能会引起急性戒断综合征,包括但不局限于下述症状和体征:躯体疼痛、发热、出汗、流鼻涕、喷嚏、竖毛、打哈欠、无力、寒战或发抖、神经过敏、不安或易激惹、痢疾、恶心或呕吐、腹部痛性痉挛、血压升高、心悸亢进。

【注意事项】

(1) 本品应慎用于已知或可疑的阿片类药

物躯体依赖患者,包括其母亲为阿片类药物依赖者的新生儿。

(2) 由于某些阿片类药物的作用时间长于纳洛酮,因此应该对使用效果很好的患者进行持续监护,必要时应重复给药。

(3) 对非阿片类药物引起的呼吸抑制和左丙氧芬引起的急性毒性的控制无效。

(4) 有心血管疾病史,或接受其他有严重的心血管不良反应(低血压、室性心动过速或室颤、肺水肿)的药物治疗患者应慎重用本品。

(5) 由于此药作用持续时间短,用药起作用后,一旦其作用消失,可使患者再度陷入昏睡和呼吸抑制。用药需注意维持药效。

(6) 伴有肝脏疾病、肾功能不全/衰竭患者使用纳洛酮的安全性和有效性尚未确立,应慎用本品。

(7) 因为药物可能会分泌到人乳中,因此哺乳妇女应慎用本品。

纳洛酮(Naloxone)

【剂型与规格】

注射液:0.4mg(1ml),2mg(2ml),1mg(1ml),4mg(10ml)。

【用法用量】

(1) 中度中毒:首剂用 0.4~0.8mg,加生理盐水 10~20ml,静脉推注;必要时加量重复。

(2) 重度中毒:首剂给予 0.8~1.2mg,加生理盐水 20ml,静脉推注,用药后 30 分钟神志未恢复可重复 1 次,或 2mg 加入 5% 葡萄糖或生理盐水 500ml 内,以 0.4mg/h 速度静脉滴注或微量泵注入,直至神志清醒为止。

纳美芬(Nalmefene)

【剂型与规格】

注射液:1ml:0.1mg(以 $C_{21}H_{25}NO_3$ 计)。

【用法用量】

一般为静脉注射,也可肌内注射或皮下注射。初始剂量为 0.25g/kg,2~5 分钟后可增加剂量 0.25g/kg,当达到了预期作用后立即停药。累计剂量≤1.0g/kg。

3. H2 受体拮抗剂 雷尼替丁、法莫替丁。

【作用机制】

为组胺 H2 受体阻滞药。对胃酸分泌具有明显的抑制作用,也可抑制胃蛋白酶的分泌,可常规应用于中重度中毒特别是消化道症状明显的患者。

【禁忌证】

(1) 对 H2 受体拮抗剂过敏者禁用。
(2) 严重肾功能不全者、妊娠期和哺乳期妇女禁用。

【不良反应】

(1) 常见的不良反应有:头痛、眩晕、便秘和腹泻。

(2) 偶见如下不良反应:过敏反应、发热、血压上升、颜面发红、耳鸣、胆汁性黄疸、转氨酶异常、呕吐、恶心、粒细胞缺乏症、白细胞减少症、血小板减少症、幻觉、意识模糊、不安、抑郁、焦虑、活动减少、感觉异常、失眠、嗜睡等。

【注意事项】

(1) 本品会隐蔽胃癌症状,故应在排除肿瘤和食管胃底静脉曲张后再给药。

(2) 对于肾功能障碍的患者,应调整给药剂量。

(3) 出现皮疹或荨麻疹、红斑等不良反应时,应停药就医。

法莫替丁(Fmotidine)

【剂型与规格】

片剂:20mg。
注射液:20mg(2ml)。

【用法用量】

(1) 静脉注射:一次 20mg,每日 2 次,用

0.9%氯化钠注射液或葡萄糖注射液20ml进行溶解,缓慢静脉滴注。

(2) 肌内注射:一次20mg,每日2次,用注射用水1~1.5ml溶解,肌内注射。

(3) 口服:一次20mg,一日2次。

4. 质子泵抑制剂 奥美拉唑、兰索拉唑。

【作用机制】

胃壁细胞质子泵抑制剂,能特异性地抑制壁细胞顶端膜构成的分泌性微管和胞浆内的管状泡上的 H^+、K^+-ATP 酶,从而有效地抑制胃酸的分泌。不仅能非竞争性抑制促胃液素、组胺、胆碱及食物、刺激迷走神经等引起的胃酸分泌,而且能抑制不受胆碱或 H2 受体阻断剂影响的部分基础胃酸分泌,对 H2 受体拮抗剂不能抑制的由二丁基环腺苷酸(DCAMP)刺激引起的胃酸分泌也有强而持久的抑制作用。对胃蛋白酶分泌也有抑制作用。

【禁忌证】

对质子泵制剂过敏者禁用。

【不良反应】

偶有头痛、腹泻、便秘、腹痛、恶心或呕吐和腹胀等报道,偶见血清氨基酸转移酶(ALT、AST)增高、皮疹、眩晕、嗜睡、失眠等反应。

第十四章 急性中毒

【注意事项】

(1) 抑制胃酸分泌的作用强,时间长,故不宜同时再使用其他抗酸剂或抑酸剂。为防止抑酸过分。

(2) 当怀疑胃溃疡时,应首先排除癌症的可能性。

(3) 可延缓经肝脏氧化代谢药物在体内的消除,如安定、苯妥英钠、华法林、硝苯地平,当与上述药物一起使用时,应酌减这些药物的用量。能显著升高胃内 pH,可能影响许多药物的吸收。

(4) 肾功能受损者不须调整剂量;肝功能受损者需要酌情减量。

(5) 建议妊娠期和哺乳期妇女尽可能不用。

【剂型与规格】

胶囊:20mg。
冻干粉剂:40mg。

【用法用量】

(1) 口服:每日早晨吞服 20~40mg,不可咀嚼,不可倾出内容物。

(2) 静脉推注:一次 40mg,每日 1~2 次。临用前将 10ml 专用溶剂注入冻干粉小瓶内,溶解后必须在 2 小时内使用,推注时间为 2.5~4 分钟。

第十四章 急性中毒

参考文献

1. 张文武. 急诊内科学. 第3版. 北京:人民卫生出版社,2012:326-329,394-395.
2. Michael P, Pepper WD, Glenn W, et al. Thepsychopharmacology of agitation: consensusstatement of the American Association for Emergency Psychiatry Project BETAP sychopharmacology Workgroup. West J Emerg Med,2012,13(1):26-34.
3. Wilson MP, Chen N, Vilke GM, et al. Olanzapine in ED patients: differnential effects on oxygenation in patients with alcohol intoxication. Am J Emerg Med,2012,30(7):1196-201.
4. 急性酒精中毒诊治共识专家组. 急性酒精中毒诊治共识. 中华急诊医学杂志,2014,23(2):135-138.
5. 曾昆,杨虹,肖政. 纳美芬治疗300例急性乙醇中毒的疗效观察. 临床急诊杂志,2012,13(2):129-130.
6. 周路明,赖世超,胡海,等. H_2受体拮抗剂与质子泵抑制剂在缓解急性乙醇中毒致胃黏膜损伤中的时效性比较. 华西医学,2012,27(9):1319-1321.
7. 张可,施小燕. 纳洛酮与血液灌流抢救急性重度酒精中毒疗效比较. 中华急诊医学杂志 2010,19(8):881-882.
8. Lee GA, Forsythe M, Is alcohol more dangerous than heroin? The physical, social and financial costs of alcohol. Int Emerg Nurs,2011,19(3):141-145.

(陈　敏)

第五节　急性毒品中毒

毒品(narcotics)是指国家规定管制的能使人

第十四章 急性中毒

成瘾的麻醉(镇痛)药(narcotic analgesics)和精神药(psychotropic drugs),该类物质具有成瘾(或依赖)性、危害性和非法性。毒品是一个相对概念,临床上用作治疗目的即为药品,如果非治疗目的的滥用就成为毒品。国际上通称的药物滥用(drug abuse)也即我国俗称的吸毒。短时间内滥用、误用或故意使用大量毒品超过个体耐受量产生相应临床表现时称为急性毒品中毒(acute narcotics intoxication)。

一、相关药物

急诊毒品中毒的分类及常见的毒品详见表14-6。

表14-6 毒品分类及名称

毒品类别	分类	毒品名称
麻醉(镇痛)药	阿片(opium,鸦片)类	吗啡、可待因、蒂巴因和罂粟碱等
	可卡因类	可卡因、古柯叶和古柯膏等
	大麻类	大麻叶、大麻树脂和大麻油等
	其他	γ-丁酸(俗称神仙水)、γ-丁内酯和丁二醇等
精神药	中枢抑制药	详见本章第二节

续表

毒品类别	分类	毒品名称
	中枢兴奋药	苯丙胺及其衍生物,如甲基苯丙胺(俗称冰毒)、3,4-亚甲二氧基苯丙胺和3,4-亚甲二氧基甲基苯丙胺(俗称摇头丸)等
	致幻药	麦角二乙胺、苯环己哌啶、西洛西宾和麦司卡林、氯胺酮(俗称K粉)等

二、用药选择

评估病情,明确毒品中毒的诊断,根据毒品的种类及患者病情迅速给予有效的药物治疗。

1. 复苏支持治疗 稳定患者生命体征,必要时应用呼吸兴奋剂、血管活性药进行呼吸及循环支持。对伴有低血糖、酸中毒和电解质平衡失常等代谢紊乱患者应给予相应处理。

2. 清除毒物 通过催吐、0.02%~0.05%高锰酸钾溶液洗胃、50%硫酸镁导泻及活性炭吸附等方法清除毒物。

3. 解毒药 对兴奋躁动惊厥者应用苯二氮䓬类等进行镇静止抽治疗,但应监测患者呼吸及血压变化情况。引起中枢抑制的患者应用纳洛酮、纳美芬、烯丙吗啡、左洛啡烷及纳曲酮等促醒及特效解毒剂。

三、治疗药物

阿片受体拮抗剂 包括纳洛酮、纳美芬、烯丙吗啡、左洛啡烷、纳曲酮等。

【作用机制】

(1) 能与外周及中枢阿片受体结合从而阻止吗啡样物质与阿片受体的结合。

(2) 增加急性中毒的呼吸抑制者的呼吸频率。

(3) 通过与中枢受体结合对抗镇静作用及使血压上升。

【禁忌证】

(1) 禁忌:阿片受体拮抗剂过敏者禁用。

(2) 慎用:已知或怀疑其母亲对阿片类药物有依赖性的新生儿,有心血管疾病史,或接受其他有严重的心血管不良反应(低血压、室性心动过速或室颤、肺水肿)的药物治疗的患者应慎用,肝肾功能不全者慎用。

【不良反应】

(1) 突然纠正阿片类药物抑制效应及给术后病人使用可引起恶心、呕吐、出汗、震颤、心动过速、高血压、低血压、激动、幻觉、发抖、癫痫、室性心动过速和室颤、肺水肿和导致死亡的心跳骤停。

第十四章 急性中毒

（2）大剂量的应用可引起明显的痛觉缺失逆转和焦躁不安。

（3）类阿片依赖,对阿片类药物产生躯体依赖的患者突然逆转其阿片作用可能会引起急性戒断综合征。

（4）皮肤和皮下注射:非特异性注射点反应、出汗。

【注意事项】

（1）解毒药不是治疗通气衰竭的主要手段,在大部分紧急情况下,应首先建立人工气道、辅助通气、给氧和建立循环通道。

（2）对阿片类药物依赖者,可迅速激发严重的戒断症状,应注意患者的用药史。

（3）复发呼吸抑制的危险,使用时应持续观察;直到医生认为患者复发呼吸抑制的发生率很低时。

（4）警惕药物造成的心血管危害,使用过程中可能会出现血压变化及心律失常,这些反应与阿片类药物作用突然逆转有关。

（5）对丁丙诺非不完全的逆转作用。

纳洛酮（Naloxone）

【剂型与规格】

片剂:0.4mg/片。

冻干粉:0.4mg,0.8mg,1.0mg,1.2mg,2mg。

注射液:0.4mg(1ml),1mg(1ml),2mg(2ml),4mg(10ml)。

【用法用量】

(1) 舌下含服:每次 0.4~0.8mg,根据病情需要可重复给药。

(2) 静滴:用于类阿片药物过量或中毒,成人可静脉注射 0.4~2mg,必要时 2~3 分钟后可重复,若总量已达到 10mg 仍未见效,应考虑患者并未使用阿片类药物。怀疑药物依赖者,应将剂量减至 0.1~0.2mg。

(3) 肌注:肌内注射 0.4mg,20~30 分钟如无反应,再给 0.4mg,无反应可认为是非药物依赖者。

纳美芬(Nalmefene)

【剂型与规格】

注射液:0.1mg(1ml),1mg(1ml),2mg(2ml)。

【用法用量】

(1) 静脉:滴注开始剂量为 $0.25\mu g/kg$,2~5 分钟后可增加剂量 $0.25\mu g/kg$,当达到了预期的阿片类药物逆转作用后立即停药。累积剂量大于 $1.0\mu g/kg$ 不会增加疗效。

(2) 也可肌内注射或皮下注射,剂量参考静脉用药。

第十四章 急性中毒

纳洛芬(Nalorphine,烯丙吗啡、那诺啡、丙吗啡)

【剂型与规格】

注射液:5mg(1ml),10mg(1ml)。

【用法用量】

静滴或肌内注射:成人可用 5~10mg,必要时 10~15 分钟以后可重复,总量不应超过 40mg。

纳曲酮(Naloxone)

【剂型与规格】

片剂:5mg/片,50mg/片。

【用法用量】

口服:用药前进行纳洛酮激发试验,阴性后开始口服,从每天 2.5~5mg 开始,逐渐增量,至第五天达到 40~50mg,然后以此剂量维持。

参 考 文 献

1. 国家药典委员会. 中华人民共和国药典. 北京:中国医药科技出版社,2012.
2. 张彧. 急性中毒. 西安:第四军医大学出版社,2008.
3. 段曦,康殿民. 新型毒品滥用的特征与危害. 中国药物滥用防治杂志,2014,20(6):346-349.
4. 姚民,赵敏,范军. 阿片类毒品中毒患者的急诊治疗分析.中国医药导报,2013,10(28):156-158.
5. 鲍彦平.我国的药物滥用形势与干预策略.中国药物依赖性杂志,2015,24(2):85-88.
6. Degenhardt L, Whiteford HA, Ferrari AJ, et al. Global burden of disease attributable to illicit drug use and dependence: findings from the Global Burden of Disease Study 2010. Lancet, 2013, 382(9904):1564-1574.
7. 钱玲玲,朱永平.与阿片类药物依赖相关的非阿片受体.中国医药依赖性杂志,2010,13(1):2-10.
8. 张高勤,王玫,张大明等.甲基苯丙胺中毒死亡大白兔体内分布研究.中国药物依赖性杂志,2010,19(1):29-33.

(高恒波)

第六节 急性除草剂中毒

除草剂(herbicide)是指可使杂草彻底地或选择性地发生枯死的药剂,又称除莠剂,用以消灭或抑制植物生长的一类物质。除草剂的种类繁多,我国应用较广。除草剂中毒主要以生产生活中接触及口服为主,在农药中毒中占很大比例,其中百草枯中毒病例死亡数占第一位。引起除草剂中毒的农药主要有:①醚类,除草醚、草枯醚等;②酚类,五氯酚钠等;③苯氧类,2,4-滴丁酯、2,4,5-涕等;④酰胺类,敌稗、毒草安(扑草胺)等;⑤有机杂环类,百草枯、敌草快等;⑥苯脲类,利谷隆、敌草隆等;⑦二硝基苯胺类,氟乐灵等;⑧氨基甲酸酯类,燕麦灵、灭草灵等;⑨有机磷类,草甘膦、哌

第十四章 急性中毒

草磷等;⑩其他类,茅草枯、百草敌等。

一、相关药物

急诊处理除草剂中毒常用的药物详见表14-7。

表14-7 除草剂中毒治疗相关解毒药物

除草剂类别	常用农药名称	解毒药物
醚类	除草醚、草枯醚等	亚甲蓝
酚类	五氯酚钠等	无特效解毒剂
苯氧类	2,4-滴丁酯等	硫酸亚铁
有机杂环类	百草枯、敌草快等	无特效解毒剂
苯脲类	利谷隆、灭草隆等	对症处理
苯胺类	氟乐灵等	维生素C、亚甲蓝
氨基甲酸酯类	燕麦灵、灭草灵等	参考杀虫剂中毒救治
有机磷类	草甘膦、哌草磷	参考有机磷中毒救治
酰胺类	敌稗、乙草安等	对症处理
其他类	茅草枯、百草敌等	对症处理

二、用药选择

评估病情,根据毒物接触史、临床表现及化验检测明确毒物种类。采取有效的治疗手段。

1. 阻止毒物继续吸收　接触部位应用清水、高锰酸钾或碳酸氢钠清洗。经口服中毒者,给予催吐剂、彻底洗胃,必要时(如百草枯中毒)加用

第十四章 急性中毒

吸附剂(活性炭 50~100g、15%白陶土 1000ml等),然后行甘露醇或硫酸镁导泻。

2. 加速毒物排泄　低毒及微毒毒剂中毒可通过常规输液、使用利尿剂加速排泄毒物,百草枯中毒及其他中毒引起脏器功能障碍者可行血液透析或血液灌流治疗。

3. 对醚类、苯胺类等引起高铁血红蛋白血症者可给予大量维生素 C、亚甲蓝治疗。

4. 对百草枯中毒患者可以给予抗氧化剂治疗,如超氧化物歧化酶(SOD)、谷胱甘肽、N-乙酰半胱氨酸(NAC)、金属硫蛋白(iT)、维生素 C、维生素 E、褪黑素等,以清除氧自由基减轻肺损伤。早期联合应用糖皮质激素及环磷酰胺冲击治疗对中重度急性百草枯中毒患者可能有益。

三、治疗药物

1. **氧化剂**　包括亚甲蓝等(见本章第 8 节"急性亚硝酸盐中毒治疗")。

2. **抗氧化剂**　超氧化物歧化酶(SOD)、还原型谷胱甘肽、N-乙酰半胱氨酸(NAC)、金属硫蛋白(iT)、维生素 C、维生素 E、褪黑素等。

【作用机制】

(1) 直接作用于自由基,抑制其氧化反应,从而减轻氧自由基肺损伤。

(2) 间接消耗掉容易生成自由基的物质,防止发生进一步反应。

还原型谷胱甘肽

【剂型与规格】

片剂:0.1g。
冻干粉:600mg。

【用法用量】

(1) 口服:每次400mg,每日3次。
(2) 静滴:每日1~2支,静脉或肌内注射。

【禁忌证】

禁忌:已知对药物成分过敏者。
妊娠期及哺乳期妇女无禁忌。

【不良反应】

偶见皮疹,停药后消失。

【注意事项】

无特殊注意事项。

N-乙酰半胱氨酸(NAC)

【剂型与规格】

片剂:0.6g。
喷雾吸入剂:每瓶0.3g、0.5g、1g。
注射液:4g(20ml)。

第十四章　急性中毒

【用法用量】

(1) 口服:每次600mg,每日1~2次。

(2) 雾化吸入:每次0.3g,每日1~2次。

(3) 静滴:静脉应用8g,加入10%葡萄糖液250ml每日1次。

【禁忌证】

禁忌:已知对本药过敏者。

慎用:支气管哮喘或有支气管痉挛史、胃溃疡、胃炎患者慎用。

【不良反应】

滴注过快可出现恶心、呕吐、皮疹、瘙痒、支气管痉挛、头晕、发热、血压波动、心动过速、耳鸣等反应。

【注意事项】

(1) 未经稀释不得进行注射。

(2) 不得与氧化性药物包括金属离子、抗生素等配伍。

(3) 支气管哮喘及支气管痉挛患者用药期间严密监控。

3. 糖皮质激素　甲泼尼龙、氢化可的松。

【作用机制】

(1) 抗炎作用。

(2) 免疫抑制作用。
(3) 抗休克作用。
(4) 抗内毒素作用。

【禁忌证】

(1) 禁忌:对糖皮质激素类药物过敏、严重精神病史、癫痫、活动性消化性溃疡、新近胃肠吻合术后、骨折、创伤修复期、单纯疱疹性角、结膜炎及溃疡性角膜炎、角膜溃疡、严重高血压、严重糖尿病、未能控制的感染(如水痘、真菌感染)、活动性肺结核、较严重的骨质疏松、妊娠初期及产褥期等。

(2) 慎用:库欣综合征、动脉粥样硬化、肠道疾病或慢性营养不良的患者及近期手术后的患者慎用;感染性疾病患者必须与有效的抗生素合用;病毒性感染患者慎用;儿童也应慎用。

【不良反应】

长期应用可引起一系列不良反应,其严重程度与用药剂量及用药时间成正比。

【注意事项】

(1) 防止交叉过敏,对某一种糖皮质激素类药物过敏者也可能对其他糖皮质激素过敏。

(2) 使用糖皮质激素时可酌情采取如下措施:低钠高钾高蛋白饮食;补充钙剂和维生素 D;加服预防消化性溃疡及出血等不良反应的药物;

如有感染应同时应用抗生素以防感染扩散及加重。

（3）注意根据不同糖皮质激素的药代动力学特性和疾病具体情况合理选择糖皮质激素的品种和剂型。

（4）应注意糖皮质激素和其他药物之间的相互作用，皮质激素与排钾利尿药（如噻嗪类或呋塞类）合用，可以造成过度失钾，皮质激素和非甾体类消炎药物合用时，消化道出血和溃疡的发生率高。

甲泼尼龙（Methylprednisolone）

【剂型与规格】

片剂：2mg，4mg。
冻干粉：40mg，125mg，500mg。

【用法用量】

口服：序贯治疗时，根据病情调整剂量。
静滴：用5%葡萄糖注射液或生理盐水溶解稀释后开始静滴，推荐剂量甲泼尼龙 15mg/(kg·d)。

氢化可的松（Hydrocortisone）

【剂型与规格】

冻干粉：50mg，100mg。

注射液：2ml∶10mg；5ml∶25mg；10ml∶50mg；20ml∶100mg。

【用法用量】

静滴：用5%葡萄糖注射液或生理盐水溶解稀释后开始静滴，推荐剂量甲泼尼龙75mg/(kg·d)。

4. **免疫抑制剂**：环磷酰胺。

【作用机制】

抑制与免疫反应有关细胞（T细胞和B细胞等）的增殖和功能，能降低抗体免疫反应，抑制肺纤维化过程。

【禁忌证】

（1）禁忌：已知此类药物过敏史者；妊娠期及哺乳期妇女禁用，除非终止妊娠及哺乳。

（2）慎用：骨髓抑制、痛风、肝功能损害、感染、肾功能损害者；有泌尿系结石史者；以前接受过化疗或放射治疗者；儿童也应慎用。

【不良反应】

骨髓抑制为最常见的毒性，出血性膀胱炎、心脏毒性、生殖系统毒性、继发肿瘤、发热、过敏、肝损害等，影响儿童生长发育。

【注意事项】

（1）骨髓抑制时血细胞最低值1~2周，3周左右恢复。

（2）肝肾功能异常时可使药物毒性加强,用药时应鼓励病人多饮水。

环磷酰胺(Cyclophosphamide)

【剂型与规格】

片剂:50mg。

冻干粉:100mg,200mg,500mg。

【用法用量】

静滴:用生理盐水溶解稀释后开始静滴,推荐剂量 $10 \sim 15 mg/(kg \cdot d)$。

【指南推荐】

对非暴发型中重度百草枯中毒患者进行早期治疗,基于糖皮质激素联合免疫抑制剂治疗目前尚无成熟方案(前者大量长期应用出现感染、骨坏死等副作用大增,后者大量应用则可引起严重肝坏死),又缺乏临床大样本随机对照研究,其具体剂量、疗程、副作用等尚需进一步探讨。

参 考 文 献

1. 中华人民共和国药典.北京.中国医药科技出版社,2012.
2. 张彧.急性中毒.西安.第四军医大学出版社,2008.
3. 侯粉霞.新型除草剂草铵膦的毒理学研究进展.毒理学

杂志,2013,27(5):391-393.
4. 急性百草枯中毒诊治专家共识(2013). 中国急救医学, 2013,33(6)484-489.
5. Dinis liveira R DJ, Duarte JA, Sdnchez Navarm A, et al. Paraquat poisonings: mechanisms of lung toxicity, clinical features, and treatment. Crit Rev Toxieol, 2008, 38 (1): 13-71.
6. 杜旭芹,宋玉果. 职业性百草枯中毒研究近况. 中华劳动卫生职业病杂志,2011,29(1):73-75.
7. Senarathna L, Eddleston M, Wilks MF, et al. Prediction of outcome "ter paraquat poisoning by measurement of the plasma paraquat concentration. QJM, 2009, 102 (4): 25l-259.
8. 田若辰,黄昌保,张锡刚. 百草枯中毒机制研究现状. 中华劳动卫生职业病杂志,2013,31(9)713-714.
9. 菅向东. 百草枯中毒诊断与治疗"泰山共识"(2014). 中国工业医学杂志,2014,27(2)117-119.

（高恒波）

第七节　急性有毒动植物中毒

有毒动物、植物是人们在生活中经常会接触到的一类毒物,人体可通过食入、叮咬、蜇刺等方式受到危害。常见的有毒动物有毒蛇、鱼胆、河豚等,有毒植物有乌头、毒蕈等。近年来有毒动植物导致的中毒事件频频发生,不仅危害公众健康安全,还造成了严重的社会影响。

一、毒蕈中毒

毒蕈俗称毒蘑菇,在自然界中广泛分布,常由

第十四章 急性中毒

于一些毒蘑菇与食用蘑菇不易辨别而误食中毒。各种毒蕈所含的毒素不同,引起中毒的临床表现也各异,按各种毒蕈中毒的主要表现,大致可分为胃肠炎型、神经精神型、溶血型及中毒性肝炎型四型。其中,胃肠炎型毒蕈中毒表现最为常见。

(一)相关药物

急诊处理毒蕈中毒常用的药物详见表14-8。

表14-8 毒蕈中毒治疗相关药物

治疗目的	分类	相关药物
清除毒物	催吐	阿扑吗啡
	洗胃	0.5%活性炭悬浮液、3%~5%鞣酸溶液
	导泻	硫酸钠、20%甘露醇
解毒	巯基络合剂	二巯基丙磺酸钠、二巯丁二钠
拮抗神经、精神症状	抗胆碱药	阿托品、盐酸戊乙奎醚
	镇静药	地西泮、丙泊酚

(二)用药选择

除及时给予催吐、洗胃、导泻等促进毒物排泄和保肝、纠正酸中毒及电解质紊乱等对症与支持治疗外,针对不同类型的中毒应迅速给予对应的特殊治疗。

1. 肠胃炎型 采用催吐、反复洗胃、导泻、灌肠等方法,以迅速排除尚未吸收的毒物;催吐可人

第十四章 急性中毒

工刺激咽部,也可用阿扑吗啡(5岁以下儿童及昏迷患者禁用)。选用0.5%活性炭悬浮液、3%~5%鞣酸溶液或1:5000高锰酸钾溶液反复洗胃。无腹泻者,可灌入20%甘露醇或口服硫酸镁导泻。如中毒时间超过8小时,可用温盐水灌肠,每次200~300ml,连续2~3次。

2. 急性肾衰竭型　积极补液、纠正酸中毒及电解质紊乱。静脉注射高渗葡萄糖溶液40~60ml,2次/天,应用呋塞米、大剂量维生素C,缩短少尿期,以利于肾功能的恢复。

3. 中毒性肝炎型　应用巯基解毒药,二巯丁二酸钠0.5~1.0g稀释后静脉注射,每6小时1次,首剂加倍,症状缓解后改为肌内注射,每天2次,5~7天为1个疗程。或者5%二巯基丙磺酸钠溶液肌内注射,每6小时1次,症状缓解后改为每天2次,5~7天为1个疗程。

4. 神经精神型　根据病情轻重,采用阿托品0.5~2.0mg皮下注射,0.5~6小时1次,必要时加大剂量或改用静脉注射,直至瞳孔扩大、面色潮红、心率增快、症状缓解。阿托品也可缓解腹痛、吐泻等胃肠道症状。伴有惊厥者予镇静或抗惊厥治疗。

5. 溶血型毒蕈中毒及其他重症中毒者,特别是有中毒性心肌炎、中毒性脑病、严重肝损害和出血倾向者,可应用肾上腺皮质激素。如氢化可的松200~300mg/d或地塞米松10~20mg/d加入液体中静滴。待病情好转后改为泼尼松口服。

第十四章 急性中毒

（三）治疗药物

1. 巯基类解毒剂 包括二巯丁二钠、二巯丙磺钠等。

【作用机制】

本品是一种络合剂,具有两个巯基,可与金属络合,形成不易离解的无毒性络合物由尿排出。二巯基类化合物与金属的亲和力较大,并能夺取已经与酶结合的金属,而恢复酶的活性。

【禁忌证】

对本品过敏者及严重肾功能不全者慎用。

【不良反应】

约50%患者在静脉注射本品过程中出现轻度头昏、头痛、恶心、腹痛、四肢无力,少数患者出现皮疹,皮疹呈红色丘疹,瘙痒感,以额、面、胸前处为多见。其他不良反应有咽喉干燥、胸闷、纳差等。个别患者有血清丙氨酸氨基转移酶和门冬氨酸氨基转移酶暂时性升高。不良反应大多与静脉注射速度有关,停用本药后可自行消失。

【注意事项】

高敏体质患者或对巯基化合物有过敏史的患者,应慎用或禁用,必要时脱敏治疗后在密切观察下小剂量使用。

二巯丁二钠

【剂型与规格】

注射剂:0.5g,1g。

【用法用量】

0.5~1.0g 稀释后静脉注射,1 次/6 小时,首剂加倍,症状缓解后改为肌内注射,2 次/天,5~7 天为 1 个疗程。或者5%二巯基丙磺酸钠溶液肌内注射,6 小时 1 次,症状缓解后改为 1 天 2 次,5~7 天为 1 个疗程。

2. **抗胆碱药** 包括阿托品、东莨菪碱、盐酸戊乙奎醚等。

【作用机制】

竞争性阻断节后胆碱能神经所支配的效应器细胞上的 M 受体,对抗 ACh 对 M 受体的激动作用。

【禁忌证】

青光眼及前列腺肥大者禁用。

【不良反应】

常有口干、眩晕,严重时瞳孔散大、皮肤潮红、心率加快、烦躁、惊厥等。

第十四章 急性中毒

【注意事项】

1. 儿童脑部对本品敏感,尤其是发热时,易引起中枢障碍,慎用。

2. 老年患者尤其年龄大于60岁者,腺体分泌易受影响,慎用。

3. 妊娠期妇女静脉注射阿托品可使胎儿心动过速。本品可分泌入乳汁,并有抑制泌乳作用。

阿 托 品

【剂型与规格】

片剂:每片0.3mg。
注射剂:0.5mg(1ml),1mg(2ml),5mg(1ml)。

【用法用量】

应用阿托品0.5~2.0mg皮下注射,0.5~6小时1次,必要时加大剂量或改用静脉注射,直至瞳孔扩大、面色潮红、心率增快、症状缓解。

二、乌头中毒

乌头(aconitum chinense)属毛茛科,别名五毒棍、川乌等,其有毒成分为乌头碱,能通过消化道或破损皮肤吸收,口服0.2mg即能使人中毒,致死量为3~5mg。乌头碱主要作用于神经系统,使之先兴奋后抑制,甚至麻痹,感觉神经、横纹肌、血管运动中枢和呼吸中枢均可麻痹;乌头碱还可直接

第十四章 急性中毒

作用于心肌,并可兴奋迷走神经中枢,导致心律失常及心动过缓等。

(一)相关药物

急诊处理乌头中毒常用的药物详见表14-9。

表14-9 乌头中毒治疗相关药物

治疗目的	分类	相关药物
清除毒物	催吐	阿扑吗啡
	洗胃	1:5000高锰酸钾溶液、0.5%活性炭悬浮液
	导泻	20%甘露醇、硫酸钠
拮抗迷走神经	抗胆碱药	阿托品、东莨菪碱
拮抗心律失常	抗心律失常药	胺碘酮、利多卡因、普罗帕酮
呼吸支持	呼吸兴奋剂	洛贝林、尼可刹米

(二)用药选择

乌头口服中毒后应立即用1:5000高锰酸钾、2%食盐水或浓茶水反复洗胃,洗胃后灌活性炭10~20g,随后再灌入硫酸钠20~30g导泻。静脉补液,以促进毒物的排泄。同时用阿托品1~2mg皮下或肌内注射,每4~6小时1次,可起到抑制腺体分泌、解除平滑肌的过度紧张状态、阻断迷走神经对心脏的影响及兴奋呼吸中枢的作用。一般对于重症者可酌情增大剂量及缩短间隔时间,必要时可用 0.5~1mg 静注。如在应用阿托品后,仍有频发室性早搏、阵发性室性心动过速等出现,可用胺碘酮、利多卡因、普罗帕酮等纠正。如有呼吸衰竭及休克,应及时给予吸氧、呼吸兴奋剂、及抗休克等治疗。

(三)治疗药物

抗胆碱药:包括阿托品、东莨菪碱等。

【作用机制】、【禁忌证】、【不良反应】、【注意事项】同上。

阿 托 品

【剂型与规格】

片剂:每片 0.3mg。
注射剂:0.5mg(1ml),1mg(2ml),5mg(1ml)。

【用法用量】

应用阿托品 1~2mg 皮下或肌内注射,每 4~6 小时 1 次,可抑制腺体分泌、解除平滑肌的过度紧张状态、阻断迷走神经对心脏的影响及兴奋呼吸中枢。对于重症者可以酌情增大剂量及缩短间隔时间,必要时可用 0.5~1mg 静脉注射。

三、河豚毒素中毒

河豚(puffer fish)的卵巢、睾丸、皮,肝及鱼子等均有剧毒,以冬春之交生殖繁育期毒性最强。

第十四章 急性中毒

该鱼毒的主要有毒成分是河豚毒素(简称 TTX),TTX 是一种高活性的神经毒素,对胃肠道有局部刺激作用,被吸收后迅速作用于神经,使神经末梢和神经中枢传导发生障碍,可使末梢神经和中枢神经麻痹,先是作用于感觉神经,其次是运动神经。也可使周围血管扩张、血压下降。最后使脑干的呼吸循环中枢麻痹而死亡。

(一) 相关药物

急诊处理河豚毒素中毒常用的药物详见表 14-10。

表 14-10 河豚毒素中毒治疗相关药物

治疗目的	分类	相关药物
清除毒物	洗胃	1:5000 高锰酸钾溶液、0.5% 活性炭悬浮液
	导泻	20% 甘露醇、硫酸钠
	利尿	10% 葡萄糖溶液、维生素 C、呋塞米
抗神经毒素	抗胆碱药	阿托品、东莨菪碱
	抗肌肉麻痹	士的宁、维生素 B_1、维生素 B_{12}
呼吸支持	呼吸兴奋剂	洛贝林、尼可刹米
提高组织耐受性	肾上腺皮质激素	地塞米松

(二) 用药选择

急性河豚毒素中毒,病情发展快,半小时后即

第十四章 急性中毒

可出现症状,严重者发病10分钟左右死亡,所以一旦明确诊断,应立即进行抢救。

1. 立即给予洗胃、导泻、灌肠及彻底清除胃肠道残存的毒物。

2. 补液、利尿,可给予葡萄糖、维生素C、辅酶A、ATP等,促进毒素的排泄。

3. 应用莨菪类药物拮抗河豚毒素对横纹肌的抑制作用,东莨菪碱具有保护细胞和改善微循环的作用。参考剂量是阿托品每次1~2mg,或东莨菪碱每次0.3~0.6mg,均由静脉给药,每次间隔15~30分钟,实际剂量根据病情而定,病情好转以后,减量维持1~2天。

4. 使用肾上腺皮质激素如地塞米松,提高组织对毒素的耐受。

5. 支持呼吸、循环功能。必要时行气管插管、正压呼吸,心搏骤停者行心肺复苏。

(三) 治疗药物

1. **抗胆碱药** 包括阿托品、东莨菪碱等。

【作用机制】、【禁忌证】、【不良反应】、【注意事项】同上。

阿 托 品

【剂型与规格】

片剂:每片0.3mg。

注射液:0.5mg(1ml),1mg(2ml),5mg(1ml)。

第十四章 急性中毒

【用法用量】

可选用阿托品 2mg 肌注或者稀释后静注,每次间隔 15~30 分钟,实际剂量根据病情而定,直至阿托品化,呼吸正常稳定。待病情好转以后,减量维持 1~2 天。

2. 呼吸兴奋剂 包括洛贝林、尼可刹米等。

【作用机制】

直接或通过刺激颈动脉体和主动脉体感受器反射性兴奋呼吸中枢,使呼吸加深、加快,提高中枢对 CO_2 敏感性。同时对迷走神经和血管运动中枢也有兴奋作用。

【禁忌证】

1. 使用呼吸松弛剂维持机械通气者不宜使用。
2. 周围性呼吸肌麻痹者,重症肌无力、多发性神经根神经炎、颈髓损伤所致的呼吸肌无力等不宜使用。
3. 对于肺炎、肺水肿、弥漫性肺纤维化引起的以肺换气功能障碍为主所导致的呼吸衰竭者,不宜使用。

【不良反应】

常规剂量应用时不良反应的发生率不高,当大剂量应用时可出现血压升高、心悸、咳嗽、呕吐、

第十四章 急性中毒

肌强直、颜面潮红和发热等症状。中毒时还可出现惊厥,甚至中枢抑制。

【注意事项】

1. 在应用呼吸兴奋剂之前应保持呼吸道通畅,减轻呼吸肌阻力。

2. 大部分呼吸兴奋剂的作用剂量与引起惊厥的剂量相近,在引起惊厥前可有躁动、瘙痒、呕吐、自口周开始的颤抖等,应用此药时应密切观察。

3. 部分呼吸兴奋剂持续应用时会产生耐药现象,故一般应用 3~5 天,或给药 12 小时,间歇 12 小时。

尼可刹米

【剂型与规格】

注射液:0.375g(1.5ml),0.5g(2ml)。

【用法用量】

应用尼可刹米 0.375g 和(或)洛贝林 3mg 肌内注射。

四、毒蛇咬伤中毒

我国大部分地区处在温带,蛇类繁多,其中,对人畜生命危害的毒蛇主要有眼镜王蛇、眼镜蛇、金环蛇、银环蛇、五步蛇、蝮蛇等。毒蛇咬伤后引

第十四章 急性中毒

起发病的是毒腺中所分泌的蛇毒,蛇毒成分复杂,主要成分由多肽和酶类等毒性蛋白质组成。蛇毒根据其毒理组作用可概括为神经毒、血循毒及蛇毒酶三类。

神经毒对中枢、周围神经、神经肌肉传导功能等产生损害作用,可引起惊厥,瘫痪和呼吸麻痹等症状;血循毒可对心血管和血液系统造成损害,引起心律失常、循环衰竭、溶血和出血。蛇毒酶种类较多,主要的有:卵磷脂酶 A_2、蛋白水解酶和透明质酸酶等。不同种类的毒蛇所分泌的蛇毒不同,故咬伤后的临床表现不一。

(一)相关药物

急诊处理毒蛇咬伤常用的药物详见表14-11

表14-11 毒蛇咬伤治疗相关药物

治疗目的	分类	相关药物
局部封闭治疗	止痛、消炎	普鲁卡因、地塞米松
	抗蛇毒药	胰蛋白酶、糜蛋白酶、依地酸钙钠
循环解毒	抗蛇毒血清	抗五步蛇毒血清、抗蝮蛇毒血清、抗眼镜蛇毒血清、抗银环蛇毒血清
防治DIC	抗血小板药	双嘧达莫、低分子右旋糖酐

第十四章 急性中毒

续表

治疗目的	分类	相关药物
防治破伤风	抗破伤风毒素	抗破伤风毒素
提高组织耐受性	肾上腺皮质激素	地塞米松、甲泼尼龙

（二）用药选择

毒蛇咬伤是一种严重的急性中毒性疾病,早期、合理、有效的处理是治疗毒蛇咬伤的关键。

1. 早期局部伤口的处理。除在伤口近心端立即捆扎伤肢、切开冲洗伤口、负压吸引排毒等处理外,还可在伤口局部行封闭治疗,即在伤口近心端2cm处用0.25%~0.5%普鲁卡因加入地塞米松5~10mg,做皮下环状封闭。同时亦可在局部应用胰蛋白酶、糜蛋白酶、依地酸钙钠等抗蛇毒制剂。

2. 及早、足量使用高效价抗蛇毒血清。抗蛇毒血清是国际公认的治疗蛇咬伤的特效药,可通过抗原抗体中和反应产生疗效。

3. 密切监测心电、呼吸、血压、肝肾功能等指标,防治蛇毒所致的一系列并发症及危象,保护脏器功能。如及时补充血容量,酌情使用血浆、代血浆,纠正酸中毒,必要时使用强心剂、利尿剂等;使用双嘧达莫、低分子右旋糖酐、丹参等防治DIC;大剂量、短疗程的糖皮质激素应用,可提高机体对蛇毒的应激等。

4. 选用合适的抗生素控制感染及皮试后注

射 TAT,预防破伤风。

(三) 治疗药物

抗蛇毒血清 包括抗五步蛇毒血清、抗蝮蛇毒血清、抗眼镜蛇毒血清、抗银环蛇毒血清等。

【作用机制】

通过抗原抗体中和反应产生疗效。

【禁忌证】

过敏试验为阳性反应者慎用。

【不良反应】

(1) 过敏性休克:可在注射后数分钟或数十分钟内突然发生。患者可突然出现烦躁或冷漠、脸色苍白或潮红、胸闷、出汗、恶心或腹痛、脉搏细速、血压下降甚至昏迷。轻者注射肾上腺素后即可缓解;严重者需吸氧、使用升压药维持血压,并使用抗过敏药及肾上腺皮质激素等进行抢救。

(2) 血清病:主要症状为发热、荨麻疹、淋巴结肿大、局部水肿等,偶有呕吐、蛋白尿、关节痛等,注射部位可出现红斑、瘙痒及水肿等。应行对症支持治疗,可使用钙剂或抗组胺药,一般数日至十数日即可痊愈。

【注意事项】

(1) 注射前必须先做过敏试验并详细询问

既往过敏史。

（2）每次注射须保存详细记录，包括姓名、性别、年龄、注射次数、上次注射后的反应及本次注射的情况等。

（四）抗蛇毒血清

【剂型与规格】

抗蝮蛇毒血清 6000IU/瓶，抗五步蛇毒血清 2000IU/瓶，抗银环蛇毒血清 10 000IU/瓶，抗眼镜蛇毒血清 1000IU/瓶。

【用法用量】

通常采用静脉注射，也可作肌内或皮下注射，一次完成。

蝮蛇咬伤后一般注射抗蝮蛇毒血清 6000IU；五步蛇咬伤后注射抗五步蛇毒血清 8000IU；银环蛇或眼镜蛇咬伤后注射抗银环蛇毒血清 10 000IU 或抗眼镜蛇毒血清 2000IU。以上剂量约可中和一条相应蛇的排毒量，视病情可酌情增减。注射抗蛇毒血清前必须做过敏试验，阴性者才可全量注射。

糖皮质激素类 包括氢化可的松、地塞米松、甲泼尼龙等。

【作用机制】

糖皮质激素又名肾上腺皮质激素，可调节糖、脂肪和蛋白质的生物合成和代谢，还具有抗炎、抗休克、抑制免疫等作用。

【禁忌证】

对肾上腺皮质激素类药物有过敏史患者禁用,特殊情况下权衡利弊使用,注意病情恶化的可能;高血压、血栓症、胃与十二指肠溃疡、电解质代谢异常、心肌梗死、内脏手术、青光眼及精神病等患者一般不宜使用。

【不良反应】

常见不良反应有:
(1) 长期使用可引起医源性库欣综合征面容和体态、体重增加、下肢水肿、易出血倾向、创口愈合不良、月经紊乱、肱或股骨头缺血性坏死、骨质疏松及骨折、肌萎缩、低血钾综合征、消化性溃疡或穿孔,儿童生长受到抑制、青光眼、良性颅内压升高综合征、糖耐量减退等。
(2) 患者可出现精神症状:欣快感、激动、谵妄、定向力障碍,也可表现为抑制。
(3) 并发感染为肾上腺皮质激素的主要不良反应,以真菌、结核菌、葡萄球菌、铜绿假单胞菌、变形杆菌和各种疱疹病毒为主。
(4) 糖皮质激素停药综合征。

【注意事项】

(1) 急性细菌性或病毒性感染、结核病患者应用时,必须给予适当的抗感染治疗。

（2）长期服药后,停药之前应逐渐减量。

（3）糖尿病、骨质疏松症、肝硬化、肾功能不良、甲状腺功能低下等患者慎用。

（4）激素可抑制儿童的生长和发育,小儿患者使用须慎重,用如确有必要长期使用时,应使用短效或中效制剂,避免使用长效制剂,并密切观察颅内压的变化。

（5）妊娠期妇女使用本品可增加胎盘功能不全、新生儿体重减少或死胎的发生率。哺乳期妇女接受大剂量给药后,则不应哺乳,防止药物经乳汁排泄,造成婴儿生长抑制、肾上腺功能抑制等不良反应。

地塞米松

【剂型与规格】

片剂:0.75mg。

注射剂:2mg(1ml),5mg(1ml)。

【用法用量】

每天 40～100mg,分次静脉注射,不超过 3 天。

参考文献

1. 李树生. 急诊临床诊疗指南. 第 3 版. 北京:科学出版社,2013.
2. 王顺年. 实用急性中毒救治手册. 北京:人民军医出版

社,2012.
3. 钟南山.内科学.北京:人民卫生出版社,2008.
4. Lawrence MT, Stephen JM, Maxine AP. Medical diagnosis & treatment. 39th ed. New York:McGraw-Hill,2000.
5. 孔质彬,张磊,秦文玉,等.急性毒蕈中毒临床救治分析.人民军医,2014,57(11):862-864.
6. 任成山.高全杰.陆海华,等.毒蕈中毒临床类型及特征分析.中国急救医学,2005,25(11):781-784.
7. 翟国锁.急性河豚毒素中毒59例抢救体会.现代中西医结合杂志,2010,19(14):1772-1773.
8. 王华新,罗春梅.669例毒蛇咬伤的治疗分析.中华急诊医学杂志,2006,8(15):758-759.

(兰　超)

第八节　急性亚硝酸盐中毒

急性亚硝酸盐中毒(acute nitrite poisoning)多为食源性中毒,指在进食含有较大量亚硝酸盐的食物后,短时间内引起的以高铁血红蛋白血症为主的全身性疾病,该病发病急促,潜伏期一般为1~3小时,短者仅10~15分钟,长者可达20小时,轻者可表现为头晕、头痛、胸闷、乏力、恶心、呕吐,口唇、指(趾)甲、耳廓轻度发绀等,重者可出现眼结膜、面部及全身皮肤黏膜发绀,心悸、呼吸困难,嗜睡或烦躁不安,甚至出现惊厥、昏迷、休克、大小便失禁等症状,可因呼吸衰竭而导致死亡。

第十四章 急性中毒

一、相关药物

急诊处理亚硝酸盐中毒常用的药物详见表14-12。

表14-12 亚硝酸盐中毒治疗相关药物

治疗目的	分类	相关药物
清除毒物	催吐	阿扑吗啡
	洗胃	1:5000高锰酸钾溶液
	导泻	20%甘露醇、硫酸钠
解毒剂	还原剂	亚甲蓝、维生素C
呼吸支持	呼吸兴奋剂	洛贝林、尼可刹米

二、用药选择

亚硝酸盐中毒发病急、进展快、病情重,需及时诊断和积极治疗。治疗方法如下:

1. 排除毒物 患者入院后立即给予催吐、洗胃、甘露醇导泻,以清除胃肠道内尚未吸收的毒物。

2. 使用特效解毒剂 1%亚甲蓝20mg加入50%葡萄糖溶液20ml稀释后进行缓慢静推,在15分钟内完成。根据症状、体征调整用药量,中毒轻者20mg即可,若注射后1~2小时症状无明显缓解,则重复注射1次;1小时内最好不超过80mg。

3. 维生素C 2g加入5%葡萄糖溶液500ml

中持续静滴,重型患者可同时肌注辅酶 A 50U,1~2 次/天。

4. 高流量持续吸氧,氧流量控制在 4~6L/min。

5. 对症综合治疗　有呼吸衰竭表现者使用呼吸兴奋剂;惊厥者抗惊厥;使用营养脑细胞药物;脑水肿、心衰、血压下降等按相应情况处理。

三、治疗药物

亚 甲 蓝

药物别名:次甲蓝,美蓝,Methvlene Blue,Methylenum Caeruleum

【剂型与规格】

注射液:每支 20mg(2ml)。

【适应证】

本品对化学物亚硝酸盐、硝酸盐、苯胺、硝基苯、三硝基甲苯、苯肼等和含有或产生芳香胺的药物(乙酰苯胺、对乙酰氨基酚、苯佐卡因等)引起的高铁血红蛋白血症有效。对先天性还原型二磷酸吡啶核苷高铁血红蛋白还原酶缺乏引起的高铁血红蛋白血症疗效较差。对于异常血红蛋白 M 伴有高铁血红蛋白血症无效。对急性氰化物中毒能起到暂时延迟其毒性的作用。

第十四章 急性中毒

【不良反应】

本品静脉注射过快,可引起头晕、恶心、呕吐、胸闷、腹痛等症状;剂量过大时,除上述症状加剧外,还可出现头痛、血压降低、心率增快伴心律失常、大汗淋漓和意识障碍等症状。用药后尿液呈蓝色,排尿时可有尿道口刺痛。

【用法用量】

1. 治疗亚硝酸盐及苯胺类引起的中毒,用1%亚甲蓝20mg加入50%葡萄糖溶液20ml稀释后进行缓慢静推,在15分钟内推注完。根据症状、体征调整用药剂量,中毒较轻者20mg即可,若注射后1~2小时症状无明显缓解,则重复注射1次,1小时内最好不超过80mg。

2. 治疗氰化物中毒,用1%溶液50~100ml静脉滴注,再注入硫代硫酸钠溶液,二者交替使用。

【注意事项】

1. 本品不可行皮下、肌内或鞘内注射,以免造成损害。

2. 静脉注射剂量过大,超过500mg时,可引起眩晕、头痛、恶心、腹痛、心前区痛、出汗和神志不清等反应。

3. 高浓度(5~10mg/kg;1%溶液25~50ml)则对血红蛋白起氧化作用,使之生成高铁血红蛋白。

第十四章 急性中毒

维生素C注射液

【剂型与规格】

注射液:2ml:0.1g;2ml:0.25g;5ml:0.5g;20ml:2.5g。

【适应证】

(1) 用于治疗各种急慢性传染性疾病及紫癜等的辅助治疗。

(2) 用于慢性铁中毒的治疗:维生素C促进去铁胺对铁的螯合,加速铁的排出。

(3) 用于特发性高铁血红蛋白症的治疗。

(4) 以下情况对维生素C的需要量增加:①患者接受慢性血液透析、胃肠道疾病(长期腹泻、胃或回肠切除术后)、发热、感染、创伤、烧伤、结核病、溃疡病、癌症、甲状腺功能亢进、手术等;②因严格控制或选择饮食而接受肠外营养的病人,因营养不良、体重骤降者,以及在妊娠期和哺乳期者;③应用水杨酸类、四环素类、巴比妥类药物治疗者,或以维生素C作为泌尿系统酸化药时。

【用法用量】

肌内或静脉注射,成人每次100~250mg,每天1~3次;小儿每天100~300mg,分次注射。必要时成人每次2~4g,每天1~2次。

【不良反应】

1. 长期大剂量可引起停药后坏血病。
2. 长期应用大量维生素 C 偶可引起尿酸盐、半胱氨酸盐或草酸盐结石等。
3. 快速静脉注射可引起头晕、晕厥等症状。

【禁忌】

尚不明确。

参考文献

1. 李树生.急诊临床诊疗指南.第 3 版.北京:科学出版社,2013.
2. 王顺年.实用急性中毒救治手册.北京:人民军医出版社,2012.
3. 张文武.急诊内科学.北京:人民卫生出版社,2000.
4. 李华.急性亚硝酸盐中毒 61 例临床分析.中华急诊医学杂志,2004,13(10):771-772.
5. 陈善林.张德成.急性亚硝酸盐中毒的临床治疗.吉林医学,2015 36(10):2001-2002.
6. Bayard M,Farrow J,Tudiver F. Acute methemoglobinemia after endoscopy. J Am Board Fam Pract,2004,17(3):227-229.

(兰　超)

第九节　急性重金属中毒

一、概述

重金属原义是指比重大于 5 的金属(一般来

讲密度大于 4.5g/cm³ 的金属),包括金、银、铜、铁、铅等,重金属在人体中累积达到一定程度,会造成慢性中毒。在环境污染方面所说的重金属主要是指汞(水银)、镉、铅、铬以及类金属砷等生物毒性显著的重元素。重金属不能被生物降解,相反却能在食物链的生物放大作用下,成千百倍地富集,最后进入人体。重金属在人体内能和蛋白质及酶等发生强烈的相互作用,使它们失去活性,也可能在人体的某些器官中累积,造成慢性中毒。

二、常用相关药物及用药特点

(一)重金属中毒解毒药物

急诊处理重金属中毒常用的药物详见表 14-13。

表 14-13 重金属中毒治疗相关药物

治疗目的	分类	相关药物
治疗重金属中毒	氨羧螯合剂	依地酸钙钠、喷替酸钙钠
	巯基螯合剂	二巯丙醇、二巯丙磺钠、二巯丁二钠、青霉胺
	羟肟酸络合剂	去铁胺

（二）治疗药物

依地酸钠钙（Calcium disodium edetate，CaNa$_2$-EDTA，依地酸二钠钙）

【作用机制】

依地酸二钠钙系氨基多羧酸类金属络合剂，它能与多种二价、三价金属螯合，形成稳定的可溶性金属络合物，经肾脏随尿排出。本品由胃肠道吸收少，由静脉或肌肉给药，主分布于细胞外液，在一小时内由尿中排出50%，24小时内可排出90%以上。用药后，细胞外液内的铅排出迅速，细胞内铅排出缓慢。

【适应证】

在临床上主要用于治疗无机铅中毒，对铜、锌、铁、锰、镉、钒、钴及某些放射性元素如钍、铀、镭、钚等亦有一定的促排作用。

【制剂与规格】

每支1g(5ml)。

【用法用量】

每日0.5~1g溶于25%葡萄糖液20~40ml中缓慢静脉注射，或溶于5%~10%葡萄糖液250~500ml中，静脉滴注，3天为1个疗程，间歇4天后进行第2个疗程。一般用2~4个疗程。肌

第十四章 急性中毒

内注射,每次 0.25~0.5g,每天 1 次,加 2% 普鲁卡因 2ml(先做普鲁卡因皮试)。

小儿用法:治疗铅中毒,25mg/(kg·d),静脉用药方法参考成人。治疗急性铅脑病 12.5mg/(kg·d),2 次/天,疗程 3~5 天。依地酸二钠钙使细胞外液铅转移到血中,可加重中毒性脑病,因此同时应用二巯丙醇,4mg/(kg·d),每 4~6 小时 1 次。

【副作用】

部分病人用药后有短暂的头晕、乏力、恶心、关节酸痛等,偶见在注射 4~8 小时出现发冷、发热、呕吐、头痛、肌肉痛及类组胺反应。

【禁忌证】

少尿、无尿或肾功能不全患者禁用。

【注意事项】

(1) 对乙二胺过敏者,对本品也可能过敏。

(2) 老年患者慎用。

(3) 依地酸二钠钙注射液直接行肌内注射可引起局部疼痛。

(4) 一日剂量超过 1.5g,每一疗程连续用药不超过 5 日。

(5) 严重中毒患者不宜应用较大剂量,否则使血浆络合物中金属络合物大量增加来不及从尿中排出,反而增加对人体的毒性。

(6) 儿童急性铅中毒性脑病一般需采用本品和二巯丙醇联合治疗。

(7) 每一疗程治疗前后应检查尿常规与肾功能,多疗程治疗过程中要监测血尿素氮、肌酐、钙和磷。

喷替酸钙钠(二乙烯三胺五乙酸三钠钙,促排灵)

【药理作用】

系氨基多羧酸类金属络合剂,解毒机制与依地酸二钠钙相似,络合后的复合物稳定性较大。

【适应证】

铅及其无机化合物、铁、锌、钴、铬等中毒,加速钍、铀、钚、钇、锶、镭等放射性核素自体排泄。

【制剂与规格】

注射用喷替酸钙钠4ml(1.0g)。

【用法用量】

每次0.5~1.0g,溶于250ml生理盐水中静脉滴注,1~2次/天,连用3~5天,间隔2~4天为一个疗程。或肌内注射,每次0.5g,疗程相似。亦有隔日一次。每周3次。小儿按25mg/(kg·d)给药,用法参考成人。

第十四章 急性中毒

【不良反应】

常见皮肤瘙痒、红斑、丘疹、溃疡等。少数病例有头晕、乏力、恶心、食欲减退、腹胀等。本品有致畸作用,孕妇禁用。不良反应可能与本品络合体内微量元素锌有关。

二巯丙醇(Dimercapto propanol,巴尔,双硫代甘油)

【药理作用】

二巯丙醇因分子中含有二个活性巯基,与金属离子亲和力大,能夺取已与组织中酶系统结合的金属离子,形成不易离解的无毒性络合物而由尿排出,使巯基酶恢复活性,从而解除金属离子引起的中毒症状。可使肝豆状核变性患者铜排泄增多。

【药代动力学】

口服不吸收。肌内注射后30~60分钟血药浓达高峰,分布全身,维持2小时。吸收与解毒于4小时内完成,经肾排出。

【适应证】

(1) 对砷、汞及金的中毒有解救作用,但治疗慢性汞中毒效果差。

(2) 对锑中毒的作用因锑化合物的不同而

第十四章 急性中毒

异,它能减轻酒石酸锑钾的毒性而能增加锑波芬与新斯锑波散等的毒性。

(3) 能减轻镉对肺的损害,但是由于它能影响镉在体内的分布及排出,增加了它对肾脏的损害,使用时要注意掌握。

(4) 与依地酸钠钙合用,用于治疗儿童急性铅中毒性脑病。

(5) 它还能减轻发泡性砷化合物战争毒气所引起的损害。

(6) 也用于肝豆状核变性,特别对于慢性震颤初期疗效满意。

【禁忌证】

(1) 有严重高血压、心力衰竭和肾功能衰竭肝功能不全的患者应禁用。

(2) 禁用于铁、硒、镉、铀中毒的解救。

(3) 孕妇、哺乳妇女禁用。

(4) 甲基汞和其他有机汞化合物中毒者禁用,因为应用本品,可使汞进入脑组织。

【制剂与规格】

注射液:每支 0.1g(1ml),0.2g(2ml)。

【用法用量】

二巯丙醇是一种竞争性解毒剂,因此必须及早并足量使用。

用于砷中毒和汞、金等重金属中毒:肌内注

第十四章 急性中毒

射。成人常用量,按体重一次为 2~3mg/kg。最初 2 日每 4~6 小时注射 1 次,第 3 日每 6 小时注射 1 次,以后每 12 小时注射 1 次,1 个疗程为 7~14 日。小儿常用量:同成人。儿童急性铅中毒性脑病:肌内注射,按体重一次为 4mg/kg。每 4~6 小时注射 1 次,同时应用依地酸钙钠,按体重一次 12.5mg/kg。一日 2 次,疗程 3~5 日。

【不良反应】

有收缩小动脉作用,可使血压上升,心跳加快。大剂量时能损伤毛细血管,而使血压下降。其他还有恶心、头痛、流涎、腹痛、口咽部烧灼感、视力模糊、手麻等反应,对肝、肾有损害,肝肾功能不良者应慎用。碱化尿液可以减少络合物的离解而减轻肾损害。一般不良反应常在给药后 10 分钟出现,30~60 分钟后消失。

【注意事项】

(1) 由于不可逆的组织中毒将很快发生,特别是汞中毒时,故用二巯丙醇治疗应尽可能及早开始,要在吸收前 1 小时内用药。

(2) 注射时要深注,局部无菌性脓肿颇常见,皮肤过敏也屡有报道。应每次更换注射部位,每天检查注射处,发现问题及早处理。

(3) 肌内注射后有收缩小动脉作用,可致血压上升,心动过速,常在给药后数分钟内出现,有时持续至 2 小时。大剂量能损伤毛细血管,血压下降。故应注意血压变化。

（4）因药物有肾毒性，应注意尿量，每天查尿蛋白、血、管型及 pH，让患者多饮水并记录各参数以作调整剂量的参考。

（5）酸性尿可使二巯丙醇的络合物分解，损害肾脏；碱化尿可减少分解，降低肾损伤。

（6）对机体的毒性可能与其对体内某些依赖金属离子激活的酶系统（如过氧化氢酶、碳酸酐酶等）的被抑制有关。

（7）对锑中毒的解救作用，可因锑制剂的品种不同而异。如能减轻酒石酸锑钾的毒性，但能增加锑波芬与新斯锑波散的毒性。

（8）皮肤直接接触二巯丙醇后可出现红斑、水肿、皮炎，故应避免。

（9）二巯丙醇有蒜的气味，应先告知患者。

去铁胺（Defetoxamine，去铁敏）

【药理作用】

属羟肟酸络合剂，羟肟酸基团与游离或蛋白结合的 3 价铁（Fe^{3+}）和铝（Al^{3+}）形成稳定、无毒的水溶性铁胺和铝胺复合物（在酸性 pH 条件下结合作用加强），由尿排出。本品能清除铁蛋白和含铁血黄素中的铁离子，但对转铁蛋白中的铁离子清除作用不强，更不能清除血红蛋白、肌球蛋白和细胞色素中的铁离子。本品主用于急性铁中毒的解救药。由于本品与其他金属的亲和力小,故不适于其他金属中毒的解毒。本品在胃肠道中吸收甚少,可通过皮下、肌肉或静脉注射吸收,并迅速分布到各组织。在血浆组织中很快被酶代谢。

【药物性质】

由链球菌(Streptomyces pilosus)的发酵液中提取的天然物。白色结晶性粉末。易溶于水,水溶液稳定。

【注意事项】

(1) 用药后可出现腹泻、心动过速、腿肌震颤等症状。

(2) 动物实验发现本品可诱发胎儿骨畸形,妊娠患者不宜应用。

(3) 严重肾功能不全患者禁用;老年患者慎用。

【制剂与规格】

注射用甲磺酸去铁胺:0.5g。

【用法用量】

肌内注射:每1kg体重,开始量20mg,维持量10mg。总日量每1kg体重,不超过120mg。

静脉注射:剂量同肌内注射。注射速度应保持每1小时每1kg体重15mg。

第十四章 急性中毒

第十节 急性阿托品中毒

一、概述

阿托品(atropine)是从植物颠茄、洋金花或莨菪等提出的生物碱,也可人工合成。天然存在于植物中的左旋莨菪碱很不稳定;在提取过程中经化学处理得到稳定的消旋莨菪碱,即阿托品,其硫酸盐为无色结晶或白色结晶性粉末,易溶于水,是第3号抢救药。

【中毒解救】

用量超过5mg时,即产生中毒,但死亡者不多,因中毒量(5~10mg)与致死量(80~130mg)相距甚远。急救口服阿托品中毒者可洗胃、导泻,以清除未吸收的阿托品。兴奋过于强烈时可用短效巴比妥类或水合氯醛。呼吸抑制时用尼可刹米。另外可皮下注射新斯的明0.5~1mg,每15分钟1次,直至瞳孔缩小、症状缓解为止。并可用毒扁豆碱1~4mg(儿童0.5mg)缓慢静脉注射,可迅速对抗阿托品中毒症状,但由于毒扁豆碱体内代谢迅速,故需反复给药。

如患者有明显中枢兴奋时,可用地西泮对抗,但剂量不宜过大,以免与阿托品导致的中枢抑制作用产生协同。不可使用吩噻嗪类药物,因这类药物具有M受体阻断作用而加重阿托品中毒症状。此外,人工呼吸、敷以冰袋及酒精擦浴也是必要措施,尤其对儿童中毒者。

二、治疗药物

毒扁豆碱(Eserine,水杨酸毒扁豆碱,依色林)

毒扁豆碱是一种生物碱,它存在于非洲西部产的一种豆科植物毒扁豆的种子中。1864年J.约布斯特和O.黑塞从毒扁豆中获得。

【作用与机制】

毒扁豆碱常用其水杨酸盐,有抑制胆碱酯酶的作用,使胆碱能神经末梢所释放的乙酰胆碱免遭此酶的水解,从而充分发挥乙酰胆碱的作用。本品并不破坏胆碱酯酶,只是与酶结合形成易解离的复合物,而使酶的活性暂时丧失。因而是一种可逆性胆酯酶抑制剂。皮下或静脉注射本品,数分钟内即可消除抗胆碱能神经药物的毒性。能抑制胆碱脂酶,有兴奋平滑肌及横纹肌的作用,能缩小瞳孔、降低眼内压,主用于青光眼等。

【制剂与规格】

水杨酸毒扁豆碱注射液:1ml:1mg;2ml:2mg。

【用法用量】

成人常用量

第十四章 急性中毒

（1）用于催醒，肌注或静注 0.5～2mg；拮抗东莨菪碱，静注 3～4mg，如 15 分钟后效果不够满意，可重复注射 1.5～2mg，但当下列任何一个症状出现时，即脉搏<60 次/分，心律失常或面部肌肉抽搐，均应另作对症处理，不得再追加。

（2）用于青光眼，滴眼每日 2～3 次，眼膏每日 1～3 次。

小儿慎用或勿用。

【不良反应】

注射给药逾量时，不良反应的发生率和严重性比本类药中其他品种为高且严重。遇有多汗、恶心、呕吐或（和）腹泻应即停药；青光眼患者局部用药可出现视觉模溯、眼或眉痛、眼睑抽搐、泪多、局部灼热或刺激性红肿等，遇先兆即应停用。

【禁忌证】

角膜溃疡和活性眼色素膜炎（葡萄膜炎）患者禁用。本品能加重支气管哮喘、心血管病、糖尿病、坏疽、肠道或尿路梗阻、以及帕金森病的症状，应慎用或禁用。

第十一节　氰化物中毒

氰化物是带有氰基（CN）的一类化合物的统称。包括无机的氰类如氰化钾、氰化钠、氰化氢等和有机的腈类如乙腈、丙烯腈、正丁腈等。氰化物

第十四章 急性中毒

为弱酸盐,水解后产生氰化氢,有苦杏仁味。中毒途径有吸入、口服和皮肤接触等。氰化物的作用机制在于它能阻断细胞的呼吸链,氰基与氧化型细胞色素氧化酶的 Fe 结合,阻止了氧化酶中三价铁的还原,使细胞色素失去了传递电子能力,结果使呼吸链中断使细胞缺氧死亡。

一、相关药物

氰化物中毒治疗相关药物见表 14-14。

表 14-14 氰化物中毒治疗相关药物

治疗目的	相关药物
高铁血红蛋白形成	亚硝酸钠 亚硝酸异戊酯 亚甲蓝 4-二甲基氨基苯(4-DMAP)
结合氰离子(CN)	硫代硫酸钠 含钴化合物

二、用药选择

根据氰化物中毒的严重程度选择药物治疗。

1. 轻度中毒　可以应用高铁血红蛋白形成剂或氰离子结合剂中任意一种。

2. 重度中毒　应先给予高铁血红蛋白形成剂以争取抢救时间,再给予氰离子结合剂,促进氰离子排出。

第十四章 急性中毒

三、相关药物

1. 高铁血红蛋白形成剂 包括亚硝酸钠、亚甲蓝、亚硝酸异戊酯、4-二甲基氨基苯酚(4-DMAP)。亚硝酸钠生成高铁血红蛋白效果最佳,与剂量呈正相关,亚甲蓝次之。亚硝酸异戊酯为吸入剂,可在建立静脉通路之前应用。

【作用机制】

使血红蛋白迅速形成高铁血红蛋白,高铁血红蛋白中的 Fe^{3+} 与氰离子(CN)的亲和力高于细胞色素氧化酶,能够夺取已与细胞色素氧化酶结合的氰离子,生成氰化高铁血红蛋白,从而使细胞色素氧化酶免受抑制。

2. 氰离子结合剂 包括硫代硫酸钠、含钴化合物(依地酸二钴、羟钴胺)。

【作用机制】

与氰离子结合生成无毒或低毒的氰酸盐,而后排出体外。硫代硫酸钠为供硫剂,活泼的硫原子,在体内硫氰酸酶的参与下,能使游离的(或与高铁血红蛋白结合的)氰离子转变为毒性很低的硫氰酸盐并随尿排出。钴与氰的亲和力大于细胞色素氧化酶与氰的亲和力,钴与氰离子生成无毒的氰钴化物。

目前临床常用的经典解毒方案为亚硝酸钠联合硫代硫酸钠,较少应用药物或已停产药物,本节

第十四章 急性中毒

不再详述。

亚硝酸钠

【剂型与规格】

注射液:10ml:0.3g。

【用法用量】

成人:静脉注射 0.3~0.6g。每分钟注射 2~3ml;必要时 0.5~1 小时后可重复给半量或全量。

儿童:按体重 6~12mg/kg。

【禁忌证】

休克患者禁用。

【注意事项】

（1）有心血管和动脉硬化的患者应用时,要适当减少剂量和减慢注射速度。

（2）本品与硫代硫酸钠均可引起血压降,应密切观察血压变化。

（3）如用量过大,导致过多的高铁血红蛋白形成,可静脉注射 1% 亚甲蓝 5~10ml（0.1~0.2ml/kg）以促进高铁血红蛋白还原为血红蛋白。

【不良反应】

（1）本品有扩张血管作用,注射速度过快时,可致血压下降、心动过速、头痛、出冷汗,甚至晕厥、休克、抽搐。使用时应准备抢救药物如肾上腺素等。

（2）用量过大时，形成过多的高铁血红蛋白而出现严重紫绀、呼吸困难等症状。

亚硝酸异戊酯

【剂型与规格】

吸入剂：0.2ml。

【用法用量】

将安瓿包在一层手帕或纱布内，折断，经鼻腔吸入本品，每次 15 秒钟。一次 0.3～0.4ml（1～2支），2～3分钟可重复一次，总量不超过 1～1.2ml（5～6支）。

【禁忌证】

青光眼、近期脑外伤或脑出血患者禁用。

【注意事项】

本品降低血压，老年人和有心血管疾病的患者应慎用。

【不良反应】

可因血管扩张和高铁血红蛋白血症而引起头痛与头晕、恶心与呕吐、低血压、不安与心动过速、发绀、晕厥、呼吸困难和肌软弱。

第十四章 急性中毒

亚 甲 蓝

【剂型与规格】

注射液:20mg(2ml),50mg(5ml),100mg(10ml)。

【用法用量】

静脉注射:一次按体重5~10mg/kg,最大剂量为20mg/kg。用25%葡萄糖注射液稀释,静脉缓慢注射。

【禁忌证】

6-磷酸-葡萄糖脱氢酶缺乏患者和小儿应用本品剂量过大可引起溶血。肾功能不全者慎用。

【注意事项】

仅能静脉应用。

【不良反应】

本品静脉注射过速,可引起头晕、恶心、呕吐、胸闷、腹痛。剂量过大,除上述症状加剧外,还出现头痛、血压降低、心率增快伴心律失常、大汗淋漓和意识障碍。用药后尿呈蓝色,排尿时可有尿道口刺痛。

第十四章 急性中毒

硫代硫酸钠

【剂型与规格】

注射液:10ml:0.5g;20ml:1.0g;20ml:10g。
注射用无菌粉末:0.32g,0.64g。
溶液剂:20%。

【用法用量】

粉剂应用注射用水溶解,配成5%溶液。

成人:静脉注射12.5~25g,必要时可在1小时后重复半量或全量。

儿童:按体重静脉注射250~500mg/kg,1次/日。

洗胃:口服中毒者用本品5%溶液洗胃,并保留适量于胃中。

【禁忌证】

对本品过敏者禁用。

【注意事项】

本品与亚硝酸钠从不同解毒机制治疗氰化物中毒,应先后作静脉注射,不能混合后同时静注。

【不良反应】

可加重亚硝酸钠的降血压作用。

(吕 园)

第十五章 理化因素损伤

第一节 中　　暑

临床上对中暑的定义是核心体温高于40℃,且伴有中枢神经系统(CNS)的异常诸如谵妄、癫痫发作、昏迷。如果中暑未得到治疗,可出现肾衰竭、弥散性血管内凝血(DIC)、肝功能异常,以及最终暴发多系统器官的衰竭。

降温是治疗中暑的主要方法,只需将患者由热源挪到凉快的地方且口服补液即可。如果患者呕吐,有异常的生命体征信号,或者表现出临床脱水信号,则需静脉补充液体。应注意监测血浆电解质含量,这些结果可指导液体疗法以及必要的电解质的补充。

一、相关药物

急诊处理中暑常用的药物详见表15-1。

表15-1　中暑治疗常用药物及措施

治疗措施	原则	相关药物
液体复苏	首选晶体液体	生理盐水、葡萄糖、林格液

第十五章 理化因素损伤

续表

治疗措施	原则	相关药物
镇静镇痛	选用效力强、副作用小作用快的药物	丙泊酚 苯二氮䓬类（咪达唑仑）
纠正凝血功能紊乱	先补充凝血因子、后抗凝	新鲜冰冻血浆、凝血酶原复合物、纤维蛋白原、冷沉淀
抗凝	在积极补充凝血因子后,早期给予抗凝治疗	低分子肝素、普通肝素
抗感染	早期预防性使用抗生素	第二代头孢菌素
肠内营养	应尽早给予肠内营养	短肽制剂 整蛋白型匀浆膳

二、治疗药物

主要为苯二氮䓬类药物,包括地西泮、咪达唑仑等。

【作用机制】

本类药物的作用机制可能与其促进中枢抑制性神经递质 γ-氨基丁酸（GABA）的释放或突触的传递有关。本类药物为苯二氮䓬类受体的激动剂,苯二氮䓬受体是功能性超分子的功能单位,即苯二氮䓬 GABA 受体亲氯离子复合物的组成部分,该受体复合物位于神经细胞膜,主要起氯通道的阈功能。苯二氮䓬类可增加氯通道开放的频率,而引起突触前、后神经元的超极化,抑制神经元的放电,降低神经元的兴奋性。

【不良反应】

催眠剂量的此类药物可引起眩晕、困倦、乏力、精细运动不协调等不良反应大剂量应用会造成共济失调、运动能力障碍、皮疹、白细胞减少,久服会引起耐受和依赖。

使用苯二氮䓬类或类似苯二氮䓬类药物会出现以下副作用:烦躁、兴奋、过敏性、侵略性错觉、暴怒、梦魇、幻觉、精神病、过激行为和其他敌对行为。如出现这些症状,应停止用药。年老者更易出现这些症状。

依赖性:使用苯二氮䓬类和类似苯二氮䓬类药物可能会对这些药物产生身体和精神依赖性,产生依赖性的风险随剂量的增加及治疗期的延长而增加。具有滥用药物和酗酒史者风险更大。一旦出现生理依赖性,立即停药会出现戒断症状,包括头痛、肌肉痛、极度焦虑紧张、烦躁、兴奋和谵妄。严重时会现意识障碍、失去理智、听觉过敏、麻木、四肢麻刺感,对光、声音和身体接触过敏,出现幻觉和癫痫发作。

失眠症反弹:由苯二氮䓬类和类苯二氮䓬类药物引起的短暂综合症状可能会使失眠症复发并增强。停止安眠药治疗可能出现失眠症反弹,也可能伴随其他症状,包括情绪不稳、焦虑和烦躁。由于突然停药,会出现戒断症状和失眠症反弹,故应逐渐减少剂量。

【注意事项】

1. 连续服用速效的苯二氮䓬类和类似苯二氮䓬类药物几周后,其药效和催眠效果可能会有所降低,产生耐药性。

2. 本药可以影响反应速度,服药时避免驾车和从事有危险的机械操作。

3. 极少数患者可以出现激动不安、失眠等。

4. 偶见皮疹、粒细胞减少、肝功能损害等过敏性反应。

5. 本类药物可以产生依赖,但较其他精神活性物质低。高剂量、长期使用可以产生耐受性、依赖性,骤然停药可以出现失眠、烦躁不安、紧张、焦虑、出汗、震颤、抽搐等戒断症状。恢复用药,对症处理,很快可以控制。

6. 过量中毒时应注意维持呼吸通畅,必要时人工呼吸机予以人工通气,维持血容量及心脏功能,促进药物从肾脏排泄,包括血液透析。

7. 本类药物之间一般不联合用药,因不会提高疗效且易发生蓄积。

8. 通常不与乙醇和中枢抑制药合用。

9. 苯二氮䓬类药物口服吸收好,肌内注射吸收不恒定(除个别药物如劳拉西泮等)。

10. 本类药物半衰期长短不一,短者适用于催眠,长者适用于抗焦虑治疗。

11. 老年人,肝、肾疾病患者可以使本类药物的半衰期延长。使用本药时剂量降低。

第十五章 理化因素损伤

12. 肺功能受损的患者,使用本类药物可发生呼吸抑制,应谨慎使用。

13. 苯二氮䓬类药物静脉注射太快,可能发生低血压、呼吸抑制,应加以注意。成人地西泮静脉注射不超过 5mg/min,劳拉西泮不超过 2mg/min。

14. 治疗焦虑障碍,为了达到有效而稳定的血药浓度,一般每日用药 2~4 次。用药数天到 1 周可有效而快速地减轻焦虑。

咪达唑仑(Midazolam)

【剂型与规格】

片剂:15mg。

注射液:5mg(1ml),10mg(2ml),15mg(3ml)。

【用法用量】

1. 肌内注射　用 0.9% 氯化钠注射液稀释。

2. 静脉给药　用 0.9% 氯化钠注射液、5% 或 10% 葡萄糖注射液、5% 果糖注射液、林格液稀释。

3. 麻醉前给药　在麻醉诱导前 20~60 分钟使用,剂量为 0.05~0.075mg/kg 肌内注射,老年患者剂量酌减;全麻诱导常用 5~10mg(0.1~0.15mg/kg)。

4. 局部麻醉或椎管内麻醉辅助用药　分次静脉注射 0.03~0.04mg/kg。

5. ICU 病人镇静　先静注 2~3mg,继之以 0.05mg/(kg·h)静脉滴注维持。

第十五章 理化因素损伤

第二节 高原病(mountain sickness)

由平原进入高原,或由低海拔地区进入海拔更高的地区时,由于对低氧环境的适应能力不全或失调而发生的综合征,称为高原病。分为急性高原病和慢性高原病,下面重点介绍急性高原病的药物选择。

一、相关药物

急诊处理急性高原病常用的药物详见表15-2。

表15-2 急性高原病治疗常用药物及措施

分类	治疗措施	主要药物
急性高原反应	氧疗,利尿剂,糖皮质激素	乙酰唑胺
高原性肺水肿	氧疗,限制液体,利尿剂,糖皮质激素,吗啡,机械通气	呋塞米,氢化可的松
高原性脑水肿	高压氧,脱水降颅压,呼吸兴奋剂,脑保护	呋塞米 地塞米松,甘露醇,尼可刹米

二、治疗药物

主要为利尿药,包括高效能利尿药(袢利尿

第十五章 理化因素损伤

剂)、中效能利尿药(噻嗪类利尿剂)和低效能利尿药(留钾利尿药及碳酸酐酶抑制剂)。

【袢利尿剂的作用机制】

主要作用于髓袢升支髓质部,抑制氯离子的主动重吸收,随之抑制了钠离子的重吸收,利尿作用强烈,为高效能利尿剂。该类药在利尿的同时,能扩张全身动脉,降低外周血管阻力,增加肾血流量而不降低肾小球滤过率。

【不良反应】

利尿药的主要不良反应为水、电解质紊乱和酸碱失衡,也可直接损害肾脏。此外各种利尿药尚有各自不同的不良反应,如听力减退、高尿酸血症、肾石症、肾功能减退和渗透压性肾病等。

【袢利尿剂的禁忌证】

禁用于:①对本品及噻嗪类利尿药或其他磺酰胺类药物过敏者;②低钾血症、肝性脑病、超量服用洋地黄者。

【袢利尿剂的注意事项】

(1) 通过胎盘屏障,妊娠期妇女尤其妊娠头3个月应尽量避免应用。

(2) 可经乳汁分泌,哺乳期妇女应慎用。

(3) 在新生儿体内的半衰期明显延长,故新生儿的用药间隔应延长。

(4) 老年人应用本品时发生低血压、电解质

第十五章　理化因素损伤

紊乱、血栓形成和肾功能损害的机会增多。

（5）下列情况慎用：无尿或严重肾功能损害者、糖尿病患者应用后可使血糖升高、严重肝功能损害者、急性心肌梗死、高尿酸血症或有痛风史者、胰腺炎或有此类病史者、有低钾血症倾向者、红斑狼疮。

呋塞米（Frusemide）

【剂型与规格】

片剂：20mg。
注射液：20mg（2ml）。
复方呋塞米片：每片含呋塞米20mg，阿米洛利2.5mg。

【用法用量】

成人：

（1）治疗水肿性疾病。紧急情况或不能口服者，可静脉注射，开始20~40mg，必要时每2小时追加剂量，直至出现满意疗效。维持用药阶段可分次给药。治疗急性左心衰竭时，起始40mg静脉注射，必要时每小时追加80mg，直至出现满意疗效。治疗急性肾功能衰竭时，可用200~400mg加入氯化钠注射液100ml内静脉滴注，滴注速度每分钟不超过4mg。有效者可按原剂量重复应用或酌情调整剂量，每日总剂量不超过1g。利尿效果差时不宜再增加剂量，以免出现肾毒性，对急性肾衰功能恢复不利。治疗慢性肾功能不全时，一般每日剂量 40~120mg。

（2）治疗高血压危象时,起始 40~80mg 静脉注射,伴急性左心衰竭或急性肾功能衰竭时,可酌情增加剂量。

（3）治疗高钙血症时,可静脉注射,一次 20~80mg。

小儿:治疗水肿性疾病,起始按 1mg/kg 静脉注射,必要时每隔 2 小时追加 1mg/kg。最大剂量可达每日 6mg/kg。新生儿应延长用药间隔。

第三节 晕 动 病

晕动病(motion sickness)是晕车、晕船、晕机等的总称。它是指乘坐交通工具时,人体内耳前庭平衡感受器受到过度运动刺激,前庭器官产生过量生物电,影响神经中枢而出现的出冷汗、恶心、呕吐、头晕等症状群。

一、治疗药物

主要为抗组胺和抗胆碱类药物,包括:氢溴酸东莨菪碱、茶苯海明(晕海宁、乘晕宁)、盐酸倍他司汀(抗眩啶)。在此主要介绍抗组胺药的应用。

【抗组胺药的作用机制】

（1）抗外周组胺 H_1 受体作用　抑制血管渗出,减轻组织水肿。

（2）镇静作用　治疗量可致中枢抑制如镇静和嗜睡。

（3）抗乙酰胆碱、局部麻醉和奎尼丁样作用具有抑制分泌、扩张支气管、松弛胃肠平滑肌作用。

【抗组胺药的不良反应】

（1）中枢抑制作用,表现为镇静、嗜睡、疲倦、乏力、眩晕等。

（2）头痛、口干、呼吸道分泌物黏稠、视力模糊、排尿困难或尿潴留、便秘、胃食管反流增加等。

（3）胃肠道反应:恶心、呕吐、腹泻、腹痛、食欲减退等。

（4）中枢兴奋性:少数患者,特别是儿童,用药后出现精神兴奋、失眠、肌颤等。

（5）心悸、心律失常,但少见。

（6）少数患者可有过敏反应。

【抗组胺药的注意事项】

（1）车船、飞机的驾驶人员,精密仪器操作者在工作前禁止服用有中枢神经抑制的抗组胺药。

（2）闭角型青光眼、尿潴留、前列腺增生、幽门十二指肠梗阻、癫痫的患者慎用。

（3）某些抗组胺药经肾脏排泄,有肾功能损害的患者,服用时可降低药量。

（4）孕妇及哺乳期妇女慎用。

（5）新生儿和早产儿不宜使用。

（6）老年人对抗组胺药的不良反应较敏感,易发生低血压、精神错乱、痴呆等不良反应。

第十五章 理化因素损伤

茶苯海明(晕海宁 Dimenhydrinate)

【剂型与规格】

片剂:25mg,50mg。

【用法用量】

(1) 预防眩晕病:乘车、船、飞机前0.5~1小时,服本品50~100mg。如需要可每4小时服1次,但一日总量不宜超过300mg(12片)。

(2) 防治晕动病、止吐:每次服25~50mg,每日2~3次一天最多不能超过12片;儿童,1~6岁,每次服12.5~25mg,每日3次;7~12岁,每次服25~50mg,每日2~3次。

参 考 文 献

1. 陈旭,周欣. 中暑防治研究进展. 中国药业,2011,20(16):91-92.
2. 全军重症医学专业委员会. 热射病规范化诊断与治疗专家共识(草案). 解放军医学杂志,2015,40(1):1-7.
3. 陈新谦,金有豫,汤光. 新编药物学. 第17版. 北京:人民卫生出版社,2011.

(曹娜娜)

索 引

14 肽生长抑素 Somatostatin 363
5-氟胞嘧啶 Flucytosine 575
5% 碳酸氢钠注射液 611
α-干扰素 interferon-α 257

A

阿莫西林 416
阿莫西林克拉维酸钾 Amoxicillin and Clavulanate Potassium 297
阿哌沙班片剂 350
阿奇霉素 Azithromicin 305
阿司匹林 Aspirin 65,166,265,688
阿替洛尔 Atenolol 151
阿托伐他汀 Atorvastatin 182,482
阿托品 Atropine 219,408,899,902,965,967,969
阿昔洛韦 Acyclovir 566
埃索美拉唑 Esomeprazole 357,424
艾司洛尔 Esmolol 128,151,193,210,238,252
氨苄西林 Ampicillin 416,562
氨茶碱 Aminophylline 225,337
氨基己酸 Aminocaproic Acid 522
氨甲环酸 Tranexamic acid 371,525
氨力农 Amrinone 748
氨氯地平 Amlodipine 155

索 引

胺碘酮 Amiodaron 195,212
胺碘酮 Amiodarone 133
奥卡西平 Oxcarbazepine 579
奥美拉唑 Omeprazole 357,382,423,431
奥曲肽 Octreotide 364,378
奥司他韦 Oseltamivir 319

B

巴氯芬 Baclofen 581
白蛋白 Albumin 819
拜阿司匹林 Bayaspirin 465
包醛氧化淀粉 Coated aldehyde oxystarch 829
贝美格 Bemegride 919
苯巴比妥 phenobarbital 100,552
苯丙胺 amfetamin 915
苯妥英钠 phenytoin sodium 552,580
比伐卢定 Bivalirudin 175
比沙可啶 Bisacodyl 844
比索洛尔 Bisoprolol 151
吡嗪酰胺 Pyrazinamide 571
蓖麻油 Castor Oil 846
丙硫氧嘧啶 Propylthiouracil,PTU 617
丙戊酸钠 sodium valproate 533,554
布地奈德吸入混悬液 Budesonide inhalation suspension 331
布桂嗪 Bucinnazine 79
布洛芬 ibuprofen 266,691

C

茶苯海明 Dimenhydrinate 1012

索　引

柴胡注射液　90
垂体后叶素　Pituitrin　367
促肝细胞生长素　Hepatocyte growth-promoting factor　806
醋柳酸　Acetylsalicylic acid　688
醋酸卡泊芬净　Caspofungin Acelate　318
醋酸泼尼松　Prednisone Acetate　593

D

达比加群酯胶囊　350
单硝酸异山梨酯　Isosorbide Mononitrate　146
单硝酸异山梨酯　Isosorbide mononitrate　732
低分子肝素　Low molecular heparin　389
低分子肝素　[Low molecular weight heparin]　174
低分子肝素钙　Nadroparin calcium　662
地尔硫䓬　Diltiazem hydrochloride　156,197,234,495
地塞米松　Dexamethasone　593,644,687,768,867,977
地西泮　diazepam　98,548,601
碘解磷定　pralidoxime methoiodide, PAM-I　895
碘塞罗宁　Liothyronine　624
丁二磺酸腺苷蛋氨酸　Ademetionine1,4-butanedisulfonate　803
丁溴东莨菪碱　Scopolamine butylbromide　596
毒扁豆碱　Eserine　994
毒毛花苷 K　Strophanthin K　742
对乙酰氨基酚　Paracelamol　68
多巴胺　Dopamine　122,697,743
多巴酚丁胺　Dobutamine　125,708,746,863
多潘立酮　Domperidone　403,838
多索茶碱　Doxofyline　338
多烯磷脂酰胆碱　Polyene phosphatidylcholine　451,793

索 引

E

鹅去氧胆酸 Chenodeoxycholic acid 448
二巯丙醇 Dimercapto propanol 988
二巯丁二钠 964
二十碳五烯酸 Eicosapentaenoic Acid, EPA, VASCEPA 779

F

法莫替丁 Fmotidine 361,941
非洛地平 Felodipine 156
非诺多泮 Corlopam 246
酚妥拉明 237
呋塞米 Frusemide 1009
呋塞米 Furosemide 245,516,723,760,826,907
伏立康唑 Voriconazole 289,317
氟康唑 Fluconazole 316,575
氟马西尼 Flumazenil 912
氟哌啶醇 101
氟氢可的松 646
辅酶 Q10 260
复方氨林巴比妥 89
复方地芬诺酯 410
复方碘溶液 Liguor iodine Co 619
复方对乙酰氨基酚 88
复方对乙酰氨基酚片 70
复方甘草酸苷 Compound glycyrrhizin 802
复方磺胺甲噁唑 Sulfamethoxazole 312

G

甘草酸二铵 Diammonium glycyrrhizinate 800

索　引

甘露醇　Mannitol　109，509

甘油　Glycerol　845

甘油果糖　Glycerol and Fructose　514

肝素　349

肝素钙　Heparin calcium　660

肝素钠　Heparin sodium　658

更昔洛韦　Ganciclovir　567

枸橼酸钾　Potassium citrate　876

谷氨酸钠　Sodium glutamate　811

谷氨酰胺　425

鲑鱼降钙素　634

果胶铋　Pectic bismuth　436

H

红霉素　Erythromycin　841

琥珀酸亚铁　Ferrous succinate　667

琥珀酰明胶　856

华法林　472

华法林片剂　350

还原型谷胱甘肽　Reduced glutathione　928，954

还原型谷胱甘肽钠　Reduced glutathione sodium　795

还原性谷胱甘肽　Reduced glutathione sodium　450

环丙沙星　420

环磷酰胺　Cyclophosphamide　959

磺达肝癸钠　Fondaparinuxsodium　174

混合糖电解质注射液　Carbohydrate and electrolyte injection　873

J

加巴喷丁　Gabapentin　580

索　引

加贝酯　Gabexate　383
甲钴胺　Mecobalamin　672
甲硫酸新斯的明　Neostigmine　585
甲泼尼龙　Methylprednisolone　269,330,592,650,687,769,866,957
甲巯咪唑　methimazole　617
甲硝唑　Metronidazole　445
甲氧氯普胺　Metoclopramide　403,837
甲状腺片　655
甲状腺素　622
间羟胺　Metaraminol　699,864
降钙素注射液　Salcatonin for Injection　883
解磷注射液　896
精氨酸加压素　Arginine vasopressin　136
静脉人免疫球蛋白　587
聚明胶肽　Polygeline　713
聚乙二醇　Polyethylene Glycol　845

K

卡泊芬净　287
卡马西平　Carbamazepine,CBZ　537,578
可乐定　Clonidine　243
克拉霉素　Clarithromycin　306
口服补液盐　414
枯草杆菌二联活菌　413

L

拉贝洛尔　Labetalol　507
拉贝洛尔　Normodyne　238
兰索拉唑　Lansoprazole　358

索 引

劳拉西泮　diazepam　549

雷尼替丁　Ranitidine　361,380,433

利多卡因　Lidocaine　116,206

利伐沙班片剂　350

利福平　Rifampin　571

利奈唑胺　Azithromicin　314

链激酶　Streptokinase,SK　178,345

链霉素　Streptomycin　572

两性霉素 B　Amphoteicin B　315

两性霉素 B　Amphotericin B　574

膦甲酸钠　Foscarnet sodium　567

硫代硫酸钠　1001

硫普罗宁　Tiopronin　796

硫酸阿米卡星　Amikacin Sulfate　303

硫酸阿托品　Atropine sulfate　440

硫酸镁　Magnesium sulfate　113,215,340,394,449,844

硫酸亚铁　Ferrous sulfate　666

硫酸依替米星　Etimicin Sulfate　304

铝碳酸镁　Aluminum magnesium carbonate　436

氯吡格雷　Clopidogrel Bisulfate　469

氯丙嗪　404

氯化钙　Calcium chloride　881

氯化钾　Potassium chloride　874

氯化钾注射液　609

氯化钠　Sodium chloride　871

氯化钠注射液　854

氯解磷定　pyraloxime methylchloride,PAM-CL　894

氯霉素　Chloromycetin,Chloramphenicol　563

氯硝西泮　Clonazepam　581

螺内酯　Spironolactone　726

索 引

洛哌丁胺 411

M

麻黄碱 Ephedrine 223
吗啡 Morphine 75,183,719
鳗鱼降钙素 635
毛花苷丙 Lanatoside C 199,742
美罗培南 Meropenem 301,562
美他多辛 Metadoxine 937
美托洛尔 Metoprolol 150,192,209,508
门冬氨酸钾镁 Potassium aspartate and magnesium aspartate 878
门冬氨酸鸟氨酸 Ornithine and aspartate 808
蒙脱石散 412
咪达唑仑 Midazolam 551,601,1006
米力农 Milrinone 750
莫沙必利 Mosapride 840
莫西沙星 Moxifloxacin 311

N

N-乙酰半胱氨酸 NAC 954
N-乙酰半胱氨酸注射液 783
纳洛芬 Nalorphine 950
纳洛酮 Naloxone 910,939,948
纳美芬 Nalmefene 940,949
纳曲酮 Naloxone 950
奈西利肽 Nesiritide 736
尼卡地平 Nicardipine 234
尼可地尔 Nicorandil 160
尼可刹米 971

索 引

尼莫地平 529
尿激酶 Urokinase, UK 179, 346, 461
凝血酶 Thrombin 370

P

帕米膦酸钠 Pamidronate 631
哌拉西林他唑巴坦钠 Piperacillin and Tazobactam 300
哌替啶 Pethidine 77, 387
泮托拉唑 Pantoprazole 358
喷替酸钙钠 987
泼尼松 Prednisone 269, 330, 651, 679, 686
葡糖糖酸钙 Calcium Gluconate 879
普鲁卡因胺 Procainamide 204
普罗帕酮 Propafenone 190, 208
普萘洛尔 Propranolol 192
普瑞巴林 Pregabalin 580
(普通)肝素 Unfractionated heparin, UFH 171
普通胰岛素 regular insulin 606

Q

前列地尔 Alprostadil 390
前列地尔 Prostaglandin 823
前列腺素 E1 Prostagladin E1, PGE1 776
羟乙基淀粉 Hetastarch 855
青霉素、氨苄西林、阿莫西林 284
青霉素钠 Benzylpenicillin 561
氢化可的松 Hydrocortisone 643, 685, 866, 957
氢化可的松注射液 Hydrocortisone injection 331
氢氯噻嗪 Hydrochlorothiazide 725
氢溴酸东莨菪碱 Scopolamine hydrobromide 441

索　引

氢溴酸山莨菪碱　Anisodamine hydrobromide,654-2　441
秋水仙碱　271
曲美他嗪　261
去甲肾上腺素　Noradrenaline　821,858
去甲肾上腺素　Norepinephrine　105,369,702
去氢胆酸　dehydrocholic acid　448
去铁胺　Defetoxamine　991
去氧皮质酮　646

R

人血白蛋白　Albumin prepared from human plasma　710,758
乳果糖　Lactulose　810
乳酸钠林格注射液　855
瑞舒伐他汀　Rosuvastatin　183,484

S

塞来昔布　73
山莨胆碱　408
肾上腺素　Adrenaline　107,222,857
肾上腺素　Epinephrine　704
生长抑素　Somatostatin　377
生理盐水/林格液　Normal saline/Ringer solution　817
双复磷　obidoxime chloride,DMO_4　896
双环醇　Bicyclol　807
双歧杆菌乳杆菌三联活菌　413
水飞蓟宾　Silibinin　798
司坦唑醇　Stanozolol　676
索他洛尔　Sotalol　212

索　引

T

碳酸锂　Lithium carbonate　620
碳酸氢钠　Sodium Bicarbonate　130,886,908
碳酸氢钠注射液　865
特布他林　Terbutaline　326
特利加压素　Telipressinum　368,864
替格瑞洛　Ticagrelor　167
替考拉宁　Teicoplanin　308
替罗非班　Tirofiban　168
头孢地嗪　Cefodizine　445
头孢哌酮舒巴坦　Cefoperzone and Sulbactam　299
头孢曲松　Ceftriaxone　298,418,562
头孢噻肟　Cefotaxime　562
头孢他啶　Ceftazidime　299,444
托伐普坦　Tolvapta　727
托拉塞米　Torasemide　724
托拉塞米　Torsemide　827
托尼萘酸　Tolynicate and naphthylacetic acid　805

W

万古霉素　Vancomycin　286,308,563
维拉帕米　Verapamil　157,197,214
维生素 B_{12}　Vitamin B_{12}　671
维生素 C 注射液　258,982
维生素 K_1　Vitamin K_1　924
乌拉地尔　UrapLdil　237,738
乌司他丁　Ulinastatin　385

X

西咪替丁　Cimetidine　360

索 引

西沙必利 Cisapride 840
吸入用硫酸沙丁胺醇溶液 Salbutamol sulfate solution for inhalation 324
纤溶酶 Fibrinogenase 476
腺苷 Adenosine 200
硝苯地平 Nifedipine 155
硝普钠 Sodium nitroprusside 231,252,492,733
硝酸甘油 Nitroglycerin 144,731
硝酸异山梨酯 Isosorbide dinitrate 145,732
小檗碱 421,422
新斯的明 Neostigmine 842
醒脑静 917
熊去氧胆酸 Ursodexycholic acid 447
溴吡斯的明 Pyridostigmine Bromide 586

Y

亚胺培南-西司他丁 Imipenemand Cilastatin 392
亚胺培南-西司他汀钠 Imipenem and Cilastatin Sodium 301
亚甲蓝 980,1000
亚硝酸钠 998
亚硝酸异戊酯 999
亚叶酸钙 670
γ-亚油酸 Gamma linoleic acid,GLA 780
烟酰胺 Nicotinamide 930
盐酸苯海索 Trihexyphenidyl Hydrochloride 597
盐酸精氨酸注射液 Arginine HydrochlorideInjection 888
盐酸吗啡 morphine hydrochloride 443
盐酸尼卡地平 Nicardipine Hydrochloride 499
盐酸哌甲酯 methylphenidate hydrochloride 914

索 引

盐酸哌替啶 pethidine hydrochloride 443
盐酸戊乙奎醚 penehyclidine hydrochloride 899
叶酸 669
伊班膦酸钠 Ibandronate 632
伊曲康唑 Itraconazole 316
伊托必利 Itopride 839
依地酸钠钙 Calcium disodium edetate, $CaNa_2$-EDTA 985
依那普利 Enalapril 240
依诺肝素钠 Nadroparin calcium 661
依替米星 421
乙胺丁醇 Ethambutol 571
乙酰胺 Acetamide 926
异丙肾上腺素 Isoprenaline 120,219,706
异丙托溴铵 Ipratropine Bromide 334
异甘草酸镁 Magnesium isoglycyrrhizinate 452
异烟肼 Isoniazid INH 570
吲哚美辛 Indometacin 71,266
右旋糖酐 40 Dextran 40 714
右旋糖酐铁 Iron Dextran 668
扎那米韦 Zanamivir 319
中分子羟乙基淀粉 200/0.5 Hydroxyethyl Starch 200/0.5 714
重组人促红素注射液（CHO 细胞） Recombinant human erythropoietin 674
重组人活化蛋白 C 780
重组组织型纤溶酶原激活剂 Recombinant tissue plasminogen activator, rt-PA 179,347
注射用丁二磺酸腺苷蛋氨酸 ademetionine 1,4-butanedisulfonate for injection 448

索　引

注射用牛肺表面活性剂　Calf pulmonary surfactant for injection　770

注射用西维来司钠　Sivelesta sodium, Elaspol　786

左甲状腺素钠片　654

左甲状腺素钠/优甲乐　Levothyroxine sodium/Euthyrox　624

左西孟旦　Levosimendan　751

左氧氟沙星　Levofloxacin　310,419,446

左乙拉西坦　Levetiracetam　542,555

唑来膦酸　zoledronic acid　631